D. A. LACASSAGNE

PRÉCIS

DE

MÉDECINE JUDICIAIRE

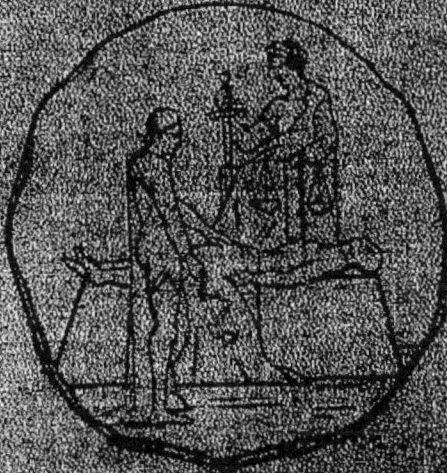

PARIS

G. MASSON ÉDITEUR

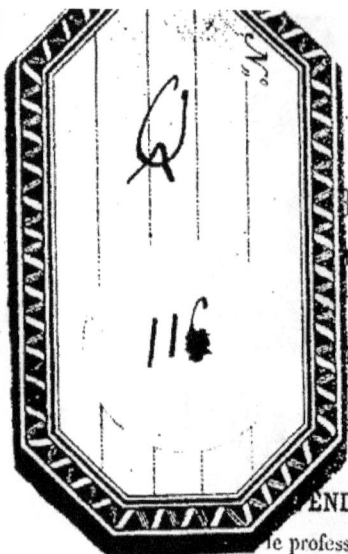

LIBRAIRIE DE L'ACADÉMIE DE MÉDECINE

BIBLIOTHÈQUE DIAMANT

DES SCIENCES MÉDICALES ET BIOLOGIQUES

PRÉCIS DE MÉDECINE JUDICIAIRE

Par M. A. LACASSAGNE, professeur agrégé au Val-de-Grâce et à
la Faculté de médecine de Montpellier, avec figures dans
le texte et 4 planches en couleur.

GUIDE PRATIQUE D'ÉLECTROTHÉRAPIE

Rédigé d'après les travaux et les leçons du Dr ONIMUS, par
le Dr BONNEFOY, avec 90 figures dans le texte.

MANUEL D'OPHTHALMOSCOPIE

Diagnostic des maladies profondes de l'œil, par M. le
Dr DAGUENET, avec 11 figures dans le texte et une échelle
typographique.

MANUEL D'OPHTHALMOLOGIE

Par M. le Dr GEORGES CAMUSET, avec 123 figures dans le texte
et une eau-forte, par M. FIRMIN GIRARD, représentant une
opération de cataracte.

MANUEL D'OBSTÉTRIQUE

Ou *Aide-Mémoire de l'élève et du praticien*, par M. le
Dr NIELLY, avec 43 figures dans le texte.

PRÉCIS

DE

MÉDECINE JUDICIAIRE

PARIS. — TYPOGRAPHIE LAHURE
Rue de Fleurus, 9

PRÉCIS

DE

MÉDECINE JUDICIAIRE

PAR

A. LACASSAGNE

Médecin-major
Professeur agrégé au Val-de-Grâce
Agrégé de la Faculté de médecine de Montpellier
Lauréat de l'Académie de médecine
Secrétaire général de la Société de médecine publique et d'hygiène professionnelle

Ouvrage accompagné de 47 figures dans le texte

ET DE 4 PLANCHES EN COULEUR
DESSINÉES PAR LE Dr E. CHARVOT, professeur agrégé au Val-de-Grâce

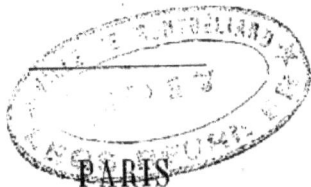

PARIS

G. MASSON, ÉDITEUR
LIBRAIRE DE L'ACADÉMIE DE MÉDECINE
Boulevard Saint-Germain et rue de l'Éperon
EN FACE DE L'ÉCOLE-DE-MÉDECINE

1878

A MON AMI ÉLISÉE DEANDREIS

Chargé depuis quatre ans des conférences de médecine légale à l'école du Val-de-Grâce, nous avons dû en même temps nous occuper de la plupart des cas de morts subites, accidents, suicides ou autres expertises assez fréquents dans une garnison aussi importante que celle de Paris. Ce livre est le résultat de cet enseignement.

Après avoir tracé les droits et les obligations du médecin dans la société et devant la justice, nous avons exposé, dans une première partie, les questions qui se rencontrent dans toute procédure et qui sont relatives à la personne vivante ou au cadavre.

C'est pour ainsi dire la médecine judiciaire générale.

Dans une seconde partie, nous avons étudié les attentats contre la personne. Ils forment trois chapitres distincts : les coups et blessures, les asphyxies et empoisonnements, les questions relatives à l'instinct sexuel et aux fonctions de reproduction.

Pour chaque question, nous avons d'abord *dé-fini* le sujet dont nous avons montré l'importance; nous avons après rappelé les articles du Code, les arrêts de la Cour de Cassation, les ordonnances ou règlements de police, etc., qui s'y rapportent directement. Il nous a semblé qu'il était utile de mettre sous les yeux du médecin le *texte même de la loi*, pour lui faire apprécier l'importance et le but de la mission qu'il remplit. Les magistrats, les avocats qui consulteront cet ouvrage, trouveront peut-être aussi quelque avantage à ce rapprochement.

Les *caractères scientifiques* sont ensuite exposés. Nous nous sommes attaché à n'introduire que des notions scientifiques précises, afin de fournir à l'expert des preuves à l'abri de toute interprétation erronée.

Des considérations précédentes découlent alors les *conséquences médico-judiciaires* et les *règles de l'expertise*.

L'emploi d'un petit texte pour distinguer les matières de législation des développements scientifiques permet au lecteur, selon ses connaissances spéciales, de les consulter séparément. Nous avons cherché à éviter le défaut de quelques traités qui ont négligé cette précaution. Le médecin s'embarrasse dans les interprétations juridiques, le juriste est arrêté par les discussions techniques ou par un langage scientifique spécial.

Cette séparation si nette entre les matériaux du droit et ceux de la médecine nous a permis de donner complétement les documents administratifs ou autres qu'il est nécessaire d'avoir toujours sous la main. Les officiers de police judiciaire trouveront ainsi réunis les renseignements scientifiques qui les intéressent, tels que la constatation des décès, la levée des corps, les règlements sur les inhumations, les soins à donner aux blessés, aux asphyxiés, etc., etc.

Nous sommes heureux d'ajouter que nous avons été aidé dans ce travail par les conseils de nos amis MM. Guibert, conseiller à la Cour de Montpellier, et F. Desjardin, docteur en droit, avocat à la Cour d'appel de Paris. Notre collègue le docteur Charvot, nous a aussi prêté le concours de son beau talent pour les dessins des figures et des planches.

On nous saura gré, sans doute, d'avoir introduit dans cet ouvrage des chapitres nouveaux et qui n'ont pas encore trouvé place dans les livres classiques. La mort par la chaleur et par le froid extérieur, par inanition, les accidents causés par les anesthésiques, etc., ont été particulièrement étudiés.

Nous nous sommes aussi fait un devoir de relever, dans les *Comptes rendus de l'administration de la justice criminelle*, les faits scientifiques qui nous ont paru de quelque importance, et on trouvera, à leur place, les statistiques qui méritent de fixer l'attention des médecins et des magistrats, celles, par exemple, qui concernent l'empoisonnement criminel, les suicides, les avortements, les naissances multiples, les attentats aux mœurs, les viols, les infanticides, etc.

Dans la rédaction de ce livre nous avons essayé de grouper toutes les connaissances médicales qui, à notre époque, peuvent être utilisées pour l'application de la loi. Le médecin, par ses études spéciales, permet souvent au magistrat d'arriver à la possession de la vérité. Les jurisconsultes, disait déjà Ambroise Paré, jugent selon qu'on leur rapporte. Nous serions récompensé de nos efforts, si nous avions pu mettre en lumière et faire ressortir l'importance du concours que la profession médicale apporte au fonctionnement de la justice, c'est-à-dire de la plus haute et de la plus indispensable institution du corps social.

A. L.

Paris, 13 décembre 1877.

PRÉCIS

DE

MÉDECINE JUDICIAIRE

La médecine ne s'occupe pas seulement de l'étude et de la guérison des maladies auxquelles l'homme est sujet, elle peut encore être plus utile en mettant ses connaissances spéciales au service de l'organisation et du fonctionnement du corps social. C'est ainsi que les législateurs, les magistrats, les administrateurs publics font appel à ses lumières ou s'inspirent de ses conseils pour élaborer ou appliquer les lois, pour veiller au maintien de la santé publique.

Ce rôle social, ces rapports nombreux de la médecine avec les différentes législations constituent la médecine *politique*, à laquelle il faut exclusivement réserver le nom de *médecine légale*. Elle concourt ainsi à la santé publique et à la justice, qui sont les deux plus hautes expressions de l'ordre matériel et de l'ordre moral. Ce sont là deux buts bien différents : d'un côté l'*hygiène sociale* et la *police médicale*, de l'autre la *médecine judiciaire*. Ce caractère distinctif se trouve nettement indiqué dans l'origine la marche et les progrès de ces sciences.

Tous les hommes réunis en société ont instinctivement lutté contre les causes de destruction ; et si dans les croyances primitives des anciens peuples on trouve des mesures d'hygiène sociale, on voit celle-ci se perfectionner peu à peu par un mouvement ascensionnel en rapport avec les progrès de l'esprit humain. Elle en est comme un reflet où l'on peut reconnaître l'influence des sociétés et de leur situation religieuse, politique et scientifique.

La médecine judiciaire n'a pas évolué avec l'hygiène sociale ; sans doute elle a bénéficié peu à peu des progrès accomplis dans les sciences physiques, chimiques et biologiques, mais, plus intimement liée au développement moral de l'homme, elle a accompagné celui-ci dans son évolution psychique nécessairement fort lente. La moralité d'un peuple s'apprécie par ses idées d'équité et de justice, par l'état de sa législation, de même que sa santé est en rapport avec le perfectionnement de son hygiène.

Pour avoir une idée positive de la médecine judiciaire, il faut la suivre dans sa marche, dans ses transformations à travers les âges ; nous apprécierons ainsi son domaine actuel, et par l'étude de son passé nous ferons entrevoir le rôle qu'elle jouera peut-être un jour dans les institutions publiques.

Pendant une *première période* ou *période fictive*, les peuples enfants, dépourvus de tous liens sociaux, ont une législation qui s'inspire de la barbarie de ces premiers âges. Les livres saints proclament la peine du talion. Dans la Genèse (ch. ix, v. 6) : à qui aura répandu le sang de l'homme, son sang sera répandu. Dans l'Exode (ch. xxi) : celui qui en maltraite un autre, rendra vie pour vie, œil pour œil, dent pour dent, main pour main, pied pour pied, brûlure pour brûlure, plaie pour plaie, meurtrissure pour meurtrissure. De même dans le Lévitique. En Grèce, Solon, dans son code, condamnait à perdre les deux yeux celui qui avait crevé l'œil d'un borgne.

Pendant ce temps il n'y a pas traces d'une médecine judiciaire; on ne peut que citer les lois mosaïques relatives à la virginité, au viol, à l'homicide, les lois primitives de Rome dont l'une d'elles, attribuée à Numa, prescrivait l'hystérotomie des femmes enceintes décédées. Les prêtres, spécialement, — tous les pontifes étaient jurisconsultes, — les anciens, le premier venu même se livraient à ces pratiques judiciaires qui n'exigeaient pas de connaissances spéciales.

A Rome, tout citoyen avait le droit de visiter le cadavre des individus ayant succombé à une mort violente; on l'exposait publiquement et chacun donnait son avis sur le genre de mort. C'est ainsi que le médecin Antistius se rendit, d'après Suétone, auprès du corps de Jules César; que Scipion l'Africain, mort subitement, fut exposé, et que le corps de Germanicus qu'on supposait avoir été empoisonné par Pison, fut porté sur la place publique d'Antioche. D'ailleurs les autopsies n'étaient pas permises et la physiologie et l'anatomie restaient dans l'enfance.

Mais si la médecine est insuffisante chez ces différents peuples, la législation ne va pas tarder à se perfectionner. Solon reçoit des citoyens l'autorisation de faire des lois'; à Rome, le peuple donne le même pouvoir aux Décemvirs, qui rédigent la loi des Douze-Tables : au droit primitif succède le droit prétorien, les *ques-*

tiones perpetuæ, établissant que les personnes lésées feraient procéder à l'estimation du mal.

Telles sont les premières manifestations d'un besoin d'examen et de contrôle qui tôt ou tard devait se formuler en loi.

En résumé, pendant cette période, la loi a d'abord fait partie de la religion ; elle a été la religion elle-même appliquée aux rapports des hommes entre eux. Si dans cette première période la législation est théologique, nous allons voir ses efforts pour devenir métaphysique.

Par des changements lents et progressifs, par des transformations successives, la loi arrive à ne plus être une manifestation des dieux, mais bien un effet de la volonté du peuple. Elle va avoir dorénavant pour principe et pour but l'intérêt des hommes.

D'ailleurs, grâce au christianisme, une grande réforme, véritable révolution religieuse et politique, se préparait : « Vous avez entendu ce que l'on vous a dit : œil pour œil, dent pour dent ; mais moi je vous dis de ne point vous défendre du mal qu'on veut vous faire, et si quelqu'un vous frappe sur la joue droite tendez-lui la gauche. » (Saint Matthieu, ch. v.)

La loi nouvelle s'occupait du devoir des hommes et non de leurs intérêts.

Le droit allait donc pouvoir s'émanciper et se plier de plus en plus aux besoins de chaque génération dont il allait reproduire les idées morales.

Nous sommes arrivés à la *seconde période*. Le empereurs Adrien, Antonin, Marc-Aurèle, Septime-Sévère basent plusieurs décisions légales relatives à l'état civil ou aux délits sur la doctrine d'Hippocrate (*propter autoritatem doctissimi Hippocratis*) et sur les écrits d'Aristote. Après avoir consulté des médecins, Adrien

décide que l'accouchement peut avoir lieu au onzième
mois.

Les jurisconsultes romains sentent le besoin de réunir en un corps de droit les matériaux de la législation
épars de tous côtés. Justinien y parvient en quelques
années (530-534), avec l'aide de son ministre, le jurisconsulte Tribonien. C'est ainsi que paraissent successivement le *Code*, les *Institutes*, les *Novelles*. Le rôle des
médecins en justice y était apprécié. Le *Digeste* s'exprime ainsi : *Medici non sunt proprie testes, sed magis est judicium quam testimonium*. La loi Aquilia[1] or-
donnait de déterminer la léthalité des blessures. On
devait reconnaître l'avortement ; on voyait présentées
les questions de survie, de suppositions de part, de la
démence à propos de l'interdiction et même les maladies simulées que Gallien allait étudier.

La législation romaine n'a eu aucune influence dans
l'Orient, qui ne pouvait la comprendre et n'était pas
préparé à la recevoir, mais elle eut un immense retentissement en Occident.

Les lois romaines furent adoptées, avec les changements qu'exigeait leur état social, par les peuples barbares. Pour eux, le pouvoir législatif n'appartient plus
à l'empereur, mais à des assemblées populaires. Les
preuves écrites et testimoniales sont remplacées par les
épreuves ou ordalie, le duel judiciaire, etc. Si la loi des Wi-
sigoths et celle des Bourguignons se sont inspirées de la
législation romaine, celles des Francs Ripuaires et celles

---

[1] Cette loi proposée par le tribun Aquilius, en l'an 572, s'occupait de la conservation des propriétés. Elle s'exprime ainsi
dans un de ses articles : si un esclave a été blessé sans que la
blessure soit mortelle et que cependant il soit mort par l'effet
de la négligence, il n'y a d'action à intenter que celle de la
blessure et non de la mort.

des Francs Saliens sont au contraire empreintes d'un
caractère âpre et sauvage. Toutes admettent le *Wergeld*,
ou indemnité pécuniaire pour les crimes et délits. On
lit dans la loi salique : Si quelqu'un frappe un autre à
la tête et que des os sortent, il payera quarante-cinq
sous ; pour chaque coup de bâton ou de poing sans
effusion de sang, trois sous.... Ces lois se ressentent
toutes de leur origine germanique, car l'on trouve dans
la *lex Alamanorum* de nombreux détails sur les blessures, leur siége et leur importance.

Charlemagne fit de grands efforts pour s'opposer à
cette tendance germanique. Dans ses *Capitulaires*, il
dit que les juges doivent s'appuyer de l'avis des médecins. Mais les bouleversements qui suivirent le partage
de son empire détruisirent toute centralisation et fa-
vorisèrent l'installation d'un régime féodal.

Nous allons voir dominer les traditions et les coutumes. La marche du droit sera ralentie sans doute,
mais cependant il se perfectionnera en perdant peu à
peu le caractère symbolique ou mystérieux dont l'a-
vaient revêtu les habitudes barbares.

Les pratiques coutumières de quelques provinces signalent les visitations et expertises de médecins. Ainsi
dans le *Grand Coustumier du pays et duché de Normandie* [1], il est dit que de léaux hommes ou de preudes femmes procédaient à diverses sortes de vues, c'est-à-dire de
visites et vérifications : « Veue d'homme en langueur,
veue de mesfaits, veue d'homme occis et veue de femme
despucelée. » Il est probable cependant que ces expertises ne devaient pas être fréquentes. L'esprit public

---

[1] Consulter : Ortolan, *Débuts de la médecine légale en Europe
Revue de législation française et étrangère*, 1872).

était tourné vers des pratiques absurdes et barbares, et l'épreuve de l'eau, du feu, la cruentation des cadavres étaient regardées comme le *jugement de Dieu*. On s'instruisait en astrologie et en magie, et cette tendance mystique se reflétait dans l'exercice de la médecine et de la justice.

Certaine procédure exigeait cependant toutes les forces physiques, c'était le *duel judiciaire*. Celui qui évitait le combat était déshonoré et perdait sa cause. De là la grande importance de l'*exoine* ou excuse tirée d'une maladie. *Dans les Assises et bons Usages du Royaume de Jérusalem*, il est dit que le Seigneur fait constater cette excuse par trois de ses hommes plus un *fisicien* ou *miége* et un *sérorgien*; si le cas est médical, le miége doit voir le malade « et taster son pos et veir son orine »; si le cas est chirurgical, il faut « mostrer la blessure au sérorgien ».

Dans la coutume de Paris ou *Établissement de Saint-Louis* (1260), les mêmes pratiques se montrent, mais le roi supprime le duel judiciaire, « combat n'étant pas voie de droit », et remplace les épreuves par les preuves testimoniales.

Dans la *Coutume du Maine*, article 462, on exige pour visites : Prudes gens, non suspects, avec jurés savans et connoisseurs en telles choses.

Dans leurs ordonnances, Philippe le Bel (novembre 1311), Jean II (avril 1352) parlent de leur bien-aimé chirurgien juré [1] au Chastelet de Paris. Sans doute, c'était « ung des grands auditoires du royaume », mais il en était de même dans certaines villes, auprès

---

[1] Il était ainsi nommé parce qu'il prêtait serment en prenant possession de sa charge. Il avait le droit de présider les Assemblées des chirurgiens de Saint-Côme dits de *Robe-Longue*.

d'autres présidiaux, près des cours de justice importantes où commençaient à se distinguer les légistes et
les chevaliers ès lois.

C'est au quatorzième siècle que l'on voit se manifester d'une manière complète l'influence toute-puis-
sante du catholicisme dans la législation et dans l'administration de la justice. Les moines avaient d'ailleurs
conservé la tradition du code romain, et le droit canonique ne pouvait que perfectionner l'expertise médicale
reconnue indispensable par les jurisconsultes anciens.
La législation se transformait avec la société et de
profondes modifications changeaient le droit criminel
et le droit civil. L'Église protége l'enfant et proclame
le mariage indissoluble. C'est toute une jurisprudence
nouvelle sortie des décisions des papes et des con-
ciles et réunie en un corps sous le nom de *Décrétales*
par Grégoire IX (1234). Le pape, y est-il dit, peut réformer les décisions rendues par un tribunal ecclé-
siastique ou civil, en quelque cause que ce soit. On y
trouve réglées et indiquées toutes les conditions essen-
tielles à l'union matrimoniale. De là l'examen des causes d'impuissance et par conséquent l'épreuve indé-
cente du congrès.

Innocent III et Grégoire IX (1233) installaient l'in-
quisition, et si la question préparatoire ou préalable
étaient indispensables pour obtenir l'aveu de l'accusé
dans toute affaire capitale, des hommes de l'art indi-
quaient le moment où les tortures devaient être in-
terrompues. Cette façon de procéder des tribunaux ecclésiastiques fut bientôt imitée par les autres tribunaux.

Pendant cette sombre période du moyen âge et avec
de pareilles formes de procédure, la législation et la
médecine judiciaire ne pouvaient progresser. Cepen-

dant vers le quinzième siècle, et comme signes précurseurs de la Renaissance, on peut constater un
commencement d'activité. En 1374, la Faculté de
Montpellier obtient la permission d'ouvrir des cadavres
humains, et un des professeurs de cette école, Arnaud
de Villeneuve, étudie les poisons ; à Venise, il paraît
deux traités volumineux sur le même sujet en 1492 ;
en Espagne et en Angleterre se montrent les premiers
travaux sur la folie et les maladies mentales.

Au seizième siècle, l'activité est générale ; on s'occupe des âges, de toutes les questions qui se rapportent à la génération, aux maladies simulées, aux influences surnaturelles. Il y a un amour du merveilleux
qui est marqué dans les travaux de ces médecins ; ils
étudient les obsessions, les possessions ou conventions
démoniaques, les maléfices, les incubes et les succu-
bes, les philtres.

C'est en même temps une soif et un besoin d'apprendre qui se manifestent dans toutes les branches
des connaissances humaines et favorisent leurs progrès. L'anatomie se constitue grâce aux travaux de Vésale, d'Ingrassias, d'Eustache, de Fallope, de Varole,
d'Arantius, et toutes les sciences semblent entrer dans
une voie nouvelle.

Cette agitation de la pensée humaine devait aussi se
manifester du côté de la législation. Charles-Quint fait
voter *la Constitution criminelle* par la diète de Ratis-
bonne en 1532. La *Caroline* est le premier document
portant organisation de la médecine judiciaire. D'après
les articles 147 et 149, celle-ci est regardée comme
indispensable à la justice ; dans d'autres articles, il
est dit que les peines doivent être proportionnées aux
effets physiques et constatés des crimes et des délits.

1.

La France attendra encore longtemps un code de procédure criminelle. Cependant la médecine judiciaire y existe.

En 1575, Ambroise Paré réunit en un corps de doctrine la science des rapports. Le vingt-huitième livre de ses œuvres porte ce titre : *Traitant des rapports et du moyen d'embaumer les corps morts*. C'est l'œuvre d'un chirurgien et non un traité complet sur la matière. Des ouvrages spéciaux cependant vont être publiés ; à ce point de vue, l'Italie est à la tête du mouvement, la France vient ensuite, l'Allemagne ne produira qu'un siècle plus tard.

Baptiste Codronchi, médecin à Imola, présente : *Une méthode de donner témoignage en justice, dans certains cas déférés aux médecins*. Ce livre ne précède que de quelques années l'important ouvrage du médecin de Palerme, Fortunato-Fedeli (1598) : *Quatre livres sur les rapports médicaux, dans lesquels sont pleinement exposées toutes les choses qui pour les causes publiques ou judiciaires ont coutume d'être rapportées par les médecins*. C'est à la fois un traité d'hygiène et de médecine légale.

A Rome, le médecin du tribunal supérieur de la Santa-Rota, P. Zacchias, publie de 1621 à 1658 ses dix livres de *Questiones médico-légales*. Subtil et casuiste pour ce qui concerne les questions du droit canonique, il soulève cependant et éclaire presque tous les problèmes de la médecine judiciaire.

En France, l'état des mœurs publiques et de la législation, l'influence des coutumes provinciales rendaient très-insuffisante et bien compliquée l'administration de la justice. Nous avons vu la plupart de nos rois reconnaitre et faciliter l'intervention médicale.

En 1603, Henri IV autorisa son premier médecin Jean de la Rivière à nommer par commission, dans toutes les bonnes villes et juridictions du royaume, deux personnes de l'art, de médecine et de chirurgie, de la meilleure réputation, probité et expérience, pour faire les visites et rapports en justice.

Toutes ces réformes royales étaient utiles par ces temps de superstition et de fanatisme, et cependant elles n'eurent pas pour effet de changer l'esprit des cours de justice et des officialités dont les arrêts sanguinaires méritent le blâme sévère de l'histoire.

Le parlement de Toulouse condamnait en l'année 1577 plus de 400 sorciers, les uns au bûcher, les autres à divers supplices. Pigray[1] raconte que le parlement de Paris le chargea, en 1589, avec quelques médecins du roi Henri III, de « voir et visiter quatorze personnes, tant hommes que femmes, qui étaient appelantes de la mort, pour être accusées de sorcellerie…. Nous n'y reconnûmes que des pauvres gens stupides, les uns qui ne se souciaient de mourir, les autres qui le désiraient. Notre avis fut de leur bailler plutôt de l'hellébore pour les purger, qu'autre remède pour les punir. La cour les renvoya suivant notre rapport[2]. »

En Lorraine, dans l'espace de quinze ans, au seizième siècle, près de cent hommes sont condamnés à mort comme sorciers. Le conseiller d'État du duc de Lorraine, Nicolas Remigines, s'en vante comme d'actions louables et utiles à la société, dans son *Traité*

---

[1] Chirurgie, livre VII, chapitre x, p. 445.
[2] Au même moment, Jean Bodin, favori de Henri III, procureur du roi à Laon, homme d'une grande érudition, publie un livre sur la *Démonomanie* (Basil., 1581), où il prouve que les loups ne sont que des hommes, ordinairement des magiciens et des sorciers, qui ont pris la forme d'un animal.

sur la démonolatrie. Le P. Spée, jésuite, les accompagnait au supplice : « Je jure sur la foi du serment,
dit-il, que de toutes les personnes que j'ai été chargé
de disposer à la mort, pas une ne m'a paru coupable des
crimes qu'on lui imputait. » — En 1617, le cadavre de
Concini, maréchal d'Ancre, est traîné dans les rues de
Paris par la populace qui l'accusait de sortiléges. Son
épouse Léonora Galigaï est jetée à la Bastille sous la
même prévention, puis décapitée et brûlée.

En 1634, le chanoine Urbain Grandier, curé de Lou-
dun, est accusé d'adultère, d'inceste, de sacrilége, de
maléfice, et, après consultation de l'Université de Montpellier, montrant que ces prétendues possessions n'é-
taient que convulsions factices et simulées, il est condamné à être brûlé vif. Le prêtre qui l'accompagne au
supplice lui donne à baiser un crucifix de fer chauffé
au rouge, le malheureux recule épouvanté, et la foule
y voit une preuve certaine de possession diabolique. —
Cent ans plus tard, des scènes extravagantes se passèrent sur le tombeau du diacre Pàris. Des femmes hystériques, présentant avec des convulsions des symptômes remarquables d'anesthésie, classées en sauteu-
ses, aboyeuses, miauleuses, prophétisaient et faisaient
prodiges ou miracles, ainsi que l'atteste Carré de
Mongeron, conseiller au Parlement. Mais le scandale
devint tel, qu'après un examen médical fait par Sau-
veur-Morand et autres membres de la Faculté, l'autorité fit fermer le cimetière Saint-Médard (1732) [1].

La divinité était introduite dans toutes les causes,
et elle servait à couvrir toutes les injustices ; peuple
et juges avaient même ignorance et mêmes passions,

---

[1] Procès-verbaux de plusieurs médecins et chirurgiens, dressés
par ordre de S. M., in-8, 1752; et la correspondance de Grimm.

comme si les hommes ne pouvaient qu'être méchants quand ils ne sont pas instruits.

L'on peut dire à l'honneur de notre profession que ce sont les travaux des médecins et non les écrits des législateurs ou les décisions des tribunaux de justice qui ont dissipé ces grossières erreurs. Après Pigray, Gabriel Naudé s'éleva contre ces superstitions, dans sa célèbre apologie des grands personnages faussement soupçonnés de magie (1625). C'est le commencement de la lutte que continueront les médecins et les philosophes du dix-huitième siècle :· la fonction de ces grands esprits étant plutôt de détruire l'erreur que de rechercher la vérité.

Toutefois la législation se perfectionnait de plus en plus, grâce aux travaux d'éminents jurisconsultes tels que Dumoulin, Cujas, Lhôpital, Antoine Loisel. Sous Louis XIV une grande réforme législative allait se produire. Plusieurs ordonnances importantes[1] préparèrent *les Ordonnances civiles* ou *code Louis* (la première le 20 avril 1667), qui constituent certainement le travail législatif le plus important entre le code de Justinien et celui de Napoléon. Une organisation judiciaire uniforme allait s'étendre à tout le pays, selon le principe que toute justice émane du roi.

Dans toutes ces réformes, le rôle de la médecine en justice n'était pas négligé; malheureusement Louis XIV transforma les emplois, dont Henri IV avait fait un privilége, en objet de finance.

Dans l'ordonnance de 1670, titre 5, l'article 3 s'exprime ainsi : « Voulons qu'à tous les rapports qui

---

[1] Celles d'Orléans (1561), de Roussillon (1564), de Moulins (1566), de Blois (1579), celle de Michel de Marillac ou code Michaud en 1630.

seront ordonnés en justice assiste au moins un des chirurgiens commis par notre premier Médecin, ès lieux où il y en a, à peine de nullité des rapports [1]. » Mais les abus continuant à être très-nombreux, il fut créé en 1692 des offices héréditaires de médecins et chirurgiens royaux, deux dans chaque ville importante sous le nom de conseillers médecins ordinaires du roi et un dans chaque petite ville du royaume avec le titre de chirurgiens jurés. Ils devaient faire, exclusivement à tous autres, les rapports de visitation, dénonciation de corps morts, blessés, frappés, mutilés, prisonniers ou autrement.

Toutes ces charges étaient héréditaires et vénales ; les héritiers en trafiquaient. Plus tard, elles purent être rachetées par les colléges des médecins et des chirurgiens des villes, qui les possédaient en commun et les faisaient exercer par quelques-uns d'entre eux choisis annuellement. Il faut encore constater que l'édit de 1692 et un arrêt du parlement de Paris (10 mars 1728) maintint à ceux qui n'étaient ni médecins ni chirurgiens royaux le droit de faire « des rapports dénonciatifs à la requête des parties qui n'ont point formé d'action ».

Il ne nous reste plus qu'à signaler les dernières réformes dues à la monarchie. Louis XVI abolit le servage (8 août 1773), la question préparatoire, puis la torture le 1ᵉʳ mai 1780. C'étaient les signes précurseurs de la grande révolution sociale qui allait se produire à la fin du dix-huitième siècle.

---

[1] Dans les titres XI, XIII, XXV, il est question des excuses ou exoínes des accusés, Des prisons, Des sentences, Jugements et Arrêts, dans lesquels le médecin intervient pour visiter les prisonniers ou voir si une femme condamnée à mort est enceinte.

Nous nous sommes spécialement attachés à montrer jusqu'à cette époque la marche de la médecine judiciaire en France, d'après l'état de la législation, les idées scientifiques et philosophiques. La même évolution se retrouve dans les progrès de cette science en Allemagne ; on y reconnaîtra facilement l'influence et l'empreinte de l'esprit germanique avec ses qualités et ses défauts.

La constitution Caroline en rendant nécessaire l'intervention du médecin dans certains cas déterminés avait créé une organisation médicale judiciaire satisfaisante. Les jurés-experts (*viri probatæ artis*) furent choisis parmi des hommes compétents et d'une moralité reconnue ; leurs rapports pouvaient être contrôlés par des colléges supérieurs ; la médecine légale fut enseignée dans les universités ; et au dix-huitième siècle de nombreuses publications ou des traités spéciaux rendaient compte des décisions des universités, des arrêts des tribunaux civils ou ecclésiastiques.

La médecine judiciaire germanique, naturellement mystique, se fit une spécialité, et fut le dernier refuge des idées superstitieuses, dont l'esprit philosophique des encyclopédistes et savants français devait montrer le ridicule ou le danger. C'est ainsi qu'en 1599, l'Allemand André Libavius publiait un livre : *De cruentatione cadaverum*, pour expliquer comment les blessures saignent en présence de l'assassin, et cette opinion eut cours dans ce pays jusqu'au dix-huitième siècle. Quelques années avant, Jean Wyer avait fait un long récit de toutes les influences surnaturelles : *De præstigiis dæmonum* [1]. Au dix-huitième siècle, en 1711, Valen-

---

[1] Homme d'un grand jugement, ce médecin s'élève avec force

tinus dans ses *Pandectes médico-légales* s'occupe des
signes de sorcellerie, décrit le sabbat et montre tout
ce que le diable a le pouvoir d'y faire. Frédéric Hoff-
mann étudie des questions semblables : *De potentiâ
diaboli in corpore*. La science était en rapport avec les
idées du pays. De 1730 à 1735, il y eut en Allemagne
une véritable épidémie de vampirisme. En 1762, la
ville de Glaris offrit le triste spectacle d'une sorcière
condamnée au bûcher.

En 1781, Plenck, dans ses *Elementa medicinæ et chi-
rurgiæ forensis*, donne les signes médico-légaux de
la démonie et de la magie, et ce livre a eu une troisième édition en 1802.

En résumé, pendant cette seconde période, période
métaphysique ou de transition, la législation s'est de
plus en plus perfectionnée. L'administration de la justice a toujours été sous la dépendance des idées philosophiques du temps. Féroce avec les barbares, mystique et naïvement cruelle avec le droit canonique,
elle est humanisée peu à peu par la monarchie jusqu'au
moment de la proclamation des droits de l'homme et
de l'égalité de tous devant la loi. La médecine judiciaire a suivi cette évolution ; son intervention a été
reconnue de plus en plus nécessaire. Les jurisconsultes

contre quelques-uns des préjugés de son époque; il dédie son
livre à l'Empereur et le supplie de ne pas immoler les sorciers
innocents des crimes qu'on leur reproche. — L'Allemagne était
alors la terre privilégiée de la magie et de la sorcellerie. On
croit rêver à la lecture de cette lugubre histoire. En 1484 Innocent VIII lança une bulle contre les diableries des pays germa-
niques, et deux moines furent nommés inquisiteurs. Dans le seul
électorat de Trèves, en quelques années, six mille cinq cents
sorciers furent mis à mort. Un siècle plus tard, le mal est encore
tel, que des prières publiques sont ordonnées dans toutes les
églises pour l'expulsion de l'esprit malin.

d'alors avaient une instruction littéraire aussi complète que leur religion était sincère et leur foi profonde, mais ils manquaient absolument de toute étude scientifique, dont les éloignait d'ailleurs la tendance même de leur esprit. C'est ce qui explique l'ardeur et le succès qu'ils ont apporté dans l'étude du droit civil, et l'abandon qu'a eu à subir le droit criminel. La médecine judiciaire s'en est ressentie et les experts médicaux de cette époque n'ont été remarquables ni par leur talent ni par leur honorabilité.

Nous voici à la troisième période, à la période *positive*. Tous les travaux qui vont se produire sont marqués au coin du nouvel esprit scientifique : on ne s'occupe pas des causes d'un phénomène, mais on recherche les lois suivant lesquelles il se produit. Ce mouvement se passe entièrement en France.

En 1750, Lecat fait des recherches sur la combustion spontanée, Lorry discute les questions de survie. En 1765, les naissances tardives sont étudiées par Bertin, Lebas, Astruc, Bouvard. Louis prouve l'indulgence coupable des tribunaux déclarant légitimes les naissances de douze et même treize mois. En même temps, Bruhier et Louis montrent l'incertitude des signes de la mort et leurs études causent une émotion générale. Les travaux de Louis surtout eurent un grand retentissement; par les caractères qu'il donne de la pendaison il contribue à réhabiliter la mémoire de Calas, et ses importants rapports relèvent des erreurs judiciaires dans les causes de Monbailly, Syrven, Baronnet. Il enseigne d'ailleurs la science dans son cours public de Saint-Côme. En 1770, Lafosse étudie les phénomènes cadavériques, et en 1783, Chaussier, dans un Mémoire resté célèbre, montre toute l'importance de la médecine légale.

En même temps l'Assemblée constituante changeait
la législation criminelle, et proclamait indispensable
l'appréciation de tous les faits matériels. La médecine
judiciaire allait être appelée à rendre de grands services.
Cependant les événements politiques devaient arrêter
celle-ci dans son développement. En 1792, on abolit les
universités et les grades qu'elles conféraient, la liberté
de la médecine devint complète. Les écoles de médecine furent désorganisées, il n'existait plus de corporations ni de priviléges pour ceux qui se livraient à
l'art de guérir. On vit, dit Marc (Manuel d'autopsie
cadavérique de Rose, 1808, préface), des individus absolument ignorants, sans aucune instruction, suivre
les armées et les hôpitaux, y prendre une teinte des
opérations les plus routinières de la petite chirurgie,
puis rentrer dans leurs foyers avec le titre atrocement
ironique d'officiers de santé. Ce sont eux que les tribunaux employèrent de préférence pendant le cours
de la Révolution. On comprend quel discrédit ils du-
rent jeter sur notre profession. Quand le calme fut
rétabli, les codes nouveaux ne tardèrent pas à paraître.
La médecine judiciaire ne fut pas créée, mais le principe de l'expertise se trouvait posé par l'article 43 du
code d'instruction criminelle, et par l'article 27 de la
loi du 19 ventôse an XI qui réservait aux médecins régulièrement reçus les fonctions d'experts devant les
tribunaux.

L'enseignement de la médecine légale fut installé
dans les nouvelles facultés. Mahon à Paris, Prunelle
à Montpellier, Fodéré à Strasbourg développèrent avec
éclat cette science dans leurs cours ou dans leurs
publications.

Les ouvrages se succédèrent alors et formèrent bien-

tôt un véritable corps de doctrine, grâce aux travaux
ou expériences de Sue, Chaussier, Marc, Orfila, Dever-
gié, Adelon..., de M. Tardieu et de notre excellent
maître M. G. Tourdes. Les travaux de ces savants ont
fait de la médecine légale, cette science du bon sens
pratique, une science toute française. On peut en
donner comme preuve l'opinion de nos voisins, que
l'on ne peut guère suspecter de bienveillance ou d'im-
partialité à notre égard. L'Allemand Krahmer (*Handbuch
der gericht medizin*, 1850, p. 15, cité par Tourdes)
« déclare que notre méthode d'observation lui paraît
plus scientifique ; beaucoup d'états du corps humain,
qui ont de l'intérêt en médecine légale, ont été mieux
étudiés dans ces derniers temps par les médecins de
cette nation ; ils ont enrichi le domaine de la pratique ;
les signes de la mort, la marche de la putréfaction,
les caractères de l'identité, les effets des instruments
vulnérants, les causes de la mort, l'appréciation des
lésions de l'intelligence, tels sont les points qui ont
surtout été éclairés par les médecins francais. » Cette
opinion émise en 1850 est toujours vraie, mais nous
ne pouvons dire si elle est actuellement partagée par
les médecins allemands.

Avant de terminer cette introduction nous désirons
montrer ce qu'est de nos jours l'ADMINISTRATION DE LA
JUSTICE EN FRANCE.

La hiérarchie des tribunaux est devenue très-simple ;
elle doit être connue du médecin. La justice civile est
rendue dans les cantons par les juges de paix, dans
les arrondissements par les tribunaux de première
instance, dans les circonscriptions renfermant plusieurs départements, désignées sous le nom de res-

sorts, par les cours d'appel ; la justice commerciale est
rendue en première instance par les tribunaux de commerce et en appel par les cours d'appel ; les contraventions, délits et crimes tombent sous la juridiction
des tribunaux de simple police, des tribunaux correctionnels et des cours d'assises. Au-dessus de tous ces
tribunaux, se trouve placée la cour de cassation, dont
la mission est de maintenir l'uniformité de la jurisprudence. Elle ne juge pas la question de fait, mais
seulement la question de droit, et elle peut casser tous
les jugements où elle rencontre un excès de pouvoir,
ou une fausse application de la loi.

C'est devant ces divers tribunaux que se produiront
les *actions judiciaires* qui peuvent être civiles ou criminelles, et le médecin a constamment à intervenir
dans ces actions.

L'action civile a pour but le plus souvent la demande de la réparation d'un dommage. L'action criminelle a pour objet de faire appliquer les peines
encourues pour un crime ou un délit. Elle n'est poursuivie que par le ministère public, qui est auprès de
chaque tribunal le représentant du gouvernement et
des intérêts de la société.

Au dernier rang de la hiérarchie judiciaire se trouvent les *tribunaux de paix* ou de *simple police*, qui
s'occupent des contestations civiles de minime importance, des contraventions aux règlements de police,
punies au plus d'une amende de quinze francs et de cinq
jours de prison ; ces tribunaux sont présidés par un
juge de paix ; les fonctions de ministère public y sont
remplies par un commissaire de police. Viennent ensuite les *tribunaux de première instance*, qui connais-
sent des affaires civiles et correctionnelles. D'après le

nombre de juges dont ils sont composés ils forment
une ou plusieurs chambres. Près de chaque tribunal
se trouvent chargés des fonctions de ministère public
un procureur de la République assisté d'un ou de
plusieurs substituts : ils constituent le parquet. Au-
dessus de ces diverses juridictions sont les *cours d'appel*, qui doivent statuer sur les appels des affaires civiles et commerciales ; chaque cour se compose de
une ou de plusieurs chambres civiles, d'une chambre
de mise en accusation, d'une chambre d'appels de
police correctionnelle. Elle a à sa tête un premier
président, autant de présidents qu'il y a de chambres,
puis des conseillers. Le ministère public est exercé
par un procureur général, des avocats généraux et des
substituts.

L'*instruction criminelle* a une procédure spéciale que
nous allons rapidement exposer.

Le ministère public adresse un réquisitoire au *juge
d'instruction* pour qu'il soit informé (art. 47, I. C.).
Ce magistrat s'efforce de connaître la vérité par l'in-
terrogatoire de l'accusé, des témoins, la saisie des
pièces, les perquisitions, etc. : l'information faite
est adressée au procureur de la République, qui alors
adresse au juge d'instruction un nouveau réquisitoire
(art. 127, I. C.). Quand la procédure d'information est
terminée, elle est communiquée au procureur de la
République ; celui-ci adresse alors un réquisitoire définitif au juge d'instruction. Ce dernier, d'après la loi
du 17 juillet 1856, est seul juge de la question de savoir s'il doit renvoyer l'accusé devant le tribunal cor-
rectionnel, devant la *Chambre des mises en accusation*,
par une ordonnance de renvoi, ou s'il doit déclarer
qu'il n'y a pas lieu de donner suite. Il rend alors une

ordonnance de non-lieu. En vertu de l'ordonnance de renvoi devant la chambre des mises en accusation, celle-ci est investie et examine s'il y a des indices suffisants pour renvoyer devant la *Cour d'assises*, sinon elle rend un arrêt de non-lieu. La cour d'assises se compose de trois juges délégués et de douze jurés. Ceux-ci prononcent sur le fait et les juges appliquent la loi. Le président, qui est toujours un conseiller à la cour d'appel, dirige les débats. Au début de chaque affaire le greffier donne lecture de l'arrêt de la chambre des mises en accusation et de l'acte d'accusation rédigé par le procureur général. L'accusé est ensuite interrogé, puis on procède à l'audition des témoins à charge et à décharge. Les débats sont publics à moins que, pour des raisons spéciales, le président n'ait ordonné le huis clos. Le ministère public soutient l'accusation ; l'avocat de l'accusé présente sa défense. Le président résume alors les débats et pose au jury les questions sur lesquelles il devra se prononcer. D'après sa réponse, l'accusé est condamné ou mis en liberté. L'arrêt est toujours rendu publiquement.

Nous en avons dit assez pour montrer au médecin la marche ordinaire des procès dans lesquels il peut avoir à intervenir. Ces détails auront en même temps fait connaître les véritables garanties et les nombreuses formalités dont la loi entoure tout accusé.

Le fonctionnement de la justice connu, tâchons d'établir le rôle du médecin expert. C'est montrer le domaine de la médecine judiciaire et faire voir les qualités de celui qui la pratique.

Les opinions de l'expert doivent être indépendantes des lois et de l'arbitraire et n'avoir pour base que la nature des faits [1]. Ce sont des faits qu'il a mission de rechercher et d'exposer au magistrat chargé de les interpréter dans le sens de la loi.

D'après Malle, le corps du délit trouvé, on peut ne pas borner là ses recherches, mais aller au delà ou de côté, profiter des faits inattendus pour susciter à la justice des présomptions différentes de celles qui ont motivé le mandat en vertu duquel le médecin opère. Ce sont là des conseils dangereux à donner aux jeunes médecins. Il faut être fort habile pour ne pas, avec une pareille méthode, empiéter sur le terrain exclusivement réservé aux magistrats, et il est toujours pénible pour le médecin de se le faire rappeler. Nous nous contentons pour la médecine du rôle subalterne d'auxiliaire de la justice. *Medicina ancilla justitiæ*, dirons-nous volontiers en cette circonstance. C'est d'ailleurs le rôle qui lui est indiqué par la loi, et jusqu'à ce que celle-ci soit changée, il faut l'exécuter. En un mot, le médecin n'est ni juge ni juré et on ne saurait assez méditer ces sages réflexions de Chaussier : « Au lieu de s'attacher à l'objet simple de sa mission, c'est-à-dire au lieu de déterminer, d'après l'observation et les principes de son art, la nature des blessures, les causes positives de la mort, les conséquences directes du fait soumis à son examen, sur les demandes que peut lui adresser le magistrat, on verrait le médecin, qui, pour se livrer à l'étude des lois humaines, négligerait la pratique et l'exercice de son art, s'ériger en juge, en avocat ou même en législateur. On le verrait guidé par son âme sensible et généreuse, toujours altéré d'amour et de justice, interpréter les faits à sa manière, les commenter, les discuter, les obscurcir par ses

---

[1] Voir : *Les exigences de la médecine légale,* par le professeur Alphonse Jaumes. Montpellier, 1875.

raisonnements, ses suppositions, ses distinctions, ses
subtilités. Plus occupé de l'étude des codes que des
procédés de l'art et des phénomènes des maladies, il
serait, malgré sa vaste érudition et ses idées sublimes
de perfectionnement, fort embarrassé sur les moyens
d'examiner, de constater les diverses altérations et d'en
tirer des conséquences précises. Sans doute, il convient à tout homme sage de connaître les lois de son
pays, et surtout celles qui concernent son état, ses
fonctions ; mais il faut laisser aux jurisconsultes le soin
de les étudier, de les interpréter. Qui trop embrasse
mal étreint. Sachons donc nous borner; ne cherchons
point à étendre notre science au delà de ses véritables
limites et rappelons-nous que, dans l'état actuel de
notre législation, les fonctions du médecin expert se
bornent et doivent se borner à constater un point ou
une circonstance de fait, à prononcer sur une question d'art et de science ; elles n'ont donc qu'un rapport fort indirect à l'application, à l'exécution des
lois, à la question de droit; aussi la qualification de
légiste dont on veut gratifier le médecin ne lui convient
pas plus qu'à tout autre expert chargé par le magistrat
d'un objet litigieux. D'ailleurs le vrai médecin est assez
grand, assez recommandable par ses qualités, par l'é-
tendue de ses connaissances, par les services journa-
liers qu'il rend à la société, pour n'avoir point besoin
d'aucun titre étranger à son art. »

Le domaine de la médecine judiciaire bien limité, il
s'agit de classer les nombreux problèmes qui peuvent
se présenter dans la pratique. Beaucoup de classifications ont été proposées par les médecins. Les uns ont
étudié séparément chaque question ; d'autres ont adopté
l'ordre alphabétique ; on a admis les divisions du droit;

on a séparé d'après les différentes branches de la médecine ou encore d'après les âges et les sexes. Toutes ces divisions fragmentent la science et lui enlèvent tout esprit d'unité. M. le professeur Tourdes a été bien mieux inspiré en adoptant une division méthodique. La médecine légale est divisée en deux parties : une générale, l'autre spéciale. Dans la première, se trouvent les généralités et la législation concernant l'organisation de la médecine légale et les lois professionnelles ; dans la partie spéciale, trois sections : la génération, la mort avec les attentats contre la vie, les droits et les devoirs.

Il nous a semblé qu'il était peut-être possible de trouver un meilleur partage des matériaux, et nous n'avons pas adopté la classification de notre savant maître, M. Tourdes ; mais, comme dit Montaigne : « Qui vit jamais médecin se servir de la recepte de son compagnon, sans y retrancher ou adjouter quelque chose? »

Nous divisons la médecine judiciaire en deux parties : une générale, une spéciale.

La PREMIÈRE PARTIE s'occupe des questions générales qui peuvent se montrer dans tous les cas ; elle contient trois chapitres distincts :

Dans le chapitre premier nous nous occupons des *droits et des devoirs du médecin* en général (*ponsabilité médicale, secret médical*, etc.), et des roits et des devoirs du médecin comme expert, accomplissant des actes médico-judiciaires (*rapports, dépositions, consultations, certificats*).

Dans le deuxième chapitre nous nous occupons, d'après la marche de la procédure, de l'*inculpé* en général et de toutes les questions qui y sont relatives (*identité, âge, sexe, état civil, responsabilité criminelle, aliénation mentale*, etc.).

Dans le troisième chapitre nous exposons les problèmes médico-judiciaires relatifs au cadavre, aux objets ou substances privées de vie (*de la mort, du cadavre, des taches, des empreintes,* etc.).

La DEUXIÈME PARTIE consacrée aux questions spéciales, traite des *attentats contre la personne* dans les cas particuliers qui peuvent se présenter. Les moyens ou les procédés employés varient sans doute beaucoup. Toutefois, et afin d'éviter des répétitions, nous exposerons successivement et par ordre de généralité décroissante, les problèmes ou questions qui se présentent le plus ordinairement à l'examen du médecin expert. Nous étudierons ainsi les *coups et blessures,* les *asphyxies,* les *empoisonnements,* le *suicide,* le *duel,* les *attentats à la pudeur,* la *femme enceinte et son produit.*

Cette classification a l'avantage de rapprocher les faits qui peuvent l'être, et tout en suivant la marche ordinaire de la procédure, de séparer nettement les questions qui sont du domaine propre de la médecine judiciaire et les matières qu'elle emprunte aux autres branches des sciences médicales.

Nous dirons en terminant que si la médecine légale peut être considérée avec M. Tourdes comme l'application des connaissances médicales aux questions qui concernent les droits et les devoirs des hommes réunis en société, nous définissons la médecine judiciaire : *l'art de mettre les connaissances médicales au service de l'administration de la justice.*

I

DES DROITS
ET DES OBLIGATIONS DU MÉDECIN
DANS LA SOCIÉTÉ ET DEVANT LA JUSTICE

La déontologie médicale s'occupe des droits et des devoirs du médecin. Il est indispensable de les faire connaître, de bien montrer les conditions que devront présenter ceux qui exercent la profession médicale, pour apprécier exactement le rôle qu'ils sont appelés à jouer dans la société et devant la justice.

Il faut exposer d'abord les conditions que notre société actuelle exige de tout médecin, les conséquences inévitables à l'exercice de cette profession, telles que la responsabilité médicale et le secret médical, etc., nous arriverons ainsi à mieux définir le rôle du médecin comme expert et les actes médico-judiciaires qui sont de sa compétence.

I. ORGANISATION DE LA MÉDECINE.

Quelques années avant la Révolution, il existait des centres universitaires, derniers reflets des célèbres universités, avec leurs écoles de médecine et des collèges ou « agrégations » qui s'étaient arrogé le droit de donner des degrés. L'Assemblée législative, le 18 août 1792, supprima les Universités, les Facultés de droit, de médecine et les corporations savantes. La science même ne devait pas avoir de priviléges.

Mais les dangers de la situation montrèrent la nécessité d'avoir des médecins pour les armées de terre et de mer, et le 14 frimaire an III (4 décembre 1794), un décret réorganisa les *Écoles de santé* à Paris, à Montpellier, à Strasbourg. On y instruisit à la hâte des médecins capables de donner les premiers soins aux blessés.

L'enseignement et la profession médicale se trouvaient donc dans un état peu satisfaisant et tout à fait provisoire, lorsque le 10 mars 1803, Bonaparte, premier consul, promulgua la loi relative à l'exercice de la médecine (19 ventôse an XI).

Voici les articles les plus importants de cette loi fondamentale :

TITRE Iᵉʳ. — *Dispositions générales.*

Art. 1. A compter du 1ᵉʳ Vendémiaire an XII (24 septembre 1803), nul ne pourra embrasser la profession de médecin, de chirurgien ou d'officier de santé, sans être examiné et reçu comme il sera prescrit par la présente loi.

Art. 2. Tous ceux qui obtiendront, à partir du commencement de l'an XII, le droit d'exercer l'art de guérir, porteront le titre de *docteurs en médecine* ou *en chirurgie* lorqu'ils auront été examinés et reçus dans l'une des écoles spéciales de médecine, ou celui d'*officier de santé* quand ils seront reçus par les jurys.

Art. 4. Le gouvernement pourra, s'il le juge convenable, accorder à un médecin ou à un chirurgien étranger et gradué dans les universités étrangères le droit d'exercer la médecine ou la chirurgie sur le territoire de la République.

TITRE II. — *Examen et réception des docteurs.*

TITRE III. — *Études et réception des officiers de santé.*

TITRE IV. — *Enregistrement et liste des docteurs et des officiers de santé.*

Art. 24. Les docteurs ou officiers de santé seront tenus de présenter dans le délai d'un mois, après la fixation de leur domicile, les diplômes qu'ils auront obtenus, au greffe du tribunal de première instance et au bureau de la sous-préfecture de l'arrondissement dans lequel ils voudront s'établir.

ART. 25. Les commissaires du gouvernement procureurs de la République, près les tribunaux de première instance, dresseron t les listes des médecins et chirurgiens anciennement reçus, et des docteurs et officiers de santé nouvellement reçus et enregistrés aux greffes des tribunaux ; ils adresseront, en fructidor (août) de chaque année, copie certifiée de ces listes au ministre de la justice.

ART. 26. Les sous-préfets adresseront l'extrait de l'enregistrement des anciennes lettres de réception, des anciens certificats et des nouveaux diplômes dont il vient d'être parlé, aux préfets, qui dresseront et publieront les listes de tous les médecins anciennement reçus, des docteurs et officiers de santé domiciliés dans l'étendue de leur département, les listes seront adressées par les préfets au ministre de l'intérieur, dans le dernier mois de chaque année.

Une décision ministérielle du 22 mars 1812 a autorisé les préfets à ne réimprimer la liste complète que tous les cinq ans. Des listes annuelles indiquent les modifications survenues. C'est aux préfets et sous-préfets, dans les départements, et à Paris, au préfet de police, que les diplômes doivent être adressés pour l'enregistrement.

ART. 27. A compter de la publication de la présente loi, les fonctions de médecins et chirurgiens jurés appelés par les tribunaux, celle de médecins et chirurgiens en chef dans les hospices civils, ou chargés par les autorités administratives de divers objets de salubrité publique, ne pourront être remplies que par des médecins ou des chirurgiens reçus selon les formes anciennes, ou par des docteurs reçus suivant celles de la présente loi.

ART. 28 Les docteurs reçus dans les Écoles de médecine pourront exercer leur profession dans toutes les communes de la République, en remplissant les formalités prescrites par les articles précédents.

ART. 29. Les officiers de santé ne pourront s'établir que dans le département où ils auront été examinés par le jury, après s'être fait enregistrer comme il vient d'être prescrit. — Ils ne pourront pratiquer les grandes opérations chirurgicales que sous la surveillance et l'inspection d'un docteur, dans les lieux où celui-ci sera établi. Dans le cas d'accidents graves arrivés à la suite d'une opération exécutée hors de la surveillance et de l'inspection pres-

2

crites ci-dessus, il y aura recours à indemnité contre l'officier de santé qui s'en sera rendu coupable.

La loi ne définit pas ce qu'il faut entendre par *grande opération*, cependant il est admis que l'on doit considérer comme telle : toute opération exigeant de la délicatesse ou de la dextérité, pratiquée sur un organe important et pouvant mettre en danger les jours du malade. Telles sont les amputations et résections, la hernie étranglée, la taille et la lithotritie, la trachéotomie, la cataracte, l'hystérotomie, l'application du forceps. Il est à noter que s'il y a *urgence*, la grande opération est permise, même en l'absence d'un docteur.

Si des accidents graves sont survenus, il y a recours à une indemnité contre l'officier de santé, et sa responsabilité est engagée par suite d'infraction à la loi. L'article 319 du Code pénal lui est même applicable.

Des arrêts de la Cour de cassation ont établi que la défense, faite aux officiers de santé, de s'établir dans un autre département, emporte celle d'exercer dans un autre département, même lorsqu'ils y sont appelés. L'officier de santé qui veut changer de département doit obtenir un nouveau diplôme pour celui où il veut se fixer.

Tout ce que nous venons de dire démontre suffisamment l'inconvénient de ces deux titres médicaux, qui provoquent nécessairement des jugements difficiles et une jurisprudence variable. D'ailleurs il semble que le corps social élimine lui-même les rouages compliqués qui gênent son fonctionnement.

Si l'on consulte la liste des officiers de santé reçus à Paris, dans ces dernières années, on voit que leur nombre diminue. L'âge respectable des candidats, leur instruction élémentaire montrent que la profession médicale n'est pour la plupart d'entre eux qu'un refuge, quand elle n'est pas la régularisation forcée d'une situation médicale qui ne pouvait plus se prolonger.

TITRE V. — *Instruction et réception des sages-femmes.*

ART. 30. Outre l'instruction donnée dans les Écoles de médecine, il sera établi dans l'hospice le plus fréquenté de chaque département un cours annuel et gratuit d'accouchement théorique et pratique, destiné particulièrement à l'instruction des sages-femmes.

ART. 33. Les sages-femmes ne pourront employer les instruments, dans les cas d'accouchements laborieux, sans appeler un docteur ou un médecin ou chirurgien anciennement reçu.

ART. 34. Les sages-femmes feront enregistrer leur diplôme au tribunal de première instance et à la sous-préfecture de l'arrondissement où elles s'établiront et où elles auront été reçues.

La liste des sages-femmes reçues pour chaque département sera dressée dans les tribunaux de première instance et par les préfets, suivant les formes indiquées aux articles 25 et 26 ci-dessus.

Ces règles s'appliquent aux sages-femmes de première et de deuxième classe. Les premières peuvent exercer partout, les secondes seulement dans la circonscription pour laquelle elles ont été reçues. Les unes et les autres ne peuvent prescrire de substances vénéneuses; toutefois un décret du 23 juin 1873 a autorisé les pharmaciens à délivrer du seigle ergoté sur la prescription des sages-femmes.

TITRE VI. — *Dispositions pénales.*

ART. 35. Six mois après la publication de la présente loi, tout individu qui continuerait d'exercer la médecine ou la chirurgie, ou de pratiquer l'art des accouchements sans être sur les listes dont il est parlé aux articles 25, 26 et 34, et sans avoir de diplôme, sera poursuivi et condamné à une amende pécuniaire envers les hospices.

ART. 36. Ce délit sera dénoncé aux tribunaux de police correctionnelle, à la diligence du commissaire du gouvernement près ces tribunaux.

L'amende pourra être portée jusqu'à 1000 francs pour ceux qui prendraient le titre et exerceraient la profession de docteurs;

à 500 francs pour ceux qui se qualifieraient d'officiers de san
qui verraient des malades en cette qualité ; à 100 francs
les femmes qui pratiqueraient illicitement l'art des accou
ments.

L'amende sera double en cas de récidive, et les délinqu
pourront en outre être condamnés à un emprisonnement
n'excédera pas six mois.

Il n'est pas nécessaire qu'il y ait exercice habi
de la médecine pour constituer le délit d'exercice
gal : une seule opération suffit. La Cour de cassa
a jugé que la réduction des luxations ou des fract
des membres était un exercice de la chirurgie ;
même à l'égard de l'*oculiste* qui doit avoir un des d
diplômes.

Pour le *dentiste*, la jurisprudence a varié. Mais il
admis qu'il doit exercer exclusivement sa profess
et ne pas pratiquer d'opérations chirurgicales.
pédicure ne tombe pas sous l'application de la loi

Si un médecin a le droit d'employer le *magnéti*
animal comme procédé thérapeutique, son usage c
stitue pour une autre personne l'exercice illégal d
médecine. D'ailleurs le médecin lui-même ou to
personne peut être poursuivie et condamnée p
escroqueries, si on démontre qu'à ces méthodes
traitement s'ajoutent des manœuvres frauduleu
L'emploi du magnétisme peut tomber sous l'applicat
des articles 479, 480 du C. P. qui punissent « les g
qui font métier de deviner et pronostiquer, ou d'
pliquer les songes ».

Les médecins ont le droit de poursuivre la répr
sion des faits d'exercice illégal de la médecine dev
les *tribunaux correctionnels* et même devant le
trunal civil. La première juridiction est préférable
plus prompte. Dans ce cas, ils informent le minist

public et agissent par intervention aux débats, ou bien ils citent directement les contrevenants. Dans ces poursuites, les médecins agissant collectivement ou en leur nom personnel doivent alléguer un préjudice appréciable et certain.

II. LA PROFESSION MÉDICALE.

A. RESPONSABILITÉ MÉDICALE.

Nous nous occuperons, dans ce chapitre, de la pratique médicale et de la responsabilité résultant des fautes commises dans l'exercice de la profession.

Cette responsabilité a toujours existé. En Égypte, d'après Aristote, tout médecin qui ne purgeait pas son malade le troisième jour était passible d'une peine. Le droit romain demandait compte au médecin de sa négligence et de son impéritie. Une décision de la cour des bourgeois et rapportée au tome II, p. 164, des assises de Jérusalem (éd. de M. Beugnot), montre qu'au treizième siècle le médecin était considéré comme responsable : « Et il avient qu'il (le miege ou médecin) le taille malement, ou porce que ne devet être taillé, et il le tailla, et porce il mourut, et porce que il devoit tailler la plaie par la levure et l'apostème, et il le taille de travers et porce mourut, la raison juge et commande en ce que à juger que celui miege doit amender le serf ou la serve par droit tant comme il valet au jour que il fut naffré ou tant comme il l'acheta celui de cui il estoit, car ce est dreit et raison par l'assise. » De nos jours, cette responsabilité n'est pas inscrite dans les lois ; mais la jurisprudence, s'appuyant sur les règles du droit commun, fait application des articles suivants :

Art. 1382. C. C. Tout fait quelconque de l'homme qui cause à autrui un dommage, oblige celui par la faute duquel il est arrivé, à le réparer.

Art. 1383. Chacun est responsable du dommage qu'il a causé, non-seulement par son fait, mais encore par sa négligence ou par son imprudence.

Art. 319. C. P. Quiconque par maladresse, imprudence, inattention, négligence, ou inobservation des règlements, aura commis involontairement un homicide, ou en aura été involontairement la cause, sera puni d'un emprisonnement de trois mois à deux ans, et d'une amende de 50 à 600 francs.

Art. 320. S'il n'est résulté du défaut d'adresse ou des précautions que des blessures ou coups, le coupable sera puni de six jours à deux mois d'emprisonnement et d'une amende de 16 à 100 francs, ou de l'une des deux peines seulement.

Il y a action civile et action pénale. La personne lésée ou les plaignants citent le médecin en police correctionnelle ou l'assignent devant la juridiction civile en lui demandant des dommages et intérêts. Le ministère public a seul qualité pour requérir l'application d'une peine.

La justice peut demander compte au médecin d'une faute qui entraîne une responsabilité, si elle a été commise dans une de ces trois circonstances : état d'ivresse, négligence ou abandon du malade, erreur grossière dans une ordonnance.

Le médecin n'est pas obligé de voir les malades qui le demandent. Mais si promettant sa visite et, par suite, son concours, il manque à cet engagement, il est responsable des conséquences fâcheuses qui pourront être imputées à son absence.

M. Paul Andral [1], à la Société de médecine légale de

[1] *Annales d'hygiène,* tome XXXI, 1869, p. 456.

Paris a parfaitement indiqué les *conditions dans lesquelles un médecin peut être tenu d'obtempérer aux réquisitions de l'autorité publique* :

« En principe, l'exercice de la médecine est entièrement libre. Le médecin peut refuser de prêter son
ministère lorsqu'il en est sollicité, et son refus péremp-
toire n'a pas besoin d'être justifié par des motifs
graves et légitimes. Si le philosophe qui a la main
pleine de vérités, comme disait Fontenelle, n'est point
tenu de l'ouvrir pour répandre ce trésor sur le genre
humain, il est évident que le médecin ne saurait être
obligé de prodiguer ses soins. Outre qu'il serait arbitraire de contraindre un médecin dont la profession
est pleinement indépendante, et qui n'a accepté aucune fonction publique, quel fondement faudrait-il
faire sur la valeur et la nature des soins imposés d'autorité ? Et d'ailleurs, ne peut-il pas se faire qu'un
praticien, consciencieux, scrupuleux peut-être, se dé-
fiant de sa capacité ou de ses aptitudes, refuse d'assu-
mer la responsabilité d'un examen difficile ou d'une
opération délicate ? Qui oserait l'en blâmer, et à plus
forte raison l'en punir, surtout si l'on songe à la responsabilité que certains arrêts feraient, en cas d'erreur,
peser sur lui ? Au reste la doctrine et la jurisprudence
sont d'accord à cet égard. L'exercice de la médecine
est, en général, purement volontaire. » Nous verrons
plus tard, à propos de la réquisition, les exceptions à
cette règle.

B. DU SECRET MÉDICAL.

Il se trouve dans le serment d'Hippocrate, que prêtent encore à Montpellier les docteurs en médecine le

jour de soutenance de leur thèse : « Admis dans l'intérieur des maisons, mes yeux ne verront pas ce
qui s'y passe ; ma langue taira les secrets qui me seront confiés, et mon état ne servira pas à corrompre
les mœurs ni à favoriser le crime. »

L'article 378 du Code Pénal le prescrit expressément.

« Les médecins et autres officiers de santé, ainsi que les pharmaciens, les sages-femmes et toutes autres personnes dépositaires,
par état ou profession, des secrets qu'on leur confie, qui, hors le
cas où la loi les oblige à se porter dénonciateurs, auront révélé
ces secrets, seront punis d'un emprisonnement d'un mois à six
mois, et d'une amende de 100 à 500 francs. »

La loi du 28 avril 1832, qui abrogeait les articles 103, 104, 105,
106, 107 du Code Pénal, disait dans son *exposé de motifs :* « La
loi a dû infliger des peines à ceux qui, indiscrètement ou mé-
chamment, divulguent les faits dont leur profession les a rendus
dépositaires ; à ceux, par exemple, qui, sacrifiant leurs devoirs à
leur causticité, se jouent des sujets les plus graves, alimentent
la malignité par des révélations indécentes, des anecdotes scan-
daleuses, et déversent ainsi la honte sur les individus et la déso-
lation dans les familles. »

Deux arrêts des cours de Montpellier (24 septembre 1827) et de
Grenoble (23 août 1828) ont établi que « l'obligation du secret
continue d'exister dans le cas même où celui que les faits concernent et qui les a confiés en demande la révélation ; car l'obligation prescrite par l'article 378 est établie dans un intérêt général, et ce n'est qu'à ce prix que des professions, dont l'exercice
importe à la société tout entière, peuvent jouir de la confiance et
de la considération nécessaires. »

En résumé, le médecin ne peut se dispenser du témoignage, il ne peut se refuser à déposer sur un fait
connu dans sa pratique, à moins qu'il ne déclare sous
la foi du serment, qu'il considère ce fait comme se-
crètement et confidentiellement connu.

' Quant aux crimes connus dans l'exercice de la
profession, la situation est fort délicate, mais le médecin ne doit rien dire, s'il s'est engagé à garder le
silence.

De nos jours, ont surgi les questions d'*assurances sur la vie*, et à ce propos, les médecins ont discuté les rapports de ce problème médico-judiciaire avec le secret professionnel. L'assurance sur la vie est un contrat par lequel l'assureur entreprend pour une somme d'argent appelée *prime*, de payer à une personne au bénéfice de laquelle l'assurance est faite une certaine somme, lors de la mort de l'individu dont la vie est assurée. L'acte qui constate le contrat s'appelle *police d'assurance*.

Il est donc très-important pour les compagnies d'avoir des renseignements exacts sur l'*état général de la santé* de celui qui veut s'assurer. Aussi quelques compagnies s'adressent-telles au médecin ordinaire de l'assuré et lui posent certaines questions dont les réponses servent de base à la rédaction du contrat. Ce questionnaire prend même souvent les allures d'une enquête de police. On comprend combien tous ces détails ou ces particularités sur la santé d'un de leurs clients peuvent embarrasser les médecins et leur causer d'ennuis divers. D'ailleurs, l'article 378 du Code pénal ne leur impose-t-il pas le secret?

Il est difficile pour les médecins de se refuser toujours à délivrer de pareils certificats. Chacun est libre et juge de ses actes, et il peut se présenter telles circonstances dans lesquelles le médecin croit devoir intervenir dans l'intérêts de son client.

Quoique spéciaux, ces contrats sont régis par les principes généraux du droit sur les obligations : les parties doivent y apporter une bonne foi réciproque.

Celui qui s'assure pour éviter aux siens les chances d'une mort prématurée a tout intérêt à empêcher les contestations judiciaires qui naîtraient évidemment de la dissimulation de maladies ou d'infirmités. Or il est convenu et stipulé dans toutes les polices qu'une déclaration fausse ou restrictive de la part de l'assuré entraîne nécessairement la résiliation et la nullité de l'assurance. Toutefois l'assuré n'est pas obligé de donner à la compagnie des renseignements sur des symptômes dont l'interprétation lui semble douteuse. Il y a des renseignements que la compagnie doit prendre elle-même, et, lorsqu'elle les néglige, c'est à ses risques et périls. « Il ne peut exister, en France, dit Legrand du Saulle, de responsabilité civile, pour le médecin, à propos d'un certificat en matière d'assurance. L'état actuel de la jurisprudence ne permet pas de prouver, en effet, que l'on ait pu agir sans bonne foi. »

Il est préférable, puisque les compagnies ont tout intérêt à se garder elles-mêmes, que le médecin particulier de l'assuré ne soit pas consulté, et que l'on se contente de l'examen et de l'opinion du médecin spécial de la compagnie.

Tardieu résume ainsi l'intervention des médecins dans les contrats d'assurance sur la vie : « Le médecin de l'assuré doit rester libre d'accepter ou de refuser la proposition qu'on lui fait de répondre à des questions relatives à la santé d'un de ses clients, que c'est là affaire entre lui et son client, entre lui et sa conscience ; que le médecin d'une compagnie a, au contraire, le devoir étroit de recueillir et de donner tous les renseignements qui sont de nature à éclairer les conditions de l'assurance et qu'il ne doit se laisser guider que par la vérité et par les intérêts de la compagnie ; que celle-ci, par conséquent, a tout avantage à s'en rapporter exclusivement au jugement de son propre médecin, sans exiger de celui de l'assuré des attestations confidentielles, quelquefois impossibles à obtenir, souvent incomplètes ou inexactes, toujours inutiles, qui ne lui offrent ni garantie ni recours. »

Ajoutons que le contrat est annulé dans ces trois cas : l'assuré s'est suicidé ; il a été tué en duel ; il a été exécuté judiciairement.

Ce sont là des clauses stipulées dans les polices ; mais dans les cas douteux sur le genre de mort, les compagnies peuvent demander à la famille de faire procéder à l'autopsie. Si cette autorisation leur est refusée par les héritiers, les compagnies peuvent solliciter du président du tribunal une ordonnance de référé. Les maladies dont la dissimulation occasionne le plus souvent des procès sont la goutte, l'hydropisie, la paralysie, l'épilepsie, l'hémoptysie, la phthisie au début, le délirium tremens. Tardieu y ajoute l'ivrognerie, l'intempérance et les habitudes irrégulières.

G. DES HONORAIRES, DE LA PATENTE.

Nous nous occuperons dans le chapitre suivant des honoraires de l'expert. En ce moment nous voulons dire quelques mots des priviléges que la loi accorde aux médecins pour leur créance et du délai de la prescription.

Zacchias dit que l'ingratitude des hommes a porté les jurisconsultes à appeler les médecins *trifontes*, hommes aux trois visages, parce qu'ils ont la figure d'un homme dans la société, celle d'un ange auprès des malades qu'ils soignent, celle d'un diable auprès des malades guéris qui se refusent à les satisfaire.

Presque toujours, cette ténacité du médecin n'est que la conséquence de l'ingratitude du malade.

Art. 2101, C. C. Les créances privilégiées sur la généralité des meubles sont celles ci-après exprimées, et s'exercent dans l'ordre suivant : 1° les frais de justice ; 2° les frais funéraires ; 3° les frais quelconques de la dernière maladie, concurremment entre ceux à qui ils sont dus ; etc.

Art. 2104. Les priviléges qui s'étendent sur les meubles et les immeubles sont ceux énoncés en l'art. 2101.

Art. 2105. Lorsqu'à défaut de mobilier les priviléges énoncés en l'article précédent se présentent pour être payés sur le prix d'un immeuble en concurrence avec les créanciers privilégiés sur l'immeuble, les payements se font dans l'ordre qui suit : — 1° les frais de justice et autres énoncés en l'art. 2101 ; — 2° les créances désignées en l'art. 2103.

Art. 2219. La prescription est un moyen [d'acquérir ou de se libérer par un certain laps de temps, et sous les conditions déterminées par la loi.

Art. 2272. L'action des médecins, des chirurgiens et apothicaires, pour leurs visites, opérations et médicaments, se prescrit par un an.

Art. 2274. La prescription, dans les cas ci-dessus, a lieu, quoiqu'il y ait eu continuation de fournitures, livraisons, services et travaux. — Elle ne cesse de courir que lorsqu'il y a eu compte arrêté, cédule ou obligation, ou citation en justice non périmée.

Art. 2275. Néanmoins ceux auxquels ces prescriptions seront opposées, peuvent déférer le serment à ceux qui les opposent, sur la question de savoir si la chose a été réellement payée. — Le serment pourra être déféré aux veuves et héritiers, ou aux tuteurs de ces derniers, s'ils sont mineurs, pour qu'ils aient à déclarer s'ils ne savent pas que la chose soit due.

La Cour de cassation (11 juillet 1820) a jugé « que la lettre par laquelle une personne avait répondu à l'invitation de son médecin de lui payer ses honoraires, qu'elle passerait chez lui pour le remercier de ses soins, pouvait être considérée comme constituant une obligation de payer faisant obstacle à la prescription. »

Nous pensons que par frais quelconques de la dernière maladie, le législateur a voulu indiquer la dernière maladie, quelle qu'elle soit et qui a demandé des soins, et non la maladie dernière ou ultime, celle à laquelle l'individu a succombé.

Briand et Chaudé résument ainsi la question si con-

troversée de savoir quel est le point de départ de la
prescription d'un an à laquelle la loi taxe l'action des
médecins pour le payement de leurs visites : « La jurisprudence et les auteurs semblent donc s'accorder
aujourd'hui pour reconnaître que l'article 2274 ne
s'applique pas à la prescription des honoraires des
médecins ; que la prescription d'un an édictée par
l'article 2272 ne commence pas à courir après chaque
visite ; qu'elle ne part pour les maladies aiguës que
de l'époque où les soins ont cessé ; et pour les maladies chroniques que de l'époque où le médecin aurait
dû ou pu se faire payer d'après les usages. »

Sous le titre général d'officiers de santé, tous les
médecins furent assujettis à la *patente* par les lois du 2
et du 17 mars 1791 et du 1er brumaire an VI ; ils en furent exemptés par l'article 13 de la loi du 25 avril 1844 ;
puis furent et sont depuis imposés par la loi du
18 mai 1850.

Cet impôt est fixé au quinzième du taux des loyers.
Il n'est pas dû quand la profession n'est pas exercée.
D'après la jurisprudence actuelle, il est admis que tout
médecin ayant une fonction publique (médecin militaire, médecin directeur d'un asile public d'aliénés, etc.)
et se consacrant absolument à celle-ci sans exercice
au dehors, n'est pas soumis à la patente, mais qu'il y
est soumis dès qu'il exerce et alors même que les
soins donnés sont complétement gratuits.

La clientèle d'un médecin peut être vendue : — La
jurisprudence reconnaît aujourd'hui la validité de cette
convention (Cour de cassation, 13 mai 1861). C'est un
contrat. Le cédant s'engage à présenter son successeur
à ses clients en lui donnant les renseignements nécessaires et à ne plus exercer dans cette localité. Ce

contrat est licite et tombe sous l'application des articles 1126, 1127, 1129, 1134, 1135, 1142 du C. C.

D. DES DONATIONS, DES DISPOSITIONS FAITES EN FAVEUR D'UN MÉDECIN.

Notre législation reconnaît dans l'article 902 du Code civil, que « toutes personnes peuvent disposer et recevoir, soit par donation entre-vifs, soit par testament, excepté celles que la loi en déclare incapables. » C'est ainsi que la loi exige que pour faire une donation ou un testament, on soit sain d'esprit. Elle ne veut pas que le médecin, le ministre du culte, profitant de l'influence incontestable qu'ils ont sur l'esprit du malade, détournent à leur profit une succession ou des bénéfices qui doivent aller à leurs possesseurs naturels. Mais tout en sauvegardant les intérêts, et en mettant une barrière aux mauvaises passions, elle n'a pas voulu par cela même empêcher ou la reconnaissance de se produire ou la juste rémunération des services rendus. La loi a donc reconnu l'incapacité 1° quand le médecin avait traité la personne pendant la maladie dont elle meurt, et 2° quand les dispositions ont été faites pendant le cours de cette dernière maladie.

ART. 909, C. C. Les docteurs en médecine ou en chirurgie, les officiers de santé et les pharmaciens qui auront traité une personne pendant la maladie dont elle meurt, ne pourront profiter des dispositions entre-vifs ou testamentaires qu'elle aurait faites en leur faveur pendant le cours de cette maladie. — Sont exceptées : 1° les dispositions rémunératoires faites à titre particulier, eu égard aux facultés du disposant et aux services rendus; 2° les dispositions universelles dans le cas de parenté jusqu'au quatrième degré inclusivement; pourvu toutefois que le décédé n'ait pas d'héritiers en ligne directe; à moins que celui au profit de qui a disposition a été faite ne soit lui-même du nombre de ces hé-

ritiers. — Les mêmes règles seront observées à l'égard du ministre des cultes.

Art. 911. Toute disposition au profit d'un incapable sera nulle,
soit qu'on la déguise sous la forme d'un contrat onéreux, soit
qu'on la fasse sous le nom de personnes interposées. — Sont réputées personnes interposées les père et mère, les enfants et
descendants, et l'époux de la personne incapable.

Les donations ou libéralités faites par une personne
à son médecin sont valables dans le cours d'une maladie si le malade revient à la santé, et si elles sont antérieures à la dernière maladie. L'article 909 n'empêche ni la reconnaissance du malade, ni les sentiments
de famille. Il est incontestable que le médecin qui
soigne sa femme dans une maladie dont elle meurt,
peut en recevoir une donation pendant cette dernière
maladie.

Mais comme la loi ne pouvait autoriser que l'on
violât par un détour ce qu'elle défendait directement,
elle a admis contre certains individus une présomption
d'interpositions de personnes, à cause de leur parenté
avec l'incapable. C'est ainsi qu'il ne peut être fait de
dispositions au profit des parents du médecin, énoncés
dans l'article 911.

III. LE MÉDECIN DEVANT LA JUSTICE.

1° DU MÉDECIN COMME EXPERT.

Nous avons déjà dit quels devaient être le rôle et le
caractère du médecin dans ses rapports avec la justice.
Il peut se présenter devant elle 1° comme expert et
2° comme témoin.

Une instruction ministérielle, en date du 30 sep-

tembre 1826, a donné aux parquets de sages recommandations que le médecin doit connaître et qu'il
serait heureux de voir toujours appliquer :

« Les magistrats et officiers de police judiciaire ne sauraient
apporter trop de soins dans le choix des gens de l'art dont ils
peuvent se faire assister en vertu des art. 43 et 44 pour constater
le corps du délit. Les opérations de médecine légale surtout exigent cette précaution ; elles sont souvent difficiles et délicates ;
elles ont une grande influence sur le jugement des affaires les
plus graves ; c'est un double motif de ne les confier qu'à des
hommes instruits, expérimentés, et capables de les bien faire.
Les erreurs et les méprises qui se commettent au moment du
flagrant délit sont souvent irréparables ; et quand il serait toujours possible de recommencer avec succès ce qui a été mal fait
dans le principe, il en résulterait toujours un surcroît de dépenses qu'on aurait prévenu par un choix plus éclairé.

Pour guider dans ce choix important les officiers de police inférieurs, chaque procureur du roi pourrait choisir à l'avance les
médecins véritablement dignes de sa confiance dans chaque
commune ou dans chaque canton et en envoyer la liste à ses
auxiliaires, en leur recommandant de les appeler exclusivement
pour les opérations qu'ils seraient dans le cas de requérir avant
d'avoir pu enréférer au procureur du roi. Ces médecins, jaloux
de répondre dignement à ce témoignage d'une honorable confiance, se livreraient d'une manière spéciale à des études médico-légales, et l'on aurait ainsi assuré la régularité des opérations
qui servent souvent de base aux procédures criminelles.

Au surplus, entre plusieurs médecins, experts, etc., également
capables, on doit choisir ceux qui se trouvent sur les lieux où
l'opération doit se faire, ou qui en sont les moins éloignés ; on ne
doit les appeler que par un simple avertissement, sans citation ;
ou lorsque c'est le procureur du roi qui les requiert pour procéder hors de sa présence, l'intérêt de la justice exige qu'il leur
adresse, en même temps que l'avertissement, des instructions
suffisamment détaillées sur les points qu'ils ont à constater. J'a-
joute que pour prévenir tout refus ou tout mauvais prétexte de la
part des personnes ainsi appelées, chaque cour, chaque tribunal
peut faire choix à l'avance, comme je viens de le dire pour les
médecins, d'hommes expérimentés dans telle ou telle partie, et
se les attacher de manière qu'on soit assuré de les trouver au besoin, ou qu'ils puissent se suppléer réciproquement. »

A. De l'autorité requérante.

Rappelons comment se font la constatation et la poursuite des crimes et des délits. Le procureur de la République poursuit les crimes ou délits; ordinairement, il transmet tous les renseignements au juge d'instruction et le requiert d'informer. S'il y a flagrant délit, si le fait est de nature à entraîner une peine afflictive ou infamante, tout en avertissant le juge d'instruction, il se transporte sur les lieux et commence l'instruction (C. I. C., 32, 46, 60). Dans les mêmes circonstances, quand il y a lieu d'agir sans délai (par exemple, dans les cas de réquisition de la part d'un chef de maison, art. 46 et 49), tous les officiers de police qui exercent la police judiciaire doivent procéder aux mêmes constatations. Ce sont les commissaires de police, les maires et les adjoints aux maires, les juges de paix, les officiers de gendarmerie, les préfets des départements et le préfet de police à Paris (C. I. C., art. 48 à 52). Les maréchaux des logis et brigadiers de gendarmerie, les gardiens de la paix ou sergents de ville, les gardes champêtres n'ont pas le droit de requérir un médecin.

Donc, dans une affaire ordinaire, ce sera le juge d'instruction qui requerra le médecin pendant toute la durée de l'instruction ; quand celle-ci est terminée, c'est le président du tribunal ou de la cour. Dans les cas de flagrant délit, et pendant l'instruction de l'affaire, l'autorité requérante peut être le procureur de la République, le juge d'instruction, le président d'assises et les officiers de police judiciaire dont nous avons parlé. Il n'est pas nécessaire que ceux-ci soient revêtus

3.

de leur costume ou de leurs insignes (Cass., 6 juin
1807 ; — 10 mars 1815 ; — 11 nov. 1826).

Art. 41, C. I. C. Le délit qui se commet actuellement, ou qui
vient de se commettre, est un flagrant délit. — Seront aussi réputés flagrant délit, le cas où le prévenu est poursuivi par la clameur publique, et celui où le prévenu est trouvé saisi d'effets,
armes, instruments ou papiers faisant présumer qu'il est auteur
ou complice, pourvu que ce soit dans un temps voisin du délit.

Art. 43. Le procureur de la République se fera accompagner,
au besoin, d'une ou de deux personnes présumées, par leur art ou
profession, capables d'apprécier la nature et les circonstances du
crime ou délit.

Art. 44. S'il s'agit d'une mort violente, ou d'une mort dont la
cause soit inconnue et suspecte, le procureur de la République
se fera assister d'un ou de deux officiers de santé, qui feront leur
rapport sur les causes de la mort et sur l'état du cadavre. — Les
personnes appelées, dans le cas du présent article et de l'article
précédent, prêteront, devant le procureur de la République, le
serment de faire leur rapport et de donner leur avis en leur honneur et conscience.

Art. 81, C. C. Lorsqu'il y aura des signes ou des indices de
mort violente, ou d'autres circonstances qui donneront lieu de
le soupçonner, on ne pourra faire l'inhumation qu'après qu'un
officier de police, assisté d'un docteur en médecine ou en chirurgie, aura dressé procès-verbal de l'état du cadavre et des circonstances y relatives, ainsi que des renseignements qu'il aura
pu recueillir sur les nom, prénoms, âge, profession, lieu de naissance et domicile de la personne décédée.

La réquisition peut être verbale au moment du flagrant délit ; mais ordinairement elle est écrite. Averti
par le magistrat, le médecin se rend auprès de celui-
ci, qui l'invite à prêter serment comme expert pour
une opération dont on va lui donner connaissance.
Puis une *ordonnance* le commet à l'opération dont elle
dénonce le détail. Cette prestation de serment est conforme aux termes de l'article 44 du C. I. C. et donne un
caractère légal à tous les faits compris dans l'expertise.

Nous parlerons en un autre chapitre des médecins vérificateurs
des naissances ou des décès, assermentés ou non. Ils concourent

indirectement à l'action juridique au point de vue de l'état des personnes, de leurs capacités et des crimes qui peuvent être commis et dont ils ont indirectement le devoir de constater l'existence à la réquisition de l'officier de l'état civil.

On a discuté pour savoir quel devait être le *titre du médecin requis*. D'après Orfila, les officiers de santé n'auraient pas le droit de faire un rapport, puisque la médecine légale n'entre pas dans le programme de l'enseignement qui leur est donné. Mais en consultant le texte de la loi, on voit qu'ils peuvent être requis.

B. Refus du mandat.

Sans doute la médecine est une profession libérale, et son exercice est évidemment volontaire. Mais ne peut-il y avoir quelques exceptions à cette règle ? La société ne peut rester désarmée quand il est porté atteinte à ses institutions fondamentales, et elle a le droit, dans ces circonstances, de faire appel à tous les membres de la collectivité pour assurer son intégrité et son maintien. Comme tous les citoyens, le médecin est obligé de prêter son concours à la chose commune, concours physique et moral, et dans ce cas il intervient avec son instruction spéciale.

C'est ainsi que M. Paul Andral et la Société de médecine légale de Paris pensent que l'article 475, § 12, du Code pénal s'applique au médecin ou à l'officier de santé qui, légalement requis de prêter son concours dans les cas prévus par cet article, refuse, pouvant le faire, d'obtempérer à la réquisition.

ART. 475, C. P. Seront punis d'amende, depuis six francs jusqu'à dix francs inclusivement.... 12° Ceux qui, le pouvant, auront refusé ou négligé de faire les travaux, le service, ou de prêter le secours dont ils auront été requis, dans les circonstances d'accidents, tumultes, naufrage, inondation, incendie ou au-

tres calamités, ainsi que dans les cas de brigandages, pillages,
flagrant délit, clameur publique ou d'exécution judiciaire.

Art. 478. La peine de l'emprisonnement pendant cinq jours au
plus sera toujours prononcée, en cas de récidive, contre toutes
les personnes mentionnées dans l'art. 475.

D'après MM. Andral et Tourdes, le médecin doit déférer aux injonctions de l'autorité dans les trois cas
suivants : 1° *en cas d'accident*, non d'accident intéressant un individu, mais dans les cas d'accident grave,
portant atteinte à la sécurité générale ou à l'ordre public ; 2° *quand il y a flagrant délit* ou clameur publique ; 3° *lorsqu'il s'agit d'une exécution judiciaire*, c'est-
à-dire de l'exécution d'un jugement rendu.

Si le médecin *a accepté une mission*, il doit la remplir complétement et faire tous les actes prescrits. Sinon, il peut être condamné à des frais frustratoires et
même à des dommages et intérêts. Cité comme témoin
pour les débats, il doit se rendre à cette injonction,
ainsi que nous allons le voir dans le paragraphe suivant. Ajoutons que le médecin qui a été témoin du
fait, ou a soigné le blessé, peut refuser s'il a promis le
secret. Dans le cas contraire, il fournira des renseignements comme témoin.

C. Le médecin appelé comme témoin.

Le médecin, cité comme témoin, ne peut donc se
dispenser de comparaître. On ne remplace pas un
témoin comme un expert. S'il n'obéit pas à cette citation, il est puni d'après le droit commun. Il est entendu
qu'il peut ne pas répondre aux faits qui lui paraissent
engager le secret de sa profession.

Art. 80, C. I. C. Toute personne citée pour être entendue en
témoignage sera tenue de comparaître et de satisfaire à la citation : sinon, elle pourra y être contrainte par le juge d'instruction,
qui, à cet effet, sur les conclusions du procureur de la Répu-

blique, sans autre formalité ni délai, et sans appel, prononcera une amende qui n'excédera pas cent francs, et pourra ordonner que la personne citée sera contrainte par corps à venir donner son témoignage.

ART. 269. Le président des assises pourra, dans le cours des débats, appeler, même par mandat d'amener, et entendre toutes personnes, ou se faire apporter toutes nouvelles pièces qui lui paraîtraient, d'après les nouveaux développements donnés à l'audience, soit par les accusés, soit par les témoins, pouvoir répandre un jour utile sur le fait contesté. — Les témoins ainsi appelés ne prêteront point serment, et leurs déclarations ne seront considérées que comme renseignements.

ART. 304. Les témoins qui n'auront pas comparu sur la citation du président ou du juge commis par lui, et qui n'auront pas justifié qu'ils en étaient légitimement empêchés, ou qui refuseront de faire leurs dépositions, seront jugés par la Cour d'assises et punis conformément à l'art. 80.

ART. 355. Si, à raison de la non-comparution du témoin, l'affaire est renvoyée à la session suivante, tous les frais de citation, actes, voyages de témoins, et autres ayant pour objet de faire juger l'affaire, sont à la charge de ce témoin, et il y sera contraint, même par corps, sur la réquisition du procureur général, par l'arrêt qui renverra les débats à la session suivante. — Le même arrêt ordonnera, de plus, que ce témoin sera amené par la force publique devant la cour pour y être entendu. — Et néanmoins, dans tous les cas, le témoin qui ne comparaîtra pas, ou qui refusera soit de prêter serment, soit de faire sa déposition, sera condamné à la peine portée en l'article 80.

2° DES EXPERTISES EN GÉNÉRAL.

A. L'expert.

La marche suivie est presque toujours la même. D'abord la *citation*. *Averti* ou prévenu par *lettre*, le médecin est cité par l'autorité requérante, qui lui demande s'il accepte le mandat. L'expert est officiel ou requis.

Ensuite la *prestation du serment*, à moins qu'il ne soit médecin assermenté ; mais celle-ci peut n'avoir lieu qu'au moment de l'opération. Briand et Chaudé font remarquer la différence des formules de serment du témoin et de l'expert. « Le témoin reçoit des circonstances une mission forcée, il dit ce qu'il a vu ; l'expert est choisi, sa mission est volontaire, il fait en quelque sorte l'office du juge, apportant les notions qui manquent à ce dernier, émettant une opinion sur les faits qui lui sont soumis. De là deux formules bien distinctes : « le témoin jure de parler sans haine et sans « crainte, de dire toute la vérité ; l'expert jure de « donner son avis en honneur et conscience. » Lorsque les médecins viennent devant la Cour d'assises pour rendre compte de leur mission, l'expertise est terminée. Ils sont alors cités comme témoins et prêtent ce dernier serment.

La *présence du magistrat* n'est exigée en France que dans les cas graves. Parfois l'inculpé lui-même assiste à l'opération.

La jurisprudence n'a pas encore établi si l'homme de l'art agissant comme expert, devait être considéré comme « tout citoyen chargé d'un ministère de service public » et par conséquent protégé de l'outrage, faits par paroles, gestes ou menaces (art. 224 du C. Pén.).

B. L'expertise.

Les expertises n'ont pas de règles et la loi n'indique pas comment l'expert doit procéder. En Allemagne, il n'en est pas ainsi : le médecin, accompagné d'un aide, est obligé d'ouvrir les trois grandes cavités (tête, poitrine, abdomen), même s'il trouve dans l'une d'elles les causes de le mort.

Les expertises peuvent avoir pour objet des individus vivants, des cadavres, des substances, des animaux.

Il faut immédiatement procéder à l'examen ou à l'expertise, en ayant présentes à l'esprit les indications demandées par la commission. Le médecin expert doit donc, à moins d'absolue nécessité, se renfermer dans les termes de celle-ci. Nous donnons plus loin l'arrêté du préfet de police du 17 juillet 1850, qui indique comment il faut procéder quand un cadavre est trouvé sur la voie publique ou dans les cas de blessures, asphyxie, accidents, etc.

D'une manière générale, il faut procéder avec ordre et méthode, apporter la plus grande attention, et mettre la plus scrupuleuse exactitude dans ses descriptions. Il est indispensable de noter tout sur le terrain et le mieux est de dicter. En Allemagne, la loi exige qu'une personne judiciaire écrive le rapport sous la dictée du médecin, qui le signe alors avec le magistrat, *ne varietur*. Ce document ne peut alors être changé. Quant aux conclusions, elles ne sont pas exigées immédiatement *comme* le résultat de l'examen.

S'il n'y a pas *urgence*, et si la commission n'est pas limitée, on peut ne pas procéder à l'autopsie du cadavre. Mais avant de procéder à sa *levée* on étudie son *habitus* et ses rapports avec les objets environnants. On décrit l'état des vêtements, tous les signes d'identité et toutes les lésions appréciables (contusions, plaies, ecchymoses, etc.).

Après cet examen, l'opinion du médecin peut être établie. Il déclare s'il peut affirmer ou non, s'il n'a que des présomptions, et alors la justice ordonne de nouvelles opérations, si elle le croit nécessaire. C'est ainsi qu'il faut procéder pour constater et conserver les traces du délit. Le corps du délit est d'ailleurs mis en lieu de sûreté et sous la surveillance du médecin.

Si c'est un cadavre à transporter, il sera mis sur une charrette ou dans un véhicule quelconque qui ne puisse produire des contusions ou autres accidents par le transport. Les orifices sont tamponnés, etc., etc.

Cela fait, le médecin doit remettre son rapport entre les mains du magistrat.

C. Honoraires des médecins requis par la justice.

Le médecin est taxé, suivant les circonstances, comme expert ou comme témoin, d'après les décrets du 8 juin 1811, du 7 avril 1813, l'ordonnance du 28 novembre 1838 et la circulaire du 15 décembre 1861. Dans cette dernière, le garde des sceaux reconnaissait que les magistrats faisant appel aux praticiens que leur mérite met le plus en évidence, « il est convenable de ne plus leur contester le caractère de médecin et d'expert dans les circonstances où ils le revendiquent, et il fait cesser une assimilation qui, en lésant leurs intérêts, blesse en même temps leur dignité. » D'un avis général, cette rémunération peu équitable est une des causes de l'abandon de la médecine judiciaire. Le magistrat demande au médecin de l'instruction, des travaux pénibles ou dangereux, de longues heures à passer dans des recherches ou dans le prétoire. Pourquoi ne pas le dédommager de ses peines ? Est-il convenable de lui appliquer à plus de cinquante ans de distance le même tarif ? Le médecin a bien le droit de trouver auprès de la justice de son pays la considération et les égards qu'il rencontre auprès de ses clients ordinaires.

Nous allons emprunter au tarif des frais en matière criminelle, les honoraires que la loi accorde à l'expert d'après le nombre de *vacations* ou espace de trois heures, comme frais de déplacement ou *indemnité*, etc.

Les médecins experts assermentés près des tribunaux subissent certains délais (art. 3 de l'ordon. de 1838) et ne peuvent exiger leur payement qu'après quelques formalités. Il n'y a *urgence*, c'est-à-dire mandat du juge mis au bas de la réquisision, que pour l'expert *accidentellement* requis. Nous ferons suivre ces renseignements des indications spéciales pour le mode de payement.

ARRÊTÉ DU PRÉFET DE POLICE DU 17 JUILLET 1830.

Art. 1er. — La nouvelle instruction sur les secours à donner aux noyés et asphyxiés, rédigée par le conseil de salubrité publique du département de la Seine, sera imprimée, publiée et affichée.

Art. 2. — Tout individu trouvé blessé sur la voie publique, ou retiré de l'eau en état de suffocation, ou asphyxié par des vapeurs méphitiques, par le froid ou par la chaleur, devra être immédiatement transporté au dépôt de secours le plus voisin ou dans un hôpital, s'il s'en trouve à proximité, pour y recevoir les secours nécessaires.

Art. 3. — Lorsqu'un individu sera retiré de la rivière, il ne sera pas nécessaire, comme on paraît le croire assez généralement, de lui laisser les pieds dans l'eau jusqu'à l'arrivée des agents de l'autorité ; les personnes présentes devront immédiatement s'occuper à lui administrer des secours en attendant l'arrivée des hommes de l'art et des agents de l'autorité. — On devra également porter des secours immédiats à tout individu trouvé en état d'asphyxie par strangulation (pendaison). Les personnes qui arriveront les premières sur le lieu de l'événement devront s'empresser de détacher ou de couper le lien qui entoure le cou.

Art. 4. — Si l'individu rappelé à la vie a besoin de secours ultérieurs, il sera transporté à son domicile, s'il le demande, sinon à l'hospice le plus voisin.

Art. 5. — Aussitôt qu'un officier de police judiciaire aura été averti qu'une personne a été asphyxiée, noyée, blessée ou victime de tout autre accident grave, il se transportera à l'endroit où se trouve l'individu ou sur le lieu de l'événement, et il en dressera procès-verbal : il devra être assisté d'un médecin. — Le procès-verbal contiendra : 1° la désignation du sexe, le signalement, les nom, prénoms, qualité et âge de l'individu, s'il est possible de les connaître ; 2° la déclaration de l'homme de l'art sur l'état actuel de l'individu ; 3° les renseignements recueillis sur le fait ou l'accident ; 4° les dépositions des témoins et de toutes les personnes qui auraient connaissance de l'événement.

Art. 6. — Il sera alloué à titre d'honoraire.... 4° à l'homme de l'art les honoraires déterminés par le décret du 18 juin 1811 (6 francs), plus, s'il y a lieu, une indemnité qui sera calculée sur la durée et l'importance des secours....

Ainsi que le faisait observer avec raison l'ordonnance du 1er janvier 1836, on ne saurait trop inviter les personnes qui, en attendant l'arrivée d'un médecin, administreront les premiers secours, à ne pas se laisser décourager par le peu de succès de leurs soins et par les signes de mort apparente, attendu que pour les personnes étrangères à la médecine rien ne peut faire distinguer la mort réelle de la mort apparente que la putréfaction.

TARIF DES FRAIS EN MATIÈRE CRIMINELLE [1].

TITRE I⁰ʳ. — Chapitre II. — *Visites ou opérations faites par les gens de l'art dans le lieu de leur résidence.*

Art. 16. — Les honoraires et vacations des médecins, chirurgiens, sages-femmes, à raison des opérations qu'ils feront, sur la réquisition des officiers de justice ou de police judiciaire, dans les cas prévus par les articles 43, 44, 148, 352 et 355 du Code d'instruction crim., seront réglés ainsi qu'il suit :

Art. 17. — Chaque médecin ou chirurgien recevra, savoir :

1° Pour chaque visite et rapport, y compris le premier pansement s'il y a lieu : à Paris, 6 fr. ; dans les villes de 40 000 habitants et au-dessus, 5 fr. ; dans les autres villes et communes, 3 fr.

2° Pour les ouvertures de cadavre et autres opérations plus difficiles que la simple visite, et en sus des droits ci-dessus : à Paris, 9 fr. ; dans les villes de 40,000 habitants et au-dessus, 7 fr. ; dans les autres villes et communes, 5 francs.

Art. 18. — Les visites faites par les sages-femmes seront payées, à Paris, 3 fr. ; dans les autres villes et communes, 2 francs.

Art. 19. — Outre les droits ci-dessus, le prix des fournitures nécessaires pour les opérations sera remboursé.

Nota. — Ce remboursement ne sera fait que lorsque les médecins ou chirurgiens auront joint à leur mémoire un état détaillé des fournitures ; et quand elles auront été achetées, l'état devra être quittancé par le vendeur.

Art. 20. — Pour les frais d'exhumation des cadavres, on suivra les tarifs locaux.

[1] Nous l'empruntons à MM. Briand et Chaudé.

ART. 21. — Il ne sera rien alloué pour soins et traitements administrés, soit après le premier pansement, soit après les visites ordonnées d'office.

NOTA. — On doit, en effet, ne payer comme frais de justice que les visites et opérations qui servent à l'instruction des procédures. Si, postérieurement au pansement d'un blessé, il devient nécessaire de constater son état (par exemple, pour proportionner la peine à la durée plus ou moins longue de la maladie), le droit auquel cette visite donne lieu doit être compris dans les frais du procès ; mais, hors ce cas et autres semblables, si le blessé ou le malade reçoit les soins d'un chirurgien ou d'un médecin, c'est à ses propres frais, ou bien, s'il est indigent, c'est à l'autorité administrative qu'il doit s'adresser pour obtenir ou des secours ou son admission dans un hôpital.

ART. 24. — Dans le cas où ils sont obligés de se transporter à plus de 2 kilomètres de leur résidence, outre la taxe ci-dessus fixée pour leurs vacations, les médecins, chirurgiens, sages-femmes seront indemnisés de leurs frais de voyage et séjour, de la manière déterminée ci-après (art. 90 et suiv.).

ART. 25, combiné avec l'art. 2 du décret du 7 avril 1813. — « Dans tous les cas où les médecins, chirurgiens, sages-femmes seront appelés, soit devant le juge d'instruction, soit aux débats, à raison de leurs déclarations, visites ou rapports, les indemnités dues pour cette comparution leur seront payées comme à des témoins ordinaires, et *seulement s'ils requièrent taxe*. S'ils n'ont pas eu à sortir du lieu de leur résidence, ou s'ils n'ont eu à parcourir qu'une distance d'un myriamètre, il leur sera dû, *pour chaque jour* qu'ils auront été dérangés de leurs affaires : 1° aux médecins, ou chirurgiens, à Paris, 2 fr. ; dans les villes d'au moins 40 000 habitants, 1 fr. 50 c. ; dans les communes moindres, 1 fr. ; 2° aux sages-femmes, à Paris, 1 fr. 25 c. ; dans les villes d'au moins 40 000 habitants, 1 fr. ; dans les communes moindres, 75 cent. »

TITRE II. — CHAPITRE VIII. — *Frais de voyage et de séjour hors du lieu de leur résidence.*

ART. 90. — Il est accordé des indemnités aux médecins, chirurgiens, sages-femmes, lorsqu'à raison des fonctions qu'ils doivent remplir, et notamment dans les cas prévus par les articles 20, 43, 44 du Code d'instr. crim., ils sont obligés de se transporter à plus de 2 kilomètres de leur résidence, soit dans le canton, soit au delà.

ART. 91. — Cette indemnité est fixée pour chaque myriamètre parcouru en allant et revenant, savoir : pour les médecins et chirurgiens, à 2 fr. 50 c. ; pour les sages-femmes, à 1 fr. 50.

Nota. — Ce prix n'est dû que lorsqu'ils sont requis pour une visite ou une opération quelconque. Lorsqu'ils sont appelés, soit devant le juge d'instruction, soit aux débats à raison de leurs déclarations, visites ou rapports, ils sont assimilés aux simples témoins; et s'ils requièrent taxe, on leur applique l'art. 2 du décret d'avril 1813. Ainsi, s'ils ont eu à se transporter à plus d'un myriamètre de leur domicile, mais sans sortir de leur arrondissement, il leur est dû 1 fr. par chaque myriamètre parcouru; s'ils se sont transportés à plus d'un myriamètre et hors de leur arrondissement, il leur revient 1 fr. 50 c. par chaque myriamètre.

Art. 92. — L'indemnité est réglée par myriamètre et demi-myriamètre. — Les fractions de 8 ou 9 kilomètres sont comptées pour un myriamètre, et celles de 3 à 7 kilomètres pour un demi-myriamètre.

Nota. — L'instruction générale sur les frais de justice, publiée en 1826 par le garde des sceaux, a résolu une difficulté à laquelle donnait lieu la réduction des kilomètres eu myriamètres. « Cette réduction ne doit pas se faire isolément, d'abord sur les kilomètres parcourus en allant, puis sur ceux parcourus en revenant; mais sur les kilomètres réunis, tant de l'aller que du retour: ainsi lorsque le domicile est éloigné de 1 myriamètre 3 kilomètres, il faut réunir les 3 kilomètres parcourus en allant avec les 3 kilomètres en revenant, et compter 2 myriamètres 6 kilomètres, qui comptent pour 2 myriamètres et demi. »

(L'article 94, qui portait à 3 fr. l'indemnité de 2 fr. 50 c. et à 2 fr. celle de 1 fr. 50 c. pendant les mois de novembre, décembre, janvier et février, a été supprimé par le décret d'avril 1813).

Art. 95. — Lorsque les individus dénommés ci-dessus seront arrêtés dans le cours du voyage par force majeure, ils recevront une indemnité, pour chaque jour de séjour forcé, savoir : les médecins et chirurgiens, 2 fr.; les sages-femmes, 1 fr. 50 c. — Ils seront tenus de faire constater par le juge de paix ou ses suppléants, ou par le maire, ou, à son défaut, par ses adjoints, la cause du séjour forcé en route, et d'en représenter le certificat à l'appui de leur demande en taxe.

Art. 96. — Si les mêmes individus sont obligés de prolonger leur séjour dans la ville où se fera l'instruction de la procédure, et qui ne sera point celle de leur résidence, il leur sera alloué, pour chaque jour de séjour, une indemnité ainsi qu'il suit :

1° Pour les médecins et chirurgiens, à Paris, 4 fr.; dans les villes de 40 000 habitants et au-dessus, 2 fr. 50 c.; dans les autres villes et communes, 2 fr.

2° Pour les sages-femmes, à Paris, 3 fr.; dans les villes de 40 000 habitants et au-dessus, 2 fr.; dans les autres villes et communes, 1 fr. 50 c.

TITRE III. — Chapitre I. — *Mode de payement.*

Art. 152. — Le mode de payement des frais diffère suivant leur nature et leur urgence ; il est réglé ainsi qu'il suit :

Art. 133 et 134. — Les frais urgents (au nombre desquels sont compris les indemnités de témoins, les frais d'expertises et d'opérations faites par les médecins et chirurgiens, etc., *non habituellement employés* par le tribunal ou par la Cour) seront acquittés par le *receveur de l'enregistrement*, sur simple taxe et mandat du juge mis au bas des réquisitions, états ou mémoires des parties.

Art. 3. (Ordonnance du 28 novembre 1838.) — Les *frais réputés non urgents* seront payés sur les états ou mémoires des parties prenantes ; ils seront taxés article par article par les présidents et juges des cours et tribunaux, et ils seront payables aussitôt qu'ils auront été revêtus de l'ordonnance du magistrat taxateur. — Cette ordonnance sera toujours décernée sur le réquisitoire de l'officier du ministère public, qui devra, préalablement, procéder à la vérification des mémoires. — La taxe de chaque article devra rappeler la disposition législative ou réglementaire sur laquelle elle sera fondée.

Art. 144 du tarif. Les états ou mémoires seront dressés de manière que le juge puisse y apposer sa taxe et son exécutoire : sinon, ils seront rejetés (voy. le tableau ci-après, p. 62 et 63.)

Art. 145. — Il sera fait de chaque état ou mémoire deux expéditions, l'une sur papier timbré, l'autre sur papier libre. — Chacune sera revêtue de la taxe et de l'exécutoire du juge. La première sera remise au payeur, avec les pièces au soutien des articles susceptibles d'être ainsi justifiés. L'expédition sur papier libre sera transmise au ministre de la justice. Le prix du timbre, tant du mémoire que des pièces à l'appui, est à la charge de la partie prenante.

Art. 146. — Les états ou mémoires qui ne s'élèveront pas à plus de 10 fr. ne seront pas sujets à la formalité du timbre.

Art. 147. — Aucun état ou mémoire fait au nom de deux ou plusieurs parties prenantes ne sera rendu exécutoire s'il n'est signé de chacune d'elles : le payement ne pourra être fait que sur leur acquit individuel, ou sur celui de la personne qu'elles auront autorisée spécialement, et par écrit, à toucher le montant de l'état ou mémoire. Cette autorisation et l'acquit seront mis au bas de l'état et ne donneront lieu à la perception d'aucun droit.

Art. 148. Les états ou mémoires qui comprendraient des dépenses autres que celles qui, d'après le présent décret, doivent être payées sur les fonds généraux des frais de justice, seront rejetés de la taxe, sauf aux parties réclamantes à diviser leurs

mémoires par nature de dépenses, pour le montant en être acquitté par qui de droit.

Art. 5. (Ordonnance du 28 novembre 1838). Les mémoires qui
n'auront pas été présentés à la taxe du juge dans le délai d'une
année, à compter de l'époque à laquelle les frais auront été faits,
ou dont le payement n'aura pas été réclamé dans les six mois de
leur date, ne pourront être acquittés qu'autant qu'il sera justifié que les retards ne sont point imputables à la partie dénommée
dans l'exécutoire. Cette justification ne pourra être admise que
par le ministre de la justice, après avoir pris l'avis des procureurs généraux, s'il y a lieu.

Art. 153. Le secrétaire général de l'enregistrement à Paris, et
les directeurs de cette administration dans les départements, ne
pourront refuser leur visa sur les mandats ou exécutoires qui
auront été délivrés conformément aux dispositions ci-dessus, si ce
n'est dans les cas suivants : 1° s'il existe des saisies ou opposi-
tions au préjudice des parties prenantes ; 2° si ces mandats ou
exécutoires comprennent des dépenses autres que celles dont
l'administration de l'enregistrement est chargée. Dans ces deux
cas, il sera fait mention, en marge et au bas des mandats ou
exécutoires, des motifs du refus.

Art. 154. Les mandats et exécutoires délivrés pour les causes
et dans les formes ci-dessus déterminées seront payables chez
les receveurs établis près le tribunal de qui ils émaneront.

**Formule de l'ordonnance par laquelle le procureur de la Ré-
publique commet un médecin pour dresser un procès-verbal
de constatation.**

PARQUET
du Tribunal de 1ʳᵉ instance   Nous, procureur de la République près
du dép' de la Seine.   le tribunal de première instance du dé-
                            partement de la Seine, séant à Paris;

Vu les articles 32 et 43 du Code d'instruction criminelle. . . .
Et le procès-verbal dressé le. . . . par M. le Commissaire de
police du quartier de. . . . . ; constatant. . . . .

Commettant M. le docteur. . . . . . . , à l'effet de procéder à
l'autopsie du cadavre, de rechercher les causes de la mort et de
constater tous indices de crime ou délit, de tout quoi il dressera
procès-verbal qui nous sera immédiatement transmis conformément à la loi.

Et de suite M. le docteur. . . . . . , étant intervenu et ayant déclaré accepter la mission à lui confiée, il a prêté entre nos mains le serment de la remplir en son honneur et conscience.

Et il a signé avec nous. . . . .

Au parquet, le. . . . . 187. . .

L'Expert,   Le Procureur de la République,

Formule de la lettre par laquelle un médecin ou un chirurgien sont requis (ou plutôt mandés) par un juge d'instruction; lettre ordinairement suivie de l'exécutoire, c'est-à-dire du mandement de payement, dans la forme suivante :

TRIBUNAL
                                    Ce. . . . . . . 187. .
de l'arrondissement de. . .

département de. . . . . .   M. . . . . (suivent les noms et prénoms). . . . . . . , juge d'instruction, invite M. . . . . . , docteur-médecin, à se rendre en son cabinet, près le tribunal de. . . . . , le. . . . . , heure de. . . . . , pour prêter serment en qualité d'expert par lui commis ce jourd'hui aux fins des opérations dont il lui sera donné connaissance.

Le Greffier,

EXÉCUTOIRE.

Nous, juge d'instruction soussigné,

Attendu l'urgence, et qu'il n'y a pas de partie civile en cause, avons, sur sa réquisition, taxé à M. . . . . (nom et prénoms de l'expert), ... non habituellement employé par le tribunal, la somme de. . . . pour. . . . . . (nombre des vacations, nature et nombre des opérations). . . . . . dans l'affaire qui s'instruit contre le nommé. . . . . (nom et prénoms). . . . . , inculpé de. . . . . . (indication du crime ou délit). . . . .

Ordonnons que, conformément aux articles. . . . . . (indication des articles du tarif). . . . . du décret du 18 juin 1811, ladite somme de. . . . . sera payée à M. . . . . (nom de l'expert). . . . . . par M. le receveur de l'enregistrement, au bureau de. . . . , sur les frais généraux de justice criminelle.

A. . . . . , ce. . . . . 187. .

Formule de l'ordonnance par laquelle un juge d'instruction commet un médecin, ou un chirurgien, pour procéder à une expertise.

Cette ordonnance est rendue en la forme suivante, sauf les différences résultant de la nature du crime ou du délit qu'il s'agit de constater, et des circonstances particulières au fait qui donne lieu à l'expertise.

TRIBUNAL
de l'arrondissement de. . . .
département de. . . . . .

Nous (les nom et prénoms), juge d'instruction près le tribunal de. . . . .

Vu l'instruction commencée contre. . . . . (nom, prénoms, âge, domicile et profession). . . . . . , actuellement détenu en la prison de. . . . . . (nom du lieu), inculpé d'empoisonnement sur la personne de. . . . (nom et prénoms). . . . ;

Attendu qu'il importe de constater si les diverses substances trouvées au domicile dudit inculpé, et les matières provenant des vomissements, ainsi que celles recueillies dans l'estomac et les intestins du nommé. . . . . , que l'on soupçonne avoir été empoisonné, contiennent une substance vénéneuse, et quelle serait cette substance ;

Vu les articles 43, 44 et 60 du Code d'instruction criminelle,

Ordonnons que, par M. . . . . (nom, prénoms et qualités de l'expert désigné). . . . . , que nous commettons à cet effet, il sera procédé aux recherches et opérations nécessaires, serment par lui préalablement prêté devant nous.

Et que desdites recherches et opérations, il nous sera dressé par lui un rapport détaillé, contenant, sur les questions qui lui sont soumises, son avis motivé, conformément à la loi.

Fait en notre cabinet, à. . . . . , le. . . . . . 187. .

Formule de la prestation de serment.

TRIBUNAL
de l'arrondissement de. . .   L'an mil huit cent soixante. . . . . . . ,
                                  le. . . . .
département de. . . . . .
                                  Par-devant nous, juge d'instruction près
le tribunal de l'arrondissement de. . . . . , étant en notre cabinet, près ledit tribunal, et assisté de . . . . . . , greffier assermenté, est comparu, sur notre invitation par écrit, M. . . . . . .
(nom, prénoms et qualités de l'expert désigné). . . . . ,
demeurant à. . . . , rue. . . . , n°. . . . , lequel, lecture prise
de notre ordonnance en date du. . . . . . , qui le commet à
l effet de procéder. . . . . . , a déclaré accepter la mission que
nous lui avions confiée, et a à l'instant prêté entre nos mains,
aux termes de l'article 44 du Code d'instruction criminelle, le
serment de faire son rapport et de donner son avis en son honneur et conscience. Lecture faite, le comparant a persisté, et a
signé avec nous et le greffier.

Suivent les signatures.

Formule de l'acte du dépôt de rapport.

TRIBUNAL
de l'arrondissement de. . .   L'an mil huit cent soixante . . . . ,
                                  le. . . . . . . , heure de. . . . . . .
département de. . . . .
                                  Par-devant nous. . . . . . . , juge d'in-
struction près ledit tribunal, assisté de . . . . , greffier
assermenté, est comparu M. . . . . (nom et prénoms de
l'expert). . . . . . , lequel a déposé entre nos mains son rapport
en date du. . . . . , concernant le nommé. . . . . . . , inculpé
de. . . . . .
     Après avoir affirmé ledit rapport sincère et véritable, M. . . . .
(le nom de l'expert). . . . . . . a requis la taxe de la somme
de. . . . . . . , pour. . . . . . . (nombre des vacations, nature
des opérations, etc.). . . . . , somme que nous lui avons
allouée.

Suivent les signatures.

MÉMOIRE *des honoraires dus à*
pendant le mois de janvier de

N....., *médecin à* ...., *canton de* ....,
187...

SPÈCES DES OU DÉLITS.	AUTORITÉ REQUÉRANTE.	OBJETS
sonnement ire N...).	M. le Procureur de la République.	Ouverture du cadavre de par O. . . . .
faire B...).	Id.	Visite et rapport sur l'état
Taire L...).	Id.	Parcouru pour cette opé- me transporter à . . . . de séjour. . . . .
essure ire B...).	M. le juge de paix du canton de...	Visite, rapport et premier
		NOTA. — Si l'on avait la note (1).

	VISITES.
N. . . , présumé avoir été empoisonné	. .
du cadavre	1
ration 56 kilomètres, savoir : 28 pour et 28 pour le retour ; de plus, un jour	. .
pansement de B. . . , blessé par N. . .	1
fourni des médicaments, on en inscrirait ici	
TOTAL.	2

ITULATION.	NOMBRE.	PRIX.
		fr. c.
les.	2	3 »
s.	1	5 »
. . . .	5 1/2	3 »
ivant la note ci-dessus (1)..	1	2 »
	. . . .	

MONTANT.	ARTICLE DU RÈGLEMENT.	TAXE DU JUGE.	
fr. c.		fr. c.	
6 »	17, n° 1.	6 »	Le j
5 »	17, n° 2.	5 »	cô
16 50	91, n° 1, et 94.	16 50	cu
2 »	96, n° 1.	2 »	Il d
2 50	19.	2 50	né les
32 »		32 »	ces

r en médecine (ou officier de santé), certifie le

présent mémoire pour la somme de trente-a
A. . . . . . , le . . .

3° DES ACTES MÉDICO-JUDICIAIRES.

Les actes du médecin en justice se réduisent aux suivants :

1° *Le rapport judiciaire.*
2° *Le certificat.*
3° *La consultation médico-légale.*
4° *La déposition orale.*
5° *Le rapport d'estimation.*

A. Du rapport.

Nous dirons, avec M. Tourdes, que le rapport est la relation d'un fait médical et de ses conséquences, sur la réquisition d'un magistrat, et sous la sanction du serment.

Législation. — Le médecin accepte une mission qui lui donne le caractère d'un fonctionnaire public, et il doit rendre compte de cette mission. Il doit donc connaître les articles du Code pénal qui punissent la corruption des fonctionnaires publics et le faux témoignage.

ART. 177, C. P. Tout fonctionnaire public de l'ordre administratif ou judiciaire, tout agent ou préposé d'une administration publique, qui aura agréé des offres ou promesses, ou reçu des dons en présent, pour faire un acte de sa fonction ou de son emploi, même juste, mais non sujet à salaire, sera puni de la dégradation civique, et condamné à une amende double de la valeur des promesses agréées ou des choses reçues sans que ladite amende puisse être inférieure à deux cents francs. La présente disposition est aplicable à tout fonctionnaire, agent ou préposé de la qualité ci-dessus exprimée, qui, par offres ou promesses agréées, dons ou présents reçus, se sera abstenu de faire un acte qui entrait dans l'ordre de ses devoirs. Sera puni de la même peine tout arbitre ou expert nommé soit par le tribunal, soit par les parties, qui aura agréé des offres ou promesses, ou reçu des dons ou présents, pour rendre une décision ou donner une opinion favorable à l'une des parties.

ART. 178. Dans le cas où la corruption aurait pour objet un fait criminel emportant une peine plus forte que celle de la dégradation civique, cette peine plus forte sera appliquée aux coupables.

ART. 179. Quiconque aura contraint ou tenté de contraindre par voies de fait ou menaces, corrompu ou tenté de corrompre par promesses, offres, dons ou présents, l'une des personnes de la qualité exprimée en l'article 177, pour obtenir soit une opinion favorable, soit des procès-verbaux, états, certificats ou estimation contraires à la vérité, soit des places, emplois, adjudication, entreprises ou autres bénéfices quelconques, soit tout autre acte du ministère du fonctionnaire, agent ou préposé, soit enfin l'abstention d'un acte qui rentrait dans l'exercice de ses devoirs, sera punie des mêmes peines que la personne corrompue. Toutefois, si les tentatives de contrainte ou corruption n'ont eu aucun effet, les auteurs de ces tentatives seront simplement punis d'un emprisonnement de trois mois au moins et de six mois au plus et d'une amende de 100 francs à 300 francs.

ART. 361. Quiconque sera coupable de faux témoignage en matière criminelle, soit contre l'accusé, soit en sa faveur, sera puni de la peine de la reclusion. Si néanmoins l'accusé a été condamné à une peine plus forte que celle de la reclusion, le faux témoin qui a déposé contre lui subira la même peine.

ART. 362. Quiconque sera coupable de faux témoignage en matière correctionnelle, soit contre le prévenu, soit en sa faveur, sera puni d'un emprisonnement de deux ans au moins et de cinq ans au plus, et d'une amende de 50 francs à 2000 francs. Si néanmoins le prévenu a été condamné à plus de cinq années d'emprisonnement, le faux témoin qui a déposé contre lui subira la même peine. Quiconque sera coupable de faux témoignages en matière de police, soit contre le prévenu, soit en sa faveur, sera puni d'un emprisonnement d'un an au moins et de trois ans au plus, et d'une amende de 16 francs à 500 francs. Dans ces deux cas les coupables pourront, en outre, être privés des droits mentionnés en l'article 42 du présent Code, pendant cinq ans au moins et dix ans au plus à compter du jour où ils auront subi leur peine, et être placés sous la surveillance de la haute police pendant le même nombre d'années.

ART. 363. Le coupable de faux témoignage, en matière civile, sera puni d'un emprisonnement de deux à cinq ans et d'une amende de 50 francs à 2000 francs. Il pourra l'être aussi des peines accessoires mentionnées dans l'article précédent.

ART. 364. Le faux témoin en matière criminelle, qui aura reçu de l'argent, une récompense quelconque ou des promesses, sera puni des travaux forcés à temps sans préjudice de l'application du deuxième paragraphe de l'article 391. Le faux témoin, en matière correctionnelle ou civile, qui aura reçu de l'argent, une récompense quelconque ou des promesses, sera puni de la reclusion. Le faux témoin, en matière de police, qui aura reçu de l'argent, une récompense quelconque ou des promesses, sera puni d'un emprisonnement de deux à cinq ans, et d'une amende de 50 francs à 2000 francs. Il pourra l'être aussi des peines accessoires mentionnées en l'article 362. Dans tous les cas ce que le faux témoin aura reçu sera confisqué.

Les experts ont aussi leur responsabilité ; mais pour cela, il faut qu'ils commettent une faute lourde, une erreur grossière et évidente.

De la forme du rapport. — On peut le diviser en cinq parties que nous allons successivement étudier : préambule, commémoratif, visum et repertum, discussion, conclusions.

I. *Préambule ou protocole.* — Il renferme toutes les formalités et est le même pour tous les rapports.

1° Nom, prénoms, qualité de l'expert.

2° Indication de l'autorité requérante.

3° Date de la réquisition.

4° Mention de la prestation du serment.

5° Date, jour, heure, lieu de l'opération.

6° Nature de l'expertise (visite, autopsie, analyse chimique) en reproduisant *textuellement* les questions adressées par le magistrat.

7° Les noms et qualités des personnes présentes et notamment ceux du magistrat commis à cet effet.

II. *Le commémoratif.*

C'est l'historique, les anamnestiques ou antécédents du fait.

III. *Le visum et revertum* ou *description des faits.*

C'est ici qu'il faut de l'ordre et nous ne pouvons

que conseiller la méthode et les annotations de M. le professeur Tourdes.

Examen extérieur. . . . . A.
Examen intérieur. . . . . B.
Ouverture du crâne. I
  — du thorax. II
  — de l'abdomen. III

Chaque chapitre ayant des subdivisions marquées par des chiffres arabes.

En procédant ainsi, tous les rapports médico-légaux ont une certaine uniformité, ils se lisent mieux, et pour chaque conclusion on peut renvoyer aux faits qui leur servent de base.

IV. *Discussion des faits.*

Cette partie n'est pas indispensable.

V. *Conclusions.*

Il faut répondre à chacune des questions posées par le magistrat. Mais on peut aussi ajouter tout ce qui, dans la conviction du médecin, peut éclairer la justice.

Chaque conclusion a un numéro d'ordre : 1°, 2°, 3°.

Ces conclusions devant servir à des juges et à des jurés, doivent être exprimées en langage ordinaire et parfaitement intelligibles.

Autrefois on terminait par une formule attestant que le rapport avait été fait en âme et conscience et conformément aux principes de l'art.

Il faut ajouter au rapport les pièces à conviction, dessins, photographies, etc., etc., qui ont été nécessaires pour établir les conclusions.

B. Du certificat.

C'est la simple attestation d'un fait médical et de ses conséquences, sans réquisition ni prestation du serment.

Le plus souvent c'est la constatation d'une maladie, de ses effets et de ses causes. Autrefois on appelait *exoine* le certificat qui dispensait une personne malade d'un service public.

Législation. — ART. 85 du C. I. C. Lorsqu'il sera constaté par le certificat d'un officier de santé, que des témoins se trouvent dans l'impossibilité de comparaître sur la citation qui leur aura été donnée, le juge d'instruction se transportera en leur demeure, quand ils habiteront dans le canton de la justice de paix du domicile du juge d'instruction. Si les témoins habitent hors du canton, le juge d'instruction pourra commettre le juge de paix de leur habitation à l'effet de recevoir leur déposition, et il enverra au juge de paix des notes et instructions qui feront connaître les faits dans lesquels les témoins devront déposer.

ART. 86. Si le témoin auprès duquel le juge se sera transporté dans les cas prévus par les trois articles précédents, n'était pas dans l'impossibilité de comparaître sur la citation qui lui avait été donnée, le juge décernera un mandat de dépôt contre le témoin et l'officier de santé qui aura délivré le certificat ci-dessus mentionné. La peine portée en pareil cas sera prononcée par le juge d'instruction du même lieu, et sur la réquisition du procureur de la République, en la forme prescrite par l'article 80.

ART. 159, C. P. Toute personne qui, pour se rédimer elle-même ou affranchir une autre d'un service public quelconque, fabriquera, sous le nom d'un médecin, chirurgien ou autre officier de santé, un certificat de maladie ou d'infirmité, sera punie d'un emprisonnement d'une année au moins et de trois au plus.

ART. 160. Tout médecin, chirurgien ou autre officier de santé qui, pour favoriser quelqu'un, certifiera faussement des maladies ou infirmités propres à dispenser d'un service public, sera puni d'un emprisonnement d'une année au moins et de trois ans au plus. S'il a été mû par dons ou promesses, la peine de l'emprisonnement sera d'une année au moins et de quatre ans au plus. Dans les deux cas le coupable pourra, en outre, être privé des droits mentionnés en l'article 42 du présent Code pendant cinq

ans au moins et dix ans au plus, à compter du jour où il aura
subi sa peine. Dans le deuxième cas, les corrupteurs seront punis
des mêmes peines que le médecin, chirurgien ou officier de santé
qui aura délivré le faux certificat

La Cour de cassation (31 mars 1854) a jugé qu'il y avait délit
d'escroquerie de la part du médecin qui, dans des annonces men-
songères par lesquelles il vante sa méthode de traitement des maladies, publie des certificats qu'il s'est fait délivrer à l'aide de
moyens frauduleux, et attestant aussi mensongèrement des gué-
risons déclarées incurables par d'autres médecins.

Comme règle de conduite, avoir toujours présents à
l'esprit ces judicieux conseils de Fodéré : ni complaisance, ni concession coupable, ni crainte de l'autorité,
ni sévérité inspirée par la peur.

Les faux certificats peuvent se classer sous trois
chefs différents, d'après leurs conséquences judiciaires.

a. — *Cerfiticats de complaisance*. Le fait établi peut
être utile à l'individu. Il n'y a ni poursuite ni punition
du médecin, mais celui-ci y perd toute considération.

b. — *Certificats pour dispenser d'un service public :*
Service militaire, juré, témoin, fonction de tuteur. Le
médecin est alors poursuivi et atteint par l'article 160
du C. P. Il peut d'ailleurs avoir à affirmer devant le
juge de paix les motifs qui ont fait établir les certificats dispensant d'un service public.

c. — *Faux certificats pour détourner de la trace d'un
crime*. Le médecin devient complice. — Alors travaux
forcés à temps, c'est-à-dire la peine que l'on aurait
eue si l'on avait commis le crime.

Forme des certificats. Ils ont trois parties.

1° Préambule : noms et prénoms, qualités du médecin et du demandeur, date et but de l'opération.

2° Constatations du fait et ses preuves.

3° Conclusions brèves et nettement formulées.

Tous les certificats devront *toujours être écrits sur papier timbré*. On fait *légaliser* la signature, en matière civile, par le maire et le président du tribunal. Pour les certificats produits au delà du ressort, en matière administrative, il faut faire légaliser la signature par le préfet ou le sous-préfet. La signature des médecins militaires est légalisée par le sous-intendant.

C. Consultation médico-légale.

Elle est comprise dans l'expression générale de rapport, la loi n'en parle nulle part.

Verbale ou écrite, la consultation médico-légale est produite par un ou plusieurs médecins sur la demande des autorités judiciaires ou des parties intéressées, pour apprécier un rapport déjà fait.

Elle comprend quatre parties :

1° *Le protocole* — comme dans le rapport.
2° *L'historique des faits*, leur description.
3° Leur *discussion*.
4° Les *conclusions*.

Ces consultations comportent tous les développements scientifiques que le médecin croit devoir leur donner. Ainsi que l'a dit M. Debergie, « il n'y a pas de bornes tracées, pas de limites posées. »

D. La déposition orale.

Les rapports, consultations et même certificats peuvent aboutir à une déposition devant un tribunal. Nous avons déjà dit que le médecin prêtait alors serment comme témoin. Il est donc à la fois expert et témoin et cependant que de différences entre ces deux qualités ! Le témoin, qui est en nombre limité, fait connaître la vérité en racontant les circonstances du fait où il s'est trouvé. L'expert ne sait pas de source certaine, il donne une interprétation qui peut être plus ou moins proche de la vérité, et en outre il est en nombre illimité, puisque la justice peut avoir autant d'experts qu'elle le désire. L'office des médecins est plutôt jugement que témoignage. Le médecin doit préparer sa déposition et pour cela avoir soin de garder une copie du rapport, dont, il est vrai, il ne devra jamais se servir devant les magistrats. Appelé alors comme témoin, il raconte les faits et expose ses conclusions.

E. Rapport d'estimation.

C'est un rapport : il y a réquisition et serment prêté, dans le but d'avoir l'avis motivé ô'un ou plusieurs experts sur une réclamation d'honoraires.

Il se compose du *préambule*, de l'*exposé* et de la *discussion* des faits, des *conclusions*.

On doit faire entrer en ligne de compte : la gravité de la maladie, sa durée, le nombre et l'importance des opérations, les visites de nuit et de jour, la distance parcourue, la situation du malade, celle du médecin et le taux habituel des honoraires dans la localité.

Pour les conclusions : elles sont sous la forme d'un compte, qui présente en deux colonnes correspondantes les prix demandés pour visites, opérations, déplacements, etc., et les prix alloués par l'expert.

Dans la dernière conclusion, en regard du chiffre demandé, l'expert relate en toutes lettres le chiffre total.

QUESTIONS GÉNÉRALES

POUVANT SE PRÉSENTER DANS TOUTE PROCÉDURE

I RELATIVES A LA PERSONNE VIVANTE.

Cette deuxième partie est consacrée aux questions générales. Elle constitue à elle seule la médecine judiciaire proprement dite. Celle-ci a en effet son domaine propre, des problèmes qui lui sont spéciaux, des questions qui peuvent se montrer dans toutes les procédures. C'est ainsi que le médecin intervient pour aider à fixer ou à reconnaître l'âge, le sexe, l'identité d'une personne. Il intervient aussi dans la déclaration des naissances et dans certains procès en nullité de mariage, c'est-à-dire dans les actes les plus importants de l'état civil. On le consulte pour savoir si un inculpé est responsable du crime qu'il a commis, si un testament a été fait dans des conditions convenables, si une personne doit être interdite. Enfin, des individus, pour un motif quelconque, cachent des maladies, ou bien les font naître, les exagèrent, les simulent, et la justice a encore intérêt à connaître la vérité. Ces différents problèmes peuvent se présenter isolés ou combinés. Ce sont les plus fréquents de la médecine judiciaire, ceux qui méritent de fixer spécialement l'attention du praticien.

Pour l'étude de chaque question, nous avons adopté un plan uniforme qui a l'avantage de bien mettre à sa place chacun des éléments du problème. Voici cette division :

1° *Définition de la question;*

2° *Législation, jurisprudence;*

3° *Caractères scientifiques;*

4° *Conséquences médico-judiciaires et règles de l'expertise.*

Le lecteur trouvera ainsi exposé successivement, pour toute question posée par un magistrat : le texte de la loi, les données de la science contemporaine, les règles de l'expertise.

1. DE L'AGE.

I. Définition.

L'âge a une telle importance en médecine légale, qu'on a voulu faire servir leur ordre de succession à la division des différentes questions qui peuvent se présenter. En effet, aux âges divers correspondent des aptitudes, des passions, et par conséquent des crimes différents ; pour chaque âge, le législateur a tracé des droits et des devoirs.

C'est ainsi qu'en *droit civil*, il faut savoir à quelle époque l'homme peut disposer de sa personne et de ses biens (questions de minorité, autorité paternelle, faculté de tester, émancipation, mariage, majorité, adoption, tutelle) ; — en *droit criminel*, c'est un enfant non déclaré que l'on a fait disparaître. Cet âge est sans résistance, la loi doit le protéger. Pour les crimes commis par de jeunes enfants, des vieillards, il faut savoir s'il y a eu discernement et responsabilité; — *en droit administratif*, on doit apprécier l'aptitude à certains travaux ou à des professions, les lois sur le recrutement, le travail des enfants dans les manufactures.

II. Législation, jurisprudence.

Dans la législation française, si de nombreux âges de la vie sont énoncés, la vie elle-même n'est pas divisée en périodes et la loi ne fait qu'indiquer le nombre même des années.

On peut ainsi relever dans les Codes les mentions suivantes :

Vie intra-utérine. C. C. Art. 312 à 315, 340, 725, 906.

Nouveau-né. C. C. Art. 58 ; C. P. 300, 345.

Deux ans. Loi sur la protection des enfants du 1er âge et en particulier des nourrissons.

Sept ans. C. P. Art. 348 à 355. — Loi du 19 mai 1874, sur le travail des enfants dans les manufactures.

Treize ans. C. P. Art. 331.

Quinze ans. C. P. Art. 332; C. C. 144, 477, 721, 722; C. P. C. 285 ; 79 (I. C.).

Seize ans. C. C. Art. 903, 904. Art. 377 ; C. I. C. 30 ; C. P. 66 à 69, 355. — Loi du 27 juillet 1872.

Dix-huit ans. C. C. Art. 144, 384, 478. — Loi du 27 juillet 1872.

Vingt ans. C. P. Art. 66. — Loi du 27 juillet 1872.

Vingt et un ans. C. C. Art. 37, 488 ; C. P. 334.

Vingt-cinq ans. C. C. Art. 148, 173, 275.

Trente ans. C. C. Art. 152.

Trente-cinq ans. Loi du 13 avril 1861.

Quarante-cinq ans. C. C. Art. 277.

Cinquante ans. C. C. Art. 343, 561.

Soixante ans. C. C. Art. 271. — Loi du 1er juin 1854, sur l'exécution de la peine des travaux forcés.

Soixante-cinq ans. C. C. Art. 435.

Soixante-dix ans. Pr. C. Art. 800 ; C. P. 70, 72.

Cent ans. C. C. Art. 129.

III. Caractères scientifiques.

Dans notre *Précis d'hygiène privée et sociale*, nous avons défini les âges : des périodes de la vie pendant lesquelles l'organisme éprouve certains changements qui entraînent des modifications physiologiques ou pathologiques spéciales à chacune de ces périodes.

Nous avons adopté la classification suivante qui trouve de nouveau son application en médecine judiciaire :

1° *Vie fœtale.*
2° *Première enfance*, jusqu'à 7 mois.
3° *Deuxième enfance*, de 7 mois à 2 ans.
4° *Troisième enfance*, de 2 à 7 ans.
5° *Adolescence*, de 7 à 15 ans.
6° *Puberté*, de 15 à 20 ans.
7° *Age adulte*, de 20 à 30 ans.
8° *Virilité*, de 30 à 40 ans.
9° *Age de retour*, de 40 à 60 ans.
10° *Vieillesse*, de 60 ans à la mort.

Nous verrons plus tard, à propos de l'infanticide, les conditions normales présentées par l'embryon, le fœtus et la première enfance. Ces questions ne doivent pas être séparées, car elles permettent de mieux apprécier la viabilité, la légitimité de naissance, les attentats contre le produit de la conception.

Pour les différents caractères des autres âges et leur distinction, nous renvoyons aux traités de physiologie ou d'hygiène.

Ne voulant prendre de la question que les conséquences réellement pratiques et qui peuvent trouver leur application en médecine judiciaire, nous apprécierons en ce chapitre les deux points importants que le médecin doit connaître : le système dentaire et le système osseux. L'un et l'autre fournissent les éléments les plus importants à la solution.

Système dentaire. — Le Dr Magitot [1] a montré que

---

[1] Comptes rendus de l'Académie des sciences, 27 avril 1874.

ÉTAT DE L'ÉVOLUTION FOLLICULAIRE AUX DIFFÉRENTS AGES DE LA VIE EMBRYONNAIRE CHEZ L'HOMME

D'APRÈS LE DOCTEUR MAGITOT.

ÉTAT DE L'EMBRYON.			DÉSIGNATION DES FOLLICULES.										
			DENTITION TEMPORAIRE.					DENTITION PERMANENTE.					
Longueur du vertex aux talons.	Poids total.	Age correspondant.	Incisive centrale.	Incisive latérale.	1re molaire.	2e molaire.	Canine.	Incisive centrale.	Incisive latérale.	Canine.	1re prémol.	2e prémol.	1re
3 cent.	3 gr. à 3 gr. 1/2.	7e semaine.	A cette date, on n'observe au bord des mâchoires de l'embryon que le bourrelet épithélial et la lame de Kölliker. Les bourgeons des os maxillaires supérieurs et incisifs ne sont pas soudés, et l'arc maxillaire inférieur ne contient que le cartilage de Meckel, sans aucune trace osseuse. C'est dans le cours de cette septième semaine que se forment successivement, et dans l'ordre de leur désignation, les cordons épithéliaux (organes de l'émail) de la dentition temporaire.					Aucune trace de ces follicules.					
3 à 4 cent.	10 à 12 gr.	8e semaine.	A cette date apparaît, en regard de l'extrémité plongeante du cordon épithélial, la première trace du bulbe. Cette genèse a lieu à peu près simultanément, ou à un jour ou deux d'intervalle, pour la même série des follicules temporaires.					Aucune trace de ces follicules.					
4 à 6 cent.	45 à 48 gr.	10e semaine.	A ce moment la paroi folliculaire se détache de la base du bulbe pour s'élever sur les côtés. Cette genèse s'effectue dans le même ordre que les précédentes.					Aucune trace de ces follicules.					
15 à 18 cent.	100 à 120 gr.	15e semaine.	La paroi folliculaire continue son évolution. Le bourgeon épithélial commence sa transformation en organe de l'émail.										Apparition épend...
18 à 19 cent.	120 à 180 gr.	16e semaine.	La paroi folliculaire est close; le cordon épithélial est rompu et le follicule est dès lors indépendant de toute connexion avec la muqueuse.					Apparition du cordon épithélial par dérivation du cordon primitif de chacune des dents caduques correspondantes.					

20 1 cent.	180 à 220 gr.	17e semaine.	Incisive centrale. Incisive latérale. Apparition du chapeau de dentine.				Canine. Apparition du chapeau de dentine.						Apparition bulbe.
21 1 cent.	220 à 250 gr.	18e semaine (4 mois).			1re molaire. 2e molaire. Apparition du chapeau de dentine.								Apparition de la paroi follicu...
23 7 cent.	280 à 450 gr.	20e semaine.	DIMENSIONS EN HAUTEUR VERTICALE DU CHAPEAU DE DENTINE.					Apparition du bulbe.					Clôture de la et rupture du don.
			1mm,3	1mm,3	1mm	1mm	1mm,3						
32 5 cent.	1 kil. à 1 kil. 500.	25e semaine (6 mois).	1mm,9	1mm,9	1mm,4	1mm,4	1mm,9	La paroi folliculaire, apparue après la vingt et unième semaine, a déjà acquis un certain développement.					Apparition peau de den...
37 9 cent.	1 kil. 500 à 2 kil.	28e semaine (6 mois 1/2).	2mm,4	2mm,4	2mm	2mm	2mm,4	La paroi folliculaire continue son évolution; le bourgeon épithélial commence sa transformation en organe de l'émail.					Le chapeau de tine a 0mm... de hauteur cale.
40	2 kil.	30e semaine.						Continuation des mêmes phénomènes évo-					Les chapeaux dentine qui ... vrent les so...

l'on pouvait déterminer l'âge de l'embryon humain par l'examen de l'évolution du système dentaire. Le tableau que nous donnons, d'après ce savant médecin, permet d'affirmer l'âge d'un embryon, alors même que la tête seule est l'unique pièce de l'expertise. On pourrait arriver à un même résultat, alors que cette tête aurait macéré dans un liquide, dans les latrines, par exemple ; ou même si l'embryon avait été en partie carbonisé dans un foyer : le *chapeau de dentine* résiste au plus grand nombre des agents destructeurs.

Rappelons l'évolution dentaire, après la naissance. Vers la fin du premier semestre, apparition des incisives moyennes ; dans le deuxième semestre, les incisives latérales ; dans le troisième, les quatre premières molaires et deux incisives latérales inférieures ; dans le quatrième, les quatre canines ; dans le cinquième (vers 30 mois), les quatre molaires : au total vingt dents. A cet âge, voici la formule dentaire :

$$\text{Inc.}\ \frac{2-2}{2-2} \quad \text{Can.}\ \frac{1-1}{1-1} \quad \text{Prémol.}\ \frac{1-1}{1-1} \quad \text{Mol.}\ \frac{1-1}{1-1} = 20.$$

Puis vient la *deuxième dentition :* les premières grosses molaires à 7 ans ; les incisives moyennes à 8 ans ; les incisives latérales à 9 ans ; les premières petites molaires à 10 ans ; les deuxièmes petites molaires à 11 ans ; les canines à 12 ans ; les deux grosses molaires à 13 ans ; les dents de sagesse de 18 à 25 ans. Voici la formule dentaire de l'homme adulte :

$$\text{Inc.}\ \frac{2-2}{2-2} \quad \text{Can.}\ \frac{1-1}{1-1} \quad \text{Prémol.}\ \frac{2-2}{2-2} \quad \text{Mol.}\ \frac{3-3}{3-3} = 32.$$

Quand la dentition est terminée, l'âge s'apprécie par l'usure des dents. L'émail se détruit, la couleur blanche s'efface et elles deviennent jaunes et noirâtres. Le bulbe s'atrophiant, il y a ébranlement et chute des dents, et alors les alvéoles se rétrécissent et disparais .

sent. Le maxillaire dont les branches et le corps formaient avant la dentition un angle très-ouvert, présente ensuite un angle droit, puis un angle qui
redevient obtus quand les dents sont tombées, d'après
la loi d'horizontalité des maxillaires démontrée par Magitot (art. Bouche du *Dictionnaire encyclopédique*). Le
rebord alvéolaire qui était primitivement épais, rede
vient mince et tranchant. Toutes ces modifications

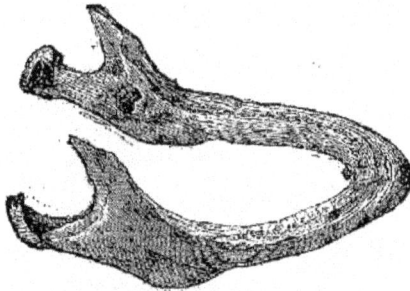

Fig. 1. Maxillaire de vieillard.

expliquent les changements qui se passent du côté des
joues, et l'expression faciale qui en résulte. Ajoutons
une donnée importante et qui peut trouver son application dans les questions d'identité. On constate par
fois sur une ou plusieurs dents une ligne transversale,
désignée sous le nom d'*érosion*. Celle-ci est indestruc-
tible et indélébile; elle est produite probablement par
un trouble trophique, car on la rencontre spécialement chez les individus qui ont eu dans leur enfance
des maladies des centres nerveux, convulsions, etc.

  Système osseux. — Il fournit des signes d'une très-
grande importance. Pendant l'âge adulte, les os sont
volumineux, les têtes articulaires arrondies et le canal

médullaire étroit. Pendant la vieillesse, les surfaces articulaires s'aplatissent. L'âge est encore indiqué par le degré d'ossification, le volume et l'aspect des os, leur poids et même leur composition chimique. On a divisé leur développement en trois périodes : 1° ossification du corps des os ; 2° points osseux dans les os courts et plats, dans les épiphyses des os longs ; 3° soudure des épiphyses au corps des os.

Voici l'apparition des points d'ossification les plus importants :

1 an (après la naissance).	Un point dans la tête du fémur.
2 ans.	Dans l'extrémité inférieure du tibia, du radius et du péroné.
3 ans.	Grand trochanter. Soudure du corps de l'axis avec l'apophyse odontoïde.
6 ans.	Rapprochement de la branche ascendante de l'ischion et descendante du pubis.
7 ans.	Ossification de l'épitrochlée humérale.
9 ans.	Ossification commençante du fond de la cavité cotyloïde,
12 ans.	Soudure des trois pièces de cette cavité.— Point osseux au bord interne de la trochlée humérale.
15 ans.	Soudure de l'acromion et de l'apophyse coracoïde.— Soudure des vertèbres sacrées.
18 ans.	Soudure des trois épiphyses du fémur.
20 ans.	Ossification de la quatrième vertèbre coccygiène.
21 ans.	Soudure de l'extrémité inférieure du fémur.

25 ans. . . . . Soudure de la crête de l'os iliaque à l'os pelvien.
De 25 à 30 ans. . . . . . Soudure de la première vertèbre sacrée avec les autres.
De 30 à 60 ans. . . . . . Soudure du sacrum avec le
coccyx.

M. le professeur Tourdes (*Gaz. méd. de Strasbourg*,
1er mai 1871) a étudié le poids spécifique des os qui
forment la voûte du crâne, considéré comme signe
d'âge. La densité des calottes crâniennes est un peu
plus forte pour le sexe masculin. L'influence la plus
évidente est celle de l'âge. La densité a son minimum
dans l'enfance (en moyenne 1,514), le maximum dans
l'âge moyen de la vie (1,726); elle diminue avec les
années. Dans l'âge avancé, la moyenne est de 1,636.

IV. Conséquences médico-judiciaires et règles de l'expertise.

On a à donner la preuve de l'âge, ou à le déterminer
à propos de l'identité d'une personne vivante, d'un
cadavre, d'ossements, de fragments d'os. Les signes de
l'âge se constatent sur le vivant et sur le squelette.

1° *Pendant la vie :* Il faut tenir compte de l'aspect
extérieur et du fonctionnement des appareils. C'est
ainsi qu'on remarquera l'aspect général, la démarche
surtout, les gestes, la voix, l'expression de la physionomie, les yeux (arc sénile), l'*état de la peau* et du *système pileux* (alopécie, canitie, ongles), puis la taille et
le poids (dont nous parlerons à propos de l'identité),
enfin l'état des dents ;

2° *Age du squelette :* On tiendra compte en même
temps des données fournies par l'état du système
dentaire et par l'examen du système osseux. Le cadavre entier sera étudié à part.

5.

2. DU SEXE.

I. Définition.

Le *sexe* (*sexus*, de *secare*, diviser) distingue ou sépare le mâle de la femelle.

Nous aurons à traiter dans ce paragraphe les questions que soulève le diagnostic du sexe et les erreurs commises dans cette appréciation (*hermaphrodisme*), l'aptitude à accomplir les fonctions sexuelles (*impuissance*),

II. Législation.

Art. 57 C. C. L'acte de naissance énoncera le jour, l'heure et le lieu de la naissance, le *sexe* de l'enfant, et les prénoms qui lui seront donnés, les prénoms, noms, profession et domicile des père et mère, et ceux des témoins.

Même mention à l'art. 58 pour les enfants trouvés.

Art. 144. L'homme avant dix-huit ans révolus, la femme avant quinze ans révolus, ne peuvent contracter mariage.

Art. 180. Le mariage qui a été contracté sans le consentement libre des deux époux, ou de l'un d'eux, ne peut être attaqué que par les époux, ou par celui des deux dont le consentement n'a pas été libre. — Lorsqu'il y a eu erreur dans la personne, le mariage ne peut être attaqué que par celui des deux époux qui a été induit en erreur.

Art. 181. Dans le cas de l'article précédent, la demande en nullité n'est plus recevable, toutes les fois qu'il y a eu cohabitation continuée pendant six mois depuis que l'époux a acquis sa pleine liberté ou que l'erreur a été par lui reconnue.

Art. 331. C. P. Tout attentat à la pudeur consommé ou tenté sans violence sur la personne d'un enfant de l'un ou de l'autre sexe, âgé de moins de treize ans, sera puni de la réclusion.

Art. 332. Quiconque aura commis le crime de viol sera puni des travaux forcés à temps. Si le crime a été commis sur la personne d'un enfant au-dessous de l'âge de quinze ans accomplis, le coupable subira le maximum de la peine des travaux forcés à temps. Quiconque aura commis un attentat à la pudeur, consommé ou tenté avec violence contre des individus de l'un ou de l'autre sexe, sera puni de la réclusion. Si le crime a été commis sur la personne d'un enfant au-dessous de l'âge de quinze ans accomplis, le coupable subira la peine des travaux forcés à temps.

Art. 334. Quiconque aura attenté aux mœurs, en excitant, favorisant ou facilitant habituellement la débauche ou la corruption de la jeunesse de l'un ou de l'autre sexe, au-dessous de l'âge de vingt et un ans, sera puni d'un emprisonnement de six mois à deux ans, et d'une amende de cinquante à cinq cents francs.

Art. 980. Les témoins appelés pour être présents aux testaments devront être mâles, majeurs, sujets du roi, jouissant des droits civils.

III. Caractères scientifiques.

Nous ne nous occuperons que des cas d'*hermaphrodisme*, qui peuvent seuls donner lieu à des méprises et à des expertises médicales.

On sait que l'hermaphrodisme est fréquent dans le règne végétal, où se présentent l'androgynie et la gynandrie. De même chez les animaux inférieurs : ainsi il y a accouplement et fécondation doubles chez les sangsues, les limaçons. Le mot même d'hermaphrodisme prouve que cet état est connu depuis longtemps[1]. Les Athéniens jetaient à la mer et les Romains dans le Tibre les enfants soupçonnés d'hermaphrodisme.

La théorie de l'hermaphrodisme est basée sur le développement des organes génitaux. Vers la sixième semaine, sur les côtés du rachis, on voit apparaître les *corps de Wolff*. A leur côté externe se trouve un organe qui, plus tard, se creuse en canal, c'est le *conduit de Muller*. Le corps de Wolff est le rudiment de l'ovaire et du testicule. Le canal de Muller et le conduit excréteur du corps de Wolff se dé-

---

[1] Mercurio puerum diva Cythereide natum
Naïades ideis enutrivere sub antris,
Cujus erat facies, in quâ materque paterque
Cognosci possent : nomen quoque traxit ab iliis.

(Ovide, *Métam.* 4.)

veloppent ou s'atrophient selon que le fœtus devient mâle
ou femelle.

Au point de vue de la conformation apparente des organes
génitaux externes. tout homme a été femme dans le principe. Aussi un arrêt de développement dans les organes externes peut faire d'un mâle effectif une femelle apparente.
Le contraire peut aussi se produire. C'est I. G. Saint-Hilaire
qui a expliqué ces faits, en montrant que les organes gé-
nérateurs externes sont tout à fait indépendants des organes
génitaux internes, au point de vue de leur nutrition. Ce
savant a montré qu'il fallait diviser l'appareil génital en six
segments symétriques deux par deux

Ovaires	Testicules.
Trompes	Canaux.
Matrice	Vésicules séminales.
Clitoris	Verge.
Nymphes	Parois du canal de l'urèthre.
Grandes lèvres. . .	Scrotum.

Les deux segments profond et moyen se forment avant le
segment externe, et la formation de deux segments corres-
pondants et symétriques est indépendante l'une de l'autre
Ajoutons encore que dans un même segment il peut y avoir
apparition d'un organe mâle ou femelle, selon que telle ou
telle partie embryonnaire se développe ou s'atrophie. Tous
ces différents cas permettront de comprendre l'hermaphrodisme apparent et l'hermaphrodisme vrai.

Dans la classe la plus importante, celle des hermaphrodismes apparents, on fait deux divisions, masculin et féminin.

A. *Hermaphrodisme masculin.* — Il y a plusieurs variétés. Le pénis est mal fait, imperforé ou petit, à gout-
tière. Parfois à cette imperfection se joint une division
du scrotum qui complique l'examen. Celui-ci est rendu
plus difficile si les testicules sont restés dans l'abdomen.

B. *Hermaphrodisme féminin.* — Le clitoris est allongé, les lèvres réunies, le vagin imperforé.

C. *Hermaphrodisme vrai.* — Celui-ci est rare, et n'est jamais parfait dans l'espèce humaine.

En supposant un plan vertical antéro-postérieur, il y a *hermaphrodisme latéral*, si l'un des côtés de ce plan contient des organes mâles, et l'autre des organes femelles.

IV. Conséquences médico-judiciaires et règles de l'expertise.

On peut avoir à reconnaître le sexe d'un squelette ou d'une personne vivante.

1° Le *squelette d'une femme* se reconnaît aux caractères suivants : les os sont plus petits, les attaches musculaires faibles, les clavicules presque droites, le sternum court, le bassin est différent (fig. 2 et 3).

Verneau, dans une thèse remarquable (*Le bassin suivant les sexes et les races*, Paris, 1875), a donné les caractères distinctifs suivants du bassin dans les deux sexes. Chez la femme le bassin a un aspect particulier, il est moins haut et évasé à la partie inférieure. C'est surtout dans le petit bassin (à cause de la présence de l'utérus) que les différences s'accusent. Le diamètre transverse maximum du détroit inférieur l'emporte de près de 15

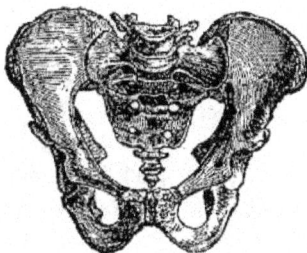

Fig. 2. Bassin d'homme.

millimètres sur celui de l'homme. Chez la femme, le sacrum et le coccyx sont moins élevés et plus aplatis. « Le trou sous-pubien n'est pas ovalaire chez l'homme, triangulaire chez la femme. Il est relativement plus large chez cette dernière et plus oblique en dehors et en bas. »

Pour Bacarisse (*Le sacrum suivant les races*) : d'une manière générale dans toutes les races, le sacrum de l'homme
est plus fortement courbé que celui de la femme. C'est dans
les races nègres qu'on rencontre les sacrums les plus aplatis.

2° *Le sexe d'une personne vivante* doit être connu
dans la déclaration de naissance, dans le mariage (erreur dans la personne), dans les questions relatives
aux attentats à la pudeur.

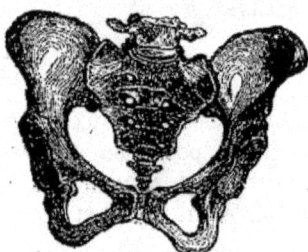

Fig. 3. Bassin de femme.

Le mariage ne peut
être contracté qu'entre
deux personnes de sexe
différent. Si l'épouse
est mal conformée et
impropre à l'union
sexuelle, il ne peut y
avoir nullité. Mais si,
avec les apparences du
sexe féminin, c'est un
homme, alors le ma-
riage est radicalement vicié.

Si l'individu a réellement des organes des deux
sexes, il ne peut se marier, car quel que soit le sexe
avec lequel il s'unira, il aura toujours avec lui identité du sexe. C'est donc un cas de nullité de mariage.

Dans la plupart des cas de fausses inscriptions sur
les registres de l'état civil, ce sont des individus du
sexe masculin qui sont inscrits comme appartenant au
sexe féminin.

Mais on pourrait peut-être avoir à intervenir pour
rendre son véritable sexe à un individu considéré
comme homme et marié comme tel. Tous les auteurs
racontent l'histoire de Valmont. Nos chroniques parlent d'un moine du couvent d'Issoire en Auvergne,

qui, sous le règne de Louis XI, conçut et se trouva mère. Bauhin fit sur lui ce vers :

Mas, mulier, monachus, mundi mirabile monstrum.

Diderot, dans ses éléments de physiologie, rapporte d'autres exemples semblables.

Comment se fait l'expertise? L'examen est local et général.

1° *Local.* On examine le clitoris ou le pénis (la perforation est un indice du sexe masculin), puis les petites lèvres, les grandes lèvres, le scrotum. On recherche le méat urinaire. On examine la conformation du bassin.

2° *Général.* Comment s'exécutent les fonctions génitales? Y a-t-il menstrues ou hémorrhagies supplémentaires? Quels sont les penchants et les habitudes? Mais se méfier des perversions du goût; Meckel en a fait un premier degré de l'hermaphrodisme. — Examiner la conformation générale de l'individu.

De l'impuissance.

I. *Définition.* — C'est l'impossibilité pour l'un ou l'autre sexe d'accomplir l'acte générateur. On a voulu distinguer l'impuissance et la stérilité (*impotentia coeundi, impotentia generandi*). Les Décrétales disaient *frigidi et maleficiati.*

II. *Législation.* — Art. 312. C. C. L'enfant conçu pendant le mariage a pour père le mari. — Néanmoins celui-ci pourra désavouer l'enfant, s'il prouve que pendant le temps qui a couru depuis le trois centième jusqu'au cent quatre-vingtième jour avant la naissance de cet enfant, il était, soit pour cause d'éloignement, soit par l'effet de quelque accident, dans l'impossibilité physique de cohabiter avec sa femme.

Art. 313. Le mari ne pourra, en alléguant son impuissance naturelle, désavouer l'enfant ; il ne pourra le désavouer même pour cause d'adultère, à moins que la naissance ne lui ait été cachée, auquel cas il sera admis à proposer tous les faits propres à justifier qu'il n'en est pas le père.

D'ailleurs cette question peut être soulevée à propos du désaveu de paternité ou de maternité. On peut aussi la faire intervenir lors des attentats à la pudeur.

III. *Caractères scientifiques.* — On a dit que pour que le coït fût complet, il fallait du côté de l'homme érection, intromission et éjaculation avec sensation voluptueuse ; du côté de la femme, excitation des parties génitales, réception et sensation voluptueuse. Cette dernière condition ne semble pas indispensable.

On a fait de nombreuses divisions de l'impuissance. Toutes ont l'inconvénient de mettre d'un côté les faits certains et incontestables, et de faire une seconde classe pour les cas douteux, c'est-à-dire ceux qui donnent toujours lieu à des discussions. C'est ainsi que l'on a vu une impuissance physique et nerveuse, congéniale et acquise (le législateur s'en occupe), absolue et relative (il y a disproportion entre les organes. Autrefois on en tenait compte dans les questions de dissolution de mariage).

Étudions successivement l'impuissance chez les deux sexes.

1° *De l'impuissance chez l'homme.* — Nous pouvons faire les deux divisions dont nous avons parlé, et étudier les causes qui empêchent le coït ou la fécondation.

A. *Impotentia coeundi.* — Il y a *absence* de verge ; cette absence est congéniale ou acquise (opérations, blessures).

La verge est *diminuée* de volume : parfois le coït est possible, mais souvent il s'y joint d'autres anomalies :

épispadias, absence de corps caverneux, atrophie de
la vessie.

La verge est *augmentée* : il y a sans doute des limites. On ne peut condamner une femme au martyre.

La verge est *mal faite* : elle se bifurque, elle s'in-
curve pendant l'érection, il y a dilatation anévrysmale
des corps caverneux.

B. *Impotentia generandi.* — L'impossibilité du coït
n'entraîne pas l'impuissance à féconder. On a beaucoup
parlé dans ces derniers temps des générations artificielles. Le sperme doit être lancé dans une certaine
direction (phymosis, épispadias, hypospadias). Il doit
y en avoir une certaine quantité et il doit être de qualité convenable. Les spermatozoïdes manquent chez les
enfants, les vieillards, et quelques individus.

Mais la condition certaine de l'impuissance à féconder est l'absence de sperme. Cette condition se rencontre 1° dans l'absence congéniale des testicules.
C'est assez rare. S'il y a arrêt de développement on
trouve tous les caractères de l'hermaphrodisme. Chez
les cryptorchides, les testicules sont dans l'abdomen ;
le coït est fécond, on les a même dit plus ardents, à
cause de la chaleur continuelle dont leurs testicules
sont pénétrés. De même les animaux à tempérament
très-porté à l'amour, et chez lesquels ces glandes sont
près des reins : les coqs, les moineaux, les rongeurs
(rats et lapins), par exemple.

2° Dans l'absence acquise et prouvée des testicules.
L'examen local le démontre, il y a cicatrice. L'examen
général donne les caractères de l'eunuque.

On distingue plusieurs variétés d'*eunuques*, ce troisième sexe comme l'appelait Balzac. C'est ainsi que les
Romains distinguaient les *Spadones* privés d'un seul

testicule : ils coïtaient, engendraient et pouvaient d'ailleurs se marier. Puis les *Thadiai* ou *Thasiai*, dont les testicules étaient atrophiés par le bistournage; parfois des vaisseaux séminifères échappent à la distorsion et la fécondation est possible. Puis les eunuques auxquels on a enlevé les testicules, mais laissé le pénis : ils étaient très-recherchés des dames romaines, d'après Juvénal. Il y a enfin les vrais eunuques auxquels on a enlevé tous les organes extérieurs. Ce sont ceux qui gardent les femmes dans les harems; ils ont des désirs vénériens. Il faut mentionner aussi une secte russe, les Skoptzy, c'est-à-dire les Châtrés. D'après les chiffres officiels (de 1805 à 1871), la police aurait découvert 5,444 skoptzy (3,979 hommes et 1,465 femmes).

Notons enfin que l'impuissance peut aussi tenir à une anaphrodisie physiologique ou pathologique. Cette dernière se montre après les abus de l'acte vénérien, les affections de l'encéphale et de la moelle.

2° *De l'impuissance chez la femme.*

A. *Impotentia coeundi.* — On ne peut admettre la laideur ou certaines maladies, telles que l'ozène, les convulsions.

Parmi les causes locales, il peut y avoir absence des parties génitales externes, soit congéniale, soit consécutive à un traumatisme ou accident qui a fusionné tous les organes.

Il y a rétrécissement du vagin et de la vulve; on peut essayer une dilatation artificielle. Il peut y avoir des obstacles à l'entrée de la verge par le clitoris ou des végétations.

Enfin il y a déviation du vagin; il s'ouvre dans la vessie, dans le rectum, les trois ouvertures n'en font qu'une. Malgré tout cela, on a vu des grossesses.

B. *Impotentia concipiendi.* — Il y a des *causes géné-rales :* syphilis, constitution affaiblie, causes agissant sur les ovaires.

Des *causes locales* qui empêchent l'arrivée du sperme, ainsi l'hymen ; le col de l'utérus est plein ou imper-foré ou trop étroit ; des modifications à peu près sem-blables peuvent se montrer du côté de la trompe. Ajoutons que les déplacements de l'utérus donnent une mauvaise direction au col, et que les maladies de l'o-vaire (ordinairement un seul est atteint) peuvent être la cause de la stérilité.

IV. *Conséquences médico-judiciaires et règles de l'ex-pertise.* — Les peuples anciens admettaient la répudia-tion et le divorce. D'après Justinien, la femme pouvait réclamer la dissolution du mariage quand le mari était impuissant.

Au divorce l'Église substitua la nullité du mariage, d'après la maxime : *Quod Deus conjunxit homo non separat.* Les époux pouvaient convoler à d'autres noces.

Au quinzième siècle, le droit canonique admit que l'impuissance devait être constatée par l'examen di-rect ou par le *Congrès.* Tallemant des Réaux en a laissé une narration célèbre. On accordait deux heures ; alors les experts s'assuraient s'il y avait eu intromis-sion, *et an fuisset emissio, ubi, quid et quale emissum.* L'épreuve du congrès ne fut abolie que le 18 jan-vier 1677, et Boileau l'a flétrie dans ses vers [1].

Dans le Code civil, les questions d'impuissance sont présentées sous trois faces différentes :

---

[1] Jamais la biche en rut n'a, pour fait d'impuissance,
Traîné du fond des bois un cerf à l'audience;
Et jamais juge, entre eux ordonnant le congrès,
De ce burlesque mot n'a sali ses arrêts.

1° Au point de vue de la nullité du mariage;

2° De la séparation de corps;

3° Du désaveu des enfants nés pendant le mariage.

Nous avons dit aussi que cette question pouvait appartenir au Code pénal, dans les affaires d'attentats à la pudeur.

Les règles de l'expertise sont les mêmes que dans l'hermaphrodisme.

L'examen sera local et général.

3. DE L'ÉTAT CIVIL.

L'état civil est la condition faite à un individu par les différents actes sociaux qui constatent ses rapports de parenté, de mariage, etc.

Faisons remarquer que les actes de naissance ou de décès constatent l'état civil des personnes, mais à la différence de l'acte de mariage, ils sont le résultat d'un *fait* presque toujours réalisé en l'absence de l'officier de l'état civil et non d'un *contrat* passé devant lui : de là, la difficulté de constater directement et sûrement la naissance et le décès autrement que par la vue de l'enfant ou du cadavre ou par des témoignages. Ces actes cependant sont de la plus grande importance, d'eux découlent tous les droits et une grande partie des devoirs des personnes et leurs capacités.

Le titre deuxième du livre I du Code civil s'occupe des *actes de l'état civil* (art. 34-101). Après un chapitre consacré aux dispositions générales, il traite successivement des *actes de naissance, de mariage, de décès*, etc.

De nombreuses questions se rapportent à la naissance. Nous ne traiterons ici que de la *paternité*, de la *maternité* et de la *déclaration des naissances*. Nous reviendrons plus tard, à propos du fœtus, sur les questions si importantes de viabilité, de naissances précoces et tardives, de superfétation. L'exposition, la supposi-

tion, la suppression et la substitution d'enfant seront
en même temps exposées. Tous les éléments de l'étude
de l'enfant au début de la vie seront ainsi réunis. Quant
aux actes de décès, ils trouvent naturellement place
dans le chapitre consacré à la mort et au cadavre.|

A. Paternité et maternité.

C'est le jurisconsulte Paul qui a le premier proclamé
la maxime bien connue : *Pater is est quem nuptiæ
demonstrant*. (L. 5, ff. *De in jus vocando*.)

Le titre septième du livre I du Code civil s'occupe de la Paternité et de la Filiation.

Rappelons les art. 312, 313.

ART. 340. La recherche de la paternité est interdite. Dans le cas
d'enlèvement, lorsque l'époque de cet enlèvement se rapportera
à celle de la conception, le ravisseur pourra être, sur la demande
des parties intéressées, déclaré père de l'enfant.

ART. 341. La recherche de la maternité est admise. — L'enfant
qui réclamera sa mère sera tenu de prouver qu'il est identique-
ment le même que l'enfant dont elle est accouchée. — Il ne sera
reçu à faire cette preuve par témoins que lorsqu'il aura déjà un
commencement de preuve par écrit.

Le médecin peut donc intervenir dans les questions
d'adultère, de grossesse, d'impuissance. Dans le cas
de l'art. 340, il doit montrer si l'époque de l'enlèvement coïncide avec la conception de l'enfant. Il peut y
avoir à ce propos, comme dans le cas de l'art. 341,
une question d'identité.

B. Déclaration des naissances.

La société a le plus grand intérêt à connaître tous les
membres de la collectivité humaine. Elle sanctionne l'entrée ou la sortie de chacun d'eux dans le milieu social
par un acte officiel, qui est l'acte de naissance et l'acte

de décès. Mais comme elle doit en même temps protection à tous, et principalement aux plus faibles, la loi
a voulu que la déclaration de naissance, à défaut des
parents, fût faite par les personnes qui, par leur profession ou les circonstances, ont assisté à l'accouchement. Cependant le médecin peut, en prêtant son
assistance, avoir promis le secret. Présenter l'enfant
et dire qu'il est de père et mère inconnus, en indiquant le domicile de la mère (art. 57), c'est en même
temps faire connaître le nom de celle-ci. La jurisprudence actuelle, grâce à l'initiative du Dr Berrut [1], a
parfaitement établi que le médecin, en présentant l'enfant, pouvait refuser d'indiquer le nom de la mère et
le lieu où s'était fait l'accouchement.

ART. 55. Les déclarations de naissance seront faites, dans les
trois jours de l'accouchement, à l'officier de l'état civil du lieu ;
l'enfant lui sera présenté.

ART. 56. La naissance de l'enfant sera déclarée par le père, ou,
à défaut du père, par les docteurs en médecine ou en chirurgie,
sages-femmes, officiers de santé ou autres personnes qui auront
assisté à l'accouchement ; et lorsque la mère sera accouchée hors
de son domicile, par la personne chez qui elle sera accouchée.
L'acte de naissance sera rédigé de suite en présence de deux
témoins.

ART. 346 C. P. Toute personne qui, ayant assisté à un accouchement, n'aura pas fait la déclaration à elle prescrite par l'art 56
du Code civil, et dans les délais fixés par l'art. 55 du même
Code, sera punie d'un emprisonnement de six jours à six mois, et
d'une amende de seize francs à trois cents francs.

*Un jugement du 30 décembre 1875, rendu, sur la demande du
Dr Berrut, contrairement aux conclusions du ministère public,
par la première chambre du tribunal civil de la Seine, déclare
qu'on ne saurait admettre que l'officier de l'état civil ait pu,
pour cette cause (le Dr Berrut n'avait voulu indiquer ni le nom
de la mère, ni le lieu où l'accouchement avait eu lieu), refuser*

---

[1] Le secret médical devant les tribunaux, dans le cas de déclaration de naissance, par le Dr Berrut (*Gaz. des hôpitaux*,
n° 12, 1876).

de recevoir la déclaration et d'assurer à l'enfant le bénéfice d'un acte de naissance. Ce jugement déclare en outre que Louise-Armande, enfant du sexe féminin, est née le 7 décembre 1875, à midi, dans la circonscription du 7ᵉ arrondissement de Paris, de père et mère inconnus ;

Dit que le présent jugement tiendra lieu à la susnommée d'acte de naissance ;

Ordonne que le maire du 7ᵉ arrondissement de Paris sera tenu d'inscrire ledit jugement, dans les trois jours de sa signification, sur les registres des actes de naissance de cet arrondissement.

Sinon, et faute par lui de ce faire dans le délai ci-dessus fixé, dit qu'il sera fait droit :

Condamne le défendeur ès qualité aux dépens.

— Voir dans le même sens quatre arrêts de la Cour de cassation (16 septembre 1843, deux arrêts le 1ᵉʳ juin 1844, 1ᵉʳ août 1845).

On peut donc adopter la formule du Dʳ Berrut, dont le premier terme donne satisfaction aux prescriptions de l'art. 346 (déclaration de naissance), et le deuxième terme à celles de l'art. 378 (secret professionnel) :

Tout ce qui rattache l'enfant à la société, le médecin doit le dire.

Tout ce qui rattache l'enfant à la mère, le médecin doit le taire, si la mère l'exige.

G. Du mariage.

De tout temps et chez tous les peuples, dès que les collectivités humaines sont arrivées à un certain degré de civilisation, les législateurs se sont occupés de favoriser et de régulariser l'union sexuelle. En permettant la reproduction de l'espèce, on donnait à la société de l'homme et de la femme un caractère normal. Comme l'a dit Fodéré : « Le mariage doit être considéré sous trois rapports : sous celui des besoins physiques et personnels, sous celui des enfants qui en naîtront ;

et enfin sous le rapport des droits et devoirs que l'état social a attachés à cette institution. »

D'après notre Code civil (livre I, titre V), nous avons à étudier :

1° *Les qualités et conditions requises pour pouvoir contracter mariage;*

2° *L'opposition au mariage;*

3° *La nullité de mariage;*

4° *La séparation de corps.*

A. DES OBSTACLES AU MARIAGE D'APRÈS LA LOI.

Le Code civil en reconnaît de trois sortes : l'âge, la parenté, la démence. Ce sont là les seuls motifs d'opposition reconnus par la loi. Les ascendants ont droit d'opposition pour un motif quelconque.

a. L'âge.

Les articles 144, 145, 148, 151, 152, 153, 160, 173, 185 s'occupent de l'âge. La loi indique, dans l'art. 144, que l'homme avant dix-huit ans révolus, la femme avant quinze ans, ne peuvent contracter mariage, mais elle ne fixe pas de limite d'âge au-dessus de laquelle le mariage ne pourrait avoir lieu.

b. La parenté.

ART. 735 C. C. La proximité de parenté s'établit par le nombre de générations; chaque génération s'appelle un *degré*.

ART. 736. La suite des degrés forme la ligne : on appelle *ligne directe* la suite des degrés entre personnes qui descendent l'une de l'autre; *ligne collatérale* la suite des degrés entre personnes qui ne descendent pas les unes des autres, mais qui descendent d'un auteur commun. On distingue la ligne directe, en ligne directe descendante et en ligne directe ascendante. La première est celle qui lie le chef avec ceux qui descendent de lui; la deuxième est celle qui lie une personne avec ceux dont elle descend.

ART. 737. En ligne directe, on compte autant de degrés qu'il y a de générations entre les personnes : ainsi le fils est, à l'égard du père, au premier degré; le petit-fils, au second; et réciproquement du père et de l'aïeul à l'égard des fils et petits-fils.

Art. 738. En ligne collatérale, les degrés se comptent par les générations, depuis l'un des parents jusques et non compris l'auteur commun, et depuis celui-ci jusqu'à l'autre parent. Ainsi, deux frères sont au deuxième degré; l'oncle et le neveu sont au troisième degré; les cousins germains au quatrième; ainsi de suite.

Art. 161. En ligne directe, le mariage est prohibé entre tous les ascendants et descendants légitimes et naturels, et les alliés dans la même ligne.

Art. 162. En ligne collatérale, le mariage est prohibé entre le frère et la sœur légitimes et naturels, et les alliés au même degré.

Art. 163. Le mariage est encore prohibé entre l'oncle et la nièce, la tante et le neveu.

Art. 164. Néanmoins, il est loisible au Roi de lever, pour des causes graves, les prohibitions portées par l'article 162 aux mariages entre beaux-frères et belles-sœurs, et par l'article 163, aux mariages entre l'oncle et la nièce, la tante et le neveu.

Nous avons traité cette question de mariages entre parents dans l'article CONSANGUINITÉ, du *Dictionnaire encyclopédique*, et montré par la Statistique judiciaire que les dispenses accordées pour mariage (entre alliés ou entre parents) ont doublé en treize ans. C'est un résultat grave, qui prouve que les demandes sont plus nombreuses ou les dispenses plus facilement accordées. Ajoutons que l'article 348 concernant l'adoption, devient aussi un empêchement au mariage.

c. *La démence.*

Art. 146. Il n'y a pas de mariage, lorsqu'il n'y a point de consentement.

Art. 174. A défaut d'aucun ascendant, le frère ou la sœur, l'oncle ou la tante, le cousin ou la cousine germains, majeurs, ne peuvent former aucune opposition que dans les deux cas suivants : 1° Lorsque le consentement du conseil de famille, requis par l'article 160, n'a pas été obtenu ; — 2° Lorsque l'opposition est fondée sur l'état de démence du futur époux ; cette opposition, dont le tribunal pourra prononcer mainlevée pure et simple, ne sera jamais reçue qu'à la charge, par l'opposant, de provoquer l'interdiction, et d'y faire statuer dans le délai qui sera fixé par le jugement.

Par démence, la loi entend l'aliénation mentale, la folie. Or, dans cet état, l'individu ne peut donner son consentement.

Il est certain qu'il existe d'autres maladies qui sont de véritables *contre-indications* au mariage. C'est ainsi que Fodéré avait rangé sous trois chefs principaux ces divers états morbides : 1° *maladies s'aggravant par le mariage* (affections de poitrine, maladies chroniques, étroitesse du bassin) ; 2° *maladies contagieuses* (syphilis — sans doute c'est un motif au point de vue moral, mais il ne peut y avoir opposition légale) ; 3° *maladies héréditaires* (ce sont, par exemple, des maladies du système nerveux que l'hygiène sociale voudrait, par une sage sélection, voir disparaître) ; mais il est dangereux de s'engager dans cette voie, on arriverait ainsi à porter facilement atteinte à la liberté individuelle.

B. NULLITÉ DE MARIAGE.

Aujourd'hui, elle n'est plus admise que dans les deux cas suivants : 1° lorsqu'il y a eu défaut de consentement, et 2° lorsqu'il y a eu erreur dans la personne.

Articles 146, 180 et 181 du C. C. (voy. p. 82).

Nous avons dit, à propos de l'impuissance, que celle-ci ne pouvait constituer par elle-même une cause de nullité du mariage. Il faut que l'erreur ait porté sur la personne et non sur les qualités physiques, et le mariage existe dès que le sexe est reconnaissable et différent chez l'un et l'autre des contractants :

C. séparation de corps.

La loi du 20 septembre 1792 avait aboli la séparation de corps pour y substituer le divorce. Le Code civil, en 1803, maintenait l'un et l'autre. La loi du 8 mai 1816 a aboli le divorce et appliqué à la séparation les dispositions relatives au divorce dans les cas suivants :

Adultère (art. 229, 230, 308) ;
Excès, sévices ou injures graves de l'un des époux envers l'autre (art. 231) ;
Condamnation à une peine infamante (art. 232).

Comme conséquences médico-judiciaires, le médecin peut avoir à constater l'impuissance, la mesure du devoir conjugal. — Ces questions ont surtout été étudiées dans le droit canon ; ainsi, d'après lui, toute fraude génésique pour éviter d'avoir des enfants annule le contrat.

Une question qui est posée plus souvent, est celle qui se rapporte aux excès, sévices et injures graves. C'est là qu'il faut faire entrer les cas de transmission de syphilis, que la jurisprudence tend à admettre comme tombant sous l'application de l'article 231 ; de sodomie conjugale. La Cour de cassation a, dans plusieurs arrêts, consacré ce principe, que le crime d'attentat à la pudeur peut exister de la part du mari sur sa femme, lorsque l'acte sodomique a été accompli avec violence. Ajoutons encore la grossesse antérieure au mariage. Quelques mots des *seconds mariages* :

Art. 228. La femme ne peut contracter un second mariage que dix mois révolus après la dissolution du mariage précédent.

Si, malgré cet obstacle, le mariage avait eu lieu, il

pourrait se présenter deux paternités légales. D'après
la loi, l'enfant pourrait appartenir aux deux unions,
s'il naissait avant la fin du 300° jour depuis la dissolution du premier mariage, et après le commencement
du 180° jour depuis le nouveau. Dans une telle expertise il faudrait tenir compte du développement du fœtus
et des causes qui ont produit la dissolution de la première union.

4. DE L'IDENTITÉ.

I. Définition.

L'identité est la détermination de l'individualité
d'une personne.

M. le professeur Tardieu comprend sous ce nom la
recherche et la constatation des signes physiques à
l'aide desquels il est possible d'établir, soit pendant la
vie, soit après la mort, l'individualité de personnes inconnues, ou encore la participation de tel ou tel individu à certains actes incriminés.

D'après lui, elle peut encore avoir pour objet un
cadavre entier ou mutilé, des débris ou ossements dé-
couverts après un temps plus ou moins long, une personne vivante, dont le sexe est douteux; l'individualité
incertaine dissimulée ou contestée.

D'une manière générale, les circonstances dans lesquelles le médecin intervient sont au nombre de
trois :

1° *Dans les cas de simple police* : un individu est
trouvé, sans papiers, sur la voie publique, il faut établir son identité anatomo-physiologique.

2° *Au point de vue criminel.* Un prévenu réclame le

bénéfice d'un alibi ; un individu est arrêté sous prétexte de ressemblance avec un condamné évadé ; d'ailleurs, l'action publique se prescrit par dix ans pour les
crimes et par trois ans pour les délits, et on comprend
qu'après un grand nombre d'années il y ait de pro-
fonds changements dans l'extérieur d'une personne.
Ce sont des ossements trouvés dans les fouilles, dans
une cave, au milieu d'un bois, etc.

3° *Au point de vue du droit civil.* De nos jours, les
rapports si nombreux que les relations modernes établissent entre les personnes, rendent ces questions
plus rares. Les registres de l'état civil sont, en
outre, parfaitement tenus. Mais ces documents officiels peuvent avoir disparu, comme à Paris, par
exemple, après la Commune. On peut avoir encore
à rechercher l'identité, dans les cas de filiation ou
d'héritage. D'après la loi, la filiation ou possession
d'état s'établit par différentes preuves : actes de
naissance, témoins, écrits, indices tels que vêtements, etc.

Toutes ces questions d'identité peuvent être soulevées dans les cas d'infanticide, de suppression ou
de substitution d'enfant ; un individu soutient être
le fils d'une femme qui affirme n'avoir jamais eu
d'enfant ; un individu prétend être le fils et l'héri-
tier d'une famille dont le véritable fils est absent
ou mort depuis longtemps. On sait tout le bruit qu'a
fait en Angleterre l'affaire Tichborne. Rappelons
aussi la belle consultation de Louis dans l'affaire Ba-
ronet.

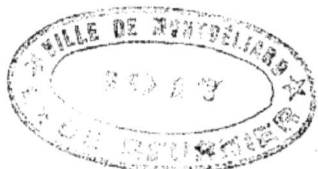

II. Législation.

Quelques-unes des circonstances dont nous venons de parler sont visées par les articles suivants du Code civil.

Art. 319. La filiation des enfants légitimes se prouve par les actes de naissance inscrits sur le registre de l'état civil.

Art. 320. A défaut de ce titre, la possession constante de l'état d'enfant légitime suffit.

Art. 321. La possession d'état s'établit par une réunion suffisante de faits qui indiquent le rapport de filiation et de parenté entre un individu et la famille à laquelle il prétend appartenir Les principaux de ces faits sont : que l'individu a toujours porté le nom du père auquel il prétend appartenir ; — que le père l'a traité comme son enfant, et a pourvu, en cette qualité, à son éducation, à son entretien et à son établissement; — qu'il a été reconnu constamment pour tel dans la société; — qu'il a été reconnu pour tel par la famille.

Art. 323. A défaut de titre et de possession constante, ou si l'enfant a été inscrit, soit sous de faux noms, soit comme né de père et mère inconnus, la preuve de filiation peut se faire par témoins. — Néanmoins cette preuve ne peut être admise que lorsqu'il y a commencement de preuve par écrit, ou lorsque les présomptions ou indices résultant de faits dès lors constants sont assez graves pour déterminer l'admission.

Art. 325. La preuve contraire pourra se faire par tous les moyens propres à établir que le réclamant n'est pas l'enfant de la mère qu'il prétend avoir, ou même, la maternité prouvée, qu'il n'est pas l'enfant du mari de la mère.

Art. 341 (page 92).

III. Caractères scientifiques.

Comment établir le diagnostic de l'individualité ? Quels sont les signes de l'identité?

Une division peut d'abord être faite, selon que le problème porte : 1° sur une personne vivante; 2° qu'il s'agit d'un cadavre ; 3° d'objets ou de substances privées de vie.

1° Identité pendant la vie. — Les preuves de l'individualité d'une personne se trouvent fournies par des signes physiologiques, par des signes pathologiques ou accidentels.

a. Signes physiologiques. L'*âge*, le *sexe* (que nous avons déjà étudiés), la *taille*, le *poids.*

Pour avoir la taille, on toise l'individu.

Les recherches modernes, surtout celles de Broca, ont parfaitement établi que la taille n'est pas en rapport avec la constitution de l'individu, mais avec la race à laquelle il appartient. D'après le savant professeur, les Français, qui sont des dolichocéphales orthognathes, forment un mélange de trois races. Les *Aquitains* (Basques, venant des Ibères); les *Belges*, de la race des *Kymris* (chassés des bords de la mer Noire, 613 av. J. C., sont remontés jusqu'à la Baltique : grands, blonds, front large, menton saillant, nez recourbé); les *Celtes* ou *Galls* (entre la Garonne, la Seine, les Alpes et l'Océan : taille moyenne, bruns, yeux noirs, front bombé fuyant vers les tempes, nez droit, menton rond).

L'aptitude de la France, au point de vue de la taille militaire, ne diminue point, elle s'améliore au contraire. Il est certain que le nombre des individus à grande taille, ou que la taille moyenne, n'augmente pas; ce qui peut faire supposer qu'il se fait une fusion de plus en plus complète entre l'élément celtique et l'élément kymrique; et que, probablement, la première de ces races croît plus vite que la seconde.

Le poids a aussi de l'importance. Ses variations ne sont pas très-grandes. L'homme ou la femme atteignent en général 20 fois le poids de l'enfant à la naissance (3 kil. × 20 = 60 à 65 kil.). La race d'ailleurs influe encore sur le poids, puisque la partie la plus pesante du corps est le squelette, élément si variable avec les familles ethnologiques.

Pour un soldat de la classe, dont la taille est de 1ᵐ,54, nous admettons les conclusions suivantes de

M. le professeur Vallin : L'aptitude militaire est incompatible avec un poids inférieur à 50 kilogr. De même qu'il est extrêmement rare de trouver en France des hommes ayant une taille inférieure à 1ᵐ,53 et cependant capables de supporter les fatigues du service, de même on ne rencontrera presque jamais un homme ayant moins de 78.5 de circonférence sous-pectorale, pesant moins de 50 kilogr. et capable cependant de faire un service utile dans l'armée.

J'ai dressé, d'après Quételet, le tableau suivant qui est une échelle du développement de la taille et du poids chez l'homme et la femme :

| | HOMMES. | | FEMMES. | |
AGE.	TAILLE.	POIDS.	TAILLE.	POIDS.
	mèt.	kil.	mèt.	kil.
0	0.500	3.20	0.490	2.91
1	0.698	9.45	0.690	8.79
2	0.791	11.34	0.781	10.67
5	0.988	15.77	0.974	14.36
7	1.105	19.10	1.086	17.54
10	1.275	24.52	1.248	23.52
11	1.330	27.10	• 1.299	25.65
12	1.385	29.82	1.353	29.82
13	1.439	34.38	1.403	32.94
14	1.493	38.76	1.455	36.70
15	1.546	43.62	1.499	40.37
16	1.554	49.67	1.535	43.57
17	1.594	52.85	1.555	48.31
18	1.658	57.85	1.564	51.03
20	1.674	60.06	1.572	52.28
25	1.680	62.95	1.577	53.28
30	1.684	63.65	1.579	54.33
40	1.684	63.67	1.579	55.25
50	1.674	63.46	1.536	56.16
60	1.659	61.94	1.516	54.30
70	1.623	59.52	1.514	51.51
80	1.613	57.83	1.506	49.57
90	1.613	57.83	1.504	49.54

En résume, l'homme atteint son développement de 25 à 30 ans, son poids augmente jusqu'à 40 ans. — De même pour la femme, mais son maximum de poids se produit vers 50 ans.

Il faut tenir compte du *système dentaire* (dont nous avons ailleurs montré toute l'importance) des *cheveux*. Ceux-ci servent à constater l'identité par leur existence (tête rasée, — calvitie, sa marche spéciale), par leur coloration. Celle-ci a une importance plus grande. Pendant la première année, les cheveux se comportent comme l'iris, et ils se foncent peu à peu. Les cheveux noirs blanchissent assez vite, mais, en général, la canitie ne commence qu'après quarante ans. De nombreux cosmétiques sont employés pour teindre les cheveux.

On noircit les cheveux avec la pommade au mélainocome (axonge avec noir végétal ou animal), et avec certains réactifs (acétate de plomb, hydrogène sulfuré, sels de bismuth, nitrate d'argent). Les couleurs claires s'obtiennent par des poudres ou des liqueurs végétales, ou encore par l'action prolongée du chlore (outre que ce dernier procédé est désagréable, les cheveux deviennent durs et cassants). Des expériences d'Orfila ont montré qu'il était possible : de rendre les cheveux noirs, quelle que soit leur couleur; de faire passer des cheveux naturellement noirs au châtain ou au blond; de rendre à des cheveux teints leur couleur primitive.

Nous exposerons plus tard les procédés que doit employer l'expert pour reconnaître ces fraudes.

Notons enfin l'*expression du visage*, l'*attitude*, la *démarche*, l'*état de l'intelligence* : autant de données qui peuvent avoir, dans certains cas, une grande importance.

b. Signes pathologiques ou accidentels. — Il n'y a pas

toujours des vices de conformation, mais les
larités sont nombreuses. Elles se montrent sur
ties dures ou sur les parties molles.

1° *Examen des parties dures.*

Le squelette peut être déformé, il y a trac
ciennes fractures, un pied bot, du rachitis
Pour les dents, on constate leur écartement,
viation, leur usure, la carie, le plombage, etc.
veux sont examinés, ainsi que nous l'avons di

2° *Examen des parties molles.*

On constate leur division (bec-de-lièvre), o
note de toutes les tumeurs (verrues, loupes,
des taches ou signes de naissance (envies, g
beauté, tissu mélanique); et on décrit leur si
leur nombre, leur étendue, leur forme et leur

Puis on examine successivement, et on rec

Les cicatrices. Celles-ci, formées de tissu ino
sont blanches, même chez le nègre. Ancienn
sont blanches et nacrées; récentes, elles sont
et d'un rouge plus ou moins prononcé. Elles
être très-apparentes (varioles, certain cas d'a
peu visibles (on conseille alors de les friction
de congestionner les tissus voisins). Leur sié
forme (sangsue, saignée, etc.) peut parfois
quer l'origine, et c'est alors une donnée im
dans la vie de l'individu.

Les tatouages. Ils ont été étudiés en médecin
par Casper, Hutin, Tardieu. On les produit av
poudre, du noir de fumée, du vermillon, du
Prusse. Les images indiquent la condition so
l'individu ou sa profession, parfois elles ont un
fication morale. On rencontre très-souvent les
Pas de chance, sur les avant-bras, surtout à

J'ai observé plusieurs fois en Afrique, et vu deux fois,
dans le service des consignés au Val-de-Grâce, une
botte dessinée sur le pénis. — Parent-Duchatelet, dans
ses études sur la prostitution, a observé que des tatouages se rencontraient fréquemment sur la poitrine
ou le ventre des prostituées. Il a remarqué que
c'étaient des noms d'hommes chez les jeunes, des noms
de femmes chez les âgées.

Tardieu classe ainsi les différents emblèmes que l'on
peut rencontrer. D'abord des emblèmes militaires
(croix, médailles, sabre, fusil, ancre, tous les unifor-
mes), des emblèmes amoureux (portraits, noms, cœur
transpercé d'une flèche), des emblèmes religieux (Christ
en croix, Saint-Esprit, noms de patrons), des emblèmes
professionnels (outils, instruments). Nous y ajouterons
des emblèmes sociaux; c'est ainsi que des tribus ont
des marques spéciales et tatouent leurs enfants de la
même manière. On sait que les tatouages ont été
réprouvés par Moïse, d'où leur absence chez les
Juifs.

Les tatouages persistent presque toujours indéfiniment.
D'après Casper, Hutin et Tardieu, il en est qui peuvent disparaître spontanément : par ancienneté, par le peu de profondeur des piqûres, ou la nature de la couleur employée.
On a d'ailleurs cherché à les faire disparaître avec une solution d'acide acétique ou de potasse, par l'application d'un
vésicatoire. L'emploi de la loupe permet de reconnaître cette
tentative.

Les *signes professionnels* doivent aussi être connus.
D'après Tardieu, les modifications physiques et chimiques que détermine dans certains organes l'exercice
de diverses professions peuvent être rattachées aux
quatre types suivants : 1° épaississement de l'épiderme;

2° altération de la structure de la peau; 3° modification de la coloration normale; 4° déformation des parties.

L'*épaississement* varie de la dureté calleuse jusqu'au durillon et au bourrelet saillant. Ainsi celui de l'avant-bras chez les cardeurs de matelas, le calus palmaire du bâtonniste, du tambour, des ouvriers à marteau. Le durillon saillant est épais et circonscrit, comme un cor chez les cochers, coiffeurs, écrivains, tailleurs de pierre. On rencontre le bourrelet chez le graveur sur métaux, le joueur d'orgues, le menuisier, le tourneur. Chez les jeunes ouvriers ces tumeurs sont molles et rougeâtres.

Les *crevasses profondes* se rencontrent chez les buandiers, les blanchisseurs, les boulangers, les débardeurs, les polisseurs; la *destruction des ongles* chez les nacrières et les polisseuses de cuillers; la *formation de tumeurs et de kystes* chez le débardeur, le tailleur d'habits, le vermicellier; le *changement de coloration* chez les blanchisseurs de tissu, les corroyeurs, les ouvriers en cuivre, les écaleuses de noix, les ébénistes, les teinturiers.

Parfois il y a *déformation des parties :* ainsi le doigt déformé chez les cordonniers, les fleuristes, les repasseuses, les pastilleurs, les bijoutiers, la rétraction des tendons fléchisseurs chez les cloutiers.

En résumé, la main est la partie la plus importante, et ses altérations occupent soit la portion palmaire, soit les doigts isolés ou réunis, aux deux mains, ou à l'une des deux seulement. C'est alors surtout sur la droite qu'on les constate.

2° IDENTITÉ APRÈS LA MORT. — C'est un cadavre entier. Pour cet examen, nous renvoyons à l'étude que nous en ferons plus tard.

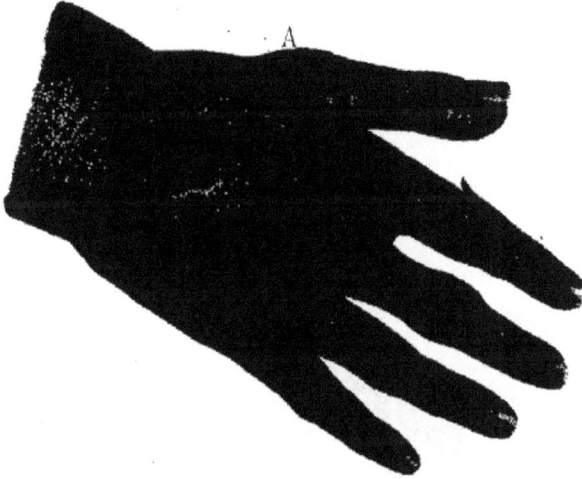

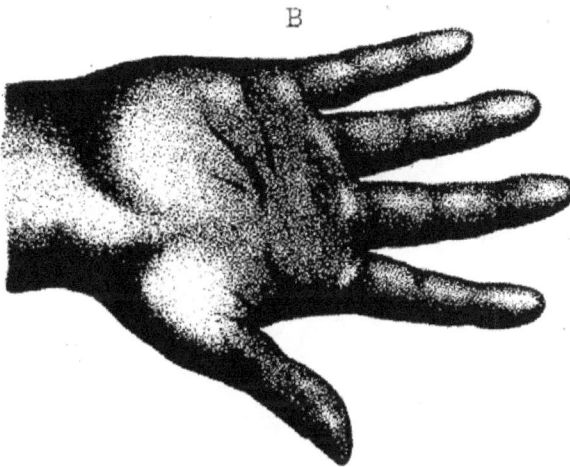

A

B

Charvot del.   Méheux chromolith.

A. Main de teinturier, avec traces d'ulcérations.
B. Main de Boyaudier .... (d'après Vernois)

G. Masson, éditeur.   Imp. Lemercier & C.ie Paris.

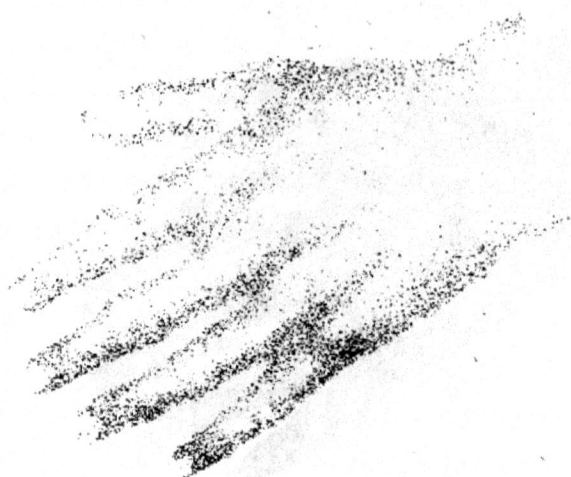

Si c'est un squelette ou des parties de squelette, il faut déterminer le sexe, mesurer la taille, et chercher l'âge au moyen des signes que nous avons déjà étudiés (état de l'ossification).

3° *Identité des substances ou objets.* — C'est la recherche des signes particuliers propres à établir la participation d'un individu à des actes criminels ou délictueux.

C'est ainsi qu'on examine l'état des vêtements dont la déchirure ou le désordre montrent des traces de lutte, de violence, la participation à l'acte incriminé. Outre ces preuves de lutte fournies par les vêtements, il peut exister de nouveaux signes sur le corps ; c'est ainsi que l'on constate des égratignures, des érosions, des morsures, des contusions. Il peut y avoir différentes taches que nous apprendrons à différencier (sang, sperme, mucus, -mains noircies par la poudre, plaies, brûlures), ce sont des cheveux ou des poils adhérents à certains objets, de la matière cérébrale, etc. Il y a enfin les empreintes laissées par certaines parties du corps de l'individu : mains sanglantes, empreintes de pas sur la terre ou sur la neige.

IV. Conséquences médico-judiciaires et règles de l'expertise.

On fait le signalement de l'individu, ainsi que nous l'avons indiqué. On le toise, on le pèse.

Pour reconnaître la coloration factice des cheveux, on peut employer les procédés suivants : 1° si les cheveux sont teints par le mélainocome, ils noircissent les doigts et le linge. Une mèche de ces cheveux étant mise dans l'eau bouillante, la graisse surnage et le charbon se précipite. 2° Si la coloration est due à la réaction de l'acide sulfhydrique sur un sel de bismuth, on traite les cheveux par le chlore ou l'acide chlorhydrique. Au bout d'une heure, il y a décoloration, et le liquide provenant de l'opération précipite par les réactifs des sels de bismuth. 3° S'ils sont colorés par le sous-acétate de plomb, en se séchant ils deviennent d'un brun rougeâtre. On traite une mèche par l'acide chlorhydrique et le produit donne les réactions des sels de plomb. 4° Une solution de nitrate d'argent donne une couleur ordinairement violette que le chlore fait disparaître en la blanchissant immédiatement.

Pour les tatouages, il faut dans quelques cas les examiner à la loupe; ce sont les mains, et spécialement la droite, les avant-bras, qui donnent les signes professionnels les plus importants.

Pour avoir la taille d'un squelette, quand il est entier, on ajoute quatre centimètres pour les parties molles.

Si on ne trouve que quelques os, on reconstitue la taille avec les plus gros. Sue a dressé des tables indiquant la longueur des os avec la longueur de l'individu. C'est ainsi qu'on trouve que le fémur est le quart de la taille du vivant, l'humérus est cinq fois et demie plus court.

Les taches, les empreintes, seront examinées plus tard avec le cadavre.

M. le docteur Vincent[1] s'est occupé d'un problème intéressant, et dont la solution peut rentrer dans la question qui nous occupe.

Ce problème est le suivant : « *Un crime ou un délit étant commis, jusqu'à quelle distance un témoin peut-il*

---

[1] De la vue distincte considérée dans ses rapports avec la médecine légale (*Mém. de l'Acad. de méd.*, t. XXX. — 1871-73).

*en reconnaître l'auteur et affirmer son identité devant
les tribunaux? Jusqu'à quelle distance ce témoin peut-il
apercevoir distinctement cette action criminelle et ses divers incidents? »*

Dans ces diverses circonstances, les caractères qui
font reconnaître les personnes à distance appartiennent à la totalité du corps (la stature, l'habillement,
les allures) ou sont propres à la tête (coiffure, système
pileux, volume et forme, le visage). — Les personnes
que nous connaissons bien et dont les caractères de totalité nous sont très-familiers peuvent être reconnues
entre 40 et 200 mètres. Celles que nous connaissons
moins bien et dont les caractères ne nous sont pas fa-
miliers se différencient par les caractères généraux
ou de totalité de la face et de la tête seulement et ne
peuvent pas être reconnues au delà de 25 à 30 mètres.
Pour les personnes que l'on a vues pour la première
fois, leur identité ne peut être rigoureusement affir-
mée que si on a pu distinguer les traits de la face,
c'est-à-dire à 15 mètres et au-dessous.

Telle est la vue distincte à la lumière solaire uniforme ou à la lumière diffuse uniforme. Mais certaines
conditions accidentelles peuvent modifier ces résultats. C'est ainsi que, d'après Vincent, la vue distincte
est plus nette et se produit à une plus grande distance,
lorsque l'observateur se trouve plongé dans la lumière
diffuse, et la personne ou la chose vues éclairées directement par le soleil. Le contraire a lieu quand l'observateur se trouve dans un milieu éclairé directement par le soleil et les objets ou personnes observés
plongés dans la lumière diffuse, comme à l'ombre d'un
bâtiment, d'un arbre, d'un accident de terrain.

Il est fort difficile de reconnaître la personne la

mieux connue au delà de 15 à 16 mètres, même par
le plus beau clair de lune ; à la lueur des étoiles, on
ne reconnaît une personne que seulement aux caractères de totalité de tout le corps et de la tête, avec lesquels il faut être très-familier, et à une distance maximum de 3 à 4 mètres.

5. DE LA RESPONSABILITÉ CRIMINELLE ET DE LA CAPACITÉ CIVILE : DES MALADIES MENTALES.

Nos études antérieures ont suivi la marche ordinaire de la procédure : un délit est commis, voilà le
coupable d'après son identité. Mais une nouvelle question peut se poser : cet individu est-il responsable ?

Cette question de responsabilité est un des problèmes généraux de la médecine judiciaire. Dans la rédaction de ce chapitre, nous avons mis à contribution
l'ouvrage remarquable du docteur Krafft-Ebing (tra-
duction du docteur Chatelain), les publications des
docteurs Tardieu, J. Falret, Legrand du Saulle.

I. Définition.

Nous n'avons pas à rechercher l'essence et le secret
de la pensée humaine, à remonter aux causes premières ou à nous préoccuper d'une existence future.
Ces grandes questions philosophiques, qui occupent et
tracassent depuis si longtemps l'humanité, n'ont rien
à faire avec notre sujet. Nous n'avons à nous prononcer ni pour la théorie spiritualiste, ni pour la théorie
matérialiste. Mais il nous faut admettre avec les législateurs que l'homme est libre de choisir, au moment
d'un acte, entre le bien et le mal, et que, par conséquent, il est responsable moralement et doit être puni

par la loi s'il accomplit volontairement un acte contraire à la morale et condamné par la loi.

Le droit criminel de toutes les nations admet le
libre arbitre. C'est si bien un principe pour les légistes
et les jurisconsultes qu'ils ne le démontrent même
pas : ils l'affirment. Ils reconnaissent ainsi, qu'à un
âge, fixé d'ailleurs par la loi, l'individu a acquis un ensemble suffisant de connaissances et d'idées pour lui
permettre de se prononcer sur l'importance légale
d'un acte et pour se décider à l'exécuter ou non.
Les sociétés ne peuvent être fondées que sur certaines
bases, parmi lesquelles le droit est une des plus importantes.

Le droit ne peut exister qu'à la condition d'admettre
théoriquement le discernement et le libre arbitre de
l'individu, et pratiquement la responsabilité morale et
légale.

Telles sont les conséquences pratiques auxquelles il
faut arriver, quelle que soit l'école philosophique à laquelle on appartienne.

La liberté de chacun finit là où elle commence à
gêner les autres. Les hommes réunis en société ont
donc bien le droit de se défendre contre les entraîne-
ments ou les fantaisies de quiconque nuit par ses actes
aux autres membres de la société ou viole les lois que
cette collectivité s'est données.

Mais si l'individu doit pouvoir choisir entre l'action
et l'abstention, il faut qu'il puisse distinguer l'illéga-
lité de l'acte. L'empirisme et l'observation quotidienne
ont appris à tous et les législateurs ont consacré l'évolution morale de l'individu dans la société, et les
transitions successives par lesquelles il est passé avant
d'arriver à la maturité cérébrale complète.

L'homme est essentiellement égoïste, et la préoccupation de son bien-être ou la recherche de ses intérêts le déterminent souvent à porter atteinte au bien-être ou aux intérêts des autres. La société n'est possible qu'à la condition que la loi mette une barrière à ces instincts égoïstes et sensuels, et le but même du droit et de l'équité est de ne pas les laisser franchir une limite minimum, reconnue nécessaire pour la vitalité de la société.

C'est ainsi que tous les législateurs ont admis qu'il fallait à l'enfant un développement cérébral suffisant et un séjour prolongé dans le milieu social pour lui en apprendre toutes les obligations. L'État ne s'adresse qu'à des citoyens libres, et il y aurait injustice à châtier ceux qui ignorent la loi ou ne peuvent la comprendre. C'est reconnaître par cela même la nécessité d'une organisation cérébrale convenable par son développement ou son fonctionnement.

La loi admet encore qu'avant d'atteindre ce fonctionnement complet, le moral de l'homme subit certaines phases évolutives ; que, par exemple, les idées de morale sont acquises avant la connaissance des différents liens sociaux ou de ces nombreux rapports que fait naître entre les citoyens la vie collective.

De même la loi admet qu'il y a un âge où il ne peut y avoir imputabilité : elle ne punit pas l'accusé âgé de moins de seize ans qui a agi sans discernement. C'est là la période de responsabilité criminelle. Mais la faculté de se diriger dans toutes les circonstances de la vie sociale, l'entière jouissance des droits de citoyen, constituent la capacité civile. Il est bien naturel qu'elle ne puisse commencer qu'à un âge différent de la responsabilité, alors que l'habitude et l'expérience de la vie sociale ont enseigné l'individu et lui ont appris ses droits et ses devoirs. Il faut donc admettre pour la capacité civile : la connaissance des différents faits de la vie sociale, une appréciation suffisante et indépendante de chacun d'eux et de ses conséquences. Comme le Code pénal qui admet des degrés dans la responsabilité, le Code civil reconnaît aussi des degrés dans la capacité civile. La loi s'occupe de la tutelle, de l'émancipation, et elle peut même suspendre complétement la capacité civile par l'interdiction; ajoutons qu'elle attache des incapacités à certaines peines.

Que l'individu ne soit pas, au contraire, dans les conditions légales de la capacité, il peut : ne pas remplir les conditions d'un contrat, ne pas être civilement responsable d'un dommage causé.

Aussi la législation a-t-elle entouré de mesures excessivement prudentes et nombreuses les conditions de la capacité civile, et nul ne peut en être privé sans un jugement rendu par l'autorité compétente.

II. Législation.

Elle s'occupe de la responsabilité criminelle dans les articles suivants :

Art. 64 du C. P. — Il n'y a ni crime ni délit, lorsque le prévenu était en état de démence au temps de l'action, ou lorsqu'il a été contraint par une force à laquelle il n'a pu résister.

Elle s'occupe des personnes excusables, d'après leur âge, dans les articles suivants :

Art. 340 du C. I. C. — Si l'accusé a moins de seize ans, le président posera, à peine de nullité, cette question : « L'accusé a-t-il agi avec discernement.

Art. 66 C. P. — Lorsque l'accusé aura moins de seize ans, s'il est décidé qu'il a agi sans discernement, il sera acquitté ; mais il sera, selon les circonstances, remis à ses parents, ou conduit dans une maison de correction, pour y être élevé et détenu pendant un nombre d'années que le jugement déterminera, et qui toutefois ne pourra excéder l'époque où il aura accompli sa vingtième année.

ART. 67, — S'il est décidé qu'il a agi avec discernement, les peines seront prononcées ainsi qu'il suit : s'il a encouru la peine de mort, des travaux forcés à perpétuité; de la déportation, il sera condamné à la peine de dix à vingt ans d'emprisonnement dans une maison de correction ; — s'il a encouru la peine des travaux forcés à temps, de la détention ou de la réclusion, il sera condamné à être enfermé dans une maison de correction pour un temps égal au tiers au moins et à la moitié au plus de celui pour lequel il aurait pu être condamné à l'une de ces peines ; — s'il a encouru la peine de la dégradation civique ou de bannissement, il sera condamné à être enfermé, d'un à cinq ans, dans une maison de correction.

Le meurtre est excusé par la loi dans certaines circonstances : adultère (art. 324 C. P.) et légitime défense (art. 328).

ART. 70. — Les peines des travaux forcés à perpétuité, de la déportation et des travaux forcés à temps, ne seront prononcées contre aucun individu âgé de soixante-dix ans accomplis au moment du jugement.

La loi, avons-nous dit, reconnaît des incapacités à quiconque a été atteint par certaines peines (voir les art. 29 et s., 34, 42, 43, C. P.; la loi du 31 mai 1854; les art. 465, 641, 619 C. I. C.; art. 188, 190, 197 du Code militaire (9 juin 1857); 240, 257 du Code maritime (4 juin 1858); art. 2, loi du 25 février 1875).

La loi s'occupe de la capacité civile, dans le Code civil, à propos:

1° Du mariage, art. 144 et s. et 152 et s.

2° De l'opposition au mariage, art. 172 et s. et 180 et s. ; l'opposition peut être fondée sur l'état de démence du futur époux.

3° De l'incapacité (relative à la tutelle et au conseil de famille), article 442; les interdits ne peuvent être tuteurs ni membres des conseils de famille.

4° De la majorité, art. 488; à l'âge de vingt-un ans, suivant l'expression de l'art. 488 du C. C., on est en général capable de tous les actes de la vie civile, sauf la restriction apportée au titre du mariage. Il y a toutefois certaines capacités civiles qui ne sont pas réglées par l'âge de vingt-un ans.

A vingt-un ans :

a. On a la plénitude du droit de contracter, de disposer et d'acquérir, même à titre gratuit, librement, si l'on n'est pas femme mariée. — Toutefois, le mineur émancipé de quinze ans (art. 476, 477, 487) ou de dix-huit ans (art. 478, 487) peut administrer ses biens et faire le commerce comme une personne majeure.

b. On est apte à être tuteur et curateur à vingt ans. — Toutefois, le père pendant le mariage, le père ou la mère survivant à la dissolution du mariage, quoique mineurs, sont de plein droit administrateurs ou tuteurs de leurs enfants (art. 372, 389, 390 C. C.).

— Le mari mineur est de plein droit (la femme mineure peut être, si elle est nommée) tuteur du conjoint interdit (art. 506, 507 C. C.).

c. On est apte à déposer en justice sous la foi du serment. Toutefois cette aptitude naît antérieurement à vingt-un ans. Il n'en est pas du témoin en justice comme du témoin instrumentaire qui sert à attester les actes de l'état civil. Ce dernier doit être Français et majeur de vingt-un ans. — Le mineur de plus de quinze ans témoigne sous serment devant les tribunaux respectifs (79 I. C.). — Le mineur à tout âge témoigne sous serment devant les juridictions non répressives (285 C. P. C.).

d. On a le pouvoir de tester, en se conformant à la loi. — Toutefois, dès l'âge de seize ans, le mineur peut donner testamentairement la moitié du bien que la loi l'aurait autorisé à donner, s'il eût été majeur (903, 904 C. C.).

e. On a généralement une aptitude complète à remplir une charge ou à se mettre au service d'autrui. — Toutefois, à tout âge, le mineur peut être mis en apprentissage au service d'autrui pour un temps déterminé (Loi du 22 février 1851). — Il est des charges publiques que l'on est capable de remplir avant vingt-un ans. On peut, sans le consentement des parents, s'engager à vingt ans dans les armées de terre et de mer, et avec leur consentement, à seize ans dans les armées de mer et à dix-huit ans dans les armées de terre (art. 46, loi du 27 juillet 1872). — On peut être adjoint-instituteur à dix-huit ans; pour diriger une école, il faut avoir vingt-cinq ans (loi du 17 mars 1850). — Pour être juge, il faut avoir vingt-cinq ans; pour être président, vingt-sept ans (art. 64, loi du 20 avril 1810). — Pour être notaire, il faut avoir vingt-cinq ans (art. 35, loi du 25 ventôse an XI). — Pour faire partie du conseil de guerre, il faut avoir vingt-cinq ans, et du conseil de révision, 30 ans (Loi du 4 juin 1858).

f. A vingt-un ans, la femme a capacité complète pour le mariage; l'homme n'a cette capacité qu'à vingt-cinq ans, — sauf la réserve de l'obligation de demander conseil à ses ascendants par trois sommations respectueuses, s'ils refusent leur consentement, jusqu'à trente ans, et une sommation après trente ans (art. 148, 151, 152 et s. C. C.). — Le mineur peut disposer et stipuler gratuitement en faveur de son époux, par contrat de mariage, avec l'assentiment de ceux dont la loi réclame le consentement au mariage.

5° La loi s'occupe de l'interdiction, dans les art. 489 à 512. Voici les plus importants :

ART. 489. — Le majeur qui est dans un état habituel d'imbécillité, de démence ou de fureur, doit être interdit, même lorsque cet état présente des intervalles lucides.

7.

ART. 492. Toute demande en interdiction sera portée devant le tribunal de première instance.

ART. 493. Les faits d'imbécillité, de démence ou de fureur, seront articulés par écrit. Ceux qui poursuivront l'interdiction présenteront les témoins et les pièces.

ART. 504. Après la mort d'un individu, les actes faits par lui ne pourront être attaqués pour cause de démence qu'autant que son interdiction aura été prononcée ou provoquée avant son décès, à moins que la preuve de la démence ne résulte de l'acte même qui est attaqué.

ART. 499. En rejetant la demande en interdiction, le tribunal pourra, néanmoins, si les circonstances l'exigent, ordonner que le défendeur ne pourra désormais plaider, transiger, emprunter, recevoir un capital mobilier, ni en donner décharge, aliéner ni grever ses biens d'hypothèques, sans l'assistance d'un conseil nommé par le même jugement.

Les formes de l'interdiction sont indiquées dans le Code de P. C., de l'art. 890 à l'art. 897.

M. Legrand du Saulle résume très-bien, dans son livre (p. 608), les différences qui existent entre l'interdiction et la demi-interdiction résultant de la nomination d'un conseil judiciaire : — « 1° L'interdit est frappé d'une incapacité générale, le demi interdit, c'est-à-dire le prodigue ou le faible d'esprit, est simplement frappé d'une incapacité spéciale, restreinte à certains actes énumérés par la loi ; en dehors de ces actes, il est tout aussi capable qu'un majeur ordinaire. — 2° L'interdit n'agit point en personne, il est représenté par son tuteur ; le demi-interdit, au contraire, exerce lui-même et en personne tous ses droits, sauf à prendre l'assistance de son conseil dans les cas spécifiés par la loi. — 3° L'interdiction produit son effet quant aux actes postérieurs et quant aux actes antérieurs au jugement qui l'a prononcé. La demi-interdiction, au contraire, ne produit l'effet que dans l'avenir : elle n'a aucune influence sur les actes antérieurs au jugement qui l'a prononcée. »

6° À propos des donations. ART. 901. Pour faire une donation entre vifs ou un testament, il faut être sain d'esprit.

7° Un mandat finit par l'interdiction soit du mandant, soit du mandataire (art. 2003).

LÉGISLATION DES ALIÉNÉS.

Loi du 30 juin 1838 sur les aliénés.

Il y a, en France, 40 000 individus enfermés dans des établissements d'aliénés. La loi qui s'occupe d'eux a été vivement attaquée, et néanmoins elle est très-sage. On pourrait cependant y ajouter pour plus de garanties une contre-expertise. Voici ce qu'il faut en retenir. Elle distingue deux classes d'aliénés: 1° ceux dont l'état d'aliénation compromet l'ordre public ou la sûreté des personnes; 2° ceux dont la folie est inoffensive. D'où, comme conséquences, deux sortes de placements dans les établissements des aliénés: 1° les placements d'office (art. 18 à 24 de la loi); 2° les placements volontaires (art. 8 à 12 et 41).

Pour séquestrer un individu, il faut: 1° une demande de la famille ou de l'autorité; 2° un certificat d'au moins deux médecins qui ne sont pas parents au second degré, ni attachés à l'asile où l'individu sera séquestré. Ce certificat ne doit pas avoir plus de quinze jours de date et il doit établir le diagnostic de la folie, la nécessité d'un traitement et de la séquestration.

La sortie d'un individu d'un établissement public ou privé d'aliénés a lieu: par ordre de l'autorité administrative (préfet); par une demande formée par les personnes signalées en l'art. 14; par ordre de l'autorité judiciaire.

Ordonnance du 18 décembre 1839, relative aux aliénés.

TITRE 1er. — *Des établissements publics consacrés aux aliénés.*

ART. 1er. — Les établissements publics consacrés au service des aliénés seront administrés sous l'autorité de notre ministre secrétaire d'État au département de l'intérieur, et des préfets des départements, et sous la surveillance de commissions gratuites, par un directeur responsable, dont les attributions sont ci-après déterminées:

ART. 2. — Les commissions de surveillance seront composées de cinq membres nommés par les préfets, et renouvelés chaque année par cinquième.

Les membres des commissions de surveillance ne pourront être révoqués que par notre ministre de l'intérieur, sur le rapport du préfet.

Chaque année, après le renouvellement, les commissions nommeront leur président et leur secrétaire.

ART. 3. — Les directeurs et les médecins chef et adjoints sont nommés par notre ministre secrétaire d'État au département de l'intérieur, directement pour la première fois, et, pour les vacances suivantes, sur une liste de trois candidats présentés par les préfets.

Pourront aussi être appelés aux places vacantes, concurremment avec les candidats présentés par les préfets, les directeurs et les médecins en chef ou adjoints qui auront exercé leurs fonctions pendant trois ans dans d'autres établissements d'aliénés.

Les élèves attachés aux établissements d'aliénés seront nommés pour un temps limité, selon le mode déterminé par le règlement sur le service intérieur de chaque établissement.

Les directeurs, les médecins et les médecins adjoints ne pourront être révoqués que par notre ministre de l'intérieur, sur le rapport des préfets.

Art. 4. — Les commissions instituées par l'art. 1er, chargées de la surveillance générale de toutes les parties du service des établissements, sont appelées à donner leur avis sur le régime intérieur, sur les budgets et les comptes, sur les actes relatifs à l'administration, tels que le mode de gestion des biens, les projets des travaux, les procès à intenter ou à soutenir, les transactions, les emplois de capitaux, les acquisitions, les emprunts, les ventes ou échanges d'immeubles, les acceptations de legs, de donations, les pensions à accorder, s'il y a lieu, les traités à conclure pour le service des malades.

Art. 5. — Les commissions de surveillance se réuniront tous les mois. Elles seront, en outre, convoquées par les préfets ou les sous-préfets toutes les fois que les besoins du service l'exigeront.

Le directeur de l'établissement et le médecin chargé en chef du service médical assisteront aux séances de la commission ; leur voix sera simplement consultative.

Néanmoins, le directeur et le médecin en chef devront se retirer de la séance au moment où la commission délibérera sur les comptes d'administration et sur les rapports qu'elle pourrait avoir à adresser directement au préfet.

Art. 6. — Le directeur est chargé de l'administration intérieure de l'établissement et de la gestion de ses biens et revenus.

Il pourvoit, sous les conditions prescrites par la loi, à l'admission et à la sortie des personnes placées dans l'établissement.

Il nomme les préposés de tous les services de l'établissement ; il les révoque, s'il y a lieu. Toutefois les surveillants, les infirmiers et les gardiens devront être agréés par le médecin en chef ; celui-ci pourra demander leur révocation au directeur. En cas de dissentiment, le préfet prononcera.

Art. 7. — Le directeur est exclusivement chargé de pourvoir à tout ce qui concerne le bon ordre et la police de l'établissement, dans les limites du règlement du service intérieur, qui sera arrêté, en exécution de l'article 7 de la loi du 30 juin 1838, par notre ministre de l'intérieur.

Il résidera dans l'établissement.

Art. 8. — Le service médical, en tout ce qui concerne le régime physique et moral, ainsi que la police médicale personnelle des aliénés, est placé sous l'autorité du médecin, dans les limites du règlement de service intérieur mentionné à l'article précédent.

Les médecins adjoints, dans les maisons où le règlement intérieur en établira, les élèves, les surveillants, les infirmiers et les gardiens sont, pour le service médical, sous l'autorité du médecin en chef.

ART. 9. — Le médecin en chef remplira les obligations imposées aux médecins par la loi du 30 juin 1838, et délivrera tous certificats relatifs à ses fonctions.

Ces certificats ne pourront être délivrés par le médecin adjoint qu'en cas d'empêchement constaté du médecin en chef. En cas d'empêchement constaté du médecin en chef et du médecin adjoint, le préfet est autorisé à pourvoir provisoirement à leur remplacement.

ART. 10. — Le médecin en chef sera tenu de résider dans l'établissement.

Il pourra toutefois être dispensé de cette obligation par une décision spéciale de notre ministre de l'intérieur, pourvu qu'il fasse chaque jour au moins une visite générale des aliénés confiés à ses soins, et qu'en cas d'empêchement il puisse être suppléé par un médecin résident.

ART. 11. — Les commissions administratives des hospices civils, qui ont formé, ou formeront à l'avenir, dans ces établissements, des quartiers affectés aux aliénés, seront tenues de faire agréer par le préfet un préposé responsable qui sera soumis à toutes les obligations imposées par la loi du 30 juin 1838.

Dans ce cas, il ne sera pas créé de commission de surveillance.

Le règlement intérieur des quartiers consacrés au service des aliénés sera soumis à l'approbation de notre ministre de l'intérieur, conformément à l'article 7 de cette loi.

ART. 12. Il ne pourra être créé, dans les hospices civils, des quartiers affectés aux aliénés, qu'autant qu'il sera justifié que l'organisation de ces quartiers permet de recevoir et de traiter cinquante aliénés au moins.

Quant aux quartiers actuellement existants, où il ne pourrait être traité qu'un nombre moindre d'aliénés, il sera statué sur leur maintien par notre ministre de l'intérieur.

ART. 13. — Notre ministre de l'intérieur pourra toujours autoriser, ou même ordonner d'office, la réunion des fonctions de directeur et de médecin.

ART. 14. — Le traitement du directeur et du médecin sera déterminé par un arrêté de notre ministre de l'intérieur.

ART. 15. — Dans tous les établissements publics où le travail des aliénés sera introduit comme moyen curatif, l'emploi du produit de ce travail sera déterminé par le règlement intérieur de cet établissement.

Art. 16. — Les lois et règlements relatifs à l'administration générale des hospices et des établissements de bienfaisance, en ce qui concerne notamment l'ordre de leurs services financiers, la surveillance de la gestion de receveur, les formes de la comptabilité, sont applicables aux établissements publics d'aliénés en tout ce qui n'est point contraire aux dispositions qui précèdent.

TITRE II. — *Des Établissements privés consacrés aux aliénés.*

Art. 17. — Quiconque voudra former ou diriger un établissement privé destiné au traitement des aliénés devra en adresser la demande au préfet du département où l'établissement devra être situé.

Art. 18. — Il justifiera : 1° qu'il est majeur et exerçant ses droits civils ; 2° qu'il est de bonne vie et mœurs ; il produira à cet effet un certificat délivré par le maire de la commune ou de chacune des communes où il aura résidé depuis trois ans ; 3° qu'il est docteur en médecine.

Art. 19. — Si le requérant n'est pas docteur en médecine, il produira l'engagement d'un médecin qui se chargera du service médical de la maison et déclarera se soumettre aux obligations spécialement imposées sous ce rapport par les lois et les règlements.

Ce médecin devra être agréé par le préfet, qui pourra toujours le révoquer. Toutefois cette révocation ne sera définitive qu'autant qu'elle aura été approuvée par notre ministre de l'intérieur.

Art. 20. — Le requérant indiquera, dans sa demande, le nombre et le sexe des pensionnaires que l'établissement pourra contenir ; il en sera fait mention dans l'autorisation.

Art. 21. Il déclarera si l'établissement doit être uniquement affecté aux aliénés ou s'il recevra d'autres malades. Dans ce dernier cas, il justifiera, par la production du plan de l'établissement, que le local consacré aux aliénés est entièrement séparé de celui qui est affecté au traitement des autres malades.

Art. 22. — Il justifiera : 1° que l'établissement n'offre aucune cause d'insalubrité, tant au dedans qu'au dehors, et qu'il est situé de manière que les aliénés ne soient pas incommodés par un voisinage bruyant ou capable de les agiter ; 2° qu'il peut être alimenté, en tous temps, d'eau de bonne qualité et en quantité suffisante ; 3° que, par la disposition des localités, il permet de séparer complétement les sexes, l'enfance et l'âge mûr ; d'établir un classement régulier entre les convalescents, les malades paisibles et ceux qui sont agités ; de séparer également les aliénés épileptiques ; 4° que l'établissement contient des locaux particuliers pour les aliénés atteints de maladies accidentelles, et pour ceux qui ont des habitudes de malpropreté; 5° que toutes les précautions ont été prises, soit dans les constructions, soit dans la fixation du nombre des gardiens, pour assurer le service et la surveillance de l'établissement.

ART. 23. — Il justifiera également, par la production du règlement intérieur de la maison, que le régime de l'établissement offrira toutes les garanties convenables sous le rapport des bonnes mœurs et de la sûreté des personnes.

ART. 24. Tout directeur d'un établissement privé consacré au traitement des aliénés devra, avant d'entrer en fonctions, fournir un cautionnement dont le montant sera déterminé par l'ordonnance royale d'autorisation.

ART. 25. Le cautionnement sera versé, en espèces, à la caisse des dépôts et consignations, et sera exclusivement destiné à pourvoir, dans les formes et pour les cas déterminés dans l'article suivant, aux besoins des aliénés pensionnaires.

ART. 26. Dans tous les cas où, par une cause quelconque, le service d'un établissement privé, consacré aux aliénés, se trouverait suspendu, le préfet pourra constituer, à l'effet de remplir les fonctions de directeur responsable, un régisseur provisoire, entre les mains duquel la caisse des dépôts et consignations, sur les mandats du préfet, versera ce cautionnement, en tout ou en partie, pour l'appliquer au service des aliénés.

ART. 27. Tout directeur d'un établissement privé consacré aux aliénés pourra, à l'avance, faire agréer par l'administration une personne qui se chargera de le remplacer dans le cas où il viendrait à cesser ses fonctions, par suite de suspension, d'interdiction judiciaire, d'absence, de faillite, de décès, ou pour toute autre cause.

La personne ainsi agréée sera de droit, dans ces divers cas, investie de la gestion provisoire de l'établissement, et soumise, à ce titre, à toutes les obligations du directeur lui-même.

Cette gestion provisoire ne pourra jamais se prolonger au delà d'un mois, sans une autorisation spéciale du préfet.

ART. 28. Dans le cas où le directeur cesserait ses fonctions pour une cause quelconque, sans avoir usé de la faculté ci-dessus, ses héritiers ou ayants cause seront tenus de désigner, dans les vingt-quatre heures, la personne qui sera chargée de la régie provisoire de l'établissement, et soumise, à ce titre, à toutes les obligations du directeur.

A défaut, le préfet fera lui-même cette désignation.

Les héritiers ou ayants cause du directeur devront, en outre, dans le délai d'un mois, présenter un nouveau directeur pour en remplir définitivement les fonctions.

Si la présentation n'est pas faite dans ce délai, l'ordonnance royale d'autorisation sera rapportée de plein droit et l'établissement sera fermé.

Art. 29. Lorsque le directeur d'un établissement privé consacré aux aliénés voudra augmenter le nombre des pensionnaires qu'il aura été autorisé à recevoir dans cet établissement, il devra former une demande en autorisation à cet effet, et justifier que les bâtiments primitifs ou ceux additionnels qu'il aura fait construire sont, ainsi que leurs dépendances, convenables et suffisants pour recevoir le nombre déterminé de nouveaux pensionnaires.

L'ordonnance royale qui statuera sur cette demande déterminera l'augmentation proportionnelle que le cautionnement pourra recevoir.

Art. 30. Le directeur de tout établissement privé consacré aux aliénés devra résider dans l'établissement.

Le médecin attaché à l'établissement, dans le cas prévu par l'art. XIX de la présente ordonnance, sera soumis à la même obligation.

Art. 31. Le retrait de l'autorisation pourra être prononcé, suivant la gravité des circonstances, dans tous les cas d'infraction aux lois et aux réglements sur la matière, et notamment dans les cas ci-après : 1° si le directeur est privé de l'exercice de ses droits civils ; 2° s'il reçoit un nombre de pensionnaires supérieur à celui fixé par l'ordonnance d'autorisation ; 3° s'il reçoit des aliénés d'un autre sexe que celui indiqué par cette ordonnance ; 4° s'il reçoit des personnes atteintes de maladies autres que celles qu'il a déclaré vouloir traiter dans l'établissement ; 5° si les dispositions des lieux sont changées ou modifiées de manière qu'ils cessent d'être propres à leur destination, ou si les précautions prescrites pour la sûreté des personnes ne sont pas constamment observées ; 6° s'il est commis quelque infraction aux dispositions du règlement du service intérieur en ce qui concerne les mœurs ; 7° s'il a été employé à l'égard des aliénés des traitements contraires à l'humanité ; 8° si le médecin agréé par l'administration est remplacé par un autre médecin, sans qu'elle en ait approuvé le choix ; 9° si le directeur contrevient aux dispositions de l'article 8 de la loi du 30 juin 1838 ; 10° s'il est frappé d'une condamnation prononcée en exécution de l'article 41 de la même loi.

Art. 32. Pendant l'instruction relative au retrait de l'ordonnance royale d'autorisation, le préfet pourra prononcer la suspension provisoire du directeur et instituera un régisseur provisoire, conformément à l'article 26.

Art. 33. Il sera statué pour le retrait des autorisations par ordonnance royale.

Dispositions générales.

ART. 34. Les établissements publics ou privés, consacrés aux aliénés du sexe masculin, ne pourront employer que des hommes pour le service personnel des aliénés.

Des femmes seules seront chargées du service personnel des aliénées dans les établissements destinés aux individus du sexe féminin.

Circulaire ministérielle du 14 août 1840.
(M. Charles de Rémusat.)

Monsieur le préfet, la loi du 30 août 1838 n'a pas eu seulement pour objet d'assurer la séquestration des aliénés dangereux; elle s'est proposé un but plus large et plus généreux, celui d'assurer, autant que possible, un asile et des soins à tous les aliénés dont la position malheureuse appelle les secours publics. Ainsi le législateur n'a pas soumis les départements à la seule obligation de pourvoir à l'entretien des insensés, placés d'office : il a voulu que la sollicitude de la société et les bienfaits de la charité légale s'étendissent aux insensés indigents même quand leur état mental ne compromettrait point l'ordre public ou la sûreté des personnes.

Toutefois, il importait de restreindre dans de justes limites la charge nouvelle imposée aux départements et de la proportionner à leurs ressources; il importait surtout de prévenir les abus auxquels aurait donné lieu une admission trop facile aux secours. Les conseils généraux devaient être, à cet égard, les premiers juges à consulter. C'est d'après ces divers motifs que l'article 25, § 2, de la loi du 30 juin 1838, a statué que les aliénés dont l'état mental ne compromettrait point l'ordre public ou la sûreté des personnes seraient admis dans les établissements appartenant au département, ou avec lesquels les départements auraient traité, dans les formes, dans les circonstances et aux conditions qui seraient réglées par les conseils généraux, sur la proposition des préfets et sous l'approbation du ministre de l'intérieur.

Cependant, lors de la première application de la loi, dans la plupart des départements, les dispositions de cet article ne furent pas complétement comprises ; dans les uns, il ne fut arrêté aucun règlement pour l'admission, dans les asiles, des aliénés non dangereux ; dans d'autres, les règlements qui furent dressés ne concordaient pas avec l'esprit de la loi, ou du moins laissaient beaucoup à désirer.

❙ Depuis, Monsieur le préfet, la circulaire du 5 août 1839. vous a donné des explications sur le sens dans lequel ces règlements devaient être conçus et notamment sur les clauses et conditions

qu'il convenait d'en écarter. Ces explications ne sont pas restées
inutiles, et j'ai pu en apprécier les bons résultats. Néanmoins, au
nombre des règlements concertés en 1839, entre les conseils
généraux, plusieurs ne m'ont pas paru complétement satisfai-
sants ; une correspondance étendue a été nécessaire pour y faire
introduire les modifications indispensables et les amener à pouvoir recevoir mon approbation.

Cette expérience m'a déterminé à vous proposer sur cet objet
un modèle d'arrêté que vous trouverez ci-joint et qui vous servira
de base pour les propositions que vous aurez à faire à cet égard
au conseil général, dans sa première session.

Je n'ai pas besoin de vous dire, Monsieur le préfet, que mon
intention n'est pas d'imposer le projet d'arrêté que je vous communique. Je n'ai pas perdu de vue que, d'après la loi, c'est à vous
et au conseil général qu'appartient l'initiative des mesures à
prendre, soit pour déterminer, d'après les ressources financières
du département, le nombre de places à fixer pour les aliénés non
dangereux, soit pour régler les conditions d'admission ; mais j'ai
cru que le modèle que je vous communique faciliterait ce travail
et le rendrait plus uniforme. J'examinerai avec intérêt les modifications et les additions que vous croirez utile d'y apporter : je
vous recommande seulement de ne pas y insérer des conditions
qui rendraient les admissions trop difficiles, ou qui, en les sou-
mettant à de trop longs retards, leur feraient perdre leur plus
grand avantage. Je vous invite à vous reporter à cet égard aux
considérations développées dans l'instruction précitée du 5 août
1839.

Déjà, Monsieur le préfet, je vous ai rappelé, par ma circulaire
du 5 de ce mois, relative au concours des communes à la dépense des aliénés indigents, que les communes peuvent être appelées à supporter, dans l'entretien des aliénés non dangereux, une
part plus forte que dans celui des aliénés placés d'office. Mais il
importe de remarquer que ce n'est pas dans le règlement sur
l'admission des aliénés non dangereux que le conseil général
doit manifester son avis à cet égard. Ce règlement n'est, en effet,
soumis à mon approbation, tandis qu'aux termes de l'article 28
de la loi du 30 juin 1838, les bases du concours à exiger des
communes doivent être approuvées par le gouvernement, c'est-
à-dire par ordonnance royale.

L'arrêté qui règle, dans chaque département, les formes, les
circonstances et les conditions de placement, aux frais de la
charité publique, des aliénés dont l'état mental ne compromet
point l'ordre public ou la sûreté des personnes, n'est pris que
pour une année. Si le préfet et le conseil général croient devoir,
pour l'année suivante, n'apporter aucun changement aux dispo-

sitions de cet arrêté, ils peuvent demander que l'exécution en soit prorogée ; mais il faut toujours que le conseil général prenne à cet égard une nouvelle délibération et qu'il intervienne une nouvelle approbation ministérielle.

Je ne pense pas avoir besoin de prévoir le cas où ce conseil refuserait à consentir l'admission, soit dans l'asile départemental, soit dans l'établissement avec lequel le département aurait traité, des aliénés non dangereux, ou bien s'abstiendrait de voter sur les circonstances, les formes et les conditions de l'admission.

Un semblable refus, pas plus qu'une semblable omission, ne sauraient priver du bénéfice des dispositions du deuxième paragraphe de l'article 25 de la loi des infortunés au secours desquels le législateur a entendu venir. Vous devriez donc, le cas échéant, arrêter d'office un règlement que vous soumettriez à mon approbation.

Il me reste, Monsieur le préfet, à vous présenter quelques observations au sujet des articles 9, 10 et 11 du modèle ci-annexé.

Il pourra arriver que, ayant reconnu qu'un aliéné se trouve hors d'état de pourvoir par lui-même et par sa famille aux dépenses de son entretien, vous ayez autorisé son admission à l'une des places fondées par le conseil général, et que cependant, plus tard, vous découvriez, soit que cet aliéné possède quelques ressources, ou qu'il lui en est survenu depuis son placement, soit que quelqu'un de ses parents auxquels la loi civile impose l'obligation de lui donner des aliments est, en effet, en position de lui en fournir : dans ces divers cas, vous ne perdrez pas de vue que, malgré l'admission par vous accordée, la dépense de l'aliéné n'en demeure pas moins, en principe, à sa charge et à celle de ses parents. Le remboursement des dépenses déjà effectuées comme le recouvrement de celles à effectuer ultérieurement pour le traitement de l'insensé devront, en conséquence, être immédiatement réclamés et poursuivis conformément à l'article 27 de la loi du 30 juin 1838.

Il importe que vous fassiez rendre compte, à des intervalles assez rapprochés, de l'état des aliénés, parce que, d'après les renseignements qui vous seront fournis, vous pourriez ordonner la remise à leurs familles de ceux qui vous paraîtront n'avoir plus les mêmes titres aux secours. Vous serez principalement déterminé à prescrire ces sorties lorsqu'un aliéné vous semblera pouvoir être traité à ses frais ou aux frais de ses parents ; lorsque, ayant été soumis au traitement pendant un temps suffisant et n'offrant que peu de chances de rétablissement, la place pourra être donnée plus utilement à un autre insensé, qui présentera plus de chances de guérison, etc., etc. Il est, en effet, à désirer que le plus grand nombre de malades possible soit appelé à rece-

voir les soins de la science et le traitement convenable à une infirmité dont l'art triomphe souvent lorsqu'elle est attaquée à son
début.

Enfin, Monsieur le préfet, vous remarquerez que les placements
d'aliénés dont l'état mental ne compromet point l'ordre public ou
la sûreté des personnes ne sont jamais des placements volontaires. L'autorisation qui intervient de votre part pour l'admission
de ces infortunés n'est relative qu'au payement de leur dépense,
elle ne saurait faire assimiler ces placements à des déplacements
d'office ; ils restent donc exclusivement soumis aux seules dispositions relatives aux placements volontaires. Par suite, les aliénés
dont il s'agit cesseront d'être retenus dans les asiles aussitôt que
les médecins auront déclaré leur guérison obtenue, sans que vous
ayez à statuer à cet égard ; il devra seulement vous en être immédiatement donné avis.

III. Caractères scientifiques.

D'après ce qui précède, nous sommes arrivés à conclure
que pour l'exercice de la responsabilité ou de la capacité
il fallait :

1° Une maturité physique de l'individu, c'est-à-dire un
séjour assez long dans le milieu social ;

2° Un cerveau suffisamment développé ;

3° Le fonctionnement physiologique de cet organe.

Examinons successivement chacune de ces trois conditions.

A. L'âge a été déjà étudié, et nous nous sommes occupés
de la responsabilité. Il faut se rappeler que, jusqu'à la puberté et quelque temps après elle, les impulsions organiques sont très-fortes, la volonté nulle, l'éducation mentale
insignifiante, d'où difficulté du discernement ; à la puberté,
il survient des changements dans le corps, le caractère devient plus ou moins romanesque, l'imagination exaltée.

B. Nous avons à parler des êtres à organisation cérébrale
incomplète. Le cerveau s'est arrêté dans son développement,
ou bien il a pris une direction pathologique. On a rangé
dans cette classe les crétins, les idiots, les imbéciles, les
faibles d'esprit, et même les sourds-muets. Zacchias les
avait divisés en deux catégories sous le nom de *macarones*
et de *fatui.*

Si quelques-uns de ces individus ont manifestement une absence plus ou moins grande de la plupart des facultés cérébrales, d'autres, au contraire, présentent un développement remarquable d'une des facultés au détriment de quelques-unes, qui peuvent même ne donner lieu à aucune manifestation. C'est ainsi qu'on en voit posséder la mémoire des chiffres, du calcul, faire de la musique, de la peinture, etc. En médecine judiciaire, nous avons surtout à nous occuper des idiots et des faibles d'esprit, ou mieux des insuffisants cérébraux.

Chez les *idiots*, l'instinct conservateur ou nutritif prédomine, l'instinct sexuel est moins développé. Il n'y a pas de vie intellectuelle, mais une véritable torpeur physique : il est passif, et rien ne l'incite au mouvement. L'aspect physique est caractéristique, le crâne peut être mal conformé et présenter des restes de maladies des centres. Un peu plus perfectionné, il réagit, si on le contrarie ou s'il se trouve gêné, d'où violents mouvements de colère, qui parfois sont spontanés et périodiques. Il ne peut accomplir un crime en suivant un plan logique ou judicieux. Ils sont souvent accusés d'attentats aux mœurs ou de viol, et d'incendie. Dans ce dernier cas, on peut n'y voir qu'un plaisir enfantin ou une idée d'imitation. L'idiot peut avoir des hallucinations, mais il n'a jamais d'illusions.

Comme les descriptions remplacent bien difficilement la vue elle-même des types, nous avons pensé qu'il serait intéressant de donner ici quelques figures que nous empruntons aux

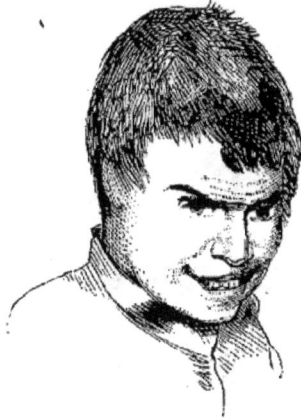

Fig. 4. — Idiot de 28 ans.

Principles of Forensic medicine des docteurs Guy et Ferrier.

La figure 4 est la tête d'un idiot de 28 ans, front aplati,

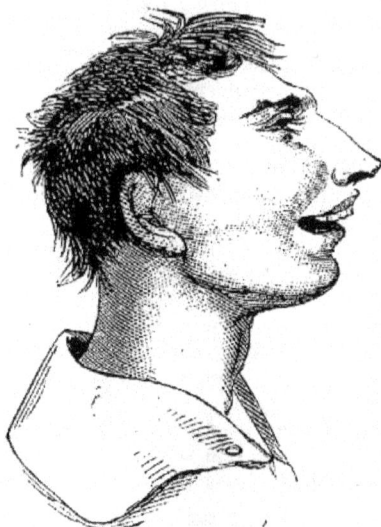

Fig. 5. — Idiote de 18 ans.

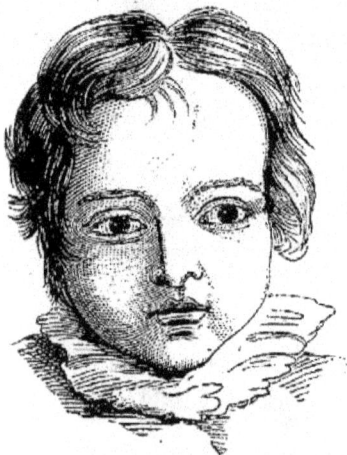

Fig. 6. — Enfant idiot.

lèvres épaisses, bouche béante, bave s'écoulant constamment, démarche chancelante; son attitude favorite est de s'adosser à une porte qu'il frappe doucement de la tête, rit souvent bruyamment; sans affection, sans pudeur, non émotionné par la musique, porté à l'onanisme.

La figure 5 représente la tête d'une idiote âgée de 18 ans, front aplati, taille petite, bien conformée, sans expression, d'un rire niais, dit : « bon jour et bonne nuit », comme un perroquet; aime les douceurs, la parure; pas de sens génésique.

La figure 6 est le portrait d'un enfant idiot, de 6 ans, appartenant à la classe d'idiots sans difformité du crâne ou de la face. Il est né idiot, à trois ans a eu la rougeole. Ses sens sont parfaits. Il dit : « mère et pauvre enfant »; il aime ses parents.

Chez *les esprits faibles*, on constate que l'individu a des idées et des notions abstraites; mais elles n'arrivent jamais au degré convenable. Leur examen est difficile. Ils sont superstitieux, crédules, égoïstes, et souvent même très-prétentieux. Leur responsabilité est diminuée sans doute, surtout si l'action coupable est commise lors d'un mouvement passionnel.

Comme l'idiot de la figure 6, l'individu de la figure 7 est bien conformé (tête et membres). Il est âgé de dix-huit ans, a des traits convenables et une expression agréable, bien qu'assez insignifiante. Il sait lire et écrire, aime la musique, y réussit, chante fort bien. Boulanger, puis domestique; il a des attaques d'épilepsie, se dispute facilement; il est menteur et se masturbe.

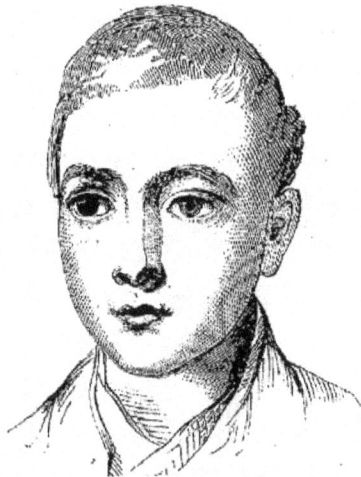

[Fig. 7. — Esprit faible, épileptique.

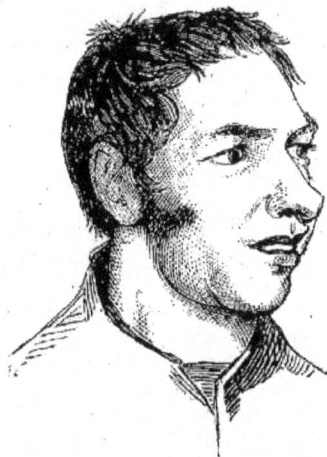

Fig. 8. — Imbécile âgé de 30 ans.

L'individu de la figure 8 est un imbécile âgé de 30 ans, taille moyenne, très-petite tête, expression niaise; l'œil est cependant animé; il possède plus d'intelligence que l'on ne pourrait le croire d'après ses apparences, parle bien sur un sujet banal et rend quelques services; a été domestique.

Celui de la figure 9 est un homme de 40 ans, intelligence faible, mais susceptible d'éducation, puisqu'il a été copiste. Entraîné par de mauvaises liaisons, commit un vol, fut acquitté comme irresponsable. Calme, inoffensif, taciturne, répond convenablement à de certaines questions. Il est sujet à de fréquentes attaques d'excitation, attaques précédées de mouvements brusques dans les pieds. Il parle alors d'une façon incohérente, est inquiet et même méchant pour son voisinage; il a cherché à se suicider.

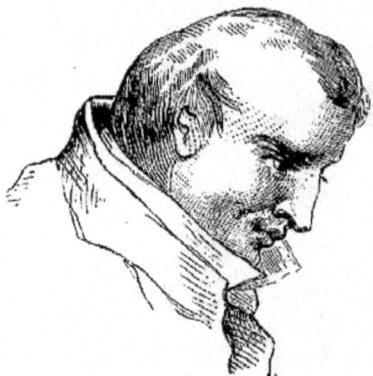

Fig. 9. — Intelligence faible, 40 ans.

Il faut faire entrer dans cette catégorie une classe d'individus chez lesquels il y a de véritables lacunes dans le domaine affectif et moral. Ils ont des idées fausses d'esthétique, de morale, de droit, d'où leur conduite bizarre et irrégulière, leur immoralité et leur dépravation. C'est le *moral insanity* des Anglais, la *folie morale* des Allemands (*Thrufft-Ebing*), ce qu'on pourrait exactement dénommer le *désordre mental par insuffisance cérébrale*. Il y a chez eux prédominance des instincts égoïstes, et on peut présumer que ces individus n'ont pas le cerveau parfaitement équilibré dans toutes ses parties. On les distingue des criminels par les caractères suivants : il existe une affection cérébrale congénitale (hérédité, ivrognerie des parents) ou acquise (blessures de la tête, — apoplexie, ce sont les frappés, comme

disait Hippocrate, — épilepsie, — méningite, — surtout
l'atrophie sénile); la périphérie reflète souvent les maladies
des centres et en fournit des preuves : pied-bot, bec-de-
lièvre, strabisme, tic, vices des organes génitaux, de l'oreille ;
aussi ces individus sont-ils plus disposés aux congestions
cérébrales ; d'humeur variable, ils sont très-irritables et
ont une très-grande susceptibilité pour les boissons alcooliques ; ajoutons que leur horizon intellectuel est assez limité. Leurs instincts sont pervertis, surtout l'instinct sexuel
(les pédérastes d'instinct, par exemple) ; ils sont dipso-
manes, cleptomanes, vagabonds ; et tous ces vices ont une
marche progressive qui n'est pas sous la dépendance exclusive des conditions extérieures.

C. Passons maintenant aux maladies du cerveau qui influencent la responsabilité ou la capacité civile, c'est-à-dire
à l'étude de l'*aliénation mentale.*

D'après ce que nous venons de dire, il nous faut rechercher quels sont les symptômes d'une maladie de l'encéphale
et les rapports qui existent entre cette maladie et la suspension du libre arbitre.

Nous pouvons affirmer qu'il n'y a pas de type normal d'une
santé intellectuelle parfaite, d'où la difficulté d'un terme de
comparaison.

Aussi faut-il tenir compte des principes suivants : c'est que
ces maladies de l'esprit sont bien des maladies du cerveau.

Dans ces conditions pathologiques, il n'y a pas un changement radical des fonctions cérébrales, mais une modification des conditions dans lesquelles elles se produisent.
On ne doit donc pas s'occuper exclusivement du trouble des
fonctions, mais des conditions qui provoquent ce trouble. Les
idées chez l'aliéné, au lieu d'être provoquées par une circonstance extérieure concordante, proviennent du fonctionnement
anormal du cerveau et reposent sur une base subjective.

Aussi les formes de ces maladies importent peu, et les
classifications n'ont pas une grande importance. Le médecin
doit démontrer que cet état mental est anormal, de nature
pathologique, et capable d'annuler le libre arbitre. Le juge
appréciera.

Ce qui est certain à notre époque, c'est que les maladies

mentales sont des maladies du corps de nature organique,
et que toutes les fonctions psychiques sont solidaires les
unes des autres. Il ne faut donc pas admettre des altérations
isolées de la volonté, des monomanies, etc., d'où responsabilité partielle, le libre arbitre n'étant annihilé que par
des actes en rapport avec la conception délirante, et fonctionnant bien pour tous les actes qui se trouveraient en dehors de la sphère morbide.

Ce sont ces idées médicales fausses sur les monomanies
et les impulsions instinctives qui ont provoqué les défiances
des magistrats.

Il en est de même pour les maladies du cœur : un individu
est atteint de rétrécissement aortique ; un autre d'insuffisance mitrale, ou d'insuffisance aortique : ce sont tous des
cardiaques. Les désordres de l'organe sont seuls apparents
au début ; mais ne savons-nous pas qu'il se passe des changements dans la tension artérielle, des modifications dans la
circulation capillaire, des congestions, des stases, tous phénomènes qui se compensent ou s'ajoutent et finissent par conduire à l'asystolie, qui est comme la démence des cardiaques ?

Nous dirons donc que les maladies mentales sont des maladies de l'encéphale pouvant déterminer un trouble complet ou partiel dans les trois importantes fonctions psychiques de l'intelligence, du caractère, des sentiments ; d'où
folie des pensées, folie des actes, folie des sentiments.

Quelques mots sur les formes les plus ordinaires de ces
maladies. Je serai très-bref, n'ayant pas à présenter des
considérations de pathologie.

Le docteur Audiffrent, qui a écrit un des livres les plus
fortement pensés de notre époque (*Des maladies du cerveau
et de l'innervation*, Paris 1874), divise les principaux symptômes propres à la folie en symptômes généraux et en
symptômes spéciaux.

Il est aussi difficile de classer les gens privés de raison
que ceux qui jouissent de l'intégrité de leurs facultés. Toutefois, on peut diviser les insensés en deux grandes catégories :
chez les uns, les dispositions sont expansives, il y a de l'agitation, tous les actes sont caractérisés par un défaut de prudence : ce sont les maniaques (Pinel). Chez les autres, les

dispositions sont concentrées, il y a de la tristesse; tous les actes sont caractérisés par un excès de prudence : ce sont les lypémaniaques (Esquirol), les mélancoliques. Le docteur Audiffrent réserve le mot de *manie* (Μανία, fureur, délire) à l'état de folie en général, et emploie les termes d'exosmanie ou endosmanie suivant qu'il y a dispositions expansives ou concentrées. Ces expressions rappellent le défaut ou l'excès de prudence de chacun de ces états, ou bien l'excitation accompagnée de gaieté et la dépression avec tristesse qui se montrent dans ces deux conditions de l'organisme.

Ces deux états, qui sont la conséquence d'une augmentation ou d'une diminution de l'intensité des phénomènes normaux, peuvent alterner; ils sont aigus ou chroniques, généraux ou partiels, et dans ce dernier cas, il y a alors monomanie.

Dans le cours de l'exosmanie, après une agitation plus ou moins longue, parfois le malade tombe dans l'abattement et devient prostré, insensible à tout : c'est la stupeur. Puis il y a de nouveau de l'excitation.

Dans le cours de l'endosmanie, la concentration peut s'exagérer, et il y a parfois une dépression extrême qui va jusqu'à la *stupidité*.

L'une et l'autre forme peuvent conduire à la démence.

Les symptômes spéciaux peuvent être distingués en moraux, intellectuels, de l'activité. Les folies par excès d'attachement, de vénération ou de bonté, sont rares; cependant le type de don Quichotte en est un exemple. Comme nous l'avons dit, dans la folie il y a excès de subjectivité, et les fous sont des égoïstes par excès de vanité, d'orgueil, ou d'un des instincts constructeur, destructeur, maternel, sexuel, conservateur. Les deux instincts personnels, la vanité et l'orgueil, qui se montrent avec le plus d'excès, sont aussi ceux qui donnent le plus souvent lieu à la manifestation de la folie. A ces formes viennent s'ajouter les manifestations des autres instincts : conservateur (sentiment de la peur, dispositions à l'avarice, au vol, collectionnisme, gloutonnerie) ; sexuel (érotomanie, satyriasis, nymphomanie); maternel (hystérie, folies puerpérales); destructeur (homicide, folie suicide, manie incendiaire, accès de fureur et de rage surtout chez les épileptiques).

Les symptômes intellectuels sont statiques (hallucinations, illusions, incohérence) ou dynamiques. Pour ces derniers, il y a « prépondérance continue de l'observation concrète sur l'observation abstraite, de l'imagination sur l'observation, révélée par les formes du discours. » (Sémerie).

Les symptômes de l'activité montrent pour les mouvements l'exagération des phénomènes normaux. À l'état physiologique, les mouvements sont excités (dans le courage, par exemple), retenus (prudence), maintenus (persévérance). Chez les fous, quand les mouvements sont excités, il y a agitation et même accès épileptiques ; ordinairement, chez les maniaques, quand les mouvements sont retenus, il y a immobilité, résistance à tout changement de situation ; ordinairement, chez les lypémaniaques, si les mouvements sont maintenus, la concentration est extrême, et il peut même y avoir accès de catalepsie. Ce sont encore là des phénomènes propres à l'endosmanie.

IV. Conséquences médico-judiciaires et règles de l'expertise.

Dans de pareilles questions, il peut être nécessaire de procéder à quatre examens différents :

1° Examen de l'état mental ;

2° De l'état physique ;

3° De l'autopsie, s'il y a lieu ;

4° Des antécédents.

1° EXAMEN DE L'ÉTAT MENTAL.

Recherches des troubles de l'intelligence, des sentiments affectifs, de l'activité.

a. Troubles de l'intelligence. Les facultés intellectuelles sont, comme nous l'avons vu, abolies, affaiblies, excitées ou perverties. Le docteur Sémerie a, dans une thèse remarquable, parfaitement étudié les symptômes intellectuels de la folie. Le dément est un pauvre d'intelligence qui a été riche, l'idiot a toujours été pauvre.

b. Troubles des sentiments. Les sentiments sont toujours atteints en même temps que les facultés intellectuelles, et disparaissent même avant celles-ci, parce que nous leur commandons moins bien. Presque toutes les folies sont marquées par la prédominance des instincts égoïstes ; l'on constate la disparition des sentiments de famille, les pleurs sont faciles, le rire est constant, la parole modifiée. Les instincts peuvent être abolis, diminués ou pervertis. Ainsi instinct de conservation (nosomane, suicide), destructeur (vol, incendie), génésique (satyriasis, pédérastie, tribadisme, vampirisme, bestialité). Il y a des hallucinations des sens (Socrate, Luther, Jeanne d'Arc, Pascal) ; hallucinations viscérales, musculaires.

c. Troubles de l'activité. Il y a des troubles musculaires. Ceux-ci sont caractéristiques dans la paralysie générale. Ainsi, au début, hésitation de la parole, mouvement fibrillaire de la langue, inégalité pupillaire, tremblement des membres, troubles viscéraux du côté des organes digestifs ; vers la fin, paralysie partielle, puis complète, accès épileptiques. Dans l'hystérie, on constate aussi des convulsions et des contractures.

Pour l'examen du fou, il faut beaucoup de discrétion, lui manifester de l'intérêt et de l'affection. Pour l'interroger, il faut prendre pour guides les grands motifs qui déterminent les actions humaines.

On interroge les instincts conservateur ou nutritif, sexuel, maternel, destructeur, constructeur, ceux d'orgueil et de vanité.

Comme l'a montré Morel, l'aliéné n'est jamais privé de l'idée de cause, de substance, il ne confond pas les idées de temps avec celles de distance ; il n'abjurera pas les idées de forme, d'étendue ou de mouvement et ne les appliquera pas surtout à des choses diamétralement opposées. D'Aguesseau a dit : Si un fou peut commettre parfois un acte de sagesse, un sage ne saurait accomplir un acte de folie.

2° EXAMEN DE LA SANTÉ PHYSIQUE.

Étudier l'aspect extérieur :

La physionomie, les attitudes et gestes, la parole, la

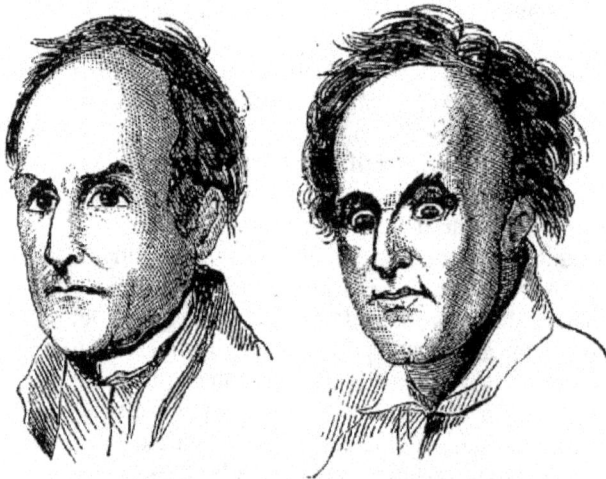

Fig. 10 et 11. — Maniaque épileptique, 60 ans, pendant les intervalles tranquilles et pendant les paroxysmes.

circulation, les fonctions digestives, la myotilité, les fonctions génésiques.

Au début il y a :

1° Exaltation de la force motrice, grande activité musculaire ;

2° Des algies nombreuses, céphalalgie, anesthésie ;

3° Facultés génésiques exaltées d'abord, abolies à la fin;
4° D'abord rien dans la nutrition, puis élévation de température, constipation habituelle, peau sèche et jaune.

3° AUTOPSIE.

Altération de nutrition, épaississement de l'arachnoïde, injection de la pie-mère, ramollissement des circonvolutions cérébrales.

4° LES ANTÉCÉDENTS.

Interroger l'hérédité (mode particulier de réaction des individus pour les émotions et l'alcool), ou signes de dégénérescence psychique, et alors signes de dégénérescence héréditaire (affection des centres, vices de conformation du crâne, des oreilles, des extrémités, organes sexuels, strabisme, bégaiement).

Rechercher s'il n'y a pas eu des causes certaines d'aliénation (blessures de tête, épilepsie, hystérie, méningo-encéphalite, insolation).

Influence du sexe : folie puerpérale;
Les excès génésiques;
L'âge (vieillesse);
Les fatigues intellectuelles et affectives ;
L'abus des boissons alcooliques, le nicotisme, le saturnisme, le mercurialisme, la pellagre, permettent le diagnostic étiologique de la folie.

Pour le *Diagnostic de la folie*, voici les formes telles que les a classées Tardieu.

4 classes :
1° Faiblesse d'esprit : Démence, idiotie, imbécillité, faiblesse d'esprit, sourds-muets, moribonds;
2° Impulsions instinctives : Épileptiques, idiots et

imbéciles, dégénérés, excentriques, alcoolisants, hypo-
chondriaques, hystériques, femmes enceintes, femmes
en travail ou récemment accouchées et nourrices ;

3° Folies délirantes : Maniaques, monomanes-hypéma-
niaques, persécutés, fous paralytiques, somnambules ;

4° Folie simulée : Folie prétextée, folie simulée.

Il nous reste à passer rapidement en revue quelques
particularités qui peuvent se présenter dans les expertises. La question de responsabilité peut être posée
dans les cas d'ivresse, de surdi-mutité, d'épilepsie,
dans toutes les circonstances qui peuvent annihiler ou
diminuer l'habileté à tester.

A. *De l'ivresse.* — Elle a été visée par la loi du
23 janvier 1873, qui a pour but de réprimer les progrès de l'alcoolisme. Nous n'avons pas à faire la description de cet état. La loi n'a pas prononcé une peine
spéciale pour le crime commis pendant l'ivresse. Sans
doute, on peut dire, avec la cour de cassation, qu'elle
constitue un fait volontaire et répréhensible, et ne
peut jamais constituer une excuse. Mais, comme il n'est
pas douteux que, dans l'état d'ivresse, la circulation
cérébrale se trouve dans une situation peu favorable au
fonctionnement physiologique de l'organe, il est utile de
distinguer les cas dans lesquels l'ivresse s'est montrée
accidentellement, de ceux dans lesquels elle est une habitude. Les individus atteints de folie alcoolique ne peuvent pas être considérés comme responsables.

B. *Surdi-mutité.* — L'art. 936 du Code civil s'exprime ainsi : « Le sourd-muet qui saura écrire pourra
accepter lui-même ou par un fondé de pouvoir. S'il ne
sait pas écrire, l'acceptation doit être faite par un curateur nommé à cet effet, suivant les règles établies
au titre de la minorité, de la tutelle et de l'émancipa-

tion. » — Les magistrats peuvent demander l'avis d'un médecin pour connaître l'état mental d'un sourd-muet, pour savoir s'il faut lui laisser l'administration de ses biens, lui nommer un conseil judiciaire ou l'interdire. L'expert se rappellera que les sourds-muets peuvent acquérir une éducation et des connaissances très-étendues. Donc, si les sourds-muets non instruits peuvent être assimilés aux imbéciles, ceux qui sont instruits peuvent, d'après leur degré d'instruction, apprécier parfaitement la moralité de leurs actes.

C. *Des épileptiques.* « Dans l'épilepsie, comme dans l'aliénation mentale, la question de responsabilité légale se réduit à une question de diagnostic. Lorsque l'épileptique a commis un acte violent, en dehors de l'influence des accès convulsifs, ou des accès de trouble mental, il doit être considéré comme responsable de ses actes, ou du moins on ne peut lui appliquer que le bénéfice des circonstances atténuantes ; lorsqu'au contraire il a accompli ces actes sous l'influence d'un accès de trouble mental, lié directement aux attaques, ou bien se produisant dans leurs intervalles, on doit le déclarer irresponsable. » (J. Falret.)

D. *Des testaments.* — L'étymologie du mot lui-même (*testatio mentis*) et le texte de la loi indiquent que la condition essentielle pour faire une donation entre vifs ou un testament est d'être sain d'esprit.

Le Code civil (liv. III, tit. II, chap. v) donne les règles générales sur la forme des testaments.

ART. 969. Un testament pourra être olographe, ou fait par acte public ou dans la forme mystique.

ART. 970. Le testament olographe ne sera point valable, s'il n'est écrit en entier, daté et signé de la main du testateur : il n'est assujetti à aucune autre forme.

ART. 971. Le testament par acte public est celui qui est reçu par deux notaires, en présence de deux témoins, ou par un notaire, en présence de quatre témoins.

Art. 972. Si le testament est reçu par deux notaires, il leur est dicté par le testateur, et il doit être écrit par l'un de ces notaires, tel qu'il est dicté. S'il n'y a qu'un notaire, il doit également être dicté par le testateur, et écrit par ce notaire. Dans l'un et l'autre cas, il doit en être donné lecture au testateur, en présence des témoins. Il est fait du tout mention expresse.

Art. 973. Ce testament doit être signé par le testateur : s'il déclare qu'il ne sait ou ne peut signer, il sera fait, dans l'acte, mention expresse de sa déclaration, ainsi que de la cause qui l'empêche de signer.

Art. 974. Le testament devra être signé par les témoins : et néanmoins, dans les campagnes, il suffira qu'un des deux témoins signe, si le testament est reçu par deux notaires, et que deux des quatre témoins signent, s'il est reçu par un notaire.

Art. 975. Ne pourront être pris pour témoins du testament par acte public, ni les légataires, à quelque titre qu'ils soient, ni leurs parents ou alliés jusqu'au quatrième degré inclusivement, ni les clercs des notaires par lesquels les actes seront reçus.

Art. 976. Lorsque le testateur voudra faire un testament mystique ou secret, il sera tenu de signer ses dispositions, soit qu'il les ait écrites lui-même, ou qu'il les ait fait écrire par un autre. Sera le papier qui contiendra ses dispositions, ou le papier qui servira d'enveloppe, s'il y en a une, clos et scellé. Le testateur le présentera ainsi clos et scellé au notaire, et à six témoins au moins, ou il le fera clore et sceller en leur présence ; et il déclarera que le contenu en ce papier est son testament écrit et signé de lui, ou écrit par un autre et signé de lui : le notaire en dressera l'acte de suscription, qui sera écrit sur ce papier ou sur la feuille qui servira d'enveloppe ; cet acte sera signé tant par le testateur que par le notaire, ensemble par les témoins. Tout ce que dessus sera fait de suite et sans divertir à autres actes, et en cas que le testateur, par un empêchement survenu depuis la signature du testament, ne puisse signer l'acte de suscription, il sera fait mention de la déclaration qu'il en aura faite, sans qu'il soit besoin, en ce cas, d'augmenter le nombre des témoins.

Art. 977. Si le testateur ne sait pas signer, ou s'il n'a pu le faire lorsqu'il a fait écrire ses dispositions, il sera appelé à l'acte de suscription un témoin, outre le nombre porté par l'article précédent, lequel signera l'acte avec les autres témoins ; et il y sera fait mention de la cause pour laquelle ce témoin aura été appelé.

Art. 978. Ceux qui ne savent ou ne peuvent lire ne pourront faire de dispositions dans la forme du testament mystique.

ART. 979. En cas que le testateur ne puisse parler, mais qu'il puisse écrire, il pourra faire un testament mystique, à la charge que le testament sera entièrement écrit et signé de sa main, qu'il le présentera au notaire et aux témoins, et qu'au haut de l'acte de suscription, il écrira en leur présence, que le papier qu'il présente est son testament : après quoi le notaire écrira l'acte de suscription, dans lequel il sera fait mention que le testateur a écrit ces mots en présence du notaire et des témoins ; et sera, au surplus, observé tout ce qui est prescrit par l'article 976.

ART. 980. (Déjà cité, p. 83.)

D'après Legrand du Saulle, qui a spécialement étudié ces questions, les maladies qui conduisent à la mort peuvent être classées en trois groupes : les facultés cérébrales sont conservées, ou elles sont atteintes, ou l'intelligence a disparu. C'est ainsi que, le suicide ne prouvant pas la folie, les dispositions testamentaires d'un suicidé peuvent avoir être prises alors qu'il était sain d'esprit. Il n'en est pas de même, si l'acte a été écrit ou signé pendant un intervalle lucide, car alors on peut toujours se demander si, dans le cours de telle ou telle maladie, et d'après les symptômes présentés, l'individu a repris possession complète de ses facultés. Dans la paralysie générale progressive, par exemple, les rémissions sont fréquentes et, dans la généralité des cas, la capacité civile de ces malades doit être amoindrie. D'une manière générale, il faut bien savoir que les intervalles lucides capables de durer une ou deux heures, le temps de faire un testament, sont excessivement rares. D'Aguesseau définissait ainsi l'intervalle lucide : « Ce n'est point un crépuscule qui joint le jour et la nuit, mais une lumière parfaite, un éclat vif et continu, un jour plein et entier qui sépare deux nuits. » Il n'en est pas ainsi, dans la folie, de l'intermittence des accès. Il y a des folies périodiques à type intermittent. L'expert devra alors établir, par des preuves certaines, qu'au moment du fait l'individu était bien dans une période d'intermittence et non dans un état de rémission. « L'existence d'hallucinations n'empêche point de tester d'une manière absolue, surtout lorsque les facultés affectives sont restées intactes; les congestions cérébrales et les attaques d'apoplexie déterminent très-fréquemment un état mental particulier, qui, au point de vue médico-légal, est digne d'exciter au plus haut point l'attention; dans quelques cas, les aphasiques, tout en restant intelligents, sont dans l'impossibilité de faire un testament olographe, public ou mystique. »

Dans une expertise de validité de testament, le médecin-expert doit faire l'histoire du testateur d'après ses antécédents moraux et physiques; il insistera surtout sur l'état mental au moment même où le testateur a pris ses dispositions ou postérieurement à celles-ci; il montrera la nature des accidents qui ont accompagné la mort d'après l'examen des symptômes ou d'après l'autopsie, s'il y a lieu; il examinera le testament lui-même au point de vue de son contenu, des idées qui y sont exprimées, et au point de vue de la forme quand il est olographe. Ce sont là, comme nous l'avons dit ailleurs, des renseignements précieux pour le diagnostic.

6. DES MALADIES A CONSÉQUENCES JUDICIAIRES : MALADIES SIMULÉES, PROVOQUÉES OU COMMUNIQUÉES.

I. Définition.

On appelle *maladie simulée* celle que l'on feint d'avoir; *maladie dissimulée* celle que l'on cache; *maladie prétextée* celle que l'on dit avoir pour en retirer avan-

tage ; *maladie provoquée* celle que l'on fait naître ;
maladie communiquée celle qui, par sa transmission,
produit un dommage direct ou indirect.

L'intérêt ou la passion jouant un grand rôle dans
les actions de l'homme, la simulation ou la dissimulation des maladies ont une grande importance en
médecine judiciaire, et elles peuvent se présenter dans
toutes les expertises. C'est ainsi qu'un accusé feint la
folie ; une femme condamnée à mort prétend être
grosse et demande le bénéfice de l'article 27 du Code
pénal ; une autre femme prétexte la grossesse pour
hériter, ou la dissimule à cause de l'absence de son
mari ; un conscrit veut éviter le service militaire ; un
soldat cherche à se faire réformer ; un individu veut
s'affranchir de certains devoirs : ceux de témoin, de
juré, de tuteur ; ou bien il cache une infirmité pour
contracter une assurance sur la vie ; une prostituée
ou une nourrice cherchent à tromper le médecin de
visite sur les maladies qu'elles peuvent avoir.

II. Législation.

ART. 1582 et 1583 du Code civil déjà cités (p. 33 et 34).

ART. 1384. On est responsable non-seulement du dommage que
l'on cause par son propre fait, mais encore de celui qui est
causé par le fait des personnes dont on doit répondre, ou des
choses que l'on a sous sa garde. Le père et la mère, après le
décès du mari, sont responsables du dommage causé par leurs
enfants mineurs habitant avec eux ; les maîtres et commettants
du dommage causé par leurs domestiques et préposés dans les
fonctions auxquelles ils les ont employés ; les instituteurs et les
artisans, du dommage causé par leurs élèves et apprentis pendant le temps qu'ils sont sous leur surveillance. La responsabilité
ci-dessus a lieu, à moins que les père et mère, instituteurs et
artisans, ne prouvent qu'ils n'ont pu empêcher le fait qui donne .
lieu à cette responsabilité.

ART. 1385. Le propriétaire d'un animal, ou celui qui s'en sert,
pendant qu'il est à son usage, est responsable du dommage que

l'animal a causé, soit que l'animal fût sous sa garde, soit qu'il fût égaré ou échappé.

ART. 1386. Le propriétaire d'un bâtiment est responsable du dommage causé par sa ruine, lorsqu'elle est arrivée par suite du défaut d'entretien ou par le vice de sa construction.

ART. 27. Code pénal. Si une femme condamnée à mort se déclare et s'il est vérifié qu'elle est enceinte, elle ne subira la peine qu'après sa délivrance.

ART. 59. Les complices d'un crime ou d'un délit seront punis de la même peine que les auteurs mêmes de ce crime ou de ce délit, sauf les cas où la loi en aurait disposé autrement.

ART. 60. Seront punis comme complices d'une action qualifiée crime ou délit ceux qui, par dons, promesses, menaces, abus d'autorité ou de pouvoir, machinations ou artifices coupables, auront provoqué à cette action, ou donné des instructions pour la commettre ; ceux qui auront procuré des armes, des instruments ou tout autre moyen qui aura servi à l'action, sachant qu'ils devaient y servir ; ceux qui auront, avec connaissance, aidé ou assisté l'auteur ou les auteurs de l'action dans les faits qui l'auront préparée ou facilitée, ou dans ceux qui l'auront consommée...

De nombreux articles déjà vus et ceux qui trouveront leur place naturelle au chapitre : Blessures. La jurisprudence a compris sous ce nom (article 319 et 320) non-seulement les plaies et contusions, mais aussi toutes les maladies qui proviennent de la négligence ou de la maladresse.

Consulter aussi la législation sur le service militaire.

III. Caractères scientifiques.

Les plus fréquentes des maladies simulées [1] sont celles qui présentent des phénomènes subjectifs, c'est-à-dire des symptômes que l'individu peut facilement créer : ainsi les névroses, la folie (sur 58 observations de simulation rassemblées par Laurent, 49 appartiennent à des criminels), l'épilepsie, les paralysies, la mutité, la surdité, le bégaiement, la cécité.

Viennent ensuite les maladies à phénomènes objectifs. Ce

---

[1] Boisseau, *Des maladies simulées et des moyens de les reconnaître*. Paris, 1870. — Laurent, *Étude médico-légale sur la simulation de la folie*, 1866.

sont des tumeurs, emphysème sous-cutané, du tympanisme, des hémorrhagies, etc.

On peut reconnaître ces maladies à leurs symptômes peu précis et incertains; il faut bien avoir présent à l'esprit l'histoire clinique de chaque maladie, et penser au mobile de l'acte. Les cas de surdité ou de folie sont les plus difficiles et les plus embarrassants. Le problème reste cependant toujours le même : déterminer l'état mental du prévenu.

Pour les individus qui encourent des peines judiciaires ou qui veulent être exemptés d'un service public, on peut demander qu'ils soient mis en observation.

La provocation de certains symptômes peut aussi embarrasser. C'est ainsi que des individus, pour exciter la commisération publique ou pour tout autre motif, provoquent des érythèmes, des maladies de la peau, l'œdème sous-cutané par insufflation d'air, des ulcères, des plaies, des mydriases.

Parmi les maladies communiquées, les plus importantes sont celles qui se transmettent par les organes génitaux : ainsi la chaudepisse, la vérole. La syphilis est communiquée par la nourrice, par le nourrisson ou par la vaccine[1]. Nous avons parlé ailleurs de cette épidémie si curieuse de Brives-la-Gaillarde[2]. Nous rappellerons celle de Rivalta, où sur 46 enfants vaccinés 39 furent vérolés.

IV. Conséquences médico-judiciaires et règles de l'expertise.

Nous avons, dans un autre chapitre, longuement insisté sur les signes diagnostiques des maladies mentales et la valeur des différents symptômes qui permettaient d'apprécier l'état mental d'un individu.

[1] Un fait historique montre combien autrefois la syphilis était ou passait pour être contagieuse. En 1329, le cardinal Volsey, ministre de Henri VIII, fut mis en jugement devant la chambre haute pour avoir parlé bas à l'oreille de son maître, avec l'intention de lui communiquer la syphilis, dont il se savait atteint.

[2] 15 femmes, 9 maris, 10 enfants, dont 5 périrent; à peu près 100 victimes. La sage-femme fut condamnée à deux ans de prison et cinquante francs d'amende. (Voir *Précis d'hygiène*, etc., p. 318.)

Dans le monde, il y a de tels préjugés attachés à la folie, que pour qu'un individu la simule il faut qu'il y soit poussé par des raisons majeures. Dans un cas semblable, l'enquête doit surtout avoir pour but de faire connaître : l'acte incriminé ou suspect, les conditions dans lesquelles il s'est produit, le mobile de cette action ou l'intérêt qu'un accusé peut avoir à simuler la folie. Il peut être utile, dans ces cas suspects, d'adresser au simulateur des questions captieuses et même des menaces, de le surprendre brusquement la nuit et même, si l'individu est placé en observation dans un asile, de le doucher ou de le traiter comme s'il était réellement fou.

« Parmi les formes que les simulateurs ont adoptées, dit Laurent, on rencontre surtout l'imbécillité, la stupidité, la démence, la manie aiguë. Il y en a peu qui aient essayé de contrefaire des monomanies ; quelques-uns ont feint l'épilepsie, l'hystérie, le somnambulisme, différentes paralysies. En raison de la complexité des phénomènes psychiques et physiques constituant chaque forme de folie, complexité indépendante de la volonté, il est impossible au simulateur de fournir au médecin-expert le cortége naturel des désordres appartenant à cette maladie. Les aliénés simulateurs péchent en général par l'exagération de tel ou tel symptôme aux dépens ou en l'absence de tels ou tels autres. Il est quelquefois nécessaire de recourir à quelques moyens supplémentaires de l'examen direct pour mettre au grand jour le véritable état de l'individu qu'on examine. On doit alors employer ceux qui sont le plus en rapport avec la dignité humaine. »

Pour les maladies provoquées, les *ulcères* sont produits par substances épispastiques : l'écorce de garou trempée dans du vinaigre, l'herbe aux gueux, les cantharides. Les *plaies* se rencontrent en un endroit où il a été possible de les faire, plus longues que larges et que profondes, correspondant avec le jeu de la main droite, et n'étant pas en rapport exact avec les perforations des vêtements.

Tardieu rapporte à cinq chefs principaux les expertises médico-légales consécutives à des procès pour des maladies accidentellement ou involontairement provoquées.

1° Maladies provenant de denrées alimentaires viciées, altérées ou falsifiées.

2° Empoisonnements ou asphyxies accidentelles (appareils de chauffage mal employés, braseros) ; emploi dans l'industrie de préparations vénéneuses : ainsi les accidents consécutifs à l'usage ou à la fabrication d'objets imprégnés de poisons (cosmétiques, papiers peints, fleurs). Un ouvrier atteint d'accidents déterminés par l'emploi du vert arsenical dans la fabrication des fleurs poursuit correctionnellement et intente une action civile contre son patron. Celui-ci est condamné.

On assimile aussi à l'imprudence ou à la négligence le fait d'avoir remis ou laissé prendre à un individu une substance avec laquelle il s'est donné la mort : scènes de cabaret — (une jeune fille, maîtresse d'un étudiant en médecine, s'empoisonne avec de l'acide arsénieux. L'étudiant et le pharmacien sont condamnés).

3° Erreurs dans la prescription ou l'administration des remèdes, dangers de certains traitements empiriques. Un enfant est atteint d'une maladie nerveuse que l'on peut attribuer à des passes magnétiques. Il y a

poursuite correctionnelle, action civile et condamnation.

4° Maladies contagieuses transmises des animaux à
l'homme.

Les animaux domestiques atteints de charbon, rage,
morve ou farcin, peuvent transmettre ces maladies par
l'imprévoyance du propriétaire de ces animaux ou par
suite des nécessités professionnelles de l'ouvrier ou du
domestique. Les propriétaires et maîtres sont solidai-
rement responsables du dommage produit.

5° Maladies contagieuses communiquées par un individu à un autre (blennorrhagie, syphilis).

Certes, il y a d'autres maladies contagieuses, mais
la syphilis, à cause des conditions spéciales dans lesquelles se fait la transmission, mérite une mention
spéciale. La transmission se faisant par contact, il est
possible de remonter à la cause première, et puisqu'il
y a dommage, on peut demander réparation. Tardieu
distingue trois cas spéciaux de transmission :

1° Par rapports sexuels (procès entre époux, indemnités dans le cours de poursuites criminelles pour
viols, attentats à la pudeur) ;

2° Par allaitement ;

3° Par contact ou inoculation accidentels (imprévoyance de syphilitiques, soufflage de verre, tatouage,
vaccination, opération de certains rites religieux, ainsi
la circoncision, et même par imprudence de médecins
(instruments contaminés ; un scarificateur a donné la
vérole à 200 personnes ; expérimentation).

Comme le dit Tardieu, ne pas oublier, dans toutes
ces expertises, qu'il faut avant tout et toujours s'en
tenir à l'appréciation du fait particulier et des circonstances spéciales dans lesquelles il s'est produit, et ne

pas se laisser entraîner dans le vague des abstractions et des controverses doctrinales.

Pour les maladies communiquées, dans la généralité des cas, la syphilis a été transmise par les organes génitaux, par l'allaitement, par inoculation ou contacts accidentels.

Dans la syphilis des organes génitaux, il faut décrire les symptômes, leur marche, les divers accidents.

Dans la syphilis par allaitement (voir la thèse remarquable d'Appay : *De la transmission de la syphilis entre nourrices et nourrissons*, etc. Paris, 1875, n° 41), la vérole peut être communiquée par le nourrisson ou la nourrice. Il faut examiner, a-t-on conseillé, l'enfant, la nourrice, les tierces personnes (parents de l'enfant, mari de la nourrice).

La syphilis congénitale est caractérisée par ses symptômes, son siége et sa marche (pemphygus, onyxis, plaques muqueuses, syphilis pulmonaire et hépatique, accidents qui se montrent entre la 3e semaine et le 5e mois). Marche lente vers une terminaison fatale. Diday (*Traité de la syphilis des nouveaux-nés*) a, dans une statistique de 158 cas, montré le début des accidents : avant un mois révolu, 86 fois ; avant 2 mois, 45 fois ; avant trois mois, 15 fois ; avant 4 mois, 7 fois ; une fois les accidents du début se sont montrés à 6 mois, à 8 mois, à 1 an, à 2 ans. L'élément capital et caractéristique est la plaque muqueuse près de la bouche, des narines, de l'anus ou organes sexuels, l'onyxis, le coryza rebelle ou *nifflette*, le catarrhe des bronches, la cachexie et une sénilité anticipée.

Dans l'examen de la nourrice, on constate que les accidents ne se sont montrés qu'après l'allaitement de cet enfant ; celui-ci a des accidents buccaux, et tout prouve que la maladie a débuté par le mamelon.

C'est un bouton induré à l'extrémité ou à la base du mamelon. Il y a engorgement des ganglions de l'aisselle, et 4 ou 6 mois après, syphilides, alopécie, ganglions cervicaux. Rien aux parties génitales, sauf plus tard, lors des syphilis secondaires. Les organes génitaux doivent toujours être examinés, et il faut les opposer à l'état du sein.

Ainsi que l'a montré Tardieu, si on procède avec méthode et ainsi qu'il vient d'être indiqué, l'examen des tierces personnes est inutile et ne prouve rien. Est-ce que sans symptômes apparents le père ne peut pas être syphilitique, et d'ailleurs, quel est le père ?

On peut en dire autant du mari de la nourrice. Ce qui serait dans l'espèce une preuve plus importante, ce serait l'examen, s'il était possible, des nourrices antérieures données à l'enfant et qui auraient été atteintes d'accidents semblables.

Si c'est la nourrice qui donne la syphilis, il faut de même procéder à l'examen de la nourrice, du nourrisson, celui des tierces personnes n'a pas plus de valeur. Quand la nourrice a des enfants, il faut s'enquérir si ceux-ci sont demeurés sains malgré la maladie de leur mère. De même, une femme avant d'allaiter ce nourrisson avait eu des enfants sains ; depuis elle fait des fausses-couches et ses enfants meurent en bas âge.

Dans le cas de syphilis vaccinale, la pustule devient chancre, et les accidents se montrent consécutivement. Ces enfants ont pu ainsi donner la vérole à leurs mères qui ont vérolé leurs maris. — Rappelons que le bouton vaccinal va jusqu'au douzième jour ; la fausse vaccine dure de 7 à 8 jours ; quand il n'y pas de cicatrice, c'est la vaccinelle.

QUESTIONS GÉNÉRALES

RELATIVES A LA MORT, AU CADAVRE, AUX TACHES, AUX EMPREINTES

I. DE LA MORT ET DU CADAVRE.

I. Définition.

C'est là un des chapitres les plus importants de la médecine judiciaire. Il renferme en effet de nombreuses questions se rattachant à la réalité des décès, à leurs causes, aux diverses circonstances qui accompagnent la mort.

C'est ainsi que nous nous occuperons de l'agonie, des signes et de la date de la mort, de la mort apparente, de la mort subite, de la survie et des opérations médico-judiciaires que l'expert peut avoir à pratiquer sur le cadavre.

Ce qui est essentiel en médecine-judiciaire, c'est de connaître comment la mort est venue et quelles en ont été les causes.

Une collectivité humaine doit être comme une société commerciale ou autre : il y a intérêt à en connaître toutes les parties, ceux qui entrent dans cette société, ceux qui la quittent. La vitalité même de celle-ci tient

10.

à cette obligation, et il ne faut pas que le crime qui
supprime un de ses membres puisse rester impuni.

II. Législation.

La loi s'occupe longuement des décès.

Des articles du Code civil ou pénal, de nombreuses ordonnances
ou des règlements de police, ont fixé les conditions dans lesquelles
devaient être faites la *déclaration* des décès et leur *vérification* :
quel est le *délai légal* ou période de temps comprise entre le
moment du décès et celui où peut avoir lieu l'inhumation après
que celle-ci a été autorisée ; — comment doivent se faire certaines
opérations, telles que *ensevelissement, autopsie, embaumement* ;
— quel est le mode d'*inhumer*, et quelles constatations médico-
légales peuvent être faites dans le cas de mort subite ou suspecte.

Le livre 1er, chap. IV, du Code civil, s'occupe des actes de décès.

ART. 77.—Aucune inhumation ne sera faite sans une autorisation,
sur papier libre et sans frais, de l'officier de l'état civil, qui ne
pourra la délivrer qu'après s'être transporté auprès de la personne décédée, pour s'assurer du décès, et que vingt-quatre heures après le décès, hors les cas prévus par les règlements de police.

ART. 78. — L'acte de décès sera dressé par l'officier de l'état civil
sur la déclaration de deux témoins. Ces témoins seront, s'il est possible, les deux plus proches parents ou voisins, ou, lorsqu'une
personne sera décédée hors de son domicile, la personne chez laquelle elle sera décédée, et un parent ou autre.

ART. 79. — L'acte de décès contiendra les prénoms, nom, âge,
profession et domicile de la personne décédée ; les prénoms et
nom de l'autre époux, si la personne décédée était mariée ou
veuve ; les prénoms, noms, âge, profession et domicile des décla-
rants, et, s'ils sont parents, leur degré de parenté. — Le même
acte contiendra de plus, autant qu'on pourra le savoir, les prénoms, noms, profession et domicile des père et mère du décédé,
et le lieu de sa naissance.

ART. 80. — En cas de décès dans les hôpitaux militaires, civils
ou autres maisons publiques, les supérieurs, directeurs, administrateurs et maîtres de ces maisons, seront tenus d'en donner avis
dans les vingt-quatre heures à l'officier de l'état civil, qui s'y
transportera pour s'assurer du décès, et en dressera l'acte conformément à l'article précédent, sur les déclarations qui lui auront été faites et sur les renseignements qu'il aura pris. — Il sera
tenu, en outre, dans lesdits hôpitaux et maisons, des registres
destinés à inscrire ces déclarations et ces renseignements. — L'officier de l'état civil enverra l'acte de décès à celui du dernier

domicile de la personne décédée, qui l'inscrira sur les registres.

ART. 81. — Lorsqu'il y aura des signes ou indices de mort violente, ou d'autres circonstances qui donneront lieu de la soupçonner, on ne pourra faire l'inhumation qu'après qu'un officier de police, assisté d'un docteur en médecine ou en chirurgie, aura dressé procès-verbal de l'état du cadavre et des circonstances y relatives, ainsi que des renseignements qu'il aura pu recueillir sur les prénoms, nom, âge, profession, lieu de naissance et domicile de la personne décédée.

ART. 82. — L'officier de police sera tenu de transmettre de suite à l'officier de l'état civil du lieu où la personne sera décédée tous les renseignements énoncés dans son procès-verbal, d'après lesquels l'acte de décès sera rédigé. — L'officier de l'état civil en enverra une expédition à celui du domicile de la personne décédée, s'il est connu : cette expédition sera inscrite sur les registres.

ART. 83. — Les greffiers criminels seront tenus d'envoyer, dans les vingt-quatre heures de l'exécution des jugements portant peine de mort, à l'officier de l'état civils du lieu où le condamné aura été exécuté, tous les renseignements énoncés en l'article 79, d'après lesquels l'acte de décès sera rédigé.

ART. 84. — En cas de décès dans les prisons ou maisons de réclusion et de détention, il en sera donné avis sur-le-champ, par les concierges ou gardiens, à l'officier de l'état civil, qui s'y transportera, comme il est dit en l'article 80, et rédigera l'acte de décès.

ART. 85. — Dans tous les cas de mort violente, ou dans les prisons et maisons de réclusion, ou d'exécution à mort, il ne sera fait sur les registres aucune mention de ces circonstances, et les actes de décès seront simplement rédigés dans les formes prescrites par l'article 79.

Les articles 86 et 87 s'occupent des décès survenus pendant les voyages de mer.

Le chapitre v traite des actes de l'état civil concernant les militaires hors du territoire.

La *déclaration des mort-nés* présente certaines formalités compliquées.

Un décret du 4 juillet 1806 a tracé les règles à suivre en pareil cas :

ART. 1. Lorsque le cadavre d'un enfant, dont la naissance n'a pas été enregistrée, sera présenté à l'officier de l'état civil, cet officier n'exprimera pas qu'un tel enfant est décédé, mais seulement qu'il lui a été présenté sans vie ; il recevra de plus la déclaration des témoins, touchant les noms, prénoms, qualités et demeure des père et mère de l'enfant, et la désignation des an, jour et heure auxquels l'enfant est sorti du sein de sa mère.

ART. 2. Cet acte sera inscrit à la date sur le registre des décès, sans qu'il en résulte aucun préjugé sur la question de savoir si l'enfant a eu vie ou non.

L'accroissement, constaté par les statistiques, du nombre des enfants mort-nés, a attiré l'attention des administrateurs et les a engagés à rechercher, à l'aide des médecins vérificateurs des décès, s'il ne fallait pas voir dans ce fait des avortements provoqués par des manœuvres criminelles.

Différentes circulaires des préfets de Paris aux maires de cette ville (8 juillet 1863, 28 novembre 1868, 15 janvier 1869) leur ont tracé les règles suivantes : La catégorie des mort-nés ne doit comprendre que les enfants décédés avant, pendant ou après l'accouchement, *qui n'ont pas été l'objet d'un acte de naissance.* Les accoucheurs ou les familles doivent toujours déclarer à l'officier de l'état civil comme mort-nés tous les produits de la conception à partir de six semaines. Quand le produit de la conception n'a pas atteint quatre mois, l'officier de l'état civil n'a point à se conformer aux prescriptions du décret de 1806 ; il doit seulement transcrire, sur un registre spécial, le certificat du médecin vérificateur.

Ce registre, sur lequel sont inscrits les certificats des médecins constatant les accouchements après six semaines jusqu'à quatre mois de conception, n'est pas un registre de l'état civil, mais un livre de police destiné en outre à faciliter les recherches lorsqu'il existe des soupçons d'avortement. Il ne doit pas être timbré, coté ni paraphé par le président du tribunal, ni déposé au greffe. Il est paraphé par le maire de l'arrondissement; si des attestations sont demandées (il n'en est pas fait d'extraits), elles sont délivrées par le maire sur papier libre. Les familles sont dispensées de faire inhumer des mort-nés de moins de quatre mois. Si les familles veulent procéder à l'inhumation, la transcription du certificat médical inscrit sur le registre tient lieu de l'acte en vertu duquel le permis d'inhumer peut être délivré.

Un décret du 3 janvier 1813 sur *l'exploitation des mines* renferme certaines formalités qui peuvent s'appliquer aux incendies dans les mines, éboulements et autres catastrophes. Il est expressément prescrit aux maires et autres officiers de police de se faire présenter les corps des ouvriers qui auraient péri par accident dans une exploitation, et de ne permettre leur inhumation qu'après que le procès-verbal de l'accident aura été dressé conformément à l'art. 81 du code civil et sous les peines portées par les art. 358 et 359 du code pénal.

Lorsqu'il y aura impossibilité de parvenir jusqu'au lieu où se trouvent les corps des ouvriers qui auraient péri dans les travaux, les exploitants, directeur et autres ayants cause, seront tenu de faire constater cette circonstance par le maire, ou autre officier public, qui en dressera procès-verbal, et de le transmettre au Procureur de la République; cet acte sera annexé au registre de l'état civil. Ce procès-verbal, dit Demolombe, paraît donc destiné à remplacer l'acte de décès, soit quant à l'ouverture de la succession, soit quant à tous les autres droits qui peuvent être subordonnés au décès.

Infractions aux lois sur les inhumations.

C. P. Art. 358. — Ceux qui, sans l'autorisation préalable de l'officier public, dans le cas où elle est prescrite, auront fait inhumer un individu décédé, seront punis de six jours à deux mois d'emprisonnement, et d'une amende de seize à cinquante francs, sans préjudice de la poursuite des crimes dont les auteurs de ce délit pourraient être prévenus dans cette circonstance. — La même peine aura lieu contre ceux qui auront contrevenu, de quelque manière que ce soit, à la loi et aux réglements relatifs aux inhumations précipitées.

Art. 359. — Quiconque aura recélé ou caché le cadavre d'une personne homicidée ou morte des suites de coups ou blessures, sera puni d'un emprisonnement de six mois à deux ans, et d'une amende de cinquante francs à quatre cents francs, sans préjudice de peines plus graves, s'il a participé au crime.

Art. 360. — Sera puni d'un emprisonnement de trois mois à un an, et de seize francs à deux cents francs d'amende, quiconque se sera rendu coupable de violation de tombeaux ou de sépultures, sans préjudice des peines contre les crimes ou délits qui se seraient joints à celui-ci [1].

C. I. C. — Art. 44 (déjà cité page 46) [1].

Un arrêté du préfet de la Seine du 21 vendémiaire an IX (13 octobre 1800) a établi que l'inhumation d'un corps ne pourrait avoir lieu qu'après le délai de 24 heures expirées depuis la déclaration du décès faite à la mairie, sauf certains cas d'urgence.

Des circulaires du ministre de l'intérieur (2 décembre 1863 et 24 décembre 1866) ont généralisé cette interprétation. « Il ne pourra être procédé à l'inhumation qu'après 24 heures expirées, depuis la déclaration faite à la mairie. Pourront être exceptés les cas de putréfaction cadavérique avancée, ou toutes autres conditions préjudiciables à la santé des familles, et dans les cas excep-

[1] Pour les lois, décrets, arrêtés, instructions, circulaires, etc., concernant le service des médecins de l'état civil, consulter le Code-Manuel des médecins d'état civil par Huberson. — Paris, 1859.

tionnels, le médecin vérificateur fera un rapport spécial au maire. »

Ces médecins chargés de constater les décès furent nommés à Paris, dans chaque arrondissement, par M. le comte Chabrol, préfet de la Seine[1]. Il leur était enjoint, dans les déclarations transmises au maire, d'énoncer :

1° Les nom et prénoms du décédé ; 2° le sexe ; 3° l'état de mariage ; 4° l'âge ; 5° la profession ; 6° la date exacte du décès, (mois, jour et heure) ; 7° le quartier, la rue et le numéro du domicile ; 8° l'étage et l'exposition du logement ; 9° la nature de la maladie, et (s'il y a lieu) les motifs qui peuvent occasionner l'ouverture du cadavre ; 10° les causes antécédentes et les complications survenues ; 11° la durée de la maladie ; 12° les noms des personnes (ayant titre ou non) qui ont fourni les médicaments nécessaires ; 13° les noms des personnes (ayant titre ou non) qui ont donné des soins au malade.

Avec ces diverses mesures, on empêchait certains crimes, il était possible de donner de précieux renseignements à la justice ou à la statistique médicale.

Ajoutons un arrêté de M. Rambuteau (15 avril 1839) qui crée un comité d'inspection de cette vérification et les arrêtés du 25 janvier 1841, les circulaires du 15 septembre 1847, les arrêtés et circulaires du 25 juillet 1844, du 2 décembre 1863, du 24 décembre 1866, qui prescrivent des mesures d'hygiène publique.

La circulaire du 24 décembre 1866, adressée par le ministre de l'intérieur aux préfets, rend obligatoire pour toutes les communes de France la vérification des décès. L'officier de l'état civil ayant la responsabilité de la constatation des décès d'après l'article 77 du Code civil doit s'entourer de toutes les précautions qui lui permettent d'arriver à ce résultat : « Le maire de chaque commune fera choix d'un ou de plusieurs docteurs en médecine ou en chirurgie, et à leur défaut, d'officiers de santé, qui seront chargés de constater le décès dont la déclaration aura été faite à la mairie, conformément aux prescriptions de la loi. Ces médecins seront assermentés. Dès que la déclaration d'un décès aura été faite, le maire fera parvenir au médecin vérificateur du décès une feuille en double expédition conforme au modèle ci-joint, et sur laquelle il inscrira les nom, prénoms, sexe, âge, profession de la personne décédée ; la nature de la maladie à

---

[1] La vérification des décès a été organisée à Paris par arrêtés préfectoraux (21 vendémiaire an IX, 2 juin 1806, 31 décembre 1821, 15 septembre 1823, 25 janvier 1841), par une circulaire aux maires de Paris le 25 juillet 1844, par trois arrêtés préfectoraux (7 décembre 1853, 20 décembre 1859, 29 décembre 1868).

laquelle elle a succombé, et autant que possible les conditions hygiéniques du domicile. Dans le cas où le décès paraîtrait douteux, l'officier de l'état civil retarderait la délivrance du permis d'inhumer, jusqu'à certitude complétement acquise de la mort, par une visite nouvelle et un rapport spécial du médecin vérificateur. » Cette vérification des décès est une obligation et une charge municipales : aussi ne se fait-elle bien que dans les grandes villes. On ne s'en occupe pas dans les communes rurales.

M. de Chabaud la Tour, ministre de l'intérieur, dans une circulaire adressée aux préfets (février 1873), appelle de nouveau l'attention des autorités départementales sur les dangers résultant des inhumations précipitées, et indique l'application des mesures proposées par l'Académie de médecine qui « émet le vœu que l'administration veille, du moins en tant qu'il dépend d'elle, à ce que la loi qui régit la matière reçoive une plus exacte exécution.

« Les discussions qui ont eu lieu à ce sujet au Sénat, en 1866, ont démontré, en effet, que sur trente à quarante mille communes, il y en a peut-être vingt-cinq mille dans lesquelles la constatation du décès n'a pas lieu par suite du manque de pénalité et de contrôle; mais s'il n'existe point de pénalité dans l'espèce, ajoute l'Académie, il serait possible du moins d'établir un contrôle en imposant au moins l'obligation d'adresser périodiquement aux sous-préfets, pour être transmis par eux à la commission d'hygiène de l'arrondissement, un état mensuel des individus décédés, en annexant au dit état tous les certificats de médecins qui auraient constaté le décès, et par là se trouverait acquise la certitude que la loi a été observée.

« En présence du grave intérêt qui s'attache à cette question, l'administration ne peut que s'efforcer de seconder par tous les moyens dont elle dispose les désirs exprimés par l'Académie de médecine. Je vous invite en conséquence à adresser à MM. les maires par la voie du recueil administratif des instructions conformes aux indications qui précèdent, et en en recommandant la scrupuleuse observation à toute leur sollicitude. »

Les règlements administratifs se sont élevés contre certaines coutumes dangereuses de l'ensevelissement trop rapide et ont indiqué les précautions qu'il faut prendre avant l'inhumation définitive.

L'article 1er de l'arrêté du 21 vendémiaire an IX s'exprime ainsi : « Les personnes qui se trouveront auprès d'un malade au moment de son décès présumé éviteront à l'avenir de lui couvrir et envelopper le visage, de le faire enlever de son lit, pour le déposer sur un sommier de paille ou de crin, et de l'exposer à un air trop froid. » De même dans la circulaire du 25 janvier

1844 : « Le premier point qui doit fixer l'attention du médecin
vérificateur, c'est de s'assurer que toutes les prescriptions des
arrêtés des 21 vendémiaire an IX et 25 janvier 1823 sont observées :
ainsi le corps doit être laissé dans son lit, on doit éviter de le
transporter sur un sommier de paille ou de crin, de l'exposer à
un air trop froid, de couvrir et envelopper le visage. Le corps
doit rester dans toutes les conditions de chaleur et d'air susceptible de faciliter le retour à la vie. On doit se garder de procéder
à l'ensevelissement, à la mise en bière et à toute autre opération analogue ; et toutes ces prescriptions doivent être observées
pendant le délai de vingt-quatre heures, à partir de la déclaration faite à la mairie. Si donc le médecin vérificateur, à son
arrivée, constate quelques infractions aux dispositions réglementaires qui viennent d'être indiquées, il doit adresser à cet
égard des recommandations à la personne présente. Si, par
exemple, il trouve le corps déjà enseveli, il doit prescrire le
désensevelissement et le faire exécuter sous ses yeux. En général,
les médecins vérificateurs devront rappeler aux familles toutes
leurs obligations à l'égard des individus déclarés pour morts, et
leur faire observer que, pendant le délai de vingt-quatre heures,
on doit prendre autant de soin d'une personne présumée décédée
que s'il s'agissait d'un malade. »

Les ordonnances du 6 septembre 1839, du 25 janvier 1841, et la
circulaire du 24 septembre 1866, s'occupent du *moulage, autopsie, embaumement* ou *opération* qui pourraient changer en décès
réel une mort qui ne serait qu'apparente. Voici l'ordonnance du
préfet de police, en date du 6 septembre 1839 :

Art. 1er. A Paris et dans les autres communes du ressort de la
préfecture de police, il est défendu de procéder au moulage, à
l'autopsie, à l'embaumement ou à la momification des cadavres,
avant qu'il se soit écoulé un délai de vingt-quatre heures, depuis
la déclaration des décès à la mairie, et sans qu'il en ait été
adressé une déclaration préalable au commissaire de police à
Paris et au maire dans les communes rurales.

Art. 2. Cette déclaration devra indiquer que l'opération est
autorisée par la famille ; elle fera connaître, en outre, l'heure du
décès, ainsi que le lieu et l'heure de l'opération.

Art. 4. Il n'est fait exception aux dispositions de la présente
ordonnance que pour les cadavres des personnes dont le décès
aurait été constaté judiciairement.

Art. 6. Les dispositions de la présente ordonnance ne sont pas
applicables aux opérations qui sont pratiquées dans les hôpitaux
et hospices et dans les amphithéâtres de dissection légalement
établis.

Nous empruntons à MM. Tourdes (art. Mort, du *Dict. encycl.*)

et Tardieu (art. Inhumation, du *Dict. prat.*) les dispositions légales qui se rapportent au transport des corps, aux inhumations et aux cimetières.

« Le *transport du corps* dans une autre commune peut précéder l'inhumation : une circulaire du 26 thermidor an XII établit que l'exercice du droit que les citoyens ont de faire transporter les corps de leurs parents d'un endroit à un autre doit être précédé de mesures nécessaires pour empêcher la putréfaction. Une circulaire du 8 août 1859 détermine ces précautions : le cercueil de chêne, la poudre désinfectante de sulfate de zinc et de sciure de bois, substituée à celle de charbon et de tan, la lame de plomb entourant le corps, l'embaumement régulier suivant les cas. Sur le rapport de M. Devergie, une commission du conseil de salubrité de la Seine a recommandé, au mois de juillet 1869, les mesures sanitaires à prendre pour le *transport du corps hors Paris :* un cercueil en bois blanc, solidement joint, avec un enduit imperméable le rendant étanche, sera exigé pendant les six mois de chaleur ; une poudre désinfectante remplira les intervalles de la bière, et couvrira le fond où repose le corps. Ces poudres désinfectantes seront composées de sciure de bois avec acide phénique, goudron desséché, sulfate de zinc ou sel de magnésie : on obtiendra ainsi la désinfection, l'absorption des liquides et la conservation temporaire du corps. Une instruction du ministère de la guerre du 20 septembre 1855, du ministère de la marine du 1er décembre 1855, du ministère de l'agriculture et du commerce du 25 janvier 1856, règle toutes les formalités du rapatriement des corps des personnes décédées en Algérie ou à l'étranger sur les bâtiments de la marine de l'État ou du commerce, et hors du territoire continental, jusqu'au moment de l'inhumation définitive.

L'*inhumation* est le mode légal en France, conformément aux décrets du 23 prairial an XII et du 18 mai 1806 et aux arrêtés du 21 ventôse an IX, aux décrets et ordonnances des 18 août 1811, 25 juin 1832, 2 et 28 octobre 1832, pour la ville de Paris et suivant les usages locaux.

Le corps couvert du linceul est placé dans le cercueil fait de simples voliges, en bois de chêne ou de sapin, doublé ou non d'une lame de zinc ou d'une lame de plomb, enveloppes de nature et d'épaisseur variables, qui retardent la putréfaction. La poudre désinfectante de sulfate de zinc et de sciure de bois est placée au fond du cercueil, lorsque l'on a à craindre l'écoulement d'un liquide ou que le corps doit voyager. Le transport à l'église et au cimetière se fait à bras ou sur un char, avec un matériel qui doit être surveillé au point de vue de l'hygiène. Le décret du 25 prairial a réglé les dimensions des fosses, qui doivent avoir

1ᵐ, 50 à 2 mètres de profondeur sur 8 décimètres de largeur, et être distantes les unes des autres de 3 à 4 décimètres sur les côtés, de 3 à 5 à la tête et aux pieds. La fosse est remplie de terre bien foulée et la décomposition marche suivant la nature et l'humidité du terrain, la profondeur de la fosse et les conditions complexes qui influent sur la putréfaction.

Les Cimetières sont les lieux consacrés aux sépultures; ils sont déterminés par le décret du 23 prairial an XII (12 juin 1804). L'article 1ᵉʳ défend toute inhumation dans les églises et lieux consacrés aux cultes, et dans l'enceinte des villes et bourgs. Hors des centres d'habitants et à une distance de 35 à 40 mètres au moins, les terrains seront spécialement consacrés à l'inhumation (art. 2); les terrains les plus élevés et exposés au nord seront choisis de préférence; ils seront clos de murs et plantés d'arbres. Les articles 4 et 5 règlent les dimensions et l'espacement des fosses : 1ᵐ,50 à 2 mètres de profondeur, 3 à 5 décimètres d'espacement. Le renouvellement des fosses ne se fera que tous les 5 ans; l'étendue du terrain doit dépasser cinq fois la superficie nécessaire pour une année. Le décret du 7 mars 1808 interdit d'élever aucune habitation ou de creuser un puits à moins de 100 mètres des nouveaux cimetières. D'après l'article 9 de la loi du 15 mai 1791, les cimetières abandonnés ne peuvent être mis dans le commerce que dix ans après les dernières inhumations. Le titre 3 du décret du 23 prairial permet à l'administration de faire des concessions de terrains particuliers dans les cimetières. L'article 14 autorise toute personne à être enterrée dans sa propriété, pourvu qu'elle soit hors et à la distance prescrite des villes et des bourgs; ce droit n'est pas absolu, il est subordonné, dans l'intérêt public, à l'autorisation préalable des maires. Le titre 4 soumet à l'autorité, police et surveillance des administrations municipales, les lieux de sépulture, qu'ils appartiennent aux communes ou à des particuliers. Une ordonnance royale du 6 décembre 1843 et une circulaire ministérielle du 30 décembre 1843 étendent ces dispositions à toutes les communes, et entrent dans de grands détails sur la législation et l'administration des cimetières.

Consulter aussi l'ordonnance du 2 décembre 1822. Les dispositions qu'elle contenait ont été reproduites dans les arrêtés du 1ᵉʳ janvier 1836 et 17 juillet 1850. Nous avons déjà donné (page 53) ce dernier arrêté, qui peut trouver partout son application.

Au chapitre BLESSURES, on trouvera l'*Instruction du conseil de salubrité sur les secours à donner aux blessés.*

Quelques mots sur les *autopsies dans les hôpitaux.* Dans les hôpitaux militaires, l'article 39 du Règlement sur le service de santé de l'armée s'exprime ainsi : « Toutes les fois que le médecin en chef le juge opportun, il exécute par lui-même ou fait pratiquer sous sa direction les autopsies cadavériques, et en fait tenir note sur un registre établi à cet effet. »

De même dans les hôpitaux civils, où l'autopsie est avec raison considérée comme un droit. Toutefois la famille peut faire opposition dans les 24 heures, mais celle-ci doit être formulée par les époux, frères et sœurs, oncles et tantes, neveux et nièces. Une circulaire du 17 juillet 1860 prescrit aux docteurs d'hôpitaux de tenir un registre d'opposition aux autopsies; il leur est recommandé d'engager les familles à une opération qui ménage à la fois leurs intérêts et ceux de la science. Le consistoire israélite réclame par avance les cadavres des israélites, et par conséquent l'autopsie de ceux-ci est impossible.

III. Caractères scientifiques.

Dans ce chapitre nous aurons à nous occuper successivement des questions suivantes :

1° De l'agonie ;

2° Des signes de la mort;

3° Date de la mort: de la mort récente ; de la mort ancienne ; de la putréfaction;

4° De la mort apparente;

5° De la mort subite ;

6° De la mort violente.

1° DE L'AGONIE.

D'après son étymologie, le mot agonie (de ἀγών, combat) indique la lutte suprême entre la vie et la mort. C'est plutôt une fiction poétique qu'une réalité. Il n'y a pas lutte; l'organisme est suffisamment détérioré pour ne plus pouvoir fonctionner, et s'il continue encore à montrer quelque activité, c'est, pour ainsi dire, en vertu de la vitesse acquise : ce sont les dernières manifestations d'une impulsion qui ne se manifeste plus. Dès ce moment la vie est atteinte, et il y a des modifications, puis un arrêt dans les rouages organiques les plus compliqués. Comme l'a dit heureusement Parrot, l'agonie n'est pas comme le vent agitant une torche enflammée, c'est la fumée qui s'échappe d'une torche encore incandescente, mais dont la flamme vient de s'éteindre.

On comprend que cette transition puisse ne pas exister ou soit plus ou moins longue.

Quoi qu'il en soit, c'est une asphyxie lente ; un sang de moins en moins oxygéné apporte peu à peu et successivement dans tous les organes la lenteur, puis la diminution, puis l'extinction des phénomènes vitaux.

L'état mental des agonisants ou des moribonds doit fixer notre attention, et on peut se demander comment on pourra décider si un individu, dans ces conditions, est capable d'accomplir certains actes : un mariage *in extremis*, par exemple, un testament ou une donation.

Comme l'indique Tardieu, il faut, pour chaque cas particulier, tenir compte des dispositions individuelles du mourant et de l'affection à laquelle il succombe. Les manifestations de l'intelligence, des lueurs dernières apparaissant tout à coup comme des éclairs, sont fort rares, et d'ailleurs ne se montrent en général que chez des individus qui meurent d'affections communes et dans lesquelles l'intelligence n'a pas été nécessairement compromise. On remarque souvent que, lorsque l'organisme s'est affaibli peu à peu et pendant longtemps, les facultés cérébrales conservent jusqu'à la fin leur puissance.

Il est peut-être nécessaire, dans une expertise judiciaire, de savoir si la mort est survenue promptement ou a été précédée d'une agonie plus ou moins longue. Dans le premier cas, le phénomène qui frappe est la liquidité du sang. Dans le second, il y a de nombreuses preuves de l'installation de cette asphyxie lente. Le système veineux est engorgé ; partout se montrent des stases et des congestions, dans les veines du rachis principalement. Il y a du mucus bronchique, un engorgement pulmonaire, des concrétions polypeuses (caillots jaunâtres et fibrineux) dans le cœur et les gros vaisseaux.

Ces conditions peuvent avoir une certaine importance. On a dit que le fait de l'agonie diminuait la responsabilité. M. Tourdes en cite un exemple : « Dans une rixe, où s'échangent des coups multipliés, un des accusés peut avoir intérêt à prouver que la victime était déjà mortellement atteinte quand il l'a lui-même frappée. Sans changer la valeur mo-

rale de l'acte, ce fait peut ébranler un jury par la considération d'un moindre préjudice matériel. »

On a demandé à des médecins de terminer une agonie, soit
pour mettre un terme à d'atroces souffrances, soit pour
empêcher des blessés, prêts à succomber, de tomber entre
les mains de l'ennemi. Bonaparte proposa ainsi à Desgenettes de donner une forte dose d'opium aux pestiférés de
Jaffa. Celui-ci s'y refusa et répondit : « Mon devoir, à moi,
c'est de conserver. »

2° DES SIGNES DE LA MORT.

Malgré le grand nombre de signes de mort qui ont été
donnés, il est parfois bien difficile d'affirmer si celle-ci existe
réellement[1].

C'est qu'en effet il ne faut pas vouloir chercher un seul
signe, mais un ensemble. Il faut bien se rappeler que la
mort ne frappe pas en même temps tout le corps, mais successivement et progressivement les divers appareils d'après
leur importance et pour ainsi dire d'après leur élévation
hiérarchique. Il est bien évident que les manifestations fonc-
tionnelles, qui sont le résultat d'un mécanisme délicat et
compliqué, disparaîtront avant celles qui ne sont que le produit d'une existence végétative. L'intelligence disparaîtra
avant la respiration et la circulation ; ces fonctions cesseront
avant les propriétés du tissu musculaire ; ces dernières seront supprimées avant celles des tissus épidermiques, et ce
seront précisément les fonctions qui se supprimeront les
dernières qui formeront les signes les plus certains.

Nous ne croyons pas qu'il soit utile, selon l'habitude consacrée, d'énumérer successivement les signes plus ou moins
certains de la mort ; nous pensons qu'il est plus logique et plus
conforme à ce qui se passe réellement de grouper les divers
phénomènes importants en trois classes distinctes, formées
par les trois grandes fonctions dont l'activité constitue la
vie elle-même. C'est ainsi que nous allons indiquer les
phénomènes qui se montrent lors de la suspension fonction-

[1] Voir les publications du Dr F. Gannal, et principalement :
Mort réelle et mort apparente, Paris, 1868.

nelle du système nerveux, de la circulation, de la respiration. On meurt par le cerveau, par le cœur, par le poumon.

A. *Arrêt fonctionnel du système nerveux.*

Il y a perte de l'intelligence, de la sensibilité, du mouvement; les organes des sens ne fonctionnent plus.

On voit alors apparaître successivement d'autres phénomènes qui sont sous la dépendance de ceux-ci.

Le facies a un aspect spécial. Hippocrate en a donné la description suivante : « Front ridé et aride ; yeux caves ; nez pointu, bordé d'une couleur noirâtre ; tempes affaissées, creuses et ridées ; oreilles retirées en haut ; lèvres pendantes ; pommettes enfoncées ; menton ridé et racorni ; peau sèche, livide et plombée ; poils des narines et des cils parsemés d'une espèce de poussière d'un blanc terne ; visage d'ailleurs fortement contourné et méconnaissable. » (Hipp., *de Morbis*, lib. II, sect. 5.) C'est là le facies des individus qui succombent à des maladies chroniques ou douloureuses.

Puis la face devient cadavérique ; les traits sont affaissés ; une teinte uniforme se répand partout : c'est la pâleur mortelle. *La mâchoire inférieure est abaissée ; la bouche et les yeux sont ouverts.* Camper a remarqué que personne ne meurt la bouche et les yeux fermés.

Ces derniers phénomènes tiennent au relâchement des sphincters, qui se produit d'ailleurs de divers côtés et qui montre la paralysie subite du système musculaire. Les paupières, l'iris, les lèvres, parfois le cardia, l'anus, le col vésical, s'entr'ouvrent et se dilatent en même temps. Et alors il y a sortie ou expulsion de larmes, de liquides contenus dans l'estomac, de matières fécales, d'urine et même de sperme. Quelques auteurs ont surtout insisté sur le relâchement et la dilatation permanente du sphincter anal.

Dès lors, le corps n'obéit plus qu'à la pesanteur. *Les membres retombent le long du corps ; l'attitude est caractéristique.* Le décubitus est dorsal, les membres sont à demi-fléchis, la tête courbée, la pointe du pied est tournée en dehors, le pouce fléchi vers le creux de la main. Les mouvements ne se produisent plus, car on ne peut donner ce nom aux changements de l'iris ou aux contractions péristaltiques de l'intestin : ce sont des morts locales ou des changements de position déterminés par les altérations cadavériques.

La *perte de la sensibilité* est manifeste dans les régions où pendant la vie elle est exquise. C'est ainsi que des frictions, des sinapismes, des lotions irritantes, des cautérisations, ne produisent plus de réaction dans les régions suivantes : le mamelon (pincement ou ventouses), la plante des pieds, les extrémités des doigts et des orteils, la partie supérieure et antérieure du thorax.

Les *organes des sens* ne répondent plus à leur excitant spécial; ils ont même perdu toute sensibilité. L'odorat et le goût disparaissent de bonne heure. La bouche *devient sèche* (en Chine, l'absence de salive est regardée comme un des signes certains de la mort), les narines sont pulvérulentes. Ces deux muqueuses sont insensibles à l'éther, à l'ammoniaque, à toute espèce de titillations ou de stimulations.

L'*ouïe* est éteinte. Les anciens pensaient qu'elle persistait plus longtemps, d'où les conclamations, les appels, les instruments de musique, destinés à réveiller ceux qui se trouvaient en état de mort apparente.

L'*œil* fournit des signes très-importants depuis le moment de l'agonie jusqu'à la période de putréfaction. La vue s'éteint et s'affaiblit. Les moribonds se plaignent que le jour baisse, que la clarté diminue : De la lumière, de la lumière! dit Gœthe mourant.

Au moment de la mort, les yeux sont entr'ouverts, le regard fixe, parfois une larme inonde l'œil et roule sur la joue. La conjonctive et la cornée transparente sont insensibles, la pupille est dilatée, l'iris immobile.

La dilatation de la pupille ne persiste que quelques heures, puis l'iris se déforme, déformation qui exagère de plus en plus l'affaissement de l'œil et l'évaporation de l'humeur aqueuse.

L'examen ophthalmoscopique permet de constater sur la rétine un arrêt de la circulation capillaire. D'après Bouchut, la papille du nerf optique disparaît, l'artère centrale du

nerf optique et de la rétine devient vide, les veines de la
rétine renferment de petits caillots sanguins, la choroïde
n'a plus le même aspect. Notre ami Poncet (de Cluny) a
insisté sur l'opacité de la rétine. La choroïde devenant grisâtre chez les blonds et restant noire chez les bruns, les
caillots veineux ont surtout un aspect caractéristique.

Mais, on le comprend, ces signes ne peuvent être constatés que pendant un espace de temps relativement court.
L'arrêt de la circulation modifie bientôt la transparence des
milieux. La cornée perd son éclat, son épithélium tombe
et vient former, avec le liquide de transsudation, une toile
glaireuse qui se ramollit, puis se plisse. C'est là un ensem
ble de signes excellents pour constater la date de la mort
(On sait que cet organe est toujours examiné par les marchands de gibier.)

La *sclérotique* subit des modifications semblables. Elle se
dessèche et il s'y forme une tache noire qui a été parfaitement décrite par Larcher. Les milieux internes de l'œil
s'altèrent à leur tour ; l'humeur aqueuse et vitrée se troublent ; le cristallin devient opaque ; le globe oculaire s'affaisse
et devient flasque, mou, puis se ramollit. Du 3e au 4e mois,
le globe de l'œil est détruit, il s'est ouvert et vidé.

B. *Arrêt fonctionnel de la circulation.*

Cette fonction fournit la base d'un diagnostic immédiat
de la mort. Les signes fournis par le cœur, par les différentes circulations, par le sang lui-même, ont une très-
grande importance.

Haller avait dit : « Cor primum vivens, ultimum mo-
riens. »

En 1849, dans le concours pour le prix Maussi, sur les signes
de la mort, le docteur Bouchut admet trois signes certains et
immédiats de la cessation de la vie : l'absence prolongée des
battements du cœur, constatée par l'auscultation, le relâchement simultané de tous les sphincters, y compris celui
de la pupille, l'affaissement du globe de l'œil avec perte de
la transparence de la cornée. Rayer, comme rapporteur de
la commission, dit qu'on ne pouvait attacher une aussi

grande importance à ces deux derniers signes. « Des trois signes immédiats de la mort admis par M. Bouchut, il en est un seul, la *cessation définitive des battements du cœur et de la circulation*, dont vos commissaires reconnaissent la certitude ; et en signalant un signe aussi positif et aussi facile à constater, M. Bouchut a rempli une lacune importante de la science. La cessation définitive des battements du cœur et de la circulation, constatée par l'auscultation, est un signe d'autant plus certain qu'elle entraîne immédiatement la cessation de la respiration et des fonctions du système nerveux, lorsqu'elle n'en a pas été précédée. »

La commission prescrivit d'ausculter pendant un intervalle de cinq minutes, c'est-à-dire pendant un temps cinquante fois plus long que celui qui a été fourni par l'observation des bruits du cœur dans les cas d'agonie jusqu'à la mort. Il faut répéter cet examen après une demi-heure, car, s'il est très-possible que la mort coïncide avec la cessation des bruits, il peut arriver et il est certain que les bruits peuvent être assez faibles pour ne pas être perçus. On possède en effet des observations de cessation complète des bruits du cœur et dans lesquelles les malades ont été rappelés à la vie. C'est ce qui se présente souvent chez les enfants nouveau-nés. On a alors conseillé d'enfoncer une aiguille dans l'organe (Plouviez, Bourgeois) : c'est un moyen peu pratique, il faut l'avouer.

La *circulation artérielle* est supprimée. Il y a absence du pouls. La vacuité des vaisseaux serait une preuve certaine de la mort. Aussi a-t-on proposé l'artériotomie temporale (Vergne). On s'expose à tuer un individu pour savoir s'il est mort. La *circulation veineuse* ne se fait plus, les veines ne se gonflent pas après une ligature.

La *circulation capillaire* est arrêtée, d'où décoloration des tissus et pâleur générale de la peau et des muqueuses. Les parties sur lesquelles le corps repose deviennent blanches et s'aplatissent. Cinq heures après la mort, il commence à se produire des phénomènes d'hypostase, ce sont des *lividités cadavériques*, très-remarquables, surtout après douze heures. Ces lividités indiquent aussi l'époque du décès et l'attitude dans laquelle le cadavre s'est refroidi. D'a-

près M. Tourdes, on peut, dans les douze ou quinze premières heures, modifier le siège de ces lividités et affaiblir
leur couleur.

La peau n'étant plus irriguée, se dessèche et se parche-
mine facilement. Par des frictions à l'aide d'un corps dur,
on produit une empreinte parcheminée semblable à celle
de la suspension. M. Devergie considère ce signe comme
très-important : « Ce signe est d'autant plus certain qu'il
est positif, quand il apparaît, et que toutes les fois qu'on ne
peut pas amener la dessiccation de la peau, on doit douter
de la mort ; dès lors on retarde l'inhumation afin de recommencer l'expérience plus tard. »

L'*application de ventouses scarifiées* à la région épigastrique démontre d'ailleurs l'absence de circulation capillaire. Il en est de même des *brûlures :* sur le cadavre, il ne
se produit ni phlyctènes, ni injections de la peau. Une bougie placée à un demi-centimètre d'un doigt ou d'un orteil
donne une phlyctène explosible. Certaines régions du corps,
telles que les oreilles, les doigts, etc., perdent leur transparence. La peau se couvre d'une *sueur froide et visqueuse*
qui augmente le refroidissement; c'est alors que les parasites, poux, etc., s'éloignent des parties qu'ils habitent ordinairement. Ajoutons que, de quatre à six heures après la
mort, le sang se coagule dans les vaisseaux, mais ne se
coagule pas à l'extérieur. D'après Laborde, une aiguille
d'acier poli s'oxyde très-vite, lorsqu'on la plonge dans les
tissus d'un vivant; il n'en serait pas de même sur le cadavre.

C. *Arrêt fonctionnel de la respiration, de la chaleur.*

Il n'y a plus de respiration, le thorax est immobile. D'où
les expériences du miroir, du duvet, de la flamme d'une
bougie approchée des lèvres, du verre d'eau appliqué sur
l'appendice xiphoïde. L'auscultation est difficile, à cause
des troubles pathologiques fréquents. Un de mes malades
est mort, alors que je l'auscultais, pendant un moment
d'inspiration. La respiration cesse un moment avant la circulation.

Les échanges moléculaires venant ainsi à se supprimer,

il se produit ordinairement un abaissement de la température. Le thermomètre baisse plus vite dans l'aisselle que dans l'anus. Les différentes parties se refroidissent plus ou moins vite : la face d'abord, puis les extrémités, les membres, le tronc. Le corps s'équilibre avec les objets extérieurs, après 16 ou 24 heures. Quand le thermomètre est descendu à 25° ou 22° dans l'aisselle ou dans l'anus, la mort est certaine, et on peut procéder à l'inhumation.

La *rigidité cadavérique* a aussi une importance qui a frappé depuis longtemps tous les observateurs. D'après les expériences de Nysten, les muscles restent contractiles au moins une heure après la mort, le maximum a été de 20 heures, en moyenne de 5 à 6 heures. Cette moyenne est d'ailleurs en rapport avec l'état du sujet et le genre de mort. La contractilité du ventricule gauche du cœur s'éteint d'abord, puis viennent les intestins, l'estomac, l'utérus, l'iris, les muscles du tronc, ceux de la face, ceux des membres abdominaux, puis les muscles des membres thoraciques, et enfin l'oreillette droite du cœur. Les recherches doivent donc porter sur les membres dont l'examen est le plus facile : elles peuvent se faire avec un petit appareil d'induction (bobine de Ruhmkorff ou le bioscope électrique du docteur Grimotel).

Quand la contractilité musculaire a cessé, la rigidité cadavérique se montre dans les fibres lisses et dans les fibres striées, quels que soient l'âge et le genre de mort. C'est le muscle qui, étant devenu acide, a coagulé la myosine. Elle apparaît en moyenne au bout de 6 à 12 heures. Elle s'étend à tout le corps après 24 heures, en frappant d'une manière assez régulière la mâchoire inférieure, la nuque, le visage, le tronc, le membre supérieur, le membre inférieur ; puis elle diminue et cesse après 36 ou 48 heures.

Enfin se présente la *putréfaction*. C'est là le signe de la mort le moins indiscutable. Il en est la caractéristique essentielle.

Ses signes généraux sont un changement de coloration de la peau, les tissus se ramollissent, des gaz odorants se développent, il y a fonte putride du sang des muscles avec production d'organismes inférieurs.

M. Deschamps, (Mémoire dans les *Annales d'hygiène*, tome XXX, page 218) a parfaitement indiqué les circonstances qui montrent que la putréfaction est un des meilleurs signes de la mort. Tant que le corps conserve sa chaleur naturelle, le ventre ne se colore pas. La coloration verte abdominale coïncide très-souvent avec la rigidité cadavérique. Les parois du ventre restent à l'état normal tant que les muscles sont sensibles aux stimulants galvaniques et électriques ; à 0° les cadavres se conservent, pendant 12 à 15 jours, sans offrir aucune trace de coloration, et ils exhalent à peine une odeur. Si le dégel arrive et que la température s'élève à 7 ou 8° , souvent en quelques heures l'odeur ammoniacale et cadavéreuse se manifeste, et le ventre se colore. Un cadavre qui de 0° passe subitement à 20 ou 25° présente souvent, à la fin de la journée, la couleur caractéristique de la putréfaction. — Que la mort arrive naturellement ou accidentellement et quelle que soit son espèce, la coloration verte abdominale est toujours la première à se montrer. — Les maladies influencent puissamment sa manifestation ; elle est extrêmement rapide dans les affections aiguës abdominales. Après l'inhumation comme à l'air libre, la coloration du ventre arrive encore la première.

De nombreuses conditions l'accélèrent ou la retardent. Ordinairement, la coloration verdâtre commence par le flanc droit, puis se généralise à l'abdomen, s'étend au thorax et gagne les autres parties qui passent successivement au vert, à la teinte rouge et brune.

Il y a des états pathologiques, tels que la gangrène, qui simulent la putréfaction ; mais la confusion n'est pas possible.

La coloration verdâtre de l'abdomen est le signe du début de la putréfaction. C'est une imbibition qui passe dans les tissus et que les lavages ne peuvent détruire. Elle se produit d'ailleurs chez les nègres ou les hommes de couleur.

En résumé, la mort est bien *certaine*, quand il y a eu un *délai de quarante-huit heures*, que des examens répétés ont montré l'*absence des bruits du cœur*, et que l'on a constaté

la *rigidité cadavérique*, le *thermomètre dans l'aisselle* à 25°
et la *tache verdâtre des parois abdominales*.

5° DATE DE LA MORT.

Les signes de la mort bien connus, il sera plus facile d'en
fixer la date.

Il y a des signes de la mort récente et de la mort ancienne. On peut donc admettre deux périodes distinctes. La
mort récente s'étend du moment de la mort au début des
phénomènes de putréfaction ; c'est alors que commencent
les signes de la mort ancienne, et ils se continuent jusqu'à
la fin de la putréfaction.

Dès que la vie a cessé, l'organisme achève de mourir, et
ses solides et ses fluides obéissent aux lois physiques et
chimiques qui commandent à tout le corps. « Notre chair,
dit Bossuet dans l'oraison funèbre d'Henriette d'Angleterre,
change bientôt de nature, notre corps prend un autre nom,
même celui de cadavre, parce qu'il nous montre encore
quelque forme humaine, ne lui demeure pas longtemps.
Il devient un je ne sais quoi qui n'a plus de nom dans
aucune langue. »

C'est ainsi que le cadavre se refroidit progressivement, et
sa température s'équilibre avec celle du milieu ambiant.
Il se réchauffera plus tard avec le début des phénomènes
chimiques de la putréfaction. Nous avons indiqué précédemment dans quelles limites variait ce refroidissement et
à quels moments survenaient et disparaissaient la rigidité
cadavérique, la contractilité musculaire, les symptômes
oculaires, les hypostases ou lividités, la coloration verdâtre
de l'abdomen

Il ne faut pas vouloir chercher un signe, mais un ensemble, et tenir compte surtout d'une foule de circonstances
extérieures ou autres qui peuvent beaucoup influencer sur
la marche et la durée de ces différents phénomènes.

Les signes de la mort ancienne se retrouvent dans l'ensemble des phénomènes présentés par la *putréfaction*.

Celle-ci commence en moyenne vers le 2ᵉ jour en été et
le 8ᵉ jour en hiver.

10.

Elle est pour ainsi dire sous l'influence absolue du milieu dans lequel elle se produit.

Fourcroy, dans son système des connaissances chimiques, a très-bien décrit la PUTRÉFACTION A L'AIR LIBRE : « La substance animale se ramollit ; si elle était solide, elle devient plus ténue ; si c'est un liquide, sa couleur change, et tire plus ou moins sur le rouge brun ou sur le vert foncé ; son odeur s'altère, et après avoir été d'abord fade et désagréable, elle devient fétide et insupportable. Une odeur ammoniacale se mêle bientôt à la première, et lui ôte une partie de sa fétidité. Celle-ci n'est que temporaire, tandis que l'odeur putride existant avant elle reste encore après, et subsiste pendant toutes les phases de la putréfaction ; les liquides se troublent et se remplissent de flocons, les parties molles se fondent en une espèce de gelée ou de putrilage ; on observe encore un mouvement lent, un boursouflement léger qui soulève la masse, et qui est dû à des bulles de fluides élastiques, dégagées lentement et en petite quantité à la fois. Outre le ramollissement général de la partie animale solide, il s'en écoule une sérosité de diverses couleurs, et qui va en augmentant. Peu à peu, toute la matière fond ; ce léger boursouflement s'affaisse, la couleur se fonce, à la fin l'odeur devient comme aromatique, et se rapproche même de celle que l'on nomme ambrosiaque ; enfin la matière animale diminue de masse, les éléments s'évaporent et se dissolvent, et il ne reste qu'une sorte de terre grasse, visqueuse, encore fétide. »

C'est ainsi que les différentes colorations de la putréfaction se généralisent à tout le corps ; il survient ensuite une putréfaction gazeuse qui se passe dans le sang, jusqu'à destruction de ce liquide ; puis toutes les parties tombent en putrilage qui s'écoule, et les os sont à nu. Sur le sol reste un détritus noir, d'odeur spéciale, ressemblant au cambouis. Puis les os blanchissent de plus en plus, ils s'altèrent et tombent en poussière.

D'après Devergie [1], qui a étudié d'une façon très-remarquable tout ce qui se rapporte à cette question, l'atmo-

---

[1] *Médecine légale*, t. II, p. 408 et suiv.

sphère la plus favorable au développement de la putréfaction doit être celle qui se compose d'oxygène, d'azote, d'acide carbonique dans les proportions de l'air ; d'une somme d'électricité très-grande, d'une quantité considérable de vapeur d'eau et d'une température de 18 à 25°. Dans son développement successif, la putréfaction produit d'abord des substances qui, pour la plupart, sont acides ; ensuite elle dégage de l'ammoniaque, les composés sont alcalins et il se forme des savons. Ces corps gras sont aussi un des termes des dédoublements successifs qu'éprouvent les substances protéiques. Le dernier terme est la production d'une sorte de cambouis ou d'une substance analogue à de l'amidon, ultime transformation du savon cadavérique.

« La saponification est très-prompte : 1° chez les sujets très-jeunes ; 2° chez ceux qui sont très-gras ; 3° dans l'eau des fosses d'aisances ; 4° un peu moins prompte dans l'eau stagnante que dans l'eau courante ; 5° facile dans les terrains humides et gras ; très-rare dans les terrains secs ; 6° d'autant plus prompte que les cadavres sont plus amoncelés les uns avec les autres, et, dans ce cas, ceux qui sont le plus profondément situés sont plus tôt saponifiés. Les différences dans la durée du temps nécessaire pour amener la saponification, suivant ces diverses circonstances, sont très-grandes. Un enfant nouveau-né peut être presque entièrement saponifié en six semaines ou deux mois dans l'eau d'une fosse d'aisances. Il faut un an environ pour obtenir la transformation en gras de la totalité d'un noyé, et trois ans à peu près dans la terre pour arriver à ce résultat. » (Devergie.)

LA PUTRÉFACTION DANS LA TERRE a été l'objet de travaux importants de la part d'Orfila et Lesueur[1] et de M. Devergie. On peut, avec ce dernier savant, distinguer cinq périodes distinctes. Dans la première, les tissus se ramollissent ; ils se colorent en vert ou rouge brun ; des gaz se développent en plus ou moins grande quantité, d'après la saison ; les tissus deviennent plus humides.

Après la fonte putride, les organes se saponifient. C'est la deuxième période. Il se développe une matière gluante

[1] *Traité des exhumations juridiques*, etc. Paris, 1831.

plus ou moins épaisse, qui donne à la peau, ainsi qu'aux autres organes, un toucher gras. Les tissus sont moins humides. Les gaz ont disparu. Une coloration bistrée a remplacé la couleur verte ou brune.

Dans la troisième période, la saponification est plus accusée. Dans la quatrième, les organes et les tissus se dessèchent et s'amincissent; dans la cinquième, les parties molles ou dures se détruisent et se transforment en poussière ou cambouis qui s'infiltre peu à peu dans la terre.

En desséchant un cadavre de 60 kilogrammes, Chaussier l'a réduit à un poids de 6 kilogrammes. On sait, en effet, que les nombreux débris humains enfouis depuis de longues années dans les cimetières n'en ont jamais exhaussé le sol.

Orfila a montré que plus un cadavre est enterré profondément, plus de temps il met à se putréfier. Dans un terrain sablonneux et sec, la putréfaction est lente. Le cadavre de Napoléon Ier, qui avait été enterré dans un terrain semblable, était très-bien conservé. Elle est plus prompte, s'il est argileux et humide, plus rapide encore, si la terre est très-végétale, humide, et a une douce température. Le Campo Santo de Pise, qui détruisait rapidement les corps, devait, disait-on, cette propriété à la nature alcaline de son sol. Dans les pays chauds, les cadavres se momifient, se dessèchent et se conservent indéfiniment dans le sable, ainsi que l'a constaté Volney.

D'après Orfila, les causes les plus importantes qui influencent la putréfaction des cadavres inhumés sont les suivantes : l'âge, la constitution de l'individu, le sexe, l'état de maigreur ou d'obésité, de mutilation ou d'intégrité du sujet, le genre et la durée de la maladie à laquelle il a succombé, l'époque où l'inhumation a eu lieu, la ponte de certains insectes à la surface du corps, la nature des terrains, la profondeur de la fosse, l'état nu ou enveloppé du cadavre, la présence ou l'absence d'une bière, la nature et l'épaisseur de celle-ci, les influences atmosphériques. Ce savant a encore étudié les changements physiques éprouvés par les tissus. C'est ainsi qu'il a noté la destruction rapide de l'épiderme, de la peau du tissu musculaire; les tendons, les

cheveux et poils résistent longtemps. La putréfaction du
cerveau, des poumons, de l'utérus, est assez lente ; les os
s'altèrent à peine, même après des siècles, quand ils ne sont
pas en contact avec l'air. On a trouvé, à Saint-Denis, les os
du roi Dagobert, mort depuis plus de douze cents ans. Les
dents résistent très-bien, l'émail est presque indestruc-
tible.

La PUTRÉFACTION DANS L'EAU donne lieu à une série de phénomènes que M. Devergie a classés dans l'ordre suivant :

1° *Putréfaction en vert* (débutant par la peau du sternum
et celle de la face vers le 3ᵉ jour en été, vers le 12ᵉ ou le 15ᵉ
en hiver).

2° *Le développement de gaz* dans les cavités du cœur,
l'estomac, les intestins, les poumons, le tissu cellulaire. Le
sang reflue aussi dans les vaisseaux, surtout dans ceux qui
sont superficiels, d'où l'injection des capillaires du tissu
cellulaire et des muqueuses. Cette production gazeuse n'est
complète, en hiver, qu'au bout d'un mois et demi ou deux
mois ; en été, elle a lieu du 4ᵉ au 6ᵉ jour. C'est elle qui,
augmentant le volume du corps qu'elle insuffle pour ainsi
dire, diminue en même temps sa densité, d'où la surnatation des noyés.

3° *La putréfaction en brun* suit la même marche que la
putréfaction verte, mais est, en général, arrêtée par la saponification.

Son début peut se rattacher à un mois d'eau en hiver, et
à dix ou douze jours en été.

4° *La réduction en putrilage* se montre du 2ᵉ au 3ᵉ mois.
Les parties qui ont été atteintes par la putréfaction verte
ou brune tombent en putrilage et sont entraînées par l'eau.
De là, l'absence de la peau du front, des paupières, la fonte
du nez, des lèvres, de la peau, des clavicules, du sternum, etc.

5° *La saponification* commence vers le 3ᵉ ou le 4ᵉ mois.
La peau augmente de densité et devient grasse au toucher.
La fonte putride s'arrête, et les bords déchiquetés des foyers
de destruction prennent de la consistance et apparaissent
jaunâtres et volumineux. Les parties saponifiées augmentent
ainsi de volume, tandis que les organes extérieurs perdent

ous leurs fluides, deviennent, au contraire, plus petits et comme desséchés.

6° *La dessiccation* a envahi tous les organes, sauf le tissu musculaire ambiant.

7° *Des corrosions* se montrent constamment sur la peau saponifiée. C'est comme si le tissu cutané avait été érodé. Cette période est très-prononcée à quatre mois et demi.

8° *Incrustations.* Le savon ammoniacal se transforme en savon calcaire. Sous cette influence, il semble qu'une moitié de l'épaisseur du derme ait été dissoute, laissant à nu les bulbes des poils. La peau devient alors très-solide; elle est sonore à la percussion.

9° *Il y a destruction des parties*, même celles qui étaient saponifiées disparaissent peu à peu ; les os restent à nu, puis se disjoignent, se perdent dans la rivière, tombent en poussière ou s'incrustent de sels calcaires.

M. Devergie fait remarquer que tous les cadavres ne passent pas nécessairement dans toutes leurs parties par toutes les périodes que nous venons de décrire. Certaines circonstances accessoires viennent modifier complétement l'évolution de ces phénomènes. C'est ainsi qu'une partie se putréfie, moins vite, si elle est garantie du contact de l'eau. Les bottes chez les hommes, les corsets chez la femme, préservent les parties enveloppées.

La putréfaction serait d'autant plus rapide que l'eau est stagnante ou que la température est plus élevée. C'est ainsi que M. Devergie se demande si la production de gaz est un phénomène constant. Certainement elle est presque nulle en hiver : aussi la putréfaction est complétement différente pendant les deux saisons opposées. Il y a quelquefois, entre l'été et l'hiver, un mois en plus ou en moins de différence dans le développement d'une même période de la putréfaction.

Très-rarement, en été, les cadavres se saponifient dans les rivières, parce que les gaz se développent très-vite, et les corps ne tardent pas à surnager.

Dans une rivière, un corps s'y trouve sur le dos ou sur le ventre, d'après le volume de l'abdomen et la quantité de graisse située en avant ou en arrière. Aussi les femmes occupent-elles en général la première situation, et les hommes la seconde.

M. Devergie a fourni des *données générales sur l'époque de la mort* dans cette circonstance. C'est ainsi qu'il a décrit les caractères propres à déterminer depuis combien de temps un noyé est resté dans l'eau, en supposant que la submersion ait eu lieu en hiver.

« 1° *De trois à cinq jours.* Rigidité cadavérique; refroidissement du corps; pas de contractions musculaires sous l'influence du fluide électrique, l'épiderme des mains commençant à blanchir.

« 2° *De quatre à huit jours.* Souplesse de toutes les parties; pas de contractions musculaires sous l'influence du fluide électrique; couleur naturelle de la peau; épiderme de la paume des mains très-blanc.

« 3° *De huit à douze jours.* Flaccidité de toutes les parties; épiderme de la face dorsale des mains commençant à blanchir; face ramollie et présentant une teinte blafarde, différente de celle de la peau du reste du corps.

« 4° *Quinze jours environ.* Face légèrement bouffie, rouge par places; teinte verdâtre de la partie moyenne du sternum; épiderme des mains et des pieds totalement blanc et commençant à se plisser.

« 5° *Un mois environ.* Face rouge brunâtre, paupières et lèvres vertes; plaque rouge brune, environnée d'une teinte verdâtre à la partie antérieure de la poitrine; épiderme des pieds et des mains blanc, et plissé comme par des cataplasmes.

« 6° *Deux mois environ.* Face généralement brunâtre, tuméfiée, cheveux peu adhérents; épiderme des pieds détaché; ongles encore adhérents.

« 7° *Trois mois et demi.* Destruction d'une partie du cuir chevelu, des paupières, du nez; saponification partielle de la face, de la partie supérieure du cou et des aines; corrosion et destruction de peau sur diverses parties du corps; épiderme des mains et des pieds complétement enlevé; ongles tombés.

« 8° *Quatre mois et demi.* Saponification presque totale de

la graisse de la face, du cou, des aines et de la partie antérieure des cuisses; commencement d'incrustation calcaire
sur les cuisses; commencement de saponification de la partie antérieure du cerveau ; état opalin de la plus grande partie de la peau ; décollement et destruction de la presque
totalité du cuir chevelu ; calotte osseuse dénudée, commençant à être très-friable. »

Pour les époques plus reculées, on ne peut même pas
donner des approximations.

En été, les phénomènes marchent avec beaucoup plus de
rapidité qu'en hiver. Il y a entre ces deux saisons extrêmes
une différence de 20 à 22 jours. C'est ainsi que les quatre
premières périodes dont nous venons de parler se montrent
successivement après 5 heures, 24 heures, 48 heures, 4 jours.
En général, lorsque, par une cause quelconque, un noyé
n'est pas retenu au fond de l'eau, il surnage du 8e au 12e jour.

C'est d'ailleurs en cette saison qu'il faut tenir le plus
grand compte des changements que les cadavres éprouvent
à l'air, après leur sortie de l'eau. En quelques heures, les
parties doublent de volume. La tête surtout paraît très-
grosse; « la figure est celle d'un nègre »; les saillies
s'effacent, les veines sous-cutanées se dessinent; des phlyctènes se montrent; les orifices laissent sortir un liquide
rougeâtre. L'état seul des mains et des pieds est peu modifié,
et c'est lui qui doit fixer l'attention. C'est qu'en effet l'époque de la submersion se reconnaît mieux par l'examen de
certaines parties que par l'ensemble du cadavre.

La PUTRÉFACTION DANS LES FOSSES D'AISANCE a été étudiée par
Orfila. Elle se présente surtout dans les questions d'infanticide. Elle est moins rapide dans les fosses d'aisances
que dans l'eau, parce que les ferments putrides sont tués
dans ces fosses.

D'après Devergie, c'est un des milieux qui favorisent le
plus le développement de la saponification. Cette transformation en gras de cadavre est très-rapide, et il faut tenir
compte de cette particularité pour fixer la date de la mort

La PUTRÉFACTION DANS LE FUMIER se fait très-rapidement.
Dans une expérience d'Orfila, le corps d'un enfant nouveau-
né était placé, en été, dans du fumier, dont la température

marquait 45°; au bout de 24 heures, la peau était comme cuite; vingt-quatre heures après, on enlevait le corps par morceaux.

4° DE LA MORT APPARENTE.

Tous les auteurs qui ont écrit sur ce sujet ont répété cette phrase de Winslow : « Mors certa, mors incerta, moriendum esse certum omnino, mortuum esse incertum aliquando. » L'étude que nous venons de faire des signes de la mort montre en effet la difficulté du diagnostic. Il y a un ensemble de signes, mais cet ensemble ne peut être réellement constaté que par un médecin.

La mort apparente a son histoire, ses légendes; les récits les plus lugubres et les plus fantaisistes nous ont été transmis sur la possibilité de pareilles erreurs.

Ces observations qui nous viennent du passé, n'ont peut-être pas une grande valeur scientifique. Elles signalent toutefois les inquiétudes du peuple, montrent le mal, et obligent les médecins et l'administration de prévenir ces accidents. Les ouvrages de Winslow, en 1740, et de Bruhier, en 1742, renferment tous les faits ou anecdotes alors connus, et dont le récit était bien capable de frapper l'esprit public. L'on frissonne à l'idée de ces malheureux qui, comme l'empereur Zénon, se réveillaient dans leurs tombes, ou que le scalpel de l'anatomiste animait brusquement (ainsi qu'il arriva, dit-on, à Vésale). Tous citent un certain gentilhomme normand du temps de Charles IX, François Civilis, qui semble avoir eu la triste spécialité de tribulations posthumes. Mis au monde par l'opération césarienne, pratiquée sur sa mère exhumée, il fut deux fois, après des combats, placé parmi les morts. Il s'intitulait dans tous ses actes, trois fois mort, trois fois enterré, et trois fois ressuscité par la grâce de Dieu.

Puis l'histoire de Mazarin et celle de l'abbé Prévost. Dans la troisième partie de son livre, M. Bouchut a réuni soixante-dix-huit observations anciennes, plus extraordinaires les unes que les autres : « elles resteront toujours dans le sujet qui nous occupe, ne fût-ce que pour témoigner de la faiblesse de l'esprit humain quand il est aux

prises avec l'ignorance, la crainte et la superstition. » A
notre époque, quatre discussions au sénat (de 1863 à 1866),
et des prix fondés par quelques philanthropes (prix Mauni,
prix d'Ourches, prix Dugaste), ont mis à l'ordre du jour et
provoqué l'apparition de nombreux travaux sur la mort
apparente et sur les signes de la mort.

Ce qui est hors de doute et de toute contestation, c'est,
vu la difficulté du diagnostic de la mort, le délaissement et
l'abandon possibles d'individus supposés morts; dans d'autres cas, l'ensevelissement ou même le dépôt dans la bière
sont trop précipités. Des individus ont été enterrés vivants.
D'après M. Tourdes, en évaluant à 200 ou 220 décimètres
cubes la capacité du cercueil, dont il faut retrancher 80 décimètres pour le volume du corps, il reste une provision de
120 litres d'air qui peut servir à l'entretien de la vie pendant une durée possible de vingt à trente minutes, qui peuvent bien compter pour un siècle. « Hebenstreit, calculant
les dimensions du cercueil, pense que l'on peut y vivre d'une
demi-heure à une heure. On se demande, dit Schneider,
combien peut durer l'effroyable situation de l'homme qui se
réveille dans la tombe? Il est vraisemblable que cette vie
peut se prolonger pendant quarante minutes, une heure et
même au delà. L'observation de M. Roger indique une durée
plus longue, celle de trois heures. »

Les états morbides dans lesquels se présente ce que le
public appelle la léthargie, sont assez nombreux. M. Tourdes
en reconnaît sept formes différentes : les formes *asphyxique, syncopale, hystérique ou nerveuse, apoplectique, anémique et asthénique, toxique et mixte.*

« Ces différentes variétés n'ont pas la même fréquence;
la première et la troisième fournissent les cas les plus nombreux; la syncope et l'anémie viennent après; les formes
toxique et apoplectique sont les plus rares. M. Josat, sur
162 cas, relevés avec soin, place au premier rang l'asphyxie,
puis viennent successivement la syncope, l'hystérie, l'apoplexie, le narcotisme et la commotion cérébrale. Pour la
durée, l'hystérie occupe le premier rang, la commotion cérébrale le dernier. »

Ce sont surtout les femmes qui présentent ces cas assez

fréquents de léthargie d'origine hystérique. Chez l'enfant
nouveau-né, la mort est toujours suspecte, le même doute
doit exister plutôt pour celle de l'enfant que pour celle de
l'adulte.

D'ailleurs, dans tous les cas, il faut remonter aux maladies antérieures ou aux causes mêmes qui ont pu déterminer la mort, en s'accompagnant de phénomènes plus ou
moins caractéristiques.

La *durée* varie avec ses causes, si elle est assez courte
dans la commotion cérébrale et dans la syncope ; elle dure
dans l'asphyxie et se prolonge dans les formes hystériques
et la congélation.

D'après les relevés de M. Josat, sur 162 observations, la
mort apparente a duré 7 fois, de 36 à 42 heures; 22 fois
de 20 à 36 heures; 47 fois de 15 à 20 heures; 58 fois de
8 à 15 heures ; 30 fois de 2 à 8 heures.

Ajoutons que des noyés ont pu être rappelés à la vie,
après avoir passé deux heures sous l'eau. On dit que la
mort apparente par congélation aurait duré plus de
48 heures. En résumé, nous pensons que bien rarement cet
état atteint ou dépasse une journée.

Bien que nous n'ayons pas à formuler de traitement, disons que celui-ci consiste à éloigner les causes et à rétablir
les trois grandes fonctions compromises.

On cherche à rétablir la respiration (imitation des mouvements respiratoires, méthode de Marshal-Hall et de Sylvester, respiration artificielle), à réveiller la sensibilité (électricité, excitants divers sur la peau, les muqueuses, les
organes des sens), à ranimer l'action du cœur (saignée,
transfusion du sang, moyens précédents).

5° DE LA MORT SUBITE.

La vie peut brusquement cesser, par suite de causes internes ou externes. C'est aux premières de celles-ci que l'on
réserve, dans ces conditions, le nom de morts subites. Nous
dirons, avec M. Tourdes, que la mort subite est la cessation
soudaine et très-rapide de la vie, par suite de causes internes ou pathologiques, en dehors de toute action mécanique

ou toxique, survenant inopinément chez une personne qui paraissait en bonne santé ou dont l'état .de maladie ne faisait pas actuellement prévoir une issue fatale.

Il ressort des statistiques de Devergie (40 cas), et de Tourdes (88 cas), les résultats intéressants que voici :

C'est en hiver, et pendant les mois les plus froids, que l'on observe le plus de morts subites, et alors elles surviennent par affections pulmonaires. Les morts subites par le cerveau ont leur maximum en février et en juillet. Celles par le cœur sont également réparties. Les causes déterminantes des unes et des autres sont la température, l'alcoolisme, puis l'inanition, un repas copieux, une course rapide, des efforts de défécation, l'influence du coït, etc.... L'homme semble plus exposé que la femme, et ce genre de mort survient chez lui surtout par le poumon.... C'est entre 60 et 70 ans que les morts subites sont les plus communes.

Il y a, en très-peu de temps, suspension des fonctions du cerveau, des poumons et du cœur. C'est dans ces organes que doivent porter les recherches anatomiques. M. Devergie insiste avec raison sur les caractères d'ensemble pouvant expliquer le mécanisme de la mort : « La mort par le cerveau, ou par les poumons, ou par le cœur, a des caractères matériels d'ensemble tout aussi tranchés qu'une altération pathologique locale. Ces caractères se déduisent, non-seulement de l'état dans lequel se trouve l'organe qui,,le premier, a cessé de remplir ses fonctions, mais encore de l'état des deux autres organes principaux de l'économie et de celui des principaux troncs vasculaires, veineux et artériels. Cet état est une conséquence du point de départ de l'arrêt de la circulation qui a accompagné la mort. »

Dans ces cas, l'autopsie doit être pratiquée avec certaines précautions. Il ne faut pas chercher à faire de l'anatomie pathologique d'ensemble. Aussi, au lieu de détacher successivement chaque organe pour prendre connaissance de ses lésions internes, il faut laisser toutes les parties en place, afin de voir si leurs rapports sont conservés; ne pas blesser les vaisseaux qui les unissent et constater la quantité de sang rouge ou non qu'elles contiennent.

Voyons successivement la mort subite par arrêt des fonctions du poumon, du cerveau, du cœur.

1° *De la mort subite par arrêt des fonctions du poumon.* C'est la plus fréquente. Elle est aussi plus rapide que celle par le cerveau.

Les causes les plus importantes sont l'arrêt des phénomènes mécaniques ou des phénomènes chimiques. Ainsi, l'*introduction de corps étrangers dans les voies respiratoires*, d'un bol alimentaire volumineux, par exemple ; par un *abcès volumineux* s'ouvrant dans les bronches ; par une *hémoptysie* considérable ; puis les maladies se généralisant sur une grande surface du poumon, telles que la *congestion* et l'*apoplexie pulmonaire*, *l'embolie capillaire ;* et celles qui se montrent comme complications ou prédispositions graves : l'*asphyxie bronchique*, l'*œdème pulmonaire*, l'*emphysème* et toutes les *maladies des organes* de la respiration.

On comprend facilement la pathogénie des accidents. La circulation s'arrête dans le système capillaire du poumon ; les veines pulmonaires se vident et n'apportent plus de sang au cœur gauche. Celui-ci n'en envoie plus aux centres nerveux, et par là la mort se généralise.

A l'autopsie, on constate la rougeur des membranes muqueuses du larynx, de la trachée et des bronches. Dans les voies respiratoires on rencontre une mousse écumeuse, ordinairement sanguinolente. Les poumons remplissent la cavité thoracique ; leur surface extérieure est ardoisée et présente des congestions partielles. A la coupe, la surface est d'un rouge d'autant plus prononcé que l'on se dirige de la périphérie vers les parties profondes et déclives. Les vaisseaux veineux sont remplis d'un sang noir et épais. Cette coloration du poumon et cette plénitude des vaisseaux sont, pour Devergie, la caractéristique de la congestion pulmonaire. Ajoutons que le cœur, surtout les cavités droites, renferment beaucoup de sang très-fluide. Les vaisseaux qui arrivent à l'oreillette droite sont gorgés, tandis qu'il y en a très-peu dans l'aorte et ses divisions.

2° *De la mort subite par arrêt des fonctions du cerveau.* Le public croit que ce sont là les cas les plus fréquents et que tout individu mort subitement a été atteint d'apoplexie. La mort subite par le cerveau a pour causes principales : la *congestion* ou l'*anémie cérébrale*, les *apoplexies* (que l'hémorrhagie ait lieu dans les méninges, les ventricules, dans une partie quelconque du tissu cérébral). Ajoutons que toutes les *affections du système nerveux* prédisposent à la mort subite. Quand les accidents éclatent par le cerveau, la respiration devient difficile, les poumons s'engorgent, et c'est un sang presque noir que le cœur chasse dans ses artères.

Après avoir trouvé les désordres cérébraux, on constate la congestion pulmonaire. Il y a plus de sang dans les cavités droites du cœur que dans les gauches.

3° *De la mort subite par arrêt des fonctions du cœur.*

Elle survient par un trouble mécanique ou dynamique de la circulation ou par une altération du sang.

Les rapports entre le cœur et le cerveau permettent de comprendre comment, le cœur n'envoyant plus de sang, l'action du cerveau se suspend, d'où arrêt des phénomènes physiques et chimiques de la respiration.

Les maladies spéciales du cœur qui déterminent de pareils accidents sont la *syncope* et les altérations cardiaques nombreuses qui la produisent : dilatation du cœur, valvules altérées, surtout celles de l'aorte, athérome et dilatation de l'aorte, la *rupture du cœur*, le *cœur gras*.

Après la thrombose et l'embolie, parmi les altérations du sang, on peut spécialement citer l'*urémie*. Nous parlerons dans un autre chapitre de la mort par la chaleur ou par le froid. M. Tourdes mentionne la diathèse hémorrhagique et le développement spontané des gaz.

Dans les cas où la mort commence par le cœur, le sang est distribué à peu près comme pendant la vie. Il n'y a de congestions locales, ni dans le cerveau, ni dans les poumons. Le cœur est volumineux; il faut d'ailleurs noter qu'il est augmenté de poids chez les personnes qui meurent subitement. D'après M. Tourdes, le poids du cœur dépasse toujours la moyenne physiologique (250 gram. pour la femme, 250 gram. pour l'homme). Si l'âge a peu d'influence sur l'augmentation de poids, il n'en est pas de même du genre de mort. Le maximum de l'hypertrophie se rencontre dans a mort par le cœur, puis dans celle par le cerveau et par les poumons.

Si la banalité des causes ou la rapidité des symptômes éclairent le diagnostic, celui-ci est plus souvent donné par les lésions que révèle l'autopsie. Sans doute, celle-ci ne donne pas la solution dans tous les cas, mais au moins elle élimine les hypothèses suspectes, en nous montrant, ainsi que le dit Louis, qu'il y a eu mort subite ou du moins très-prompte, dans des circonstances où il est impossible de le prévoir. En négligeant de faire une autopsie, on ignorera le rapport des symptômes et de l'état des organes ; « on pourra tout soupçonner ; tandis que si, après l'examen attentif des viscères, le problème n'est pas résolu, au moins nous en approchons le plus possible, et, ce qui est un grand point, nous évitons les fausses suppositions. »

6° DE LA MORT VIOLENTE.

C'est la mort par causes externes. Les principales sont : les *accidents*, les *suicides*, les *homicides*, les *supplices*.

Les statistiques montrent qu'en France, sur les 950,000 décès annuels, plus de 500,000 ont lieu avant la 45° année d'âge. Il est donc certain qu'il existe des causes que tôt ou tard l'hygiène sociale parviendra à supprimer.

Mais il faut aussi reconnaître que si les décès par maladies diminuent, les morts violentes augmentent avec une telle rapidité qu'elles ont plus que doublé en quarante ans.

Sur 1,000 décès généraux, il y a 19 décès accidentels, soit 19 pour 100 par an. Ce sont les âges extrêmes de la vie (vieillards, puis les enfants) qui sont le plus exposés aux accidents. Cependant, ainsi que le fait remarquer Bertillon, ces périodes de la vie n'exposent pas aux obligations professionnelles. « Ainsi la sollicitude de la famille, l'amour maternel lui-même, ne sauraient remplacer la vigilance individuelle somnolente ou impuissante chez le vieillard, non encore éveillée chez l'enfant. »

La statistique de la justice en France (1872) montre que les magistrats des parquets ont reçu 12,018 procès-verbaux constatant les morts présumées accidentelles de

9,916 hommes et de 2,102 femmes. Pour 1,934 de ces morts, survenues sur la voie publique, les enquêtes ont démontré que la mort était naturelle (attaque d'apoplexie, rupture d'anévrysme, etc.). Les autres genres de mort se décomposent ainsi : noyés (4,240); tués ou écrasés par les voitures, charrettes, chevaux (1,192); par des corps durs, des éboulements de terrain, des constructions (645); par des roues de moulins, mécaniques, explosions de mines (128); par l'explosion des machines à vapeur (83); par des accidents sur les chemins de fer (315); tués en tombant d'un lieu élevé (1,262); tués par l'explosion d'une arme à feu (186); asphyxiés par le feu ou brûlés (523); par la foudre (108); de toute autre manière (265); morts de froid, de faim, de fatigue (181); victimes de l'usage immodéré du vin et des liqueurs alcooliques (415); de tout autre genre de mort accidentelle (741).

Ces causes varient d'ailleurs avec chaque pays. L'état social de l'industrie, de l'exploitation minière font varier ces différents chiffres. Nous étudierons plus tard et dans des chapitres spéciaux l'homicide et le suicide.

Pour les suppliciés, disons que l'on compte en France une moyenne de 20 à 30 décollations. En 1872, il y a eu 31 condamnés à mort (28 hommes et 3 femmes); 24 ont été exécutés. Il est certain que la guillotine est le supplice le moins douloureux et le plus sûr. (Voir Dujardin-Beaumetz et Evrard, *Mém. in Ann. d'Hyg.*, t. 34, etc.)

IV. Conséquences médico-judiciaires et règles de l'expertise.

Les principales opérations que l'expert a à faire sur le cadavre sont les suivantes :

1° La levée de corps; 2° l'autopsie; 3° l'exhumation.

A. DE LA LEVÉE DE CORPS.

C'est l'opération à laquelle procède le médecin, requis par un magistrat, pour examiner l'état extérieur d'un cadavre trouvé sur la voie publique, ou présentant des signes ou indices de mort violente.

On rapporte tous les signes de la mort et tous les détails qui peuvent supposer quelle en a été la cause. On décrit le lieu occupé par le corps, sa position, l'état des vêtements qui le couvrent, et, s'il y a des armes à côté de lui, comment elles sont disposées.

S'il existe à la surface du corps des traces de blessures, on les décrit, on note leur espèce, on indique si elles ont déterminé la mort, si elles sont le résultat de l'homicide ou du suicide.

L'importance de ces détails peut alors déterminer les magistrats à faire procéder à l'ouverture du cadavre. Ce qu'il faut absolument se rappeler, c'est que dans la levée de corps, l'expert ne peut, sous aucun prétexte, porter l'instrument tranchant sur le cadavre. Dans l'autopsie, le corps est mis complétement à sa disposition.

B. DE L'AUTOPSIE.

Nous résumerons, d'après Chaussier, les règles à suivre dans les ouvertures de corps (in *Manuel* de Bayard, p. 142) :

1° Après avoir prêté serment entre les mains du juge d'instruction, du maire, du juge de paix ou du commissaire de police, par lequel il a été requis de remplir, en son honneur et conscience, la mission qu'il a acceptée, le médecin expert décrit les lieux où est placé le corps et tous les indices pouvant établir la perpétration d'un crime.

2° Il note l'aspect général du cadavre, l'âge, le sexe et tous les caractères d'idendité ; l'état plus ou moins avancé de putréfaction, etc. S'il n'a pas encore exa-

11.

miné le cadavre, le médecin entre dans tous les détails qu'il aurait consignés, lors de la levée des corps.

3° On procède ensuite à l'ouverture successive de la tête, du cou, de la poitrine, de l'abdomen, et on termine par l'examen des membres et du rachis. Il est préférable d'ouvrir la boîte crânienne avec la scie; avec la hachette ou le marteau on produit des fractures. Le cerveau est d'abord examiné en place, puis est extrait et fendu dans ses parties principales.

La bouche et le cou sont ensuite ouverts par un trait de scie au milieu du maxillaire inférieur; on prolonge en bas une incision formant de chaque côté un lambeau quadrangulaire. Le thorax est ensuite ouvert soit en abattant les côtes aussi près que possible du rachis, soit en incisant les cartilages costaux et en désarticulant les clavicules, tout en ménageant les gros vaisseaux du voisinage.

Le cœur est examiné en place, puis, on ouvre successivement ses cavités droites et gauches.

On peut alors le retirer, ainsi que les gros vaisseaux, ce qui met à nu la trachée et les bronches, très-utiles à voir chez les noyés. Puis l'abdomen est ouvert sans enlever le diaphragme qui maintient ainsi l'indépendance des deux cavités. Les viscères, le tube digestif sont successivement examinés.

On fend alors le pubis sur la ligne médiane, afin de procéder à l'examen des organes génitaux.

La cavité rachidienne est ensuite ouverte avec un rachitome: des incisions profondes, jusqu'à l'os, permettent d'examiner les membres et d'y découvrir des épanchements sanguins ou purulents. Toutes les parties sont alors soigneusement remises en place et on recoud le cadavre.

Pour la rédaction du rapport, nous renvoyons à ce que nous avons dit précédemment, page 66.

C. DES EXHUMATIONS.

Il peut être nécessaire d'extraire un cadavre de sa sépulture, dans des cas bien différents : un cimetière est déplacé, ce sont les convenances ou l'intérêt des familles qui exigent une translation. Mais le plus souvent, l'exhumation est ordonnée par la justice pour reconnaître l'identité d'un corps ou rechercher les traces d'un crime.

On s'est exagéré les accidents de ces opérations. En 1785, les exhumations du cimetière et de l'église des Saints-Innocents de Paris durèrent six mois : on exhuma plus de 20,000 cadavres à tous les degrés de la destruction, et cependant, il n'en résulta rien parmi les ouvriers ni dans le voisinage.

Elle n'offre réellement de dangers que pendant la première décomposition, qui survient quelques jours après que les corps ont été enfouis.

Voici dans quelles conditions on doit procéder et quelles sont les précautions à prendre.

On ne peut procéder à une pareille opération qu'après avoir été requis par un magistrat (art. 360 du code pénal), c'est donc en sa présence que le lieu de la sépulture est vérifié.

L'exhumation doit être faite de préférence le matin ; il est prudent de ne pas être à jeun ; on a à sa disposition un nombre suffisant d'aides et d'ouvriers, la fosse est arrosée avec un liquide désinfectant (le liquide étant projeté à côté et non sur le cercueil) [1].

---

[1] D'après Devergie, il faut se munir de 3 ou 4 livres de chlorure de chaux solide ; on en fait dissoudre une livre dans deux seaux d'eau et on en répand à peu près autant sur la bière avant de l'ouvrir.

Un caveau est aéré soit par appel d'air, soit en faisant jouer à vide une pompe à incendie, ainsi que l'a conseillé Guérard. Les ouvriers ne doivent y pénétrer que lorsqu'une bougie peut y brûler. D'ailleurs, ils peuvent avoir les narines et la bouche garnies d'un mouchoir trempé dans l'eau phéniquée; ils sont tenus par une corde ou mieux revêtus de l'appareil Denayrouse.

Nous avons dit ailleurs comment on pourrait établir le sexe, l'âge et même la taille d'un individu dont on ne trouverait plus que le squelette. On est encore aidé par la présence de débris de vêtements, de bijoux, etc... qui donnent plus de valeur aux présomptions.

Quand l'exhumation est faite en vue de rechercher un squelette, la tranchée doit être ouverte à 3 ou 4 mètres de l'endroit supposé. On évite ainsi de briser les os.

On note les diverses couches de terrain explorées et, dès que les ossements se montrent, la terre est enlevée avec précaution et même tamisée, afin de recueillir tous les os et d'en constater les particularités.

DE L'ABSENCE.

Le code civil, liv. I, tit. IV, s'occupe des absents.

ART. 115. Lorsqu'une personne aura cessé de paraître au lieu de son domicile ou de sa résidence, et que depuis quatre ans on n'en aura point eu de nouvelles, les parties intéressées pourront se pourvoir devant le tribunal de première instance, afin que l'absence soit déclarée.

ART. 129. Si l'absence a continué pendant trente ans depuis l'envoi provisoire, ou depuis l'époque à laquelle l'époux commun aura pris l'administration des biens de l'absent, ou s'il s'est écoulé cent ans révolus depuis la naissance de l'absent, les cautions seront déchargées; tous les ayants droit pourront demander le partage des biens de l'absent, et faire prononcer l'envoi en possession définitif par le tribunal de première instance.

ART. 139. L'époux absent dont le conjoint a contracté une nouvelle union, sera seul recevable à attaquer ce mariage par lui-même, ou par son fondé de pouvoir, muni de la preuve de son existence.

Le conseil d'État donna l'avis suivant le 17 germinal an XIII (7 avril 1805) :

1° Qu'il y aurait un extrême danger à admettre comme preuve de décès, de simples actes de notoriété fournis après coup, et résultant le plus souvent de quelques témoignages achetés ou arrachés à la faiblesse ; qu'ainsi cette voie est impraticable ; — 2° qu'à l'égard de l'absence, ses effets sont réglés par le code civil en tout ce qui concerne les biens, mais qu'on ne peut aller au delà, ni déclarer le mariage de l'absent dissous après un certain nombre d'années ; qu'à la vérité plusieurs femmes de militaires peuvent, à ce sujet, se trouver dans une position fâcheuse, mais que cette considération n'a point paru, lors de la discussion du code civil, assez puissante pour les relever de l'obligation de rapporter une preuve légale. En cet état, le conseil estime qu'il n'y a pas lieu de déroger au droit commun, ni d'y introduire une exception que la législation n'a jamais admise.

D'après notre législation, un individu absent est considéré comme mort quand il s'est écoulé cent ans depuis le jour de sa naissance.

C'est là un maximun qui nous donne l'occasion de dire quelques mots de la *mortalité en France* et de la *vie probable*. Ce sera une heureuse transition avec le chapitre qui s'occupe de la survie.

Ces questions ont, d'ailleurs, une certaine importance en médecine judiciaire. Le médecin peut être consulté pour les caisses de retraite, les assurances sur la vie (voir page 37).

La mortalité est le rapport entre le nombre des décès, D, et celui d'une population, P, qui les a fournis pendant un an, soit $\frac{D}{P}$.

En France, la mortalité s'atténue depuis 1801 : de 28.6 décès par 1,000 dans la période 1801 à 1810, la mortalité tombe par une diminution continue à 22.83 dans la période de 1861 à 1869. Mais cette atténuation de la mortalité est un résultat très-complexe dans lequel le nombre moins considérable des enfants du premier âge a une part très-importante. Aussi, il vaut bien mieux consulter la mortalité de chaque âge que la mortalité générale ; mais les statistiques et les recherches sont fort difficiles à établir. M. Bertillon a trouvé que la *vie moyenne* en France, pour la période de 1840 à 1859, est de 40.12 ans. C'est la part de vie qu'en moyenne peuvent espérer les nouveau-nés se trouvant dans les mêmes conditions. L'*âge moyen des décédés* est 35.6 ans ; c'est le nombre d'années qui (ajoutées ou enlevées à son âge actuel) ferait la part de chacun des membres de la population de fait, si ce bien était également réparti entre tous.

La *vie probable* est la limite des âges qu'il est également probable de dépasser ou de ne pas atteindre. Dans les tables mortuaires de Bertillon, elle est de 44.3 ans. L'âge *médian* est de 28 ans, c'est-à-dire qu'il y a autant de Français au-dessus qu'au-dessous de cet âge.

Tous ces chiffres ont leur importance en statistique ; mais il est impossible d'en tirer des conséquences pratiques. La grande majorité des individus succombent à deux grandes causes de mort : celles qui proviennent du milieu où nous vivons, celles qui nous ont été léguées par nos antécédents, nos ancêtres.

On a cité de nombreux exemples d'individus qui avaient vécu très-longtemps. Hufeland a réuni les plus curieux dans sa *Macrobiotique*. M. Alp. Pinart, de la Société d'anthropologie, m'a montré la photographie d'une femme, âgée de 143 ans, et qui vit encore aujourd'hui en Amérique. En général, dans nos pays, la mort par vieillesse survient entre 70 et 80 ans. C'est dans le département du Lot qu'on vit le plus longtemps.

DE LA SURVIE.

Des parents, des membres d'une même famille, ou liés par des dispositions testamentaires, succombent ensemble dans un désastre, et aucun témoignage, aucune preuve n'indiquent celui qui est mort le dernier. Cependant ce fait est important, puisqu'il fixe la transmission des héritages. La survie est, d'après la définition de Fodéré, la puissance qu'on suppose à telle personne d'avoir survécu à d'autres dans un accident commun, d'après l'échelle des circonstances probables et des forces vitales.

Art. 720. Si plusieurs personnes respectivement appelées à la succession l'une de l'autre, périssent dans un même événement, sans qu'on puisse reconnaître laquelle est décédée la première, la présomption de survie est déterminée par les circonstances du fait, et, à leur défaut, par la force de l'âge ou du sexe.

Art. 721. Si ceux qui ont péri ensemble avaient moins de quinze ans, le plus âgé sera présumé avoir survécu. S'ils étaient tous au-dessus de soixante ans, le moins âgé sera présumé avoir survécu. Si les uns avaient moins de quinze ans et les autres plus de soixante, les premiers seront présumés avoir survécu.

Art. 722. Si ceux qui ont péri ensemble avaient quinze ans accomplis et moins de soixante, le mâle est toujours présumé avoir survécu, lorsqu'il y a égalité d'âge, ou si la différence qui existe n'excède pas une année. S'ils étaient du même sexe, la présomption de survie, qui donne ouverture à la succession dans l'ordre de la nature, doit être admise : ainsi le plus jeune est présumé avoir survécu au plus âgé.

Loi du 20 prairial an IV. — Lorsque des ascendants, des descendants et autres personnes qui se succèdent de droit, auront été condamnés au dernier supplice, et que, mis à mort dans la même exécution, il devient impossible de constater leur prédécès, le plus jeune des condamnés sera présumé avoir survécu.

La mort peut être produite par des causes si diverses et si multipliées, que l'on comprend très-bien que sur ce point l'arbitraire appartienne à la loi.

Les Romains s'en étaient déjà occupés, comme on peut le voir au Digeste (LXXXIV, t. V) : *De Rebus dubiis.* La loi française, dans l'art. 720, précise les cas dans lesquels une décision arbitraire peut être prise. Elle reconnaît que l'enfance et l'extrême vieillesse sont les âges les plus faibles, la force se montrant dans l'âge moyen de la vie.

D'après Ollivier, dans les asphyxies simultanées par vapeurs de charbon, les enfants au-dessous de quinze ans succombent en général beaucoup plus promptement que les adultes. Pour l'influence du sexe, il faut tenir compte des différentes circonstances et ne pas conclure d'après un chiffre proportionnel de statistique, ainsi qu'a voulu le faire Devergie.

Aussi, il est inutile, devant tous ces faits contradictoires, d'agiter trop longtemps des questions que la législation a, d'ailleurs, enlevées à l'appréciation médicale. Il n'en est pas ainsi si les circonstances du fait sont facilement appréciables, et on peut, ainsi que nous l'avons montré ailleurs, tirer de précieuses indications de l'examen des cadavres, des blessures, des brûlures, et même du genre de mort. Dante, dans la mort d'Ugolin et de ses enfants, a eu raison de faire mourir le plus jeune le premier et le père le dernier. C'est, en effet, dans un âge avancé qu'on supporte le mieux la privation de nourriture. Nous aurons d'ailleurs l'occasion de revenir sur ce sujet.

Tardieu fut consulté dans une affaire importante au point de vue de la question de survie. La mère, âgée de trente ans, et sa fille, âgée de dix ans, furent enlevées toutes deux sur un rocher du Finistère par un coup de mer furieux. Qui va hériter? Le père ou la famille de la mère? Se basant sur les circonstances du fait, Tardieu déclara que la jeune fille avait survécu.

II. DES TACHES, DES EMPREINTES, ETC.

La présence sur les vêtements ou sur des linges de différentes taches, telles que du sang, du sperme, par exemple, peut devenir, dans le cours d'une instruction criminelle, un indice certain de la participation de l'individu à un acte incriminé. Dans d'autres circonstances, le médecin est consulté pour apprécier les colorations diverses qui peuvent se trouver sur la peau. Il peut être nécessaire de mesurer et de conserver les traces du passage ou de la présence d'individus en un endroit : ainsi, les empreintes de pas sur la terre ou sur la neige. D'autres fois, ce sont des empreintes ensanglantées sur les portes ou sur les meubles, des cheveux dans la main de la victime, de la matière cérébrale adhérente à un bâton, etc., etc. Dans tous ces cas, l'appréciation de l'expert peut vivement éclairer la justice, diriger ses investigations, lui apporter de nouvelles preuves. Comme l'a dit Bacon : les preuves sont un antidote contre le poison des témoignages ; et il est certain que, dans certains cas, les taches ont été les charges les plus accablantes contre un accusé.

Le code d'instruction criminelle prescrit aux magistrats, dans les cas de flagrant délit, de nature à entraîner une peine afflictive ou infamante de « constater le corps du délit, son état, l'état des lieux » (art. 32).

ART. 35. Le procureur de la République se saisira des armes et de tout ce qui paraîtra avoir servi ou avoir été destiné à commettre le crime ou le délit, ainsi que de tout ce qui paraîtra en avoir été le produit, enfin de tout ce qui pourra servir à la manifestation de la vérité...

Les art. 36 et 37 prescrivent la saisie des papiers ou autres pièces et effets en la possession du prévenu ou qui se trouvent dans son domicile. Si faire se peut, ces objets saisis sont clos et cachetés, ou bien mis dans un vase ou dans un sac sur lequel le procureur de la République attache une bande de papier qu'il scelle de son sceau.

L'art. 162 du code prussien de procédure criminelle s'exprime ainsi : Les experts doivent donner leur avis sur les instruments au moyen desquels les lésions ont pu être faites ; il faut aussi leur montrer les instruments qui ont été trouvés et leur demander si telle lésion a pu être produite par tel instrument, si la situation et la grandeur des blessures peuvent indiquer la manière avec laquelle le coupable a probablement agi, l'intention qu'il y a mise et la force physique qu'il a employée.

Voici dans quel ordre nous présenterons les différents éléments qui peuvent entrer dans ce chapitre.

1° Les taches provenant de liquides humains : sang,
sperme, mucus vaginal, lait, matières fécales, et même
les enduits cutanés et la matière cérébrale;

2° Les taches de boue, de poussière, de poudre, etc. ;

3° Les empreintes de pas;

4° Les papiers, écrits, etc.

Pour étudier les taches, il faut présenter leurs caractères physiques, chimiques, micrographiques. Sans
vouloir entrer dans des détails que ne comporterait pas
la nature de cet ouvrage[1], nous voulons cependant donner le minimum de connaissances que tout médecin
doit avoir.

D'une manière générale, on procède à l'examen de
ces taches de la manière suivante :

Après avoir recherché leurs caractères physiques et,
s'il est possible, leurs caractères chimiques, on a recours à l'examen microscopique. L'étoffe ou le tissu
sur lesquels se trouve la tache est divisé en bandelettes.
Celles-ci (sauf les taches de sang) sont plongées dans
de l'*eau pure* pendant six ou sept heures, en ayant
bien soin de n'introduire dans l'eau que l'extrémité
inférieure de la bandelette portant la tache, de telle
manière que l'eau, arrivant par capillarité jusqu'à
celle-ci, la gonfle peu à peu, la ramollisse en péné-
trant dans les mailles du tissu. Quand l'imbibition est
faite, on racle à l'aide d'un scalpel et l'on examine au
microscope. Il faut toujours, quand il est possible,
conserver quelques bandelettes intactes, qui permettent plus tard, en cas de nécessité, de contrôler ou de
recommencer l'expérience.

[1] Consulter sur ce sujet la thèse de Gosse. Paris, n° 101, 1863.

Pour les objets qui ne sont pas poreux, comme un instrument en fer, on peut aussi plonger la partie dans de l'eau distillée, ou bien on gratte et l'on enlève toute l'épaisseur de la tache, dont les fragments sont mis à dissoudre dans de l'eau contenue dans un verre de montre. On pourrait même, si l'objet n'était pas poreux, entourer la partie d'un godet en cire et y faire dissoudre la tache.

TACHES DE SANG.

a. Caractères physiques. — En général, elles sont rouges, mais leur coloration peut varier avec l'épaisseur de la tache et la nature de l'objet ou du tissu sur lesquels elle s'est desséchée. L'éclairage par une lumière artificielle permet parfois de mieux les apprécier. Elles peuvent ressembler à celles qui sont produites par certains sucs végétaux : pissenlit, laiteron, laitue vireuse; par des liquides albumineux colorés avec de la garance, de la cochenille, etc., par de la rouille. — Elles empèsent le tissu ; elles ont une odeur semblable à celle de la sueur ; leur saveur est salée.

b. Caractères chimiques. — Elles ne disparaissent pas si on les traite par de l'acide hypochloreux, qui décolore aussitôt les taches de sucs végétaux. L'acide chlorhydrique, qui dissout les taches de rouille en produisant du perchlorure de fer, est sans action sur elles. — Si l'on fait macérer cette tache dans l'eau, on observe qu'une partie se délaye dans ce liquide sous forme de filaments rougeâtres. Si l'on chauffe ce liquide, il se trouble et se décolore parce que l'albumine se coagule. Que l'on verse alors de la potasse, qui dissout l'albumine et l'hémoglobine, le liquide redevient limpide et d'un rouge verdâtre. La partie qui est restée sur le linge est de la fibrine, ainsi qu'il est facile de le constater au microscope. D'ailleurs, cette fibrine se dissout dans la potasse et on la précipite par l'acide chlorhydrique.

c. Caractères micrographiques. — Le microscope fournit de précieux renseignements; il permet de reconnaître, dans la tache, la présence de la fibrine, des globules rouges, des globules blancs, et même, dans certaines limites, le sang de divers animaux. Nous allons emprunter à l'excellent ouvrage de nos amis Duval et Lereboullet (*Manuel du microscope*, 2ᵉ édit.) l'étude qu'ils ont faite des taches, et les figures'qui permettent d'abréger les descriptions. Nous y joindrons les procédés qui se trouvent dans l'*Instruction pour servir à déterminer les éléments constituants du sang dans les taches*; cette instruction a été rédigée par une commission composée de MM. Mialhe, Mayet, Lefort et Cornil[1].

Les *globules rouges* sont absolument caractéristiques; examinés intacts dans du sang frais, on peut dire s'il s'agit du sang d'homme ou d'animal. Leur matière colorante, l'*hémoglobine*, donne par l'analyse spectrale des raies caractéristiques et qui varient suivant qu'elle est oxygénée ou réduite. Un dérivé de l'hémoglobine, l'*hématine*, a une couleur spéciale qu'il est possible de déterminer au spectroscope, et elle donne avec l'acide chlorhydrique, des cristaux de chlorhydrate d'hématine, cristaux colorés faciles à obtenir avec une petite quantité de matière colorante du sang et qui sont absolument caractéristiques.

Les globules rouges sont très-délicats. Ils sont altérés par l'eau, les acides, les bases, etc. Il faut donc éviter de mettre un réactif en contact avec les taches à analyser. Mais certains liquides conservent ces globules. On se servira de ceux-ci pour imbiber les taches par capillarité.

Les meilleurs de ces liquides sont ceux qui se rapprochent le plus de la composition du sérum (matière albumineuse dissoute et chlorure de sodium). L'urine conserve les globules, mais modifie leurs formes. On peut employer le sérum iodé de Schlutz ou un sérum artificiel (270 grammes d'eau distillée, 30 grammes de blanc d'œuf, 40 centigrammes de sel marin). Ces liquides albumineux s'altèrent facilement. On peut employer aussi un liquide composé de 1/2 de chlorure de sodium pour 100 grammes d'eau distillée, ou de 5 à 6 pour 100 de sulfate de soude.

Dans les cas difficiles, l'expert doit diviser en quatre parts

[1] *Bulletin de la Société de médecine légale*, 1873-1875, p. 55.

les spécimens dont il dispose et qu'il réservera, la première
à l'analyse histologique, la seconde à l'analyse spectrale, la
troisième à la recherche des cristaux de chlorhydrate d'hématine, la quatrième au procédé chimique de Taylor.

La figure 12 montre les globules rouges du sang : en *aa*,
ils sont vus de face ; en *b*, de profil ; en *c*, empilés comme
des pièces de monnaie ; en *e*, décolorés par l'eau ; en *f*, ratatinés par suite de l'évaporation. Ces disques ont une largeur de $\frac{1}{150}$ de millimètre.

Les globules blancs (fig. 13) ont un diamètre qui est d'un

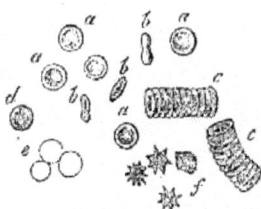

Fig. 12. — Globules rouges   Fig. 13. — Globules blancs
du sang.   du sang.

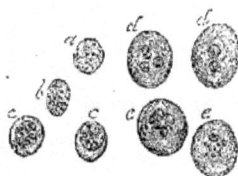

tiers plus considérable que celui des globules rouges. Leur
aspect est granuleux. En *a*, *b*, *c*, on voit des globulins et de
petits globules blancs ; en *d*, de gros globules possédant plusieurs noyaux ; en *e*, les mêmes qui ont été traités par
l'acide acétique.

Les globules rouges sont les corpuscules caractéristiques
du sang. « Les globules du sang du fœtus se distinguent de
ceux de l'adulte par l'existence d'un noyau, et ce n'est que
vers le quatrième (Robin) ou le cinquième (Kœlliker) mois
de la vie embryonnaire qu'ils perdent cet élément : la présence de ce noyau après la naissance constitue un état le
plus souvent pathologique. En même temps, les globules du
fœtus sont un peu plus volumineux que ceux de l'adulte ;
ils s'altèrent plus facilement après l'extravasion, et présentent alors parfois des espèces de prolongements sarcodiques
(Robin).

« Les globules sanguins des mammifères adultes ressem-

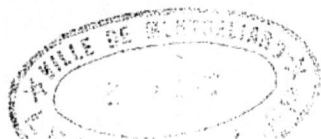

blent à ceux de l'homme comme forme, mais en diffèrent comme dimensions; les plus petits sont ceux du cochon d'Inde; ceux de l'homme (fig. 14) étant représentés par 7 (comme diamètre), nous trouvons 2 pour ceux du cochon d'Inde, 4 pour la chèvre, 5 pour le mouton, 5 pour le cheval, 6 pour le lapin, 7 pour le chien, 9 pour l'éléphant; seuls parmi les mammifères, les caméliens (chameau et lama) possèdent des globules elliptiques, mais toujours

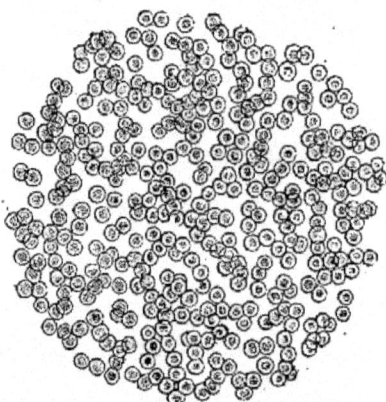

Fig. 14. — Globules sanguins de l'homme.

sans noyaux. Ceux des oiseaux (fig. 15) sont elliptiques, en général deux fois plus gros que ceux de l'homme (représentés par 15), biconvexes et avec un noyau généralement peu visible.

« Ceux des reptiles et des amphibies (fig. 16) sont encore plus elliptiques, plus volumineux (représentés par 20 chez la grenouille), plus bombés et avec un noyau granuleux très-visible. Enfin, ceux des poissons (fig. 17) présentent généralement les mêmes caractères, sauf quelques exceptions peu importantes à notre point de vue (cyclostomes) et peuvent atteindre des dimensions surprenantes. »

Le microscope permettra donc de reconnaître l'origine

d'un sang examiné; il permettra surtout de différencier le
sang de l'homme du sang d'un animal domestique, dont les
globules sont d'ordinaire plus petits. On comprend de suite
combien ces données peuvent être importantes dans les expertises médico-judiciaires[1].

D'ailleurs, si les conditions de l'examen le permettaient,

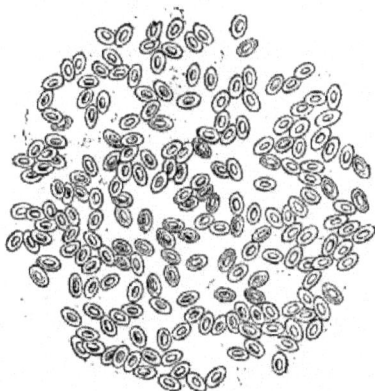

Fig. 15. — Globules sanguins des oiseaux.

on pourrait faire la numération des globules à l'aide de
l'appareil du Dr Hayem ou de celui du Dr Malassez, et même
employer le *colorimètre* de ce dernier médecin ; cet instru-

---

[1] Les globules rouges de l'homme mesurent 0^{mm},0075 ; ceux des
mammifères domestiques sont plus petits. Ils mesurent, chez le
chien 0^{mm},0073 ; chez le lapin 0^{mm},0069 : chez le chat 0^{mm},0065 ;
chez le cochon 0^{mm},006; chez le cheval et le bœuf 0^{mm},0056; chez
le mouton 0^{mm},005; chez la chèvre 0^{mm},0046 ; chez les oiseaux
0^{mm},012 à 0^{mm},004; chez la grenouille 0^{mm},021.

Outre les difficultés de son procédé, Malinin (in Rev. d'Hayem,
1876) avoue lui-même qu'il est impossible de déterminer si on
a affaire à du sang de chien, de cochon, ou d'homme. Disons
d'ailleurs que Richardson avait proposé le même procédé (1874)
et que Woodward a montré que chez le cochon d'Inde, le lapin,
et surtout chez le chien, les globules rouges ont la même dimension que chez l'homme.

ment permet d'apprécier la quantité d'hémoglobine contenue dans un millimètre cube de sang (Société de biologie, octobre 1876).

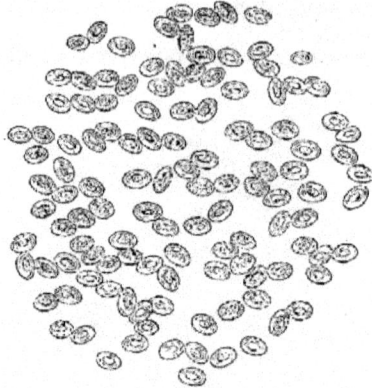

Fig. 16. — Globules sanguins des reptiles et des amphibies.

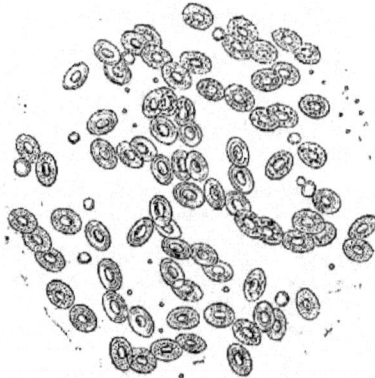

Fig. 17. — Globules sanguins des poissons.

M. Tourdes, dans l'article *Blessures* du *Dictionnaire encyclopédique*, affirme que des taches presque imperceptibles

de sang ont été démontrées avec certitude par la *production des cristaux d'hémine* (l'*Instruction* les appelle avec raison *cristaux de chlorhydrate d'hématine* ; l'hématine est un
produit de dédoublement de l'hémoglobine). Voici le procédé
d'Erdmann : « Toutes les opérations se passent sur le porte-
objet du microscope ; on y place une petite parcelle de la tache à examiner ; on y ajoute un fragment presque impercep-
tible de chlorure de sodium ; avec une baguette, on dépose
sur la plaque une gouttelette d'acide acétique monohydraté,
de telle sorte que, par l'effet de la capillarité, elle se mette en
contact avec le sang. On chauffe avec une petite lampe à
alcool jusqu'à ce que le sang soit dissous ; en tenant la plaque de verre à une plus grande distance de la flamme, on
finit par sécher la tache ; on examine, à diverses reprises,
au microscope, et bientôt on voit apparaître les cristaux
d'hémine. Les cristaux s'obtiennent mieux quand la petite
plaque de verre qui recouvre l'objet n'est pas trop fortement
appliquée..... Les cristaux sont d'un jaune-clair et d'un brun
rougeâtre, ils ont une forme identique de losanges régu-
liers, de lames rhomboïdales divisées en deux, à lignes très-
nettes ; ils varient de grosseur..... Si l'on a obtenu des cristaux d'hémine, on est sûr que les taches sont formées par
du sang, et ce procédé fait découvrir les traces les plus
petites et les plus anciennes ; les cristaux d'hémine ont été
retirés de quelques gouttes de sang provenant du meurtrier
de Kotzebue, et qui étaient desséchées sur du papier depuis
1820 [1]. » Mais si l'on ne prend pas toutes les précautions indiquées, si l'acide acétique est impur, etc., la réaction peut
ne pas se produire. On peut alors avoir recours à la preuve
négative à l'aide de la réaction de Van Deen ; tous les doutes
sont ainsi dissipés.

« La plus petite quantité de sang, aussi ancienne qu'elle
puisse être et mêlée à toute autre matière, bleuit par la
teinture de gayac, jointe à un corps ozonisé. On introduit
dans un tube de verre un demi-centimètre cube d'essence

[1] Pour la recherche et la mensuration des hématies, pour la
constatation des cristaux de chlorhydrate d'hématine on emploie
un grossissement de 300 à 400 (Objectif n° 5 de Nacbet, n° 8 de
Hartnach, n° 7 de Verick).

de térébenthine ozonisée et la même proportion de teinture de gayac; on ajoute un peu de sang à ce mélange, et en le secouant, on voit paraître une couleur bleue claire, et la teinture de gayac, en se déposant, devient d'un bleu foncé. Des étoffes lavées et sur lesquelles on ne voyait plus de traces de sang ont encore présenté ce changement de couleur. Quand la couleur bleue ne paraît pas, on peut en conclure que la tache examinée n'est pas formée par du sang; si la réaction se montre, il est très-probable que c'est du sang; quand l'étoffe elle-même ne bleuit pas aux points non tachés, et quand la tache ne provient pas d'un sel de fer. »

Mais si les taches ne sont pas visibles, ou si le drap a été lavé, voici le procédé de Taylor (d'après l'*Instruction*). La portion suspecte du tissu est mouillée avec de l'eau distillée. Deux ou trois feuilles de papier buvard blanc préalablement essuyées par le gaïac, sont vigoureusement posées sur la tache mouillée; si la tache est produite par la matière colorante du sang, une tache rouge ou jaune rougeâtre, ou (si c'est du vieux) une tache brune s'imprime sur le papier. Le chimiste peut alors, avant d'ajouter du gaïac, être en état de se former une opinion et d'apprécier si la tache est telle que pourrait la produire du sang. S'il obtient une couleur rouge, il peut traiter par l'ammoniaque un morceau de papier taché pour voir si cet alcali change la couleur en teinte cramoisie ou verte. Sur un autre morceau de papier, on laissera tomber une ou deux gouttes de gaïac. Qu'il se manifeste tout à coup un changement en couleur bleue, alors une recherche par les procédés physico-chimiques précédents est absolument nécessaire pour déterminer si le principe colorant est dû au sang et à toute autre cause.

Si la tache sur le papier ne subit pas de changement par l'addition du gaïac seul, on y verse quelques gouttes d'éther ozonisé; dans le cas de la présence du sang, le morceau de papier taché acquiert une couleur bleue variant d'un bleu-ciel pâle à la teinte de l'indigo foncé, en rapport avec la quantité de matière colorante qui s'y trouve, sauf cependant le cas de la présence du mucus nasal et de la salive qui se comportent de la même manière que le sang.

Au contraire, l'absence de toute coloration par l'emploi

successif de la teinture de gaïac et de l'éther ozonisé est un
indice certain que la tache suspecte n'est pas produite par
du sang.

On peut encore reconnaître de plus petites quantités de
sang avec le spectroscope et le microspectroscope (Ritter,
Balley, Valentin, Benoît) ; mais l'emploi de ces instruments

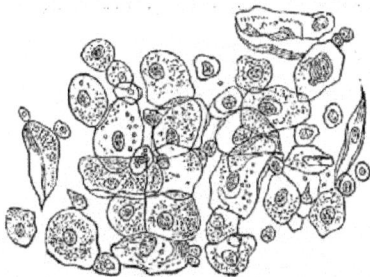

Fig. 18. — Épithélium vaginal.

rend ce procédé peu usuel. L'ouvrage de Duval et Lereboullet
donne un excellent résumé des derniers travaux publiés sur
ce sujet.

Rappelons que le sang artériel jaillit à une grande distance, que ses caillots sont plus épais et plus rouges.

Quant au sang menstruel, il renferme très-peu de concrétions fibrineuses. On y remarque des débris d'épithélium
utérin et vaginal. La figure 18 montre, d'après Tyler-Smith,
l'épithélium vaginal à tous les degrés de développement dans
la leucorrhée épithéliale ou vaginale. — Si le sang ne provient pas des règles, il est assez difficile de dire si c'est du
sang d'homme ou du sang de femme. Notons cependant qu'on
a prétendu que le sang de la femme avait une odeur un peu
moins forte ou un peu moins aigrelette.

TACHES DE SPERME.

Ce que nous avons dit plus haut pour l'examen des taches
de sang trouve ici son application. Nous ajouterons que pour

l'examen des taches de sperme il faut prendre encore plus de
précautions et éviter de froisser ou de déchirer le linge ou
les objets sur lesquels elles se trouvent.

a. *Caractères physiques et chimiques.* — Le linge est empesé, surtout du côté où il a été mouillé, alors même que
l'on a essayé un lavage superficiel ; les taches ont une forme
irrégulière, découpée comme les contours d'un continent
sur une carte géographique ; elles sont d'un gris sale ou

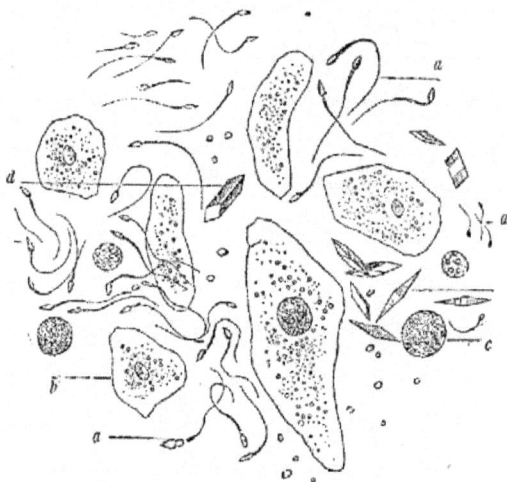

Fig. 19. — Sperme de l'homme.

jaunâtre, coloration qui se manifeste facilement si on les
chauffe sur de la vapeur d'eau, expérience qui permet de
constater en même temps l'odeur spermatique. Notons que
sur la peau humaine le sperme donne des taches qui ressemblent à du collodion désseché.

Le sperme est un composé des produits de sécrétion de
plusieurs glandes situées sur le trajet des voies génitales.
On y trouve, provenant du testicule, les spermatozoïdes d'une
longueur de 5 centièmes de millimètre. Les spermatozoïdes,

doués d'une vitesse évaluée à 4 millimètres par minute, peuvent longtemps conserver ce mouvement dans les organes génitaux de la femme et même dans le rectum, chez lés pédérastes passifs. Cette constatation permet d'établir d'importantes inductions sur l'époque du coït ou des relations contre nature.

Le canal déférent, l'épididyme, fournissent des produits de desquammation épithéliale. Les vésicules séminales donnent en très-grande abondance des cellules épithéliales cylindriques, des globules blancs, des globules rouges (surtout quand il n'y a pas eu coït depuis longtemps, — très-abondants dans le sperme des vieillards), des concrétions calcaires (phosphate et carbonate de chaux) et azotées. Celles-ci sont constituées par de petits grains, formés d'une masse uniforme, gélatineux et granuleux, se brisant en éclats par la pression, et que Robin a appelés sympexions. Ce sont ces derniers éléments qui rendent le sperme grisâtre. Ajoutons enfin le liquide prostatique et celui des glandes de Cooper et de Littre, qui est muqueux et filant. Peu de temps après son émission, il se forme dans le sperme des cristaux caractéristiques de magnésie.

b. Examen microscopique. — On découpe le linge en lanières ou bandelettes que l'on mouille par capillarité, en les faisant tremper dans un verre de montre rempli d'eau avec sulfate de soude ou glycérine. On ne laisse en contact avec le liquide que la portion non tachée du linge. Quand la tache est imbibée, on la racle avec un scalpel et on porte la matière sur le porte-objet du microscope.

La figure 19 montre en *a, a* des spermatozoïdes normaux ; en *a'*, des spermatozoïdes à petites têtes, que l'on trouve chez certains sujets ; en *b*, une cellule épithéliale pavimenteuse ; en *c*, un leucocyte ; en *d*, des cristaux de phosphate de magnésie. — Pour mieux voir les spermatozoïdes, on peut ajouter une goutte d'acide acétique ou les colorer avec de la teinture d'iode iodurée (Roussin).

Taches de lait. — Le linge taché par le *lait* prend aussi un aspect jaunâtre, il est raide et empesé. L'examen de ces taches se fait de la même manière que celui des taches de sperme. L'examen microscopique (fig. 20) permet de reconnaître de petits globules qui sont des globules de lait, et des globules plus gros, granuleux, qui sont des corpuscules de colostrum.

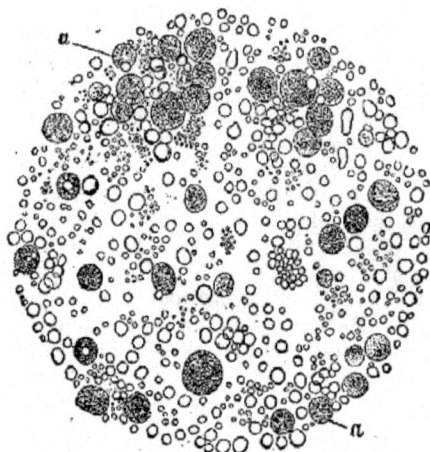

Fig. 20. — Lait d'une femme qui vient d'accoucher.

Nous empruntons à MM. Robin et Tardieu la description et l'examen de certaines taches.

Taches de mucus nasal. — D'un jaune foncé, décolorées par l'eau ; le liquide évaporé ne donne pas de flocons, mais précipite par l'acide azotique. On y trouve du mucus et quelques cellules d'épithélium prismatiques.

Taches de salive. — Les unes sont jaunes, d'odeur spermatique ; macérées dans l'eau, le liquide précipite par l'acide azotique. D'autres sont blanches, sans odeur, et rendent simplement l'eau visqueuse. Au microscope, des cristallisations, des lamelles épithéliales provenant de l'enduit buccal et des geobules de mucus.

Taches de méconium et de matières fécales. — Sur la toile

blanche, les taches de méconium sont d'un vert brunâtre,
empesant fortement le linge. Elles se gonflent rapidement
dans l'eau. Au microscope, on y constate des cellules d'épithélium prismatiques de l'intestin, des granules de couleur
jaune verdâtre ou jaune orangé
foncé, et des cristaux lamel-
leux, minces, rhomboïdes de
cholestérine (fig. 21), qui existent deux à trois fois sur cinq
dans le méconium normal. Les
taches produites par les fèces
sont d'un aspect et d'une coloration très-variable. Leur
forme varie selon qu'elles ont
été produites par simple écoulement ou par frottement. Au
point de vue chimique, il faut
y rechercher la cholestéine et
la matière colorante de la bile.

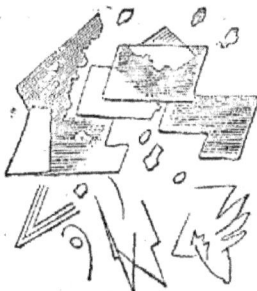

Fig. 21. — Cristaux de
cholestérine.

Au microscope on y trouve des globules de mucus, des cellules épithéliales, des granulations biliaires, des cristaux de
cholestérine et des débris alimentaires.

Il est fort difficile de distinguer les excréments d'un animal d'une espèce déterminée. On peut cependant, dans certains cas, trancher la question par la présence d'éléments
anatomiques végétaux ou animaux qui n'auraient pas été attaqués par les sucs intestinaux.

Taches de substance cérébrale desséchée. — La substance
adhérente à un instrument quelconque ou à du linge est
grise, feuilletée, d'apparence cornée, d'un aspect humide
et graisseux, hygrométrique. D'après Orfila, lorsque ces
taches sont humectées et mises en contact avec de l'acide
sulfurique concentré, la matière est tout de suite dissoute,
et le liquide prend une couleur violette qui persiste sans
que le mélange se charbonne. L'examen microscopique permet, avec un grossissement de 600 diamètres, d'y reconnaître les cellules et les tubes nerveux.

Taches formées par l'enduit sébacé et l'épiderme fœtal. —
Cet enduit sébacé tache le linge sur lequel l'enfant a été dé-

posé : drap de lit, toile de paillasse ou de matelas. Ces taches
sont grises, sèches, écailleuses comme des taches faites par
le poisson. Au microscope, on constate des cellules épithéliales pavimenteuses : les cellules les plus profondes sont
plus petites et pourvues d'un noyau ; quelques poils du duvet fœtal, poils pâles, incolores, sans matière colorante dans
leur épaisseur, ni canal médullaire, à racine petite et effilée.

Dans les différents examens microscopiques que nous venons d'indiquer, outre les éléments caractéristiques, il s'y
joint toujours des débris de l'étoffe sur laquelle se trouvait
la tache et que le raclage a entraînés. Nous croyons utile,
pour éviter toute erreur dans ces recherches, de donner
l'examen microscopique à la page 213 (gross. 400 diam.) des
produits qui peuvent être le plus souvent rencontrés tels
que des fibres de chanvre (fig. 22), de lin (fig. 23), de coton
(fig. 24), des brins de soie (fig. 25), de la laine de mouton
(fig. 26), un cheveu noir et un poil blanc (fig. 27). Nous ter-
minons par les considérations suivantes, empruntées à
M. Tourdes (art. *Blessures*), et qui trouvent ici leur place :
« Il faut distinguer les cheveux des poils d'animaux, les cheveux d'hommes de ceux de femmes et d'enfants, et déterminer l'identité des cheveux qui font l'objet de l'expertise
avec la chevelure de l'assassin ou de la victime. La distinction des cheveux et des poils est établie sur les caractères suivants : 1° la forme cylindrique dans les cheveux,
coniques dans les poils ; les poils de cochon se rapprochent
de la forme cylindrique, mais sont plus raides et rameux au
sommet ; les crins sont cylindriques, mais plus volumineux ;
2° les dimensions : cheveux plus longs que les poils, en
général, poils plus gros ; 0^{mm},66 de diamètre pour les premiers ; 0,02 à 0,08 pour les seconds ; 3° section à la pointe
abrupte sur les cheveux coupés, effilés, sur les animaux non
tondus ; 4° la transparence centrale : canal continu pour les
cheveux, opacité pour les poils ; ceux de chèvre et de blai-
reau ont des transparences partielles ; le chien et le loup ont
aussi des poils transparents au centre. La distinction des
cheveux d'homme, de femme ou d'enfant est basée sur leur
longueur et leur diamètre, qui est notablement plus faible

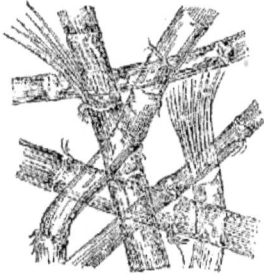

Fig. 22. — Chanvre.

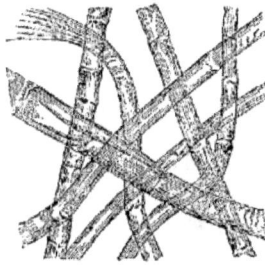

Fig. 23. — Lin.

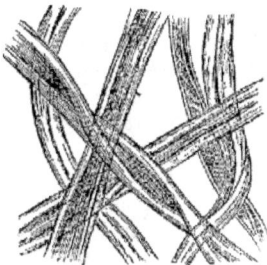

Fig. 24. — Coton.

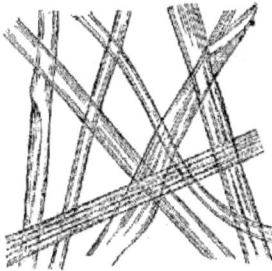

Fig. 25. — Brins de soie.

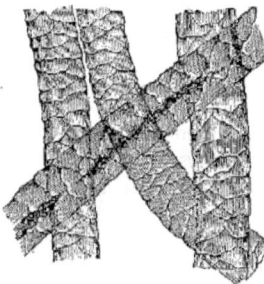

Fig. 26. — Laine de mouton.

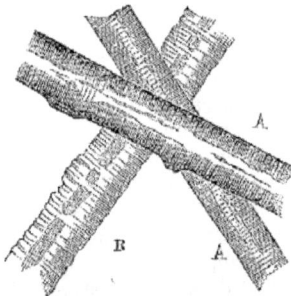

Fig. 27. — Cheveux.
A, noirs; B, blanc.

dans le premier âge. Des observations comparatives seront toujours faites et serviront à établir l'identité du cheveu. »

Taches de boue, poussière, poudre, etc. — Les taches de boue, de poussière, de plâtre, etc., peuvent, dans certains cas, servir à constater l'identité des individus en démontrant leur passage dans telle localité qui a laissé sur leurs vêtements des traces de la nature du sol.

M. Boutigny (d'Évreux) a parfaitement étudié les taches que la déflagration de poudre produit avec les armes à feu. Nous en reparlerons à propos des blessures. Pour savoir si des mains sont noircies par la poudre, on lave avec un peu d'eau les parties noires, on évapore cette eau et on la met dans un tube avec une lame de cuivre bien décapée, on chauffe, et il se dégage du gaz azoteux qui démontre la présence de la poudre.

Nous avons indiqué (p. 109) les procédés à employer pour reconnaître la coloration factice des cheveux. Il sera tout aussi facile de démontrer certains changements de coloration déterminés à la surface de la peau par des préparations mercurielles ou saturnines.

Des empreintes sur le sol : traces de pas d'homme ou d'animal. — Le pied ou la chaussure s'impriment plus ou moins bien sur le sol d'après la nature de celui-ci, son état de dureté ou d'humidité. C'est ainsi que l'on peut constater la conformation de la surface plantaire et la disposition des orteils, l'état de la semelle et même la disposition des clous. Pour conserver ces empreintes faites sur un terrain meuble, M. Hugolin a conseillé de les solidifier. On les chauffe d'abord en passant au-dessus une tôle chauffée au rouge, puis on verse de la poudre stéarique. Si ce sont des *empreintes laissées sur la neige*, on verse de la gélatine pure rendue liquide par une température convenable.

Il peut arriver que des empreintes de pieds ensanglantés soient marquées sur le parquet ou sur un tapis ; c'est par un procédé semblable que nous avons obtenu celles qui sont représentées dans la figure 28.

Ces deux exemples montrent combien la conformation du pied et surtout de sa voûte, peuvent donner des impressions différentes. Les lignes que nous avons tirées, d'après le

Dr Caussé (d'Albi), servent à établir l'identité de celles-ci et permettent de les comparer à celles qu'il serait facile de produire en faisant marcher l'individu suspecté dans les mêmes conditions. Si l'empreinte était nettement marquée, sur un tapis, par exemple, nous pensons qu'il serait facile d'en retracer très-exactement tous les contours à l'aide de l'instrument appelé *pantographe*.

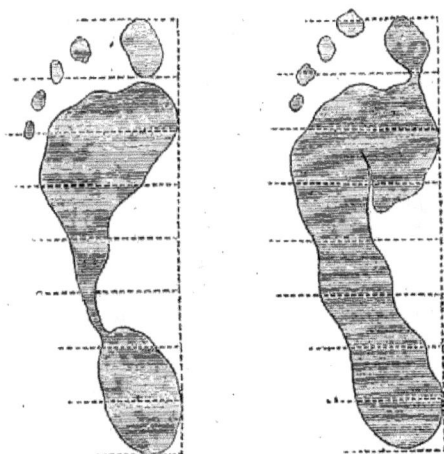

Fig. 28. — Empreintes de pas.

Ajoutons, avec Briand et Chaudé, que l'on peut, en étudiant les empreintes de pas sur la neige ou la terre humide, préciser si ces traces de pas sont accompagnées des traces de la roue d'une brouette, d'une voiture ; reconnaître si l'individu s'appuyait sur un bâton porté dans la main droite ou dans la gauche. De même on peut examiner l'empreinte laissée par les fers d'un cheval, d'un âne, d'un bœuf. Et même, en tenant compte des travaux de Marey et Carlet, que nous avons analysés longuement ailleurs[1], se faire une idée de l'allure de l'homme ou de l'animal.

[1] Voir notre *Précis d'hygiène,* page 194.

Il en serait de même pour conserver des empreintes de mains ensanglantées sur des meubles ou des vêtements. Des traces de sang, non étalé, sur certaines parties des vêtements que la main de la victime n'a pu atteindre, sont un signe d'homicide. Par exemple, d'après Wald, l'empreinte sanglante d'une main gauche sur le bras gauche de la victime.

DES PAPIERS, ÉCRITS, ETC.

Il est certain que l'écriture a souvent une physionomie spéciale qui indique assez bien quelques traits saillants du caractère et de l'intelligence. Les documents écrits permettent donc quelquefois, en l'absence de l'individu ou même après sa mort, de se faire une idée de ses habitudes, de son degré d'éducation, et même parfois de l'état des centres nerveux. C'est ainsi que Marcé et Brière de Boismont ont montré que les écrits des aliénés reflétaient souvent la forme des idées délirantes de leurs auteurs. Si la parole n'est après tout que l'expression sonore du langage intérieur, l'écriture en est la forme graphique; et il n'est pas étonnant que dans les maladies qui produisent l'hésitation de la parole on constate en même temps l'embarras de l'écriture. C'est ce que l'on voit si bien dans le cours de la paralysie générale qui frappe spécialement les appareils de la motilité. Au début, les écrits des paralytiques sont remarquables par un style ampoulé et emphatique, plein de prétentions littéraires, de mots soulignés, avec une exagération de leurs qualités personnelles. Plus tard, ils font des fautes d'orthographe qui ne sont pas en rapport avec leur éducation; ils oublient des mots, ne datent pas, omettent leur signature, répètent des mots, etc. Enfin l'écriture se déforme de plus en plus, le parallélisme des lignes n'est plus observé, il y a des ratures, le papier est souillé de taches d'encre, les caractères sont tremblés, et ce tremblement est surtout manifeste dans le trajet des jambages un peu longs ou dans le parafe de la signature.

M. Coulier a indiqué un excellent moyen d'exploration des actes falsifiés. Dès qu'une substance étrangère est déposée sur une feuille de papier, l'iode, par son inégale condensation, en accuse la présence. C'est ainsi que l'on peut rendre apparents, en exposant cette feuille à des vapeurs d'iode, des caractères tracés avec de l'eau pure, un acide quelconque, même une plume sèche. L'on peut même rendre apparente l'impression des doigts, les taches reproduisant alors fidèlement le dessin des papilles. Comme ces dessins à l'iode sont fugitifs, on les rend stables par l'emploi de l'acéto-nitrate d'argent et l'acide gallique. Ce procédé n'altère en rien les pièces soumises à l'examen.

DEUXIÈME PARTIE

DES ATTENTATS CONTRE LA PERSONNE

I. DES COUPS ET BLESSURES.

1. Définitions.

On donne ce nom à toutes les lésions traumatiques produites par des causes extérieures, physiques ou chimiques, en un endroit quelconque du corps.

Cette partie de la médecine judiciaire a depuis long-temps fixé l'attention des médecins. On l'a appelée la *chirurgie légale, chirurgia forensis,* parce que l'expert est obligé de mettre surtout en pratique l'ensemble des connaissances chirurgicales.

Dans ces questions, l'appréciation médicale étant de la plus haute importance pour la justice, les exper-tises pour les cas de ce genre doivent être très-nom-breuses.

Les statistiques judiciaires montrent qu'en moyenne, de 1861 à 1865, il y a eu 1,717 crimes contre les per-sonnes, 15,220 délits contre les personnes (coups et blessures volontaires). M. Tourdes trouve que pendant ce même temps les morts accidentelles se sont élevées au chiffre de 60,352 (le tiers de ce chiffre représente des cas de blessures).

Tardieu, qui a spécialement étudié les blessures par
imprudence, l'homicide et les coups involontaires, fait
rentrer dans cette catégorie : 1° les accidents de chemins de fer; 2° les accidents de voitures; 3° accidents
professionnels; 4° accidents par coups de feu, par incendie ou par explosion de gaz et de matières explosibles; 5° accidents divers.

De 1861 à 1866, on a compté pour toute la période : 6,146 individus écrasés par des voitures ou chevaux; 2,296 victimes d'éboulements de terrain ou de
constructions; 6,524 victimes de chutes d'un lieu élevé :
1,559 tués par des corps durs qui tombent sur eux.

Dans une statistique de Tardieu, faite à Paris, ce
qui l'explique en partie, 247 expertises, concernant
326 individus, se sont ainsi réparties :

Nature d'accidents.	Affaires.	Indi-vidus.	Blessés.	Tués.	Action correctionn.	Action civile.
Accidents de ch. de fer.	49	104	93	11	17	32
» de voitures.	116	116	32	84	75	41
» professionn.	39	45	7	38	21	18
» par coups de feu, etc.	11	24	18	6	7	4
» divers. . . .	32	37	5	32	18	14
	247	326	155	171	138	109

L'expertise se présente dans des conditions particulières, les blessures par imprudence tombant à la fois
sous le coup de la justice correctionnelle et de la justice civile. Outre le délit, il y a des demandes d'indemnité et de dommages-intérêts[1].

Nous allons d'abord rapporter quelques chiffres im-

[1] Dans la rédaction de ce chapitre, nous emprunterons les
règles médico-judiciaires aux travaux de M. Tardieu (*Dict. pratique* et *Ann. d'hygiène*) et de M. Tourdes (Art. Blessures du
Dict. encyclopédique).

portants, qui donneront une idée du nombre des affaires criminelles en France, d'après les derniers documents officiels.

Le compte général de l'administration de la justice criminelle
en France pendant l'année 1872, montre que le nombre des accusations déférées au jury, qui était descendu par suite des événements de 3,397 en 1869, à 2,796 en 1870, est remonté en 1871 à
3,507 et en 1872 à 4,071. Ces 4,071 accusations concernaient 1669
(41 pour 100) des attentats contre l'ordre public ou les personnes
et 2,402 (59 pour 100) des crimes contre les propriétés. Le tableau
suivant fait connaître les plus graves et les plus nombreux des
méfaits qui nous intéressent spécialement :

CRIMES CONTRE L'ORDRE PUBLIC ET LES PERSONNES.		NOMBRE DES ACCUSATIONS.
Crimes politiques.		13
Meurtres.		162
Assassinats.		200
Parricides.		11
Infanticides.		219
Empoisonnements.		22
Coups et blessures ayant occasionné la mort sans intention de la donner.		117
Coups et blessures à des ascendants.		41
Viols et attentats à la pudeur { sur des adultes.		124
sur des enfants.		682
Avortements.		19
Autres crimes.		59
Ensemble.		1,669

Les accusés impliqués dans les 4,071 affaires criminelles soumises au jury, étaient au nombre de 5,498. Des crimes contre les
personnes étaient imputés à 1,884 d'entre eux, et des crimes contre
les propriétés à 3,614.

Sous le rapport du sexe, les 5,498 accusés se divisent en 4,581
hommes (83 pour 100) et 917 femmes (17 pour 100) : ces chiffres
donnent sur 100,000 habitants du même sexe, 25 hommes et
5 femmes. Eu égard à la nature des crimes, la répartition proportionnelle se fait ainsi : crimes contre les personnes : hommes,
79 pour 100 ; femmes, 21 pour 100; crimes contre les propriétés :
hommes, 85 pour 100; femmes, 15 pour 100.

Des 5,498 accusés, 57 (1 pour 100) n'avaient pas encore atteint
la majorité pénale ; 1,014 (18 pour 100) étaient âgés de seize à
vingt et un ans ; 3,049 (56 pour 100), de vingt et un à quarante

ans ; 1,148 (21 pour 100), de quarante à soixante ans, et 230 (4 pour 100) avaient plus de soixante ans.

Au point de vue du degré d'instruction, ces accusés se répartissent de la manière suivante :

Complétement illettrés. . . . . . . 1,946 ou 36 pour 100.
Sachant imparfaitement lire et écrire. 2,484 — 45 —
Sachant bien lire et écrire. . . . . . 900 — 17 —
Ayant une instruction supérieure.. . 164 — 2 —

II. Législation.

En résumé, la pénalité est graduée d'après trois principes : *l'intention*, la *qualité du blessé*, *l'étendue du dommage matériel*.

1° *Intention*. — Blessures volontaires ou involontaires; cas de légitime défense avec ou sans préméditation, guet-apens.

2° *Qualité du blessé*. — Les liens naturels; les parents (le parricide *n'est jamais excusable*); les liens sociaux : magistrats, fonctionnaires publics.

3° *Dommage matériel*. — La pénalité varie avec la gravité de la blessure, ainsi qu'il est indiqué à l'art. 309.

La loi s'occupe aussi de l'effusion de sang et de la castration.

C. P. ART. 295. — L'homicide commis volontairement est qualifié meurtre.

ART. 296. — Tout meurtre commis avec préméditation ou guet-apens est qualifié assassinat.

ART. 297. — La préméditation consiste dans le dessein formé, avant l'action, d'attenter à la personne d'un individu déterminé, ou même de celui qui sera trouvé ou rencontré, quand même ce dessein serait dépendant de quelque circonstance ou de quelque condition.

ART. 298. — Le guet-apens consiste à attendre plus ou *moins* longtemps, dans un ou divers lieux, un individu, soit pour lui donner la mort, soit pour exercer sur lui des actes de violence.

Les articles 299, 300, 301 définissent le parricide, l'infanticide, l'empoisonnement.

ART. 303. — Seront punis comme coupables d'assassinat, tous malfaiteurs, quelle que soit leur dénomination, qui pour l'exécution de leurs crimes, emploient des tortures ou commettent des actes de barbarie.

ART. 304. — Le meurtre emportera la peine de mort, lorsqu'il aura précédé, accompagné ou suivi un autre crime.

ART. 309. — *Tout individu qui, volontairement, aura fait des blessures, ou porté des coups, ou commis toute autre violence de voie de fait, s'il est résulté de ces sortes de violences une maladie ou une incapacité de travail pendant plus de vingt jours, sera puni d'un emprisonnement de deux à cinq ans, et d'une* amende de seize à deux mille francs. — Il pourra en outre être privé des droits mentionnés en l'article 42 du présent Code pendant cinq ans au moins et dix ans au plus, à compter du jour où il aura subi sa peine. — Quand les violences ci-dessus exprimées auront été suivies de mutilation, amputation ou privation de l'usage d'un membre, cécité, perte d'un œil, ou autres infirmités permanentes, le coupable sera puni de la réclusion. — Si les coups portés ou les blessures faites volontairement, mais sans intention de donner la mort, l'ont pourtant occasionnée, le coupable sera puni de la peine des travaux forcés à temps.

ART. 310. — Lorsqu'il y aura eu préméditation ou guet-apens, la peine sera, si la mort s'en est suivie, celle des travaux forcés à perpétuité ; si les violences ont été suivies de mutilation, amputation ou privation de l'usage d'un membre, cécité, perte d'un œil ou autres infirmités permanentes, la peine sera celle des travaux forcés à temps ; dans le cas prévu par le premier paragraphe de l'article 309, la peine sera celle de la réclusion.

ART. 311. — Lorsque les blessures ou les coups, ou autres violences ou voies de fait, n'auront occasionné aucune maladie ou incapacité de travail personnel de l'espèce mentionnée en l'article 309, le coupable sera puni d'un emprisonnement de six jours à deux ans et d'une amende de seize francs à deux cents francs, ou de l'une de ces deux peines seulement ; s'il y a eu préméditation ou guet-apens, l'emprisonnement sera de deux ans à cinq ans, et l'amende de cinquante francs à cinq cents francs.

ART. 312. — L'individu qui aura volontairement fait des blessures ou porté des coups à ses père et mère légitimes, naturels ou adoptifs, ou autres ascendants légitimes sera puni ainsi qu'il suit :

De la réclusion, si les blessures ou les coups n'ont occasionné aucune maladie ou incapacité de travail personnel de l'espèce mentionnée en l'article 309 ; — du maximum de la réclusion, s'il y a eu incapacité de travail pendant plus de vingt jours, on préméditation ou guet-apens ; — des travaux forcés à temps, lorsque l'article auquel le cas se référera prononcera la peine de la réclusion ; — des travaux forcés à perpétuité, si l'article prononce la peine des travaux forcés à temps.

ART. 316. — Toute personne coupable du crime de castration subira la peine des travaux forcés à perpétuité ; si la mort en est résultée avant l'expiration des quarante jours qui auront suivi le crime, le coupable subira la peine de mort.

Nous avons déjà cité (p. 34) les articles 319 et 320.

ART. 65. — Nul crime ou délit ne peut être excusé, ni la peine mitigée, que dans les cas et les circonstances où la loi déclare le fait excusable ou permet de lui appliquer une peine moins rigoureuse.

ART. 321. — Le meurtre ainsi que les blessures et les coups sont excusables s'ils ont été provoqués par des coups ou violences graves envers les personnes.

ART. 322. — Les crimes et délits mentionnés au précédent article sont également excusables, s'ils ont été commis en repoussant pendant le jour l'escalade et l'effraction des clôtures, murs ou entrée d'une maison ou d'un appartement habité ou de leurs dépendances. Si le fait est arrivé pendant la nuit, ce cas est réglé par l'article 329.

ART. 323. — Le parricide n'est jamais excusable.

ART. 324. — Le meurtre commis par l'époux sur l'épouse ou par celle-ci sur son époux n'est pas excusable, si la vie de l'époux ou de l'épouse qui a commis le meurtre n'a pas été mise en péril dans le moment même où le meurtre a eu lieu. Néanmoins, dans le cas d'adultère prévu par l'article 336, le meurtre commis par l'époux sur son épouse, ainsi que sur le complice, à l'instant où il les surprend en flagrant délit dans la maison conjugale, est excusable.

ART. 325. — Le crime de castration, s'il a été immédiatement provoqué par un outrage violent à la pudeur, sera considéré comme meurtre ou blessures excusables.

ART. 327. — Il n'y a ni crime ni délit, lorsque l'homicide, les blessures et les coups étaient ordonnés par la loi et commandés par l'autorité légitime.

ART. 328. — Il n'y a ni crime ni délit, lorsque l'homicide, les blessures et les coups étaient commandés par la nécessité actuelle de la légitime défense de soi-même ou d'autrui.

ART. 329. — Sont compris dans le cas de nécessité actuelle de défense, les deux cas suivants :

1° Si l'homicide a été commis, si les blessures ont été faites, ou si les coups ont été portés en repoussant pendant la nuit l'escalade ou l'effraction des clôtures, murs ou entrée d'une maison ou d'un appartement habité ou de leurs dépendances;

2° Si le fait a eu lieu en se défendant contre les auteurs de vols ou de pillages exécutés avec violence.

Les articles 228 à 233 s'occupent des violences exercées sur les dépositaires de l'autorité et de la force publique.

Nous avons cité ailleurs (p. 143) les articles 1382 à 1386 du Code civil qui traite des délits et des quasi-délits.

Nous pensons qu'il est utile de reproduire ici l'INSTRUCTION DU CONSEIL DE SALUBRITÉ SUR LES SECOURS A DONNER AUX BLESSÉS, publiée par le préfet de police le 17 septembre 1850.

« Lorsqu'une personne est trouvée blessée sur la voie publique, les premiers secours à lui donner, en attendant l'arrivée de l'homme de l'art, qu'il faut toujours appeler immédiatement, sont:

1° *Dans tous les cas*, relever le blessé avec précaution et le conduire ou le déposer sur un brancard, au poste le plus voisin, ou dans le lieu le plus rapproché où il puisse être secouru.

2° *En cas de plaie*, si le médecin tarde à arriver, et s'il paraît y avoir du danger, il faut découvrir doucement la partie blessée en découpant, s'il est nécessaire, les vêtements avec des ciseaux, afin de s'assurer de l'état de la blessure. On lavera celle-ci avec une éponge ou du linge imbibé d'eau fraîche pour la débarrasser du sang ou des corps étrangers qui peuvent la souiller.

3° *S'il n'y a qu'une simple coupure*, et que le sang soit arrêté, on doit rapprocher les bords de la plaie et le maintenir en cet état en la couvrant d'un morceau de taffetas gommé, dit taffetas d'Angleterre, ou de bandelettes de sparadrap, qu'on aura pris soin de passer devant une bougie allumée, ou au-dessus de charbons ardents, pour les ramollir ou les rendre collantes.

4° *En cas de contusion ou de bosse*, il faut appliquer sur la partie des compresses imbibées d'eau fraîche, avec addition d'extrait de Saturne, quinze à vingt gouttes d'extrait de Saturne pour un verre d'eau ; à défaut d'extrait de Saturne on peut se servir de sel commun. Ces compresses seront maintenues en place au moyen d'un mouchoir ou de tout autre bandage, médiocrement serré, et on les arrosera fréquemment afin de les tenir humides.

5° *S'il y a perte de sang abondante* ou hémorrhagie par une plaie, on devra chercher à l'arrêter en appliquant sur cette plaie soit des morceaux d'amadou, soit des gâteaux de charpie, soutenus au moyen de la main, d'un mouchoir ou de tout autre bandage, qui comprime suffisamment, sans exagération.

Si le sang s'échappe par un jet rouge, écarlate, saccadé, et que le blessé soit pâle, défaillant, menacé de mourir par hémorrhagie, il importe d'exercer tout de suite avec les doigts une forte compression sur l'endroit d'où part le sang. Cette compression sera ensuite remplacée par un tampon d'amadou, de charpie ou de linge, appliqué sur la peau ou au-dessus d'elle, et maintenu par une bande assez serrée, sans l'être cependant au point d'étrangler le membre.

6° *Si le blessé crache ou vomit le sang*, il faut le placer sur le dos ou sur le côté correspondant à la blessure, la tête et la poitrine élevées, doucement soutenues, et lui faire prendre par petites gorgées de l'eau froide.

Les plaies qui peuvent exister à l'extérieur et qui fournissent aussi du sang seront fermées avec de la charpie ou au moyen d'un linge fin posé sur elles, surmontées de compresses ou d'un bandage. Des compresses trempées dans l'eau fraîche pourront en outre être appliquées sur la poitrine ou le creux de l'estomac.

7° *Dans les cas de brûlure*, il faut conserver et replacer avec le plus grand soin les parties d'épiderme soulevées ou en partie arrachées.

On percera les cloques ou ampoules avec une épingle, et l'on en fera sortir le liquide. On couvrira ensuite la partie brûlée d'un linge fin enduit de cérat ou trempé dans de l'huile d'amande douce, et l'on placera par-dessus des compresses imbibées d'eau fraiche, que l'on arrosera fréquemment.

8° *Dans le cas de foulure ou d'entorse*, il faut plonger, s'il est possible, la partie blessée dans un vase rempli d'eau fraiche, et l'y laisser pendant très-longtemps, en renouvelant l'eau à mesure qu'elle s'échauffe. Si la partie ne peut être plongée dans l'eau, il faut la couvrir ou l'envelopper de compresses imbibées d'eau que l'on entretiendra fraiches au moyen d'un arrosement continuel.

9° *Dans le cas de luxation ou de déboitement*, il faut éviter avec le plus grand soin de faire exécuter au membre malade aucun mouvement brusque et étendu. On se contentera de placer et de soutenir ce membre dans la position qui occasionnera le moins de douleur au blessé, et l'on attendra ainsi l'arrivée du chirurgien.

10° *Dans le cas de fracture*, il faut éviter plus encore que dans le cas de luxation d'imprimer au membre blessé aucun mouvement inutile : pendant le transport du blessé, on doit le porter ou le soutenir avec la plus grande précaution.

S'il s'agit du bras, de l'avant-bras ou de la main, on rapprochera doucement le membre du corps, et on le soutiendra avec une écharpe dans la position qui sera le moins pénible pour le blessé.

Si le mal existe à la cuisse ou à la jambe, il faudra, après avoir doucement placé le blessé sur le brancard ou sur un lit, étendre avec précaution le membre fracturé sur un oreiller, et l'y maintenir à l'aide de deux ou trois rubans suffisamment serrés sur l'oreiller. On peut aussi, à défaut de ce moyen, rapprocher le membre blessé du membre sain et les unir ensemble dans toute leur longueur sans trop les serrer, mais de manière que le membre sain soutienne l'autre et prévienne le dérangement de la fracture. Un point important est de soutenir le pied et de l'empêcher de tomber au dedans ou au dehors.

11° *Dans le cas de syncope ou de perte de connaissance*, il faut d'abord desserrer les vêtements, enlever ou relâcher tous les liens qui peuvent comprimer le cou, la poitrine ou le ventre. On couchera ensuite le blessé horizontalement, la tête médiocrement élevée, et l'on s'efforcera de le ranimer au moyen de fortes aspirations d'eau fraiche sur le visage, de frictions sur les tem-

pes et autour du nez avec du vinaigre. On pourra passer un flacon d'ammoniaque sous les narines sans l'y laisser séjourner ; on
fera des frictions sur la région du cœur avec de l'alcool cam-
phré ou toute autre liqueur spiritueuse. Ces secours doivent être
quelquefois prolongés longtemps avant de produire le rappel à
la vie. Si le blessé a perdu beaucoup de sang et s'il est froid, il
faut pratiquer sur tout le corps des frictions avec de la flanelle,
le couvrir avec soin et réchauffer son lit..

Lorsque la syncope commence à se dissiper et que le blessé
reprend ses facultés, on peut lui faire avaler de l'eau sucrée
avec quelques gouttes de liqueur spiritueuse.

Lorsque la perte de connaissance est accompagnée de blessures considérables au crâne, il faut se contenter de placer le
blessé dans la situation la plus commode, la tête médiocrement
soulevée, maintenir la chaleur du corps, surtout des pieds, et
attendre l'arrivée du médecin.

Si le blessé est *dans un état d'ivresse* qui paraisse dangereux
par l'agitation extrême qu'il excite, ou par l'anéantissement
profond des forces qu'il détermine, on peut lui faire prendre
par gorgées, à quelques minutes d'intervalle, un verre d'eau légèrement sucrée, avec dix à quinze gouttes d'ammoniaque. Si l'on
peut se procurer de l'*acétate d'ammoniaque*, cette substance, à la
dose de vingt à vingt-cinq gouttes, devra être préférée à l'ammoniaque. L'administration de l'une ou de l'autre de ces préparations pourra être répétée une fois s'il en est besoin.

Il importe de se rappeler qu'un nombre trop grand de personnes
auprès des individus blessés ou autres, qui ont besoin de secours,
est toujours nuisible. Pour être efficaces, ces secours doivent être
donnés avec calme et appropriés exactement aux différents cas
spécifiés dans la présente instruction. »

III. Caractères scientifiques.

Nous dépasserions les limites que nous nous sommes tracées, si nous étions obligé de faire connaître à cette place
toutes les notions médicales et chirurgicales dont l'expert
est obligé de tirer parti. C'est affaire des livres de pathologie. Notre intention n'est que de rappeler les points les
plus importants et qui trouvent une application fréquente
dans presque toutes les expertises. Aussi décrirons-nous
dans des paragraphes successifs les contusions, les plaies et
leurs conséquences habituelles, telles que fractures et luxations, les blessures par armes à feu, les brûlures, les cicatrices.

A. DES CONTUSIONS.

C'est dans cette classe que l'on fait entrer les blessures par instruments contondants. — Il y a plusieurs degrés de contusions qui varient d'après la profondeur et la gravité. C'est ainsi que l'on a, d'après l'intensité du choc, d'abord : l'*empreinte parcheminée* (si le choc a eu lieu peu de temps avant la mort), puis des empreintes, des érosions de la peau ; l'épiderme est froissé ou enlevé. Les trois degrés classiques de la contusion sont les suivants :

1° L'*ecchymose*, produite par du sang coagulé, est le vrai caractère de la contusion. Elle varie avec les régions. Il faut distinguer l'infiltration de sang proprement dite de l'épanchement avec base sanguine. On doit faire aussi une différence avec la suffusion sanguine de cause interne (scorbut, purpura, fièvres éruptives, typhus, empoisonnements), avec les lividités, vergetures et sigillations cadavériques.

2° Il y a *foyer sanguin*. C'est la destruction d'une partie des éléments normaux. Lorsque le choc est oblique (par exemple, après le passage d'une roue de charrette), il peut se former de vastes décollements avec épanchement soit de sang, soit de sérosité (Morel-Lavallée).

3° C'est l'*attrition* ou broiement et désorganisation des tissus contus.

Toutes offrent plus ou moins la forme de l'instrument contondant. La question se complique dans certaines conditions, telles que les *coups*, les *chutes* (d'un lieu élevé, par exemple), les *écrasements* (écrasement dans les foules, éboulements, accidents de chemins de fer)[1]. Il peut y avoir *commotion* (*concussion*, des auteurs anglais). C'est l'ébranlement d'un organe interne. Dans cette secousse réfléchie sur un organe important, comme le cerveau, la moelle, etc., il survient certains symptômes généraux graves caractéristiques d'un épuisement nerveux. Ces accidents peuvent être fugaces ou persistants, et l'on peut voir survenir des paralysies, des troubles intellectuels, etc.

[1] Consulter la thèse de Legludic (*des Accidents de chemins de fer*), Strasbourg, 3° série, n° 23.

La nature et la forme de l'instrument déterminent les variétés de lésions.

Avec les *instruments piquants*, la plaie peut être plus petite que l'instrument lui-même, souvent de même forme, la douleur est forte, les hémorrhagies rares, l'inflammation consécutive vive. M. Tourdes divise les instruments piquants en quatre classes : 1° les instruments ronds, tels qu'aiguilles, poinçons ; 2° les lames pointues et tranchantes (couteau, poignard) ; 5° les instruments piquants à arêtes de forme triangulaire ou quadrangulaire (canne à épée, fleuret, compas) ; 4° les instruments perforants irréguliers.

Les plaies par *instruments tranchants* ont des caractères très-nets : la douleur est modérée, les hémorrhagies sont abondantes, les vaisseaux étant béants ; les bords sont d'autant plus écartés que la section est plus exactement perpendiculaire à la direction des fibres. Type : le rasoir. Mais il y en a qui ont en même temps une action contondante : hache, sabre, faux.

Dans les plaies par *instruments arrachants*, il y a déchirure des tissus ; aussi ces plaies, à surfaces inégales, sont très-douloureuses, peu saignantes, enfin s'enflamment facilement. C'est ce qui arrive dans les traumatismes produits par les machines, les engrenages mécaniques, les coups d'ongles, les coups de cornes d'animaux, les blessures produites par des morsures, des crochets....

Pour toutes ces plaies, on peut dire que la présence du sang coagulé est la caractéristique de la plaie faite pendant la vie. Sur le cadavre, il reste fluide et se répand par imbibition. La première coloration résiste au lavage : la macération dans l'eau fait disparaître celle qui s'est produite après la mort.

Il en est de même dans les fractures et luxations. Pour celles-ci, tenir compte des diathèses ou cachexies.

C. DES BLESSURES PAR ARMES A FEU.

Il faut examiner les effets de la poudre et des projectiles.

La *poudre* est de plusieurs espèces (de chasse, de guerre, de mine). Avec les anciens fusils, une partie des grains n'étant pas complétement brûlée, pouvait être projetée et déterminer des incrustations comme tatouage. En outre, comme il y a un fort dégagement de calorique (on a évalué la température de 619 à 1200°), il peut se produire des brûlures graves et les objets voisins peuvent s'enflammer. On peut avoir à tenir compte de l'explosion de la poudre, de la lumière produite, de la fumée, de la différence des projectiles.

Les effets des *projectiles* sont aussi variables.

Pour la *bourre* : à une petite distance, elle pénètre dans les tissus. On peut la trouver dans les vêtements, et, dans certains cas, elle est devenue un signe d'identité. A une plus grande distance, elle agit comme corps comburant. C'est ainsi que la bourre du fusil Chassepot est lancée à 2, 3 et 4 mètres.

Les *balles* sont rondes ou coniques. Il y en a d'explosibles. La plaie est le plus souvent formée d'un orifice d'entrée et de sortie; toutefois celui-ci peut ne pas exister. Les orifices et le trajet montrent du sang coagulé et des tissus meurtris. Ainsi l'ouverture d'entrée est plus large, béante, déchiquetée, avec bords noirâtres si le coup est tiré de près (de 16 centimètres à 1 mètre); elle est plus petite dans le cas opposé. La balle traverse les tissus qu'elle contond comme un coin ou un emporte-pièce. Le trajet peut être plus étroit à l'entrée, plus large à la sortie; la direction varie avec la position du corps et les obstacles rencontrés par le projectile.

Les *plombs* (distingués en seize catégories : douze au-dessus de zéro, quatre au-dessous) font à la peau une incision comme une piqûre avec ecchymose. Dans la charge du fusil de chasse, il y a 30 grammes de plomb. Lorsque le coup est tiré de très-près (non au delà de 0,35), il fait balle; au delà, chaque grain suit une marche isolée. De 11 à 15 pas, une charge de plomb n° 8 (en moyenne 303 grains de $2^{mm},20$ de diamètre), tirée sur le dos, se dissémine dans toute l'étendue de cette région.

Les *projectiles tels que bombes, obus, grenades*, sont remplis d'un fulminate (de mercure ou autre), et lorsque la chaleur s'élève assez (mouvement transformé en chaleur), ils éclatent en morceaux qui se répandent de tous côtés. Les plaies ont des directions variables, de forme irrégulière, sont peu saignantes, avec une grande tendance à l'inflammation.

Rappelons l'influence et les effets de *la distance*.

D'abord, *le tir à bout touchant :* dans le suicide, par exemple, si l'application est immédiate, la balle peut ne pas pénétrer et il n'y a que contusion. Si l'arme est introduite dans une cavité, il y a des éclats et des délabrements.

Dans *le coup de feu à petite distance :* la blessure est irrégulière, les bords sont contus et meurtris, la peau est desséchée, il y a parfois incrustation des grains de poudre; à six centimètres, les objets peuvent être enflammés, le coup a été tiré à brûle-pourpoint. La bourre enflammée peut produire les mêmes accidents. La nature du projectile a peu d'importance, tous font balle.

Notre ami le docteur du Mesnil, dans une excellente relation médico-légale de l'affaire Godefroy (*Ann. d'hyg.*, 1877), a montré que toutes les fois que la peau ou les vêtements présentent des traces de brûlures, des traces de poudre déposée ou incrustée à la surface, le coup a été tiré à une distance qui, suivant que l'arme est un revolver, un pistolet d'arçon ou un pistolet de poche rayé, peut varier de 10 centimètres à 2 mètres. Mais aujourd'hui, avec les armes nouvelles et la qualité de la poudre, les particules charbonneuses brûlent plus complétement, et un coup de feu peut être tiré à brûle-pourpoint sans laisser de traces extérieures.

Dans *le coup de feu à grande distance*, il y a une ou plusieurs ouvertures, d'après le nombre des projectiles.

Les bords de la plaie sont moins contus et sans aréole noire.

Les considérations précédentes permettent de répondre aux questions ordinairement posées par la justice : La blessure a-t-elle été produite par une arme à feu ? Quelle est l'arme ? A quelle distance le coup a-t-il été tiré ? Dans quelle direction (examen du vêtement, du trajet dans les tissus) ? Ces blessures sont-elles le résultat d'un ou de plusieurs coups de feu (il peut y avoir des signes du coup à bout portant et du coup de feu à distance) ? L'arme présentée a-t-elle été déchargée depuis longtemps ? (Après la décharge, il y a une crasse bleuâtre qui est du sulfure de potassium. Après trente heures, celui-ci se transforme en sulfate de fer qui, plus tard, devient de l'oxyde de fer : c'est la rouille. Si celle-ci est en grande quantité, on peut en conclure que l'arme a été lavée après la décharge.)

D. DES BRULURES.

Nous nous occuperons successivement des brûlures produites par le calorique et par les caustiques, de la foudre et de la combustion spontanée :

1° *Par le calorique.* — Les brûlures varient en profondeur, en étendue, d'après le corps qui les a produites. On observe successivement et en gravité croissante l'érythème, les phlyctènes, puis l'escarre ; l'albumine se coagule, le derme se désorganise, les tissus se carbonisent. Dans la brûlure au premier degré, il y a rougeur ; elle n'a lieu que pendant la vie. Dans le deuxième degré, il y a vésicules ; mais comme il faut un certain temps pour qu'elles se produisent, leur absence ne permet pas d'affirmer que la brûlure a été faite après la mort. La phlyctène, entourée d'un liséré rouge, est caractéristique de la brûlure faite pendant la vie ou quelques minutes après la mort. Leuret et Champoullion ont montré qu'il était facile de développer des phlyctènes sur des cadavres infiltrés. Les trois autres degrés des brûlures représentent une destruction plus ou moins profonde des parties.

Certains caractères des brûlures varient avec la nature du calorique. Ainsi si l'agent est de la vapeur très-chaude ou une flamme de gaz, la brûlure est étalée, le derme à nu; si c'est un liquide chaud (huile, bouillon, etc.), la brûlure est étendue, les parties rouges et tuméfiées, les escarres molles, les vêtements sont empreints. Quand le corps incandescent est solide, la plaie est unique et profonde.

2º *Par les caustiques.* — Elles sont produites par la vengeance ou la jalousie. Il peut y avoir brûlure et empoisonnement. Mais nous voulons parler surtout des caustiques liquides versés à la surface du corps ou introduits dans une cavité. Ce sont des rayons ou des sillons formant rigole et partant du point sur lequel a d'abord porté l'action. L'escarre varie avec la nature du caustique. L'acide sulfurique en produit de grises et de noires; l'acide azotique de plus sèches et de jaunâtres. L'examen des vêtements donne de très-bons renseignements.

D'une manière générale pour les blessures produites par le calorique ou les caustiques, la gravité est en rapport avec l'étendue et la profondeur. Les brûlures étendues déterminent facilement des réflexes généraux et une sensibilité extrême (tétanos). Celles qui sont profondes occasionnent des suppurations et des hémorrhagies. On doit tenir compte aussi des accidents consécutifs : rétraction des cicatrices, adhérences vicieuses, canaux ou ouvertures oblitérés.

Dans les brûlures étendues, la mort survient à différentes périodes pendant lesquelles, d'après le Dr Mendel, des lésions caractéristiques se produisent : il y a paralysie du système nerveux central ou congestion d'organes internes; dans la période d'inflammation : phlegmasies, telles que pneumonie, pleurésie, péricardite, gastro-entérite et surtout duodénite (par altération de la bile?), tétanos ; dans la période de suppuration et d'épuisement : pyémie et septicémie, hydropisie, hémorrhagies intestinales.

Le docteur Juvénal (thèse de Montpellier, 1865) a montré

l'importance des brûlures de la muqueuse des voies aériennes par les vapeurs enflammées (sulfure de carbone, vapeur
d'eau surchauffée, etc.). — Récemment, nous avons eu à
faire, avec notre collègue le docteur Delorme, l'autopsie de
huit artilleurs qui avaient succombé à la suite d'une explosion d'obus et de poudre dans une casemate du mont Valé-
rien. Outre les lésions diverses produites par les éclats des
projectiles, nous avons constaté d'énormes brûlures des
muqueuses et des parties découvertes : la face était devenue sèche, parcheminée, d'un rouge brique.

3° *De la fulguration.*

Les auteurs en parlent peu. Le docteur Vincent (de
Guéret) a publié sur ce sujet un excellent mémoire. Il
faut examiner successivement les circonstances extérieures, les conditions présentées par les vêtements
ou objets en rapport immédiat avec la victime. elle-
même.

a. Circonstances extérieures. — Il y a eu un orage, la
foudre a laissé des traces de son passage sur les objets voisins ; un incendie a pu être allumé.

b. État des vêtements. — On a vu des individus désha-
billés. Les vêtements peuvent être lacérés, les morceaux
projetés au loin ; des objets métalliques ont été fondus :
il peut y avoir des déchirures semblables à celles que
produisent les projectiles par les armes à feu, ou bien
il n'y a aucun rapport entre les brûlures de la peau et
celles des vêtements.

c. La victime. — Elle conserve parfois l'attitude qu'elle
avait au moment de l'accident, ou est projetée à distance. — Les lésions peuvent être multiples.

La brûlure à la surface du corps montre le passage
d'un courant électrique. Il peut y avoir une série de
brûlures. Les parties génitales sont souvent atteintes.

D'après Vincent, on ne constate pas les phlyctènes avec liséré rouge. Les escarres sont sèches.

A tous ces signes on ajoute encore les traces bizarres du passage de la foudre : l'individu est épilé, et parfois les poils seuls d'une même couleur ont disparu ; il y a des empreintes de monnaies que la personne avait dans la poche, des images photo-électriques des objets voisins, et cela sur les vêtements ou la peau de la personne atteinte.

4° *De la combustion spontanée*.

Ce serait, à cause d'une combustibilité spéciale développée par l'abus des alcooliques, l'inflammation subite du corps humain, soit spontanément, soit par le contact d'une substance en ignition.

C'est une question qui n'a plus qu'un intérêt historique, mais qui a permis toutefois d'apprécier les causes capables d'influencer la combustibilité du corps humain. M. Tourdes évalue à 45 ou 48 le nombre total des faits qui, de 1672 à notre époque, ont été enregistrés par la science comme exemples de combustion spontanée. On l'expliquait autrefois soit par l'imprégnation alcoolique de toutes les parties du corps, soit par le développement dans le tissu cellulaire de gaz inflammables (hydrogène pur, carboné, phosphoré, sulfuré). D'autres auteurs attribuent une grande influence à l'électricité.

On lui avait trouvé les caractères suivants : les victimes étaient presque toujours des femmes (4 sur 5), âgées (de 55 à 80 ans), chargées d'embonpoint et ivrognes. C'était ordinairement l'hiver, pendant la nuit, et après un dernier excès de boissons que l'accident se montrait. Une flamme bleue couvrait le corps, et celui-ci seul se consumait, l'incendie n'atteignant les objets voisins que d'une façon insignifiante. La combustion était ordinairement complète et toujours rapide. Mais la caractéristique générale était surtout l'insuffisance du combustible comparée aux effets constatés.

Le procès de la comtesse Gœrlitz (1847) a permis de répondre et d'analyser tous ces phénomènes. M. Tardieu en a présenté un excellent résumé, et depuis cette époque on n'a pas publié de cas nouveau. D'ailleurs, Bischoff et Liebig, qui étaient experts dans cette affaire, ont nié la possibilité de ce phénomène, en s'appuyant sur les lois physiques et chimiques.

M. Tourdes fait remarquer que ce nombre de 48 cas est bien peu en rapport avec les progrès croissants de l'alcoolisme, que tous se sont passés en hiver, dans des pays où on fait usage de cheminées ouvertes et non de poêles, que les victimes sont des ivrognes, et que les médecins qui ont émis cette opinion n'avaient jamais été témoins oculaires du fait.

E. DATE DES BLESSURES.

Quand la blessure est récente, on rencontre les caractères du sang épanché sur les bords de la plaie ou dans les tissus voisins.

S'il y a ecchymose, il faut apprécier, d'après la coloration des parties. Celle-ci se montre plus ou moins vite, selon la profondeur de l'ecchymose.

D'abord rouge, puis noire (du 2e au 3e jour), bleue (du 3e au 6e), verdâtre (du 7e au 12e), jaunâtre (du 12e au 17e). Après trois ou quatre semaines, toute teinte peut avoir disparu.

Les plaies par instruments tranchants ont une durée variable avec leur profondeur ; elles passent par des phases successives d'inflammation et de suppuration.

Les coupures sont terminées après deux ou cinq jours ;
les entailles plus profondes après trois semaines.

Pour les blessures par armes à feu, l'escarre se détache vers le 15e jour, puis elles suppurent et se cicatrisent comme les plaies ordinaires. De même les brûlures.

Pour les fractures, il est très-important, au point de
vue de l'incapacité de travail, d'apprécier leur durée.
Voici quelle est l'opinion de Tardieu : « La pratique de
la médecine légale démontre de la manière la plus pé-
remptoire qu'en ajoutant même au temps de séjour à
l'hôpital la durée d'un mois, délai extrême accordé dans
l'asile de convalescence, les fractures les mieux conso-
lidées ne permettent presque jamais la reprise immédiate du travail par le blessé. » Les fractures de jambe
se consolident au bout de 40 ou 50 jours, et cependant
les individus ne peuvent travailler ou supporter les fatigues avant trois ou cinq mois ; les fractures de cuisse,
plus longtemps ; celles du bras, un peu moins ; celles de
l'avant-bras, surtout pour le radius droit, rendent les
mouvements difficiles pendant une période aussi longue que celles des fractures de jambe. Celles des côtes,
de la clavicule, exigent deux ou trois mois pour que la
guérison soit complète. Et ceci s'applique aux fractures
simples. « D'une manière générale, si une fracture
simple, méthodiquement soignée, doit habituellement
guérir sans difformité, il en est cependant qui, en raison de leur siège, laissent presque toujours à leur suite
soit un raccourcissement, soit une gêne plus ou moins
considérable des mouvements ; telles sont les fractures
du col du fémur, celles de la clavicule près de son extrémité externe, celles qui avoisinent les articulations. »

Pour les luxations, les mouvements peuvent être rendus difficiles pendant plusieurs semaines et même davantage.

Si la blessure est ancienne, il y a une *cicatrice*. Celle-ci se montre toutes les fois que le corps muqueux et le derme ont été atteints. Nous en avons déjà donné les caractères importants comme signe d'identité (p. 103). Il faut savoir les reconnaître, fixer leur date, dire si elles ont augmenté ou diminué, quel est l'accident dont elles sont les conséquences.

Certaines circonstances accessoires peuvent venir apporter des éléments importants à la solution de ce problème. Ce sont des taches de sang, dont nous avons appris à apprécier les caractères ; des taches de matière cérébrale, de méconium, de l'enduit sébacé, de lait, de sperme, etc., etc.

IV. Conséquences médico-judiciaires et règles de l'expertise.

Tardieu fait remarquer qu'en médecine légale, on ne doit pas classer les blessures au point de vue de leur nature, de leur siège ou de leurs conséquences. Il vaut mieux prendre comme base la mission de l'expert indiquée par les termes mêmes dont se servent les magistrats. Ainsi on demande souvent au médecin : 1° de visiter le blessé et de reconnaître l'état où il se trouve ; 2° de constater la nature des blessures ; 3° leurs causes ; 4° les conséquences qu'elles peuvent avoir ; ou, en cas de mort, de procéder à l'examen du cadavre, déterminer les causes de la mort, et dire si elle est la suite des blessures ; 5° d'établir les circonstances dans lesquelles les coups ont été portés.

Les principes généraux de la chirurgie que nous avons rappelés dans le paragraphe précédent trouvent alors leur application et permettent de répondre aux trois premières questions.

Les suites immédiates des blessures, ou leurs conséquences plus ou moins éloignées, méritent de fixer spécialement l'attention, puisque cette appréciation sert de base à l'application de la loi.

Les circonstances immédiates s'apprécient d'après l'examen de l'état local et de l'état général. « L'expert doit examiner le blessé au point de vue de l'intégrité de ses fonctions, de la liberté de ses mouvements et du trouble apporté à son genre de vie quel qu'il soit. L'existence et la durée de ce trouble réalisent les conditions de *maladie* et d'*incapacité* posées par la loi. »

Il y a *infirmité* lorsqu'il y a empêchement permanent à l'accomplissement d'une fonction importante ou impossibilité de continuer les travaux professionnels. C'est à cause de cette dernière considération que l'expert doit tenir compte de la profession du blessé, et de l'aptitude qu'il a à en exercer un autre. L'art. 316 punit le crime de castration. C'est la mutilation des parties sexuelles, une atteinte quelconque à la virilité : ablation des testicules, du membre viril.

Le principe posé par Fodéré est toujours vrai : « Tout ce qui ne dépend pas proprement de la nature de la blessure ne saurait être imputé à son auteur. » Il faut donc tenir compte des *complications* qui peuvent modifier les conséquences des blessures.

C'est ainsi qu'il faut apprécier les complications qui proviennent de la blessure elle-même (d'après la région : douleur, névralgies, hémorrhagies, fractures, etc.) ; de

l'individu (âge, constitution, grossesse, habitudes alcooliques, diathèses); du milieu social dans lequel il vit
(les différents modificateurs hygiéniques).

Pour savoir si la blessure a occasionné la mort, il
faut distinguer les blessures qui, par les graves désordres matériels qu'elles produisent, donnent immédiatement et directement la mort, et celles dans lesquelles
la mort est secondaire et arrive à une époque plus ou
moins éloignée.

Les circonstances du fait peuvent être mises en lumière par l'examen méthodique et complet de la victime ou de l'auteur de l'attentat. C'est ainsi qu'il faut
rechercher dans quelle situation se trouvait la victime;
quelle était la position relative du blessé et de l'agres-
seur; dans quelle direction les coups ont été portés,
et dans quel ordre les blessures ont été faites; le blessé
a-t-il pu crier, marcher, survivre pendant un certain
temps; y a-t-il eu lutte, et cette résistance a-t-elle
laissé des traces; cet attentat doit-il être imputé à une
ou plusieurs personnes; ces blessures sont-elles volontaires, accidentelles ou criminelles.

Les blessures sont souvent simulées. Les uns veulent
faire supposer une tentative de meurtre; d'autres dé-
sirent obtenir des dommages-intérêts; ce sont de jeunes
conscrits qui veulent se rendre impropres au service
militaire.

Il faut toujours faire le diagnostic différentiel, ce qui
parfois est assez difficile, entre le suicide, l'homicide,
la mort par accident.

On tiendra compte du choix de l'arme et du genre
de mort; de la présence de l'arme dans la main de la
victime ou à côté d'elle (à moins que cette arme n'ait
servi à sa défense). Le siége de la blessure a une grande

importance; ainsi un coup de feu dans la bouche permet de conclure à un suicide. Quand celui-ci a lieu avec le rasoir, on constate en général une seule incision; celle-ci remonte peu sur le côté; elle est oblique de haut en bas et de droite à gauche. Dans le suicide, les instruments piquants sont dirigés de droite à gauche et de haut en bas; les instruments tranchants, de gauche à droite, transversalement ou obliquement de haut en bas ou de bas en haut; les armes à feu, à la tête, de bas en haut et d'avant en arrière. C'est le contraire pour les gauchers.

Les plaies profondes dans le dos, à la partie postérieure du cou, indiquent l'homicide. Les blessures sont à gauche ou à droite de l'axe du corps; dans une lutte, le meurtrier blesse la victime dans le côté gauche.

En général, dans le suicide, excepté chez les aliénés, il n'y a qu'une blessure.

L'examen médico-judiciaire se fait pendant la vie ou sur un cadavre.

Dans les deux circonstances, l'expert appliquera les principes généraux indiqués précédemment, examinera l'arme, les vêtements, etc. Le blessé sera interrogé sur les circonstances du fait. La blessure fera l'objet d'une description spéciale; toutes ses dimensions seront mesurées. Inutile de dire que cet examen ne se fera qu'à la condition d'être sans danger pour le malade. Parfois il est possible, après ce premier examen, de fixer l'époque probable de la guérison. Si l'expert doit déclarer que l'accident ne causera pas une incapacité de travail de plus de vingt jours, il ajoutera prudemment : *à moins de circonstances spéciales que rien aujourd'hui ne fait prévoir*. Si la blessure est plus grave, l'expert

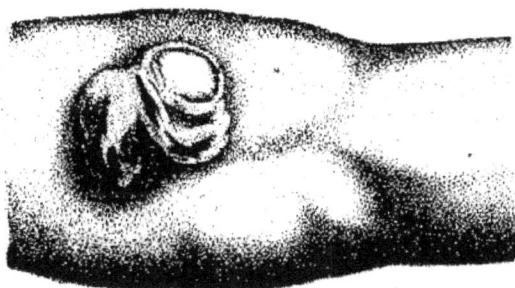

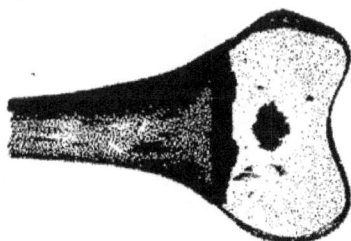

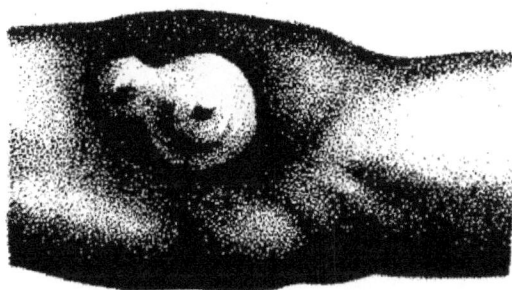

Charcot del. Meheux chromo.lit.

Brûlure sur le cadavre et sur le vivant.
Point d'ossification du fémur (fœtus à terme)

G. Masson éditeur. Imp. Lemercier & Cie, Paris.

peut demander à ne donner son pronostic qu'après un second examen.

De même sur le cadavre, il faut prendre les dimensions des blessures (ouvertures et trajet) avec le compas et le mètre. On dissèque la blessure de façon à ménager toujours les bords et le trajet, et ne jamais en changer la forme; et pour cela, on peut se servir avec précaution d'une sonde flexible. On examine tous les organes en place, et par des traits de scie on détache les parties osseuses sur lesquelles se trouvent les lésions. On a soin d'examiner toutes les cavités, ainsi que l'état du tube digestif.

II. DES ASPHYXIES.

L'asphyxie est un état de mort apparente ou réelle consécutif à une suspension des phénomènes d'échange de gaz entre l'air et le sang.

Employée comme moyen d'homicide ou de suicide, sa législation se trouve contenue dans le chapitre précédent : coups et blessures. La loi ne la distingue pas, et cependant, dans les expertises médico-judiciaires, il peut être de la plus grande importance de différencier les divers modes d'asphyxie : la suffocation, la strangulation, la pendaison, la submersion, les asphyxies par la chaleur ou le froid extérieurs, par un gaz délétère ou non. Nous les étudierons spécialement : chacune de ces divisions présentant les caractères particuliers qui lui sont propres et un ensemble symptomatique qui permet de les diagnostiquer.

Étudions d'abord les effets consécutifs à la suspension de la respiration d'après les expérimentateurs et les physiologistes.

La muqueuse pulmonaire, toujours humide, sur une
surface de 200 mètres carrés, sépare le liquide sanguin de
l'atmosphère gazeuse contenue dans les poumons, réservoir
d'air d'une capacité maximum de 4 à 5 litres. Cette grande
surface est aux trois quarts composée par les capillaires
qui contiennent à peu près deux litres de sang. Celui-ci se
renouvelle constamment, puisqu'on a calculé qu'en vingt-
quatre heures il en passe au moins vingt mille litres. Nous
n'avons pas à expliquer comment vont se faire les échanges
(voir notre Précis d'hygiène, où la question de respiration et
des gaz du sang est longuement traitée). Rappelons que
l'acide carbonique reste en dissolution dans le sang artériel, quand la mort est produite par l'asphyxie ou le
refroidissement. Pour M. Bert, qui a étudié l'asphyxie en
vase clos, l'acide carbonique ne joue aucun rôle, et la mort
doit être attribuée à la privation d'oxygène. On peut,
d'après le savant professeur, généraliser ces conclusions à
l'asphyxie par strangulation, par submersion, par obstacle
quelconque à l'entrée de l'air dans les voies aériennes; dans
tous ces cas « le vase clos, c'est le poumon ». Pour Bert,
la mort naturelle est toujours une asphyxie. Dans une
atmosphère confinée, l'oxygène diminue, l'acide carbonique
augmente. Si, dans un vase étroit, la mort survient rapidement et avec des convulsions, dans une vaste enceinte,
elle est lente et sans secousses. D'après cela, les convulsions ne dépendraient pas de la proportion des gaz contenus
dans le sang, mais du degré d'irritabilité des centres nerveux. Ajoutons qu'un médecin russe, Srabinski dans ses
expériences sur les animaux prétend avoir trouvé une lésion
constante et accompagnant toutes les asphyxies : c'est une
anémie caractéristique de la rate.

MM. Mathieu et Urbain, dans leur remarquable mémoire
sur la coagulation du sang, ont expliqué le mécanisme de
l'asphyxie. D'après ces physiologistes, lorsque le sang d'un
animal vivant a dissous les trois quarts de son volume
d'acide carbonique, des accidents d'asphyxie sont prêts à se
produire, c'est-à-dire, que de l'acide libre peut passer dans
le plasma et y déterminer des coagulums. Tous les auteurs
ont constaté ces coagulums, mais à Mathieu et Urbain

revient le mérite d'avoir montré que la mort par rétention d'acide carbonique et coagulation spontanée du sang, pouvait être consécutive à l'asphyxie pulmonaire ou à la suppression de la transpiration cutanée.

Les causes qui produisent l'asphyxie agissent : ou sur les centres nerveux dont elles enrayent l'action physiologique, ou sur les phénomènes mécaniques de la respiration, ou sur les phénomènes chimiques.

A — *Action sur les centres respirateurs.*

Ce sont des blessures, surtout celles de la moelle allongée ou de la moelle au-dessus de l'origine des nerfs phréniques. Si la blessure porte plus bas, l'asphyxie arrive lentement, la respiration pouvant être encore entretenue par le jeu du diaphragme.

Dans la section des pneumogastriques, la mort arrive lentement, l'asphyxie se produit. Certaines substances toxiques, comme le chloroforme, l'éther, les anesthésiques, agissent de même sur les centres nerveux, ainsi que nous l'avons prouvé.

Citons encore la fulguration, la mort rapide par la chaleur ou le froid extérieurs.

B — *Causes qui portent sur les phénomènes mécaniques de la respiration.*

Toutes celles qui entravent le jeu des poumons ou des muscles. Ainsi la compression du poumon, quand il y a double plaie de poitrine ; la compression du thorax (dans les foules), la compression de l'abdomen (arrêt du diaphragme).

C — *Causes qui arrêtent les phénomènes chimiques.*

1° Il y a privation d'air, quel que soit l'obstacle qui empêche celui-ci d'arriver dans les voies aériennes ;

2° Les gaz respirés sont autres que l'air atmosphérique.

Dans ces divers genres de mort, les recherches cadavériques doivent principalement porter sur les organes de la respiration, de la circulation, sur les centres nerveux. Il faut donc, soit dans le transport des

cadavres, soit pendant l'autopsie, bien surveiller tout
ce qui peut modifier l'état de vacuité ou de plénitude
des organes. M. Émile Blanchard a conseillé de faire
la ligature de la trachée, afin de laisser les poumons
dans les conditions où ils se trouvaient au moment de
la mort. Il recommande ensuite de les insuffler ; la
congestion passive peut ainsi disparaître et les lésions
deviennent plus évidentes.

**Instruction générale et méthodique rédigée par le Conseil
de santé des armées sur les secours à donner aux asphyxiés,
quelles que soient les causes de l'asphyxie.**

Asphyxiés par submersion.

Intimement persuadé que tous les chirurgiens des corps con-
naissent parfaitement les phénomènes de l'asphyxie produite par
la submersion, et ses résultats, le Conseil de santé se bornera à
de très-courtes réflexions sur la nature des causes qui déterminent la mort des noyés, afin de faire mieux apprécier les
moyens qui doivent être successivement mis en usage pour les
rappeler à la vie.

Il faut bien se convaincre que l'eau n'entre pas en quantité
(comme on l'a pensé fort longtemps) dans l'estomac et dans les
bronches de l'individu qui se noie ; quelquefois même il n'y en
entre pas du tout. L'élasticité et la contractilité du pharynx et de
l'œsophage, ainsi que l'abaissement de l'épiglotte sur l'ouverture
du larynx, par suite de l'état de contraction dans lequel l'individu entre tout à coup, lorsqu'il se voit en danger, s'opposent
au passage de ce liquide dans les cavités de ces organes. D'un
autre côté, pour opérer cette ingestion dans l'estomac, il faut
un mouvement complet de déglutition ou de contraction péri-
staltique de l'œsophage, mouvement qui ne peut être commencé
que sous l'influence de la volonté du sujet, que le danger qui le
menace repousse, et qu'un besoin instinctif écarte. Plus tard, le
développement des gaz remplit les cavités splanchniques, en
distend les parois et s'oppose encore à l'introduction du liquide
dans lequel le sujet est submergé. Néanmoins, il peut arriver
qu'avec la première inspiration qui succède aux dernières expi-
rations du sujet qui est tout à fait plongé dans l'eau, une petite
quantité de ce liquide pénètre dans les divisions bronchiques ;
mais comme il se mêle immédiatement au fluide muqueux de

ces canaux, et au peu d'air qu'il peut y rencontrer, il s'établit, dans leur intérieur, une égale résistance qui ne permet plus à une nouvelle collection d'eau d'y arriver. Les fonctions respiratoires sont suspendues, et le sang, privé de l'oxygène qui lui donne le principe de vie nécessaire à l'excitation et à la nutrition des organes, n'est plus propre à produire ni à entretenir l'activité de l'encéphale; l'innervation vers tous les systèmes des fonctions de relation est aussitôt interrompue; enfin, l'asphyxie se développe et amène promptement la mort totale du sujet. Cependant, comme le cœur et les vaisseaux capillaires reçoivent, en grande partie, leur stimulus du système nerveux ganglionnaire qui se trouve, moins que le cerveau, sous l'influence de la circulation générale du sang, ils peuvent recéler, pendant un temps plus ou moins considérable, un principe vital suffisant pour servir à rallumer celui qui se trouve totalement comprimé ou éteint dans la plupart des autres organes de la vie intérieure.

Ces idées, basées sur la physiologie et confirmées par des expériences exactes, doivent d'avance tracer au médecin les moyens qu'il faut mettre en usage pour empêcher que cette étincelle de vie ne se dissipe entièrement.

Bien qu'on ait des exemples de personnes qui ont été rappelées à la vie après une ou plusieurs heures de submersion, particulièrement dans les saisons froides, on ne peut généralement pas compter sur ce succès au delà de vingt-cinq à cinquante minutes. Dans tous les cas, au sortir de l'eau, le corps des submergés est froid, et livide; le pourtour des yeux et les ongles des pieds et des mains sont bleuâtres, les membres raides; le ventre est plus ou moins distendu par des gaz qui se développent rapidement dans l'estomac et les intestins; mais ces phénomènes, il est important de le répéter, ne caractérisent pas la mort du sujet; le médecin ne doit donc pas perdre toute espérance, car pour prononcer d'une manière positive sur cet état de mort, il faut des signes de putréfaction commençante; tels sont le ballonnement excessif du bas-ventre empreint d'une teinte verdâtre, l'exfoliation de l'épiderme; l'affaissement et la flétrissure du globe des yeux, la teinte noire des extrémités; l'odeur cadavérique, enfin, qui s'exhale bientôt de ce corps.

Il faut d'abord s'assurer si ces signes de mort ne sont pas développés, ou s'il n'existe point sur le corps de l'individu des blessures qui aient été capables d'anéantir, à l'instant de la submersion, l'action contractile des muscles qui servent à la respiration; car, dans l'une ou l'autre de ces circonstances, toute espèce de secours serait inutile.

Dans le cas, au contraire, où l'on croirait encore reconnaître le moindre signe de vitalité dans le cœur, il faudrait s'empresser de remplir, avec toute l'activité possible, les indications que commande l'état de l'individu frappé d'une mort apparente.

Ces indications sont :

1° De l'éloigner de l'humidité; de lé poser dans un lieu sec, au grand air, et, autant que possible, sur un lit peu élevé, garni de matelas, et de lui enlever ses habits, s'il en est couvert, en les coupant avec des ciseaux pour ne pas perdre de temps.

2° Il faut ensuite faire éponger et essuyer promptement le sujet avec des linges et de la laine, lui mettre le peignoir et le bonnet de laine, préalablement chauffés, s'il est possible, et pratiquer, immédiatement après, des frictions sèches sur toute l'habitude du corps, qu'on tient allongé sur l'un des côtés, droit ou gauche, de préférence sur le droit ; sa tête étant un peu élevée, des compressions momentanées, légères et répétées, alternant avec des rémissions d'égale durée, doivent être faites, par des mains habiles, sur les régions dorsales et les flancs, de manière à imiter les mouvements alternatifs d'expiration et d'inspiration ; si l'on n'a point auprès de soi d'aide assez exercé, on peut, pour en faciliter la régularité, faire faire les compressions abdominales au moyen d'un bandage de corps dont on ferait alternativement serrer et relâcher les chefs, comme on le ferait avec la ceinture contenue dans les boîtes de secours. A ces frictions et manipulations, on fera succéder ou alterner des applications de ventouses sèches, sur toute la région abdominale et sur les régions dorsales.

3° Comme les voies aériennes sont ordinairement encombrées de mucosités plus ou moins épaisses, il est utile, pour y favoriser le passage ou l'entrée de l'air pur, d'extraire cet endroit au moyen d'une aspiration qu'on exécute facilement à l'aide de la petite seringue, garnie d'une canule de gomme élastique, que la décision ministérielle du 8 mars 1840 a prescrit d'ajouter aux objets contenus dans les sacs et sacoches d'ambulance ; on introduit la canule de cette seringue par l'une des narines, et, pendant l'aspiration, on ferme l'autre narine ainsi que la bouche. On aura eu le soin de débarrasser également cette dernière cavité avec un pinceau de linge trempé dans de l'eau savonneuse.

4° L'insufflation de l'air, même de l'oxygène, dans les poumons, a le double inconvénient, 1° de refouler vers les vésicules bronchiques les matières muqueuses qu'on n'a pu extraire, auxquelles d'ailleurs cet air se mêle, ce qui le rend inutile à la respiration ; 2° de rompre ces vésicules, pour peu qu'elle soit exécutée avec force, et de produire, dans le parenchyme pulmonaire, un nouvel et définitif obstacle au rétablissement de la respiration. Ce moyen doit donc être rejeté. Il suffit à l'air libre, surtout après les compressions et l'aspiration dont il a été parlé dans les paragraphes précédents, de son élasticité propre et de sa pesanteur, pour pénétrer dans les voies aériennes et y provoquer une salutaire excitation.

5° D'après l'opinion du Conseil, la décoction de tabac, administrée en lavements ou en fumigations dans les voies alvines, est constamment pernicieuse, en ce que les principes âcres et narcotiques de cette plante détruisent promptement les propriétés vitales qui peuvent exister encore dans les membranes des intestins. La fumée, que sa combustion produit et qui tient en suspension une partie de son huile essentielle, en déterminant un effet toxique analogue à celui de la décoction de la plante sur la membrane interne des intestins, a le double inconvénient d'en distendre outre mesure les parois, et d'opposer, par le ballonnement qui en résulte, une résistance insurmontable à l'abaissement ou à la contraction du diaphragme, pour accomplir l'inspiration. La stimulation intérieure peut être, du reste, provoquée par des lavements d'eau de savon passée dans un linge, d'eau salée ou vinaigrée, à la température de la chaleur animale. Si par hasard les matières alvines endurcies encombraient l'intestin rectum, il faudrait d'abord les en extraire au moyen d'une curette de bois.

6° Il faut titiller les membranes sensibles des fosses nasales et du gosier avec les barbes d'une longue plume trempée dans de l'alcali volatil affaibli, et la faire pénétrer dans le pharynx, pour porter l'irritation dans toute l'étendue de ce conduit et jusqu'à l'estomac. Aux frictions sèches, il faut ajouter des frictions pratiquées avec des substances ou liqueurs éthérées, alcalines, alcooliques, camphrées, ainsi que des cataplasmes chauds de farine de moutarde qu'on applique aux pieds et aux jambes. Dans les cas très-urgents, il sera plus expéditif d'employer des compresses imbibées d'ammoniaque, que l'on aura soin de retirer dès que la vie se manifestera.

7° On ne doit faire avaler aucune boisson au sujet, avant que la respiration ne soit entièrement rétablie : en effet, les liquides, loin de descendre dans l'œsophage, dont les parois s'entretouchent, entreraient dans le larynx, où ils trouveraient moins de résistance ; car l'épiglotte, dans l'état de relâchement qui, à ce degré de l'asphyxie, remplace la constriction dont il a été parlé plus haut, est constamment relevée par l'effet de la suspension de la contractilité des muscles qui doivent fixer cet opercule sur la glotte, et la présence du passage de ces liquides dans les bronches compléterait nécessairement l'asphyxie. Il n'y a pas d'ailleurs urgence à introduire aucune substance dans l'estomac : il faut se borner aux stimulants extérieurs et à l'application graduée de la chaleur artificielle.

8° Lorsque, par suite de l'emploi rapide de tous ces moyens, l
chaleur latente s'est développée ; lorsque les lèvres se colorent,
que les yeux s'entr'ouvrent spontanément, et qu'on sent, par l'application de l'oreille sur la région du cœur, des battements à cet
organe, il faut s'empresser de poser des ventouses mouchetées
sur les régions dorsales, à l'épigastre et aux hypocondres. On
fera prendre, lorsque les circonstances le permettront, un bain
chaud. On pratiquera légèrement une embrocation d'huile cam-
phrée, et par l'ouverture du peignoir, on massera ou l'on pétrira
toutes les parties du corps. On frictionnera légèrement, en même
temps, le front et le visage avec quelques liqueurs spiritueuses
aromatiques.

9° Lorsque le retour de la circulation s'est manifesté par
tous les signes qui lui sont propres et que le pouls est devenu
plein, il faut ouvrir l'une des veines sous-cutanées les plus sensibles, afin de dégorger le cerveau et les poumons. On répétera,
s'il est nécessaire, les saignées révulsives faites avec la ventouse
posée à la nuque, entre les épaules et la région de l'estomac.
Quelques moxas, appliqués à la base du crâne et sur les côtés de
la colonne vertébrale, contribueraient beaucoup au rétablissement des fonctions nerveuses.

10° Lorsque le malade pourra avaler, ou lui fera prendre des
boissons aromatiques tièdes, sucrées et acidulées avec le citron,
et l'on pourra passer ensuite par degrés à l'usage du bouillon et
du bon vin, pris en petite quantité, ou d'un peu de café pur.
Enfin, après avoir enveloppé le bas-ventre avec une ceinture de
laine, on couchera le malade dans un lit, où le sommeil réta-
blira entièrement le calme et l'équilibre dans toutes les fonctions.

Tel est, en général, le mode de traitement rationnel qu'il convient de mettre en pratique pour rappeler, lorsqu'il en est temps
encore, les noyés à la vie. Dans tous les cas, le véritable homme
de l'art n'est jamais au dépourvu ; il sait suppléer aux principes
des meilleurs auteurs par les ressources de son propre esprit, et
c'est surtout aux officiers de santé militaires que ce génie d'im-
provisation est nécessaire.

Maintenant, comme mesures prophylactiques, on doit recom-
mander à messieurs les chefs de corps et à tous les surveillants,
d'ordonner que les soldats se baignent par fractions, mais en
commun, dans un lieu favorable du fleuve ou de la rivière,
qu'on aura soin de faire cerner avec des barques ou des filets ;
des marins intelligents et bons nageurs seront sur ces barques,
ou se tiendront disponibles sur le bord, pour être à même de
porter secours au premier individu qui viendrait à disparaître
sous l'eau. Il est indispensable aussi que, dans ces exercices

hygiéniques, un officier de santé, muni des objets et médicaments indiqués dans l'instruction ci-dessus, se trouve à l'école de natation, pour pouvoir administrer promptement et avec tout le succès désirable, les secours commandés par l'état du submergé, si, malgré toutes ces précautions, un tel accident survenait.

Asphyxiés par les gaz méphitiques.

Les asphyxies occasionnées par les gaz impropres à la respiration peuvent toutes être traitées par les moyens suivants :

1° Sortir promptement l'asphyxié du lieu méphitisé, et l'exposer à l'air libre ;

2° Le débarrasser de ses vêtements avec autant de célérité qu'il sera possible ;

3° Le placer dans la position assise ; l'y maintenir en faisant soutenir sa tête ; asperger le corps, et principalement le visage, avec de l'eau froide ;

4° Frictionner toute la surface du corps ;

5° De temps à autre, faire un temps d'arrêt employé à provoquer la respiration, en comprimant alternativement la surface de la poitrine, en même temps que le bas-ventre, de bas en haut, afin de faire exécuter à ces parties les mouvements qui ont lieu quand on respire ;

6° Ne pas cesser les affusions d'eau froide quand l'asphyxié commence à donner quelques signes de vie, mais avoir l'attention, dès qu'il fait quelques efforts pour respirer, de jeter l'eau de façon à ce qu'elle ne puisse entrer dans la bouche ;

7° Si quelques efforts de vomissements ont lieu, titiller l'arrière-bouche avec la barbe d'une plume ;

8° Aussitôt que l'asphyxié peut avaler, lui faire avaler de l'eau acidulée ;

9° Enfin, lorsque la vie est rétablie, il faut bien essuyer le corps de l'asphyxié ; le coucher dans un lit bassiné ; lui faire prendre un lavement composé d'eau dégourdie, dans laquelle on aura fait dissoudre environ quinze grammes de savon, ou à laquelle on aura ajouté deux cuillerées à bouche de vinaigre ; appliquer, aux régions désignées plus haut, des ventouses mouchetées.

Le médecin juge ensuite s'il doit administrer un vomitif, ou s'il y a indication de saigner le malade.

Asphyxiés par la foudre.

Il faut :

1° Immédiatement porter l'asphyxié au grand air, s'il n'y est déjà ; le dépouiller vite de ses vêtements ; faire, pendant un quart d'heure, des affusions d'eau froide ; exercer des frictions sur tout le corps, et s'efforcer de rétablir la respiration par des compressions méthodiques et alternatives de la poitrine et du bas-ventre, comme il a été indiqué plus haut ;

2° Si le sujet se ranime, il devra être traité comme les autres asphyxiés rappelés à l'existence.

Asphyxiés par le froid.

Quand la mort apparente a été occasionnée par le froid, il est d'une très-grande importance de ne rétablir la chaleur que graduellement et lentement. Si le corps d'un asphyxié par le froid était approché du feu ou si, dès le commencement des secours, on le faisait séjourner dans un lieu même médiocrement chauffé, il en résulterait des accidents graves. Il faut donc ouvrir les portes et les fenêtres de la chambre où l'on se propose de secourir cet asphyxié, afin que la température de cette pièce ne soit pas plus élevée que celle de l'air extérieur.

Il faut, dans tous les cas, employer les moyens suivants :

1° Transporter l'asphyxié, le plus promptement possible, du lieu où il a été trouvé à celui où les secours doivent lui être administrés ; pendant le transport, l'envelopper d'une couverture, ou de paille ou de foin, en laissant la face libre ; éviter de faire faire au corps, et principalement aux membres, des mouvements brusques ;

2° Déshabiller l'asphyxié et couvrir tout son corps, y compris les membres, de linges trempés dans de l'eau froide ;

3° Lorsque le corps commence à dégeler, que les membres, ayant perdu leur raideur, offrent de la souplesse, on doit faire exécuter à la poitrine et au ventre quelques mouvements alternatifs pour faciliter la respiration, et exercer en même temps des frictions sur le corps, soit avec de la neige, si l'on peut s'en procurer, soit avec des linges trempés dans de l'eau froide ;

4° Si, par l'usage de ces moyens, la raideur a cessé et que la vie se rétablisse, on augmente de trois à quatre degrés, de dix en dix minutes, la température des linges dont on a enveloppé le corps, ou avec lesquels on le frictionne, jusqu'à ce qu'on l'ait portée peu à peu à 30° C. ;

5° Lorsque le corps commence à s'échauffer ou qu'il se manifeste des signes de vie, il faut l'essuyer avec soin, et le placer dans un lit, dont la température ne doit pas être plus élevée que celle de l'asphyxié. Il faut aussi avoir l'attention de ne pas faire de feu dans la pièce où est le lit avant que le corps n'ait recouvré entièrement sa chaleur naturelle;

6° Quand le malade commence à pouvoir avaler, on lui fait prendre par cuillerée une infusion théiforme, avec quelques gouttes d'eau-de-vie. Cette boisson doit être seulement un peu plus que tiède; sans cette précaution, on s'exposerait à produire dans les tissus qui tapissent l'intérieur de la bouche des ampoules comme celles résultant de la brûlure;

7° Si la propension à l'engourdissement continuait à se manifester, on feraitboire au malade un peu d'eau légèrement vinaigrée, et si l'assoupissement était profond, on administrerait des lavements irritants, soit avec de l'eau et du sel, soit avec de l'eau et du savon.

Il est essentiel de faire observer que, de toutes les asphyxies, celle qui est produite par le froid offre, ainsi que cela a été constaté par les peuples du Nord, le plus de chances de succès, même après douze ou quinze heures de mort apparente.

Asphyxiés par strangulation ou suspension.

On doit :

1° Couper promptement le lien qui entoure le cou, et, s'il y a pendaison, descendre le corps en le soutenant de manière à ce qu'il n'éprouve aucune secousse; puis enlever toute pièce de l'habillement qui pourrait gêner la circulation;

2° Placer le corps, en évitant de lui faire éprouver des secousses, sur un lit, si on le peut, ou sur de la paille, et de façon qu'il y soit commodément et que la tête, ainsi que la poitrine, soit plus élevée que le reste du corps, ainsi que cela a été dit pour les autres asphyxiés;

3° Si le corps est dans une pièce fermée, on doit veiller à ce que la température y soit maintenue à un degré convenable, et à ce qu'elle soit aérée;

4° Le médecin jugera s'il faut ou non saigner l'asphyxié. La saignée de la veine jugulaire est, dans ce cas, presque toujours celle qu'il faut préférer;

5° Si la suspension ou la strangulation n'a eu lieu que depuis quelques minutes, il suffit quelquefois, pour rappeler à la vie, de faire des affusions d'eau froide sur la face; d'appliquer sur le front et sur la tête des linges trempés dans de l'eau froide; de faire en même temps des frictions sur tout le corps;

6° Dans tous les cas, il est essentiel d'exercer dès le commencement, sur la poitrine et le bas-ventre, des compressions intermittentes (comme dans les autres genres d'asphyxies), afin de rétablir la respiration ;

7° On doit avoir l'attention de frictionner l'asphyxié avec des flanelles, des brosses, surtout à la plante des pieds et dans le creux des mains ;

8° Les lavements ne doivent être administrés et ne sont utiles que lorsque le malade a commencé à donner des signes non équivoques de vie ;

9° Aussitôt qu'il peut avaler, on lui fait prendre par petites portions du thé ou de l'eau tiède mêlée à un peu de vinaigre ou de vin ;

10° Si, lorsqu'il est complétement rappelé à la vie, il éprouve des étourdissements, de la stupeur, les applications d'eau froide sur la tête deviennent utiles ;

11° En général, après son rappel à la vie, il doit être traité avec les mêmes précautions que les autres asphyxiés.

Asphyxiés par la chaleur.

1° Si l'asphyxie a eu lieu par l'effet du séjour dans un lieu trop chaud, il faut porter l'asphyxié dans un lieu plus frais, mais pas trop froid ;

2° Le dépouiller de tout vêtement qui pourrait gêner la circulation ;

3° Le saigner si des symptômes de congestion le commandent ;

4° Lui faire prendre un bain de pieds médiocrement chaud, auquel on peut ajouter des cendres et du sel ;

5° Lorsqu'il peut avaler, lui faire prendre par petites gorgées de l'eau froide acidulée avec du vinaigre ou du jus de citron, et lui donner des lavements d'eau vinaigrée, mais contenant un peu plus de vinaigre que celle destinée à être bue ;

6° Si la maladie persiste ou si elle fait des progrès, il devient nécessaire d'appliquer des ventouses scarifiées à l'épigastre et aux tempes ;

7° Quand l'asphyxie a été déterminée par l'action du soleil, comme cela arrive surtout aux moissonneurs et aux militaires, le traitement est le même ; mais il faut, dans ce cas, quand le malade n'est plus en sueur, insister sur les applications froides sur la tête.

A ces indications générales, nous ajouterons la description des méthodes de Marshall-Hall et de Sylvester qui peuvent être employées dans les différentes asphyxies.

La méthode de Marshall-Hall consiste « à tourner doucement le corps sur le côté et un peu en arrière, puis à le ramener brusquement et cela alternativement. » On exerce, en outre, une pression sur la paroi postérieure du thorax chaque fois que le corps est amené dans la pronation.

Dans la méthode du docteur Silvester, l'effet inspiratoire est produit par l'extension des bras et leur élévation de chaque côté de la tête. L'expiration a lieu quand on replie les bras sur les parties latérales du tronc.

En résumé, la première méthode commence par un mouvement d'expiration, tandis que la seconde commence par une inspiration.

La société médico-chirurgicale de Londres (1863) a constaté que cette dernière méthode était préférable, et que pour faire cesser la mort apparente, dans les cas d'asphyxie par submersion, il faut la considérer comme un moyen capable de produire des mouvements respiratoires semblables à ceux de la respiration normale.

I. DE LA SUFFOCATION.

Définition et étiologie.

La mort par suffocation comprend tous les cas dans lesquels un obstacle mécanique autre que la strangulation, la pendaison ou la submersion, est apporté violemment à l'entrée de l'air dans les organes respiratoires.

Telle est la définition de M. Tardieu (Mémoire in *Ann. d'hygiène*, t. IV, 1855), qui range sous quatre chefs principaux tous les modes de suffocation.

1° *Occlusion directe des voies aériennes* (application des doigts à l'orifice des narines, de la main sur la bouche et le nez; un corps étranger ou un tampon sont introduits dans l'arrière-gorge ; un bâillon, un masque de poix. Les deux premiers moyens sont fréquents dans les infanticides).

2° *Compression des parois de la poitrine et du ventre*

(enfants nouveau-nés trop serrés; des enfants endormis sur lesquels a pesé, par mégarde, le bras ou le
corps d'une nourrice. Casper dit que l'ancienne législation défendait, sous peine d'emprisonnement, de
prendre dans le lit, pendant la nuit, les enfants au-
dessous de deux ans); des individus pressés dans la
foule, comprimés par une machine.)

3° *Enfouissement du corps vivant* (un enfant est enterré vivant ou enfoui dans un milieu solide plus ou
moins pulvérulent; éboulements de terrain).

4° *Séjour forcé dans un espace confiné et privé d'air*
(un enfant est mis dans une boîte, dans une malle).

Symptômes généraux.

La gêne de la respiration s'accentue de plus en plus;
il y a détresse respiratoire, mouvements convulsifs,
perte de connaissance, évacuations involontaires, paralysie et mort.

Résultats anatomo-pathologiques.

Les véritables lésions constantes, d'après Tardieu,
ne sont pas les traces de violences extérieures, mais
les lésions internes, celles qui se trouvent du côté des
trois grands centres.

1° *Organes respiratoires.* — Ils sont très-souvent peu
volumineux, d'une couleur rosée, parfois même très-
pâles. Ils présentent de petites taches auxquelles on
a donné le nom de taches de Tardieu, qui les a le premier décrites : « On trouve à la surface des poumons
de petites taches d'un rouge très-foncé, presque noires,
dont les dimensions varient sur les poumons d'un enfant nouveau-né, depuis celles d'une tête d'épingle jusqu'à celles d'une petite lentille, et gardent, quoique plus

larges chez l'adulte, les mêmes proportions. » Il peut y
en avoir six ou dix, une trentaine, ou un si grand nombre
que le poumon offre l'aspect du granit; et alors ces taches
peuvent se réunir ensemble pour former des plaques
ou des marbrures. Le plus souvent elles se trouvent à
la racine des poumons, à la base, et principalement
sur le tranchant du bord inférieur. Elles seraient produites, d'après Tardieu, par de petits épanchements
sanguins sous-pleuraux, déterminés par la rupture des
vaisseaux superficiels du poumon. Elles persisteraient
aussi longtemps que le tissu pulmonaire; Tardieu a
pu les retrouver sur le poumon d'un fœtus qui avait
séjourné dix mois dans une fosse d'aisances. Il faut
dire aussi que les taches sous-pleurales ont été rencontrées sur des poumons qui ne surnageaient pas,
chez des enfants nés vivants avant terme et qui ont
fait quelques efforts pour respirer. Donc, si sur les poumons appartenant à des sujets nés vivants et n'ayant
pas respiré, on trouve ces taches, il faudra bien se
garder d'admettre des violences criminelles, mais dans
ces cas seulement. C'est ainsi que Casper a trouvé des
taches de Tardieu sur des enfants certainement mort-
nés; par exemple sur un fœtus de huit mois dont la
mère s'était pendue. Liman dit les avoir trouvées
chez les nouveau-nés dans les quatre-cinquièmes des
cas; il attribue cette fréquence au peu de résistance
des vaisseaux capillaires, que l'asphyxie ait lieu avant,
pendant ou après la naissance. Cet auteur prétend les
avoir rencontrées dans d'autres maladies; aussi il ne
leur attribue pas la même importance que Tardieu.
Le docteur Caussé, qui a étudié l'asphyxie par suffocation dans ses rapports avec l'hémorrhagie du cordon
ombilical, pense que celle-ci empêche toute conges-

tion interne, et alors les taches sous-pleurales et même les signes asphyxiques ordinaires peuvent être absents. Notre excellent ami Pinard a, de son côté, trouvé des taches de Tardieu chez des fœtus morts pendant un accouchement laborieux (présentation des fèces, procidence du cordon) et même chez des enfants qui dans ces conditions succombent quelques heures ou quelques jours après la naissance.

On trouve encore assez souvent un emphysème partiel des poumons, et dans la trachée et les bronches pâles ou rougeâtres comme le poumon, on rencontre, et assez abondante, une écume très-légèrement rosée à bulles fines.

2° *Organes circulatoires.* — Des taches de Tardieu sur le thymus, sur le péricarde, surtout à l'origine des gros vaisseaux. Presque toujours le sang est resté fluide ; il n'est à demi coagulé que dans les longues agonies ou dans les asphyxies lentes.

3° *Tête.* — Taches de Tardieu sous les téguments du crâne ; épanchements sanguins, très-limités, disséminés sur la voûte crânienne, dans le tissu cellulaire périostique. Les conjonctives, la face et le cou peuvent présenter un pointillé rouge comme dans la strangulation. Ordinairement le visage est d'un rouge violacé. Dans le cerveau, un engorgement sanguin asphyxique.

Diagnostic différentiel et caractères spéciaux des divers modes de suffocation.

1° Dans la mort *par occlusion directe des voies aériennes :* la mort est très-rapide ; les poumons sont pâles et exsangues, présentant de nombreuses taches petites et noirâtres d'un aspect granité ; l'emphysème, l'écume dans la trachée, les épanchements péricardi-

ques et péricrâniens sont rares ; comme lésions externes : aplatissement du nez et des lèvres, empreinte
des doigts, coups d'ongles, débris de tampon ou de
matières agglutinatives.

2° Dans la mort *par compression des parois de la poitrine et du ventre :* Il y a très-rarement des signes extérieurs. Cependant, parfois, infiltrations sanguines de
la conjonctive et des paupières, ecchymoses ponctuées
à la face, au cou, à la poitrine.

Les poumons sont marbrés et emphysémateux.
Écume bronchique rosée. Il y a beaucoup de taches
ponctuées dans le tissu cellulaire péricrânien.

3° Dans la mort *par enfouissement du corps vivant :*
Les ecchymoses en nappe sont disséminées en très-
grand nombre sous la plèvre, à la surface des poumons et sur le crâne ; l'emphysème est très-prononcé ;
il y a de l'écume sanguinolente dans les voies respiratoires congestionnées ; le sang est fluide ; la face est
tuméfiée et violacée, présentant un piqueté rouge qui
s'étend parfois jusque sur les épaules. Dans la bouche,
l'œsophage, l'estomac, on rencontre les matières dans
lesquelles le corps a été enfoui pendant la vie.

4° Dans la mort *par séjour forcé dans un espace confiné et privé d'air :* Les poumons sont très-congestionnés, d'un rouge-cerise avec des noyaux d'apoplexie à
la surface ou dans la profondeur ; peu d'emphysème ;
le sang a eu le temps de se coaguler en partie dans le
cœur ; il n'y a pas de lésions externes.

II. DE LA STRANGULATION.

La strangulation est un acte de violence qui consiste
en une constriction exercée directement soit autour,

soit au-devant du cou, et ayant pour effet, en s'opposant au passage de l'air, de suspendre brusquement la respiration et la vie (Tardieu).

En général, c'est presque toujours un homicide, souvent un infanticide. Elle peut compliquer d'autres violences, telles que les blessures ou un autre crime comme l'attentat à la pudeur, le viol. Ordinairement on l'observe sur des êtres faibles ou incapables de résister, comme les nouveau-nés, les femmes, les vieillards. Notons, en outre, qu'instinctivement un assassin cherche à étouffer les cris de sa victime par des tentatives d'étranglement.

La strangulation est produite par la main ou par un lien. Le premier procédé est le plus fréquemment employé dans les cas d'homicide. Les deux mains ou une seule interviennent; dans les infanticides, la pression de deux ou trois doigts est suffisante. La nature du lien est variable, avec ou sans *garrot*.

Les lésions qui témoignent de la mort par strangulation sont de deux sortes :

1° *Lésions externes :* La face est tuméfiée, violacée et comme marbrée; la langue est saillante, serrée entre les dents ou pressée derrière les arcades dentaires; souvent écume sanglante à la bouche et aux narines. Presque toujours il y a un pointillé de petites ecchymoses sur la face, la conjonctive, devant le cou et la poitrine. Au cou se montrent des traces de violence variant avec le procédé de strangulation. Si un lien a été appliqué, l'empreinte est variable, non parcheminée et sans modification de la structure de la peau. Il y a des ecchymoses provoquées par la rapidité de la violence, ainsi quand la strangulation a lieu avec le garrot. Le suicide de Pichegru, raconté par Chaussier,

en est un exemple : « La strangulation avait été faite
à l'aide d'une cravate de soie noire fortement nouée dans
laquelle on avait passé un bâton de quarante-cinq centimètres de long et neuf de tour, et l'on avait fait du bâton
un tourniquet avec lequel ladite cravate avait été serrée de plus en plus jusqu'à ce que ladite strangulation
fût effectuée. Ledit bâton se trouvait reposé sur la
joue gauche par un de ses bouts, et, en le tournant
avec un mouvement irrégulier, il avait produit sur
ladite joue une égratignure transversale d'environ
six centimètres, s'étendant de la pommette à la conque
de l'oreille gauche. Il y avait au cou une impression
circulaire large d'environ deux doigts et plus marquée à la partie latérale gauche. La face était ecchy-
mosée, les mâchoires serrées, la langue prise entre les
dents. »

Si l'étranglement a eu lieu avec les mains, il y a
des empreintes dessinant parfois la main du meurtrier et la pulpe des doigts; on constate des écorchures, des coups d'ongle.

2° *Lésions internes : a*. Au *cou* et dans le voisinage,
il existe des extravasations sanguines dans le tissu cellulaire, dans les muscles. Les fractures de l'os hyoïde
ou des cartilages du larynx sont très-rares. Dans le
larynx et la trachée, de l'écume en assez grande quantité, ordinairement sanguinolente. Il y aurait à rechercher l'état des pneumogastriques et des nerfs la-
ryngés.

b. Poumons. Les lésions indiquées dans la suffocation peuvent encore se trouver, mais elles présentent
un caractère spécial. Les poumons sont peu engoués
ou très-congestionnés. Si on ne rencontre pas les taches de Tardieu, on trouve des noyaux apoplectiques

toujours beaucoup plus volumineux que dans la suffocation. Il existe un emphysème intervésiculaire très-
prononcé et formant de petites tumeurs sous la plèvre.
Dans les bronches, l'écume est semblable à celle de la
trachée.

c. Cœur. Pas de taches de Tardieu ; souvent vide ;
sang noir et fluide.

d. Cerveau. Rien de spécial.

Quand la strangulation est *incomplète*, il y a des signes extérieurs au cou, à la face, à la conjonctive ; la
voix est rauque et cassée, la déglutition pénible. La
guérison est lente.

Nous en avons dit assez pour pouvoir répondre aux
questions ordinairement posées par la justice et que
Tardieu énumère ainsi :

La mort a-t-elle pour cause la strangulation?

Comment la strangulation a-t-elle été opérée?

Quels sont les auteurs de la strangulation?

Dans quelles circonstances la strangulation a-t-elle
été opérée?

La strangulation est-elle le fait d'un suicide ou d'un
homicide? La strangulation est-elle simulée?

III. DE LA PENDAISON.

La pendaison est un acte de violence dans lequel le
corps pris par le cou dans un lien attaché à un point
fixe et abandonné à son propre poids, exerce sur le
lien suspenseur une traction assez forte pour amener
brusquement la perte du sentiment, l'arrêt des fonc-
sions respiratoires et la mort (Tardieu).

Presque toujours ce sont des suicides; il n'y a pas
d'infanticide; on a cité des cas de pendaisons acciden-

telles survenues chez des expérimentateurs (Bacon en
cite un cas), et, a-t-on dit, chez des individus qui
cherchaient à se procurer des érections.

Symptômes de la pendaison.

Il y a d'abord une grande chaleur à la tête, puis
des bourdonnements dans les oreilles, des scintilla-
tions; l'insensibilité survient assez vite; puis se montrent des contractions et des spasmes dans les muscles
du visage dont l'aspect devient horrible; les convulsions se généralisent à tous les muscles; les sphincters se relâchent, d'où évacuation de matières fécales,
d'urine, de sperme.

Dans les cas ordinaires, Tardieu pense que la mort
doit arriver après dix minutes. Taylor croit que l'on
peut le plus souvent rappeler à la vie les individus qui
ne sont restés pendus que cinq minutes. La pendaison
peut ne pas se terminer toujours par la mort. J'en ai
observé un exemple remarquable dans mon service au
Val-de-Grâce (1875).

C'était un brigadier de la garde républicaine qui avait
essayé de se pendre pour un motif des plus futiles. Décroché
à temps, on le rappela à la vie et il fut envoyé à l'hôpital.
Il resta presque aphone pendant quatre jours, puis une
bronchite grave survint, et au bout d'une semaine il pré-
sentait une expectoration gangréneuse tellement fétide, qu'il
fallut l'isoler et le placer dans le jardin, sous la tente. J'ai
rattaché cette gangrène pulmonaire qui a duré trois semaines, soit à une action réflexe trophique, en rapport avec la
secousse des centres nerveux, soit à un froissement des
pneumogastriques. Au cou, le sillon a persisté pendant une
quinzaine de jours.

On a admis trois genres de mort chez les pendus :
1° *par congestion cérébrale*. C'est une raison théorique.

15.

La constriction n'est jamais assez forte pour empêcher le cours du sang. Taylor a montré que les pendus vivaient si on ouvrait les voies respiratoires au-dessous du lien. On a maintenu vivants pendant trois heures des animaux pendus auxquels on avait fait la trachéotomie. 2° *Par lésions de la moelle.* Elle est très-rare dans le suicide, et ne se rencontre que dans les exécutions judiciaires. Louis, qui avait étudié la question, et aurait, paraît-il, trouvé la guillotine, que l'on a attribuée au docteur Guillotin, s'exprime ainsi (Œuvres complètes, t. I, p. 333) : « La tête est luxée, parce que, tandis que la corde placée sous la mâchoire et l'os occipital fait une contre-extension, le poids du corps du patient, augmenté de celui de l'exécuteur, fait une forte extension. Celui-ci monte sur les mains liées du patient, qui lui servent comme d'étrier ; il agite violemment le corps en ligne verticale, puis il fait faire au tronc des mouvements demi-circulaires alternatifs et très-prompts, d'où suit ordinairement la luxation de la première vertèbre. » 3° *Mort par asphyxie.* C'est ordinairement la règle. Il n'est pas probable que ce genre de mort soit très-douloureux. La syncope se produit très-vite. Cependant il est assez difficile d'établir par des signes propres la durée de la pendaison, la rapidité et l'époque de la mort. Il faut

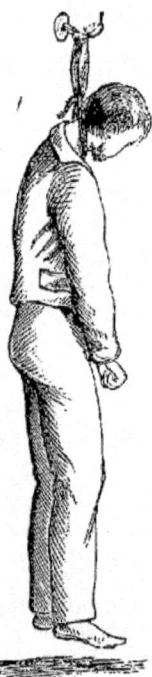

Fig. 29.—Un pendu

tenir compte des lésions que l'on constate, de l'état de dessiccation du sillon, de l'aspect de la face. Il y a là un ensemble qui peut montrer que la pendaison a duré assez longtemps.

Examen du cadavre des pendus.

1° *Lésions externes.* Il faut tenir compte de la position générale du corps ou de l'attitude. Il n'est pas nécessaire que le corps soit complétement suspendu ; un pendu n'est pas toujours dans la situation d'un pendule.

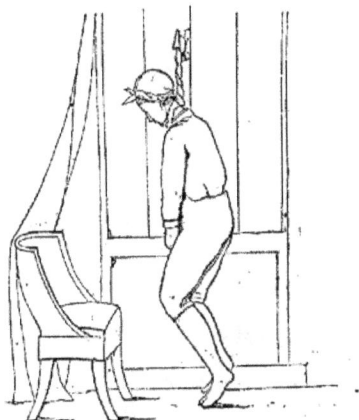

Fig. 30. — Suicide du prince de Condé.

La figure 29, empruntée à Guy et Ferrier, représente un pendu. Le suicidé attacha un foulard à un crochet et à travers l'anneau passa une petite lanière de cuir, puis se suspendit à celle-ci ; il monta d'abord sur une table qu'il repoussa du pied.

Le corps peut reposer en partie sur le sol par le siége, les genoux, les pieds. On sait combien cette dernière attitude a donné lieu à des discussions lors du procès relatif au suicide du prince de Condé (fig. 30, d'après le mémoire de Tardieu). En réunissant 261 cas de pendaison empruntés à divers auteurs, et dans lesquels le corps était en contact avec le sol, Tardieu est arrivé à cette statistique :

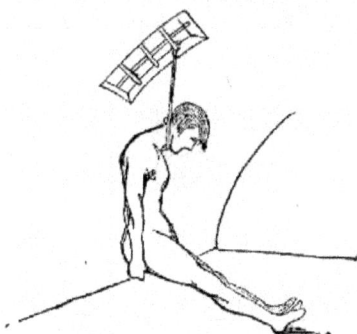

Fig. 31. — Suicide d'un détenu.

Les pieds posant sur le sol.	168 fois.
Le corps reposant sur les genoux pliés.	42 »
Le corps étendu et couché.	29 »
Assis.	19 »
Accroupi.	3 »

M. Jacquemin, médecin de la prison Mazas, en a fourni de très-curieuses observations avec planches que Tardieu a reproduites et que nous lui emprunterons à notre tour.

La figure 31 représente un Anglais, pédéraste, pendu dans sa prison à l'aide de lanières faites avec son drap ; les pieds avaient glissé sur le sol et faisaient arc-boutant.

La figure 32 montre de même que la mort par pendaison peut survenir alors que le corps repose en partie. Un ouvrier s'est pendu dans sa chambre à l'aide d'une corde faisant nœud coulant et fixée à la flèche de son lit, sur lequel il était agenouillé.

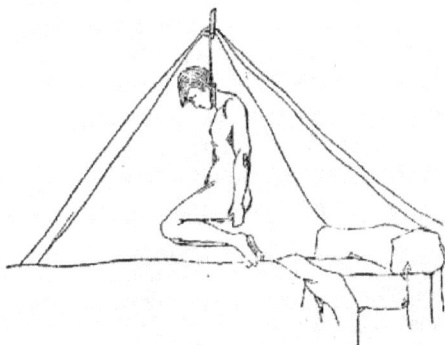

Fig. 32. — Ouvrier pendu dans sa chambre.

La tête est en général fléchie en avant, mais sa position varie d'après la disposition du lien suspenseur et le point du cou où il agit.

Les bras pendent souvent le long du corps, les doigts si fortement fléchis qu'on a vu les ongles entrer dans la chair.

Les membres inférieurs varient en attitude d'après la hauteur de la suspension. Ils sont d'autant plus congestionnés que le corps est resté plus longtemps pendu.

Pour les mêmes raisons, par suite de l'asphyxie subite et aussi à cause de la tension du plancher périnéal sur les vésicules séminales, il y a expulsion de sperme, le pénis est congestionné et tuméfié. Il n'y a aucune sensation voluptueuse. Orfila a pendu des cadavres encore chauds sur lesquels il a constaté cette turgescence des organes sexuels et la sortie du sperme. Des phénomènes semblables s'observent chez la femme.

La face est blanche si le pendu succombe rapidement et si la suspension dure peu. Si celle-ci se prolonge, au contraire, la bouffissure et la rougeur vont en augmentant. Les yeux deviennent saillants, la langue sort de la bouche, ou bien elle est mordue entre les dents ou pressée contre les arcades dentaires.

Les lésions du cou doivent spécialement fixer l'attention. Tardieu a cru remarquer une élongation de la région. Il y a des traces de la corde, un ou plusieurs sillons, ainsi que nous pouvons en donner un exemple.

Nous eûmes l'année dernière à faire l'autopsie d'un homme de 50 ans, détenu dans une maison de justice militaire pour participation à l'insurrection de 1871, et qui s'était pendu avec sa cravate qu'il avait fortifiée avec ses bretelles. Voici ce que nous constatâmes du côté du cou (voir la planche).

Le sillon très-marqué à la partie antérieure, parcheminé et nettement situé au-dessus du cartilage thyroïde, est large de près de deux centimètres sur la ligne médiane. Les bords de ce sillon sont déchiquetés, la peau est plissée et comme arrachée, avec des petites dépressions et sinuosités dirigées vers le côté droit, au niveau du bord interne du sterno-mastoïdien, il y a une ecchymose rougeâtre. A ce niveau, les sillons s'effacent, ils sont moins colorés, la peau reprend presque son aspect normal, et ce n'est qu'au bord postérieur du sterno-mastoïdien, à 5 cent. et demi de l'apophyse mastoïde, que l'on voit se dessiner une ecchymose rosée et plus superficielle. Ces deux petits sillons à bords parallèles et décrivant des courbes sinueuses sont manifestement l'impression du lien constricteur.

Au côté gauche, l'ecchymose brune et parcheminée re-

monte plus haut : elle est large de près de 0,025 et finit
en pointe triangulaire à 0,05 de la ligne médiane. A sa
surface se trouvent des plis durs et rugueux au toucher,
mais sans ecchymose. Au-dessous de l'angle du maxillaire
inférieur, une ecchymose superficielle rosée, avec peau parcheminée. La dissection de la peau du côté droit permet de
constater un état lardacé de la peau, les suffusions sanguines
à la partie postérieure des téguments, mais il n'y a pas d'é-
panchement et le peaucier est absolument sain.

La figure 33, empruntée à Guy et Ferrier, montre que la

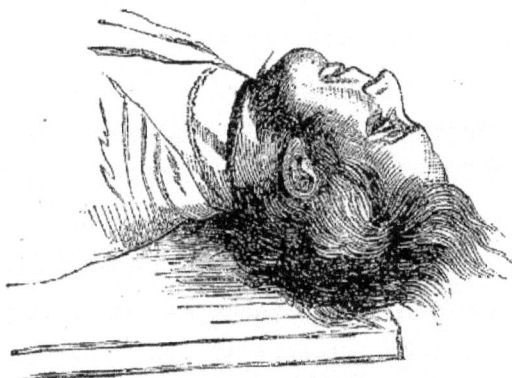

Fig. 33. — Sillons sur le cou d'un pendu.

trace laissée par la corde durant la vie peut être produite
sur le cadavre. On a serré autour du cou, et une heure
après la mort, la corde dont l'individu s'était servi pour
son suicide. Après un contact de 20 heures, il en est résulté
un sillon superficiel ayant la forme de la corde et montrant les sinuosités avec dépressions blanchâtres et rosées ;
celles-ci ne changèrent pas de couleur par l'exposition
l'air.

Il faut noter dans le sillon sa situation, sa forme,
sa direction, son aspect.

Il est impossible d'énumérer toutes les espèces de

liens avec lesquels on s'est pendu et la variété des saillies qui ont servi d'attache au lien suspenseur. Celui-ci est simple ou double, large ou mince, souple ou rigide. Les rapports réciproques du nœud et du plein de l'anse présentent aussi des variations dont il faut tenir compte.

Le sillon est en général situé au-dessus du larynx. Sur 143 cas relevés par Tardieu, ce médecin trouve le sillon :

<pre>
Entre le menton et le larynx. . . . . 117 fois.
Sur le larynx. 23   »
Au-dessous du larynx.   3   »
</pre>

La forme est parabolique ; c'est un fer à cheval, appliqué sur le cou, d'avant en arrière et de bas en haut. La direction est parfois tellement oblique qu'elle semble se rapprocher de l'axe du corps.

Si la largeur est en rapport avec la grosseur du lien, sa profondeur dépend aussi du volume de celui-ci. La profondeur est d'autant plus grande que le lien est plus étroit, et le corps resté plus longtemps pendu.

Le sillon est d'aspect parcheminé, brun ; il est sec et comme écailleux ; ses bords (surtout le bord supérieur) forment un bourrelet saillant, rougeâtre, déterminé par la peau dans laquelle il y a eu stase veineuse.

2° *Lésions internes.* — *a. Cou.* Quand on le dissèque, on trouve le tissu cellulaire aplati, tassé en lamelles blanches ; il y a une dépression marquée sur les saillies musculaires, pas d'infiltration sanguine dans les muscles. Les ecchymoses sous-cutanées et les infiltrations sanguines sont excessivement rares. On comprend que si on les rencontre, on puisse affirmer que la pendaison a eu lieu pendant la vie. Il est de même très-rare de constater des fractures des cartilages du larynx, de l'os hyoïde, la section des tuniques moyenne et interne de la carotide primitive (signalée par Amussat), la luxation des premières vertèbres (mais seulement lorsque le nœud est en avant, sous le menton, et la tête rejetée en arrière).

b. Poumons. Toutes les voies aériennes sont d'un rouge vif. On y trouve une écume plus épaisse et plus visqueuse, mais surtout moins abondante, que dans les autres asphyxies. Tout le tissu pulmonaire est congestionné, principalement à la base, d'où coloration noire et brunâtre des poumons. Ils sont durs, non crépitants, mais on n'y constate d'après Tardieu, ni ecchymose, ni noyaux apoplectiques ; l'emphysème, quand il existe, est insignifiant. Cette opinion nous semble trop exclusive. A l'autopsie d'un sergent qui s'était pendu à la prison du Cherche-Midi, nous avons trouvé au sommet du poumon gauche trois ecchymoses souspleurales très-caractéristiques.

c. Cœur. Sang fluide et noir dans ses cavités.

d. Organes digestifs. Taylor a insisté sur la coloration rouge de la membrane muqueuse gastro-intestinale. Cette coloration aurait été, dans certains cas, assez considérable pour faire croire à un empoisonnement.

Dans les trois dernières autopsies de pendus que nous avons eu l'occasion de faire au Val-de-Grâce, nous avons trouvé ces signes caractéristiques d'hyperémie de l'estomac, du duodénum, et d'une portion de l'intestin grêle. Dans un des cas, cette congestion ne pouvait être mise sur le compte du travail de la digestion. Ce soldat s'était pendu, le matin, à la salle de police, à l'aide de sa cravate ; il était presque à genoux sur le lit de camp. Cet homme n'est resté suspendu que de 5 à 10 minutes. A l'autopsie, faite très-peu de temps après la mort, l'estomac est vide, sa muqueuse présente des plis longitudinaux très-saillants, qui lui donnent l'aspect d'une vessie à colonne. En haut, vers le cardia, il existe une zone de congestion nettement accusée par des sigillations, des points, des arborisations élégantes d'un beau rouge carminé. Ce piqueté d'un même rouge se trouve çà et là sur les saillies longitudinales dont nous avons parlé. Vers le pylore et sur toute la surface du duodénum, on remarque une teinte rouge brunâtre, lie-de-vin, et qui tranche nettement avec la coloration rouge-groseille de tout le reste de l'intestin. Donc, dans cette observation, si on n'avait été prévenu des remarques faites par Taylor et d'autres médecins anglais, on aurait pu croire à une action toxique sur ces parties. Ajoutons que notre ami le docteur Laborde a constaté des lésions absolument semblables sur un chien qui avait été pendu au laboratoire de physiologie. Nous rattachons en partie ce phénomène et ceux qui se passent du côté des organes génitaux à la mort subite, et nous attirons tout particulièrement sur ce point l'attention des expérimentateurs.

e. Centres nerveux. Le cerveau n'est pas congestionné. Rien de spécial. Il y aurait, il nous semble, à rechercher l'état des pneumogastriques et des ganglions du grand sympathique.

Nous pensons que les médecins légistes ont eu peut-être tort de négliger, dans les cas d'asphyxie, et particulièrement chez les pendus, l'examen des organes des sens et surtout ceux de l'ouïe et de la vue. Ces appareils, excessivement délicats, peuvent quelquefois présenter des désordres vasculaires importants. Dans un cas que nous avons examiné avec M. le docteur Gellé, nous n'avons rien trouvé de spécial du côté de l'oreille interne : mais on peut admettre que des altérations spéciales se présenteront chez les pendus, ayant eu de l'otite chronique, parce que dans ces conditions morbides, l'oreille a été ramenée, par le fait de la prolifération des éléments anatomiques de la muqueuse, à ce qu'elle est chez le fœtus.

Voici les deux **questions médico-judiciaires** qui sont ordinairement posées au médecin.

1° *La mort dépend-elle de la pendaison, ou bien la pendaison a-t-elle eu lieu pendant la vie?*

Il n'y a pas un seul signe, mais un ensemble de signes. Les uns prouvent qu'il y a eu pendaison, les autres démontrent que la vie existait encore quand ils se sont produits. Le médecin aura à rechercher les uns et les autres. D'après le docteur Weyding (de Moscou), il y a une lésion qui ne peut se faire que pendant la vie : c'est l'injection capillaire avec des ecchymoses microscopiques.

2° *La pendaison est-elle le résultat d'un suicide ou d'un homicide?*

Il faut tenir compte du choix du lien, des rapports entre le lien et le sillon (surtout oblique dans le suicide), du choix de la saillie à laquelle le lien a été fixé, des lésions du cou (plus superficielles dans le suicide), des lésions du rachis (ordinairement dans l'homicide), de la coïncidence d'autres blessures.

IV. DE LA SUBMERSION.

La mort par submersion se produit quand un individu ayant la tête plongée dans un milieu liquide quelconque, l'air atmosphérique ne peut plus pénétrer par les ouvertures naturelles.

Il n'est donc pas nécessaire que tout le corps soit dans l'eau ou le liquide. On a vu se noyer dans des mares à peine profondes des ivrognes ou des épileptiques dont la face seule était dans l'eau ; on a constaté le même genre de mort sur des nouveau-nés dont la tête seule plongeait dans un vase contenant un peu d'urine.

La mort, dans tous ces cas, arrive, dit-on, par congestion cérébrale, par syncope, par asphyxie. Il faut tenir compte de la température de l'eau, de l'état des voies digestives (digestion commencée, ivresse), de l'état moral de l'individu au moment où l'accident a eu lieu (frayeur, lutte, etc.).

La constitution du sujet, son âge ont une grande importance. Haller, Buffon et P. Bert ont montré la résistance des nouveau-nés à l'asphyxie. P. Bert l'explique par la différence de résistance vitale entre les éléments anatomiques à ces deux âges. De même, tous les sujets chez lesquels les phénomènes chimiques de la nutrition se font avec intensité résistent moins facilement. Les individus affaiblis par la maladie présentent, au contraire, une résistance relative. Les recherches de P. Bert ont encore montré que plus la température du liquide est élevée, moins les animaux résistent. Pour Bergeron et Montano [1], dans un grand nombre de cas de submersion, il se produit une syncope consécutive à l'excitation des nerfs cutanés.

Signes généraux de la mort par submersion. — Il n'existe pas de signes pathognomoniques de ce genre de mort, mais on peut être certain que, dans la plupart des cas, il sera possible de dire si la submersion a eu lieu pendant la vie ou après la mort. Il faudra tenir compte d'un ensemble de signes et, comme nous l'avons fait dans les chapitres précédents, rechercher les lésions externes et les lésions internes.

a. *Lésions externes.* On a dit que les cadavres de noyés étaient particulièrement froids et pâles. Si le cadavre est resté peu de temps sous l'eau, la peau est décolorée et elle présente très-nettement le phénomène de la chair de poule ; la face est pâle, les yeux fermés,

---

[1] Recherches expérimentales sur la mort par submersion, *in* Ann. d'hygiène, etc., 1877.

et, s'il y a eu asphyxie, on voit de l'écume sortir de la bouche ; la langue est proéminente ou derrière les maxillaires ; les parties génitales externes de l'homme, surtout le pénis, sont raccourcis et comme ratatinés ; il peut y avoir du sable et de la vase sous les ongles.

Si le cadavre a séjourné quelque temps dans l'eau, ainsi que nous l'avons indiqué (p. 177), la putréfaction suit une marche particulière. Elle commence par la face, le sternum et la partie inférieure du cou et s'étend ensuite aux côtés de la poitrine, aux épaules, aux parties latérales du ventre, aux aines, aux cuisses et aux avant-bras. Il faut tenir compte, bien entendu, de la saison pendant laquelle se produisent ces phénomènes.

b. Lésions internes. Celles-ci sont en rapport avec le degré de putréfaction. Si la submersion est récente, on peut trouver un ensemble de signes assez caractéristiques. Ils montrent que la mort a eu lieu par asphyxie, que cette asphyxie s'est produite dans l'eau.

On doit les rechercher principalement dans les poumons, le cœur, l'estomac.

L'épiglotte est le plus souvent verticale ; le diaphragme est relevé ou abaissé ; la trachée est rouge et injectée ; il y a une écume fine et blanchâtre, rarement sanguinolente. Cette mousse montre que la submersion a eu lieu pendant la vie ; elle se rencontre dans les bronches et la trachée, et dans cette dernière même, alors que l'individu n'est pas venu respirer à la surface de l'eau. Les poumons, de couleur variable, sont d'une coloration uniforme chez ceux qui ont succombé à la syncope ; très-volumineux et comme boursouflés, ils se pressent contre les parois ; ils ne crépitent pas, mais sont spongieux. A la coupe, les parties sont plus ou

moins hyperémiées, la mousse s'écoule ; c'est un liquide très-aéré, peu coloré, mais qui présenterait une
coloration spéciale et caractéristique si la submersion
avait eu lieu dans de l'urine, du jus de fumier, etc.

MM. G. Bergeron et Montano, dans leur excellente
étude sur la submersion, nous semblent avoir trop
nettement affirmé certains caractères de la mort par
submersion. D'après eux, l'existence d'une écume
mousseuse, non-seulement dans l'arrière-bouche et
le larynx, mais dans les bronches, est le signe constant de la mort par submersion ; il y a toujours un
certain degré de congestion et quelquefois des ecchymoses sous-pleurales ; ces derniers signes sont d'autant plus accusés que le noyé a fait plus d'efforts
pour lutter contre la submersion. Ces auteurs ajoutent encore que ces ecchymoses qui donnent aux poumons un aspect tigré n'ont jamais l'apparence des
ecchymoses ponctuées de la suffocation. Nous ne pouvons partager cette opinion. M. Girard (de l'Isère) a
montré que les ecchymoses sous-pleurales, péricardi-
ques, péricraniennes pouvaient se montrer dans la
mort par submersion. Nous avons rencontré des ecchymoses sous-pleurales très-nettement caractérisées,
à une autopsie de noyé faite en juillet dernier. Nous
ajouterons que dans plusieurs autopsies de noyés
nous n'avons pas trouvé d'écume.

Du côté du cœur, les lésions de l'asphyxie sont très-
accusées, les cavités droites sont gorgées, le sang est
fluide et rosé. D'après Bergeron et Montano, lorsque
la mort a eu lieu par syncope prédominante, le cœur
est ordinairement presque vide, et le sang, contenu
alors dans les oreillettes, est noir et fluide.

Presque toujours, les individus qui se noient avalent

une certaine quantité d'eau. Mais celle-ci ne peut être cependant une preuve de la submersion pendant la vie, car l'individu pouvait avoir avalé de l'eau avant l'accident. L'eau pénètre difficilement dans l'estomac après la mort. Aussi, comme pour les poumons, la présence d'un liquide spécial ou particulièrement coloré devient alors caractéristique.

Il est bien démontré par les expériences des auteurs anglais et de Tardieu que, même lorsque l'individu a été enfoui ou noyé après la mort, on peut retrouver des débris pulvérulents ou liquides jusque dans les bronches. Casper, il est vrai, soutient le contraire, et dit que la déglutition est un acte essentiellement vital. Il faut donc, dans les expertises médico-judiciaires, tenir compte du temps que ces débris ont mis à pénétrer, de leur quantité, de la profondeur à laquelle on les rencontre. De même, si l'accident a eu lieu pendant la vie, tous ces éléments de la question donnent la mesure des efforts et de la résistance de la victime.

Il peut y avoir, comme dans toute asphyxie, congestion du cerveau, des reins, du foie. Cette congestion s'efface, d'ailleurs, avec la putréfaction.

Les progrès d'une putréfaction, plus ou moins rapide avec la saison, font disparaître l'écume; la trachée devient d'un rouge-brun foncé ; le diaphragme est fortement poussé en haut par les intestins distendus; l'estomac se vide et les poumons sont comprimés ; le sang se décolore et teinte les parois du cœur.

Questions médico-judiciaires et règles de l'expertise. — Les magistrats doivent savoir que la putréfaction des noyés sortis de l'eau est excessivement rapide, surtout en été, et faire procéder aussitôt que possible à l'autopsie, s'ils la croient nécessaire. C'est le seul moyen de tirer utilité de cette opération.

Les questions posées par le magistrat instructeur au médecin se réduisent, en général, aux trois propositions suivantes :

La submersion est-elle la cause de la mort?

La submersion est-elle la conséquence d'un accident, d'un suicide, d'un homicide?

Depuis combien de temps cette submersion a-t-elle eu lieu?

Dans tous les cas, l'expert doit procéder, comme nous l'avons indiqué, à propos de la levée de corps (p. 188). Il note dans quelles conditions cette submersion s'est produite, l'état des lieux, la profondeur de la nappe d'eau, les conditions de la température, etc.

L'ensemble des signes externes ou internes que nous avons indiqués permet de dire si la submersion a eu lieu pendant la vie. L'examen des vêtements, de la surface du corps, prouvent parfois qu'il y a eu lutte et violence. Toutefois il faut tenir compte des contusions qui peuvent avoir été produites dans la chute ou depuis la submersion, si le corps s'est heurté à des pièces de bois, à des bateaux, des piles de pont, etc. Aussi, quand le corps d'un noyé ne présente aucune trace de violences, on peut croire au suicide. Si l'individu, avant d'être jeté à l'eau, avait été étouffé, on trouverait, ainsi que le fait remarquer Tardieu, avec les ecchymoses sous-pleurales les autres preuves de la mort par suffocation.

La marche de la putréfaction dans l'eau et les données générales sur l'époque de la mort, que nous avons reproduites d'après M. Devergie (p. 179), permettent de répondre à la troisième question.

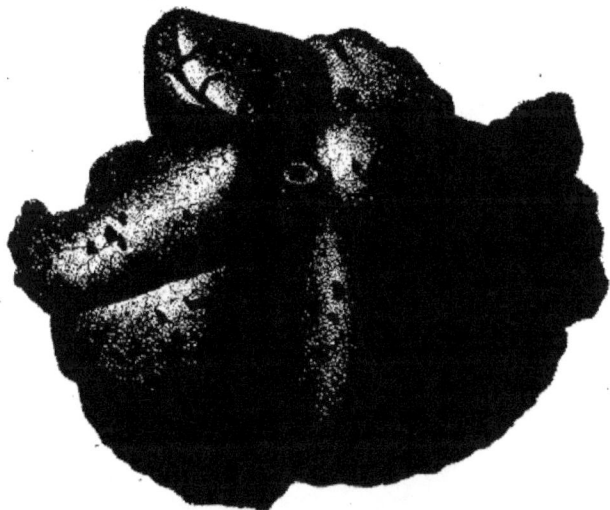

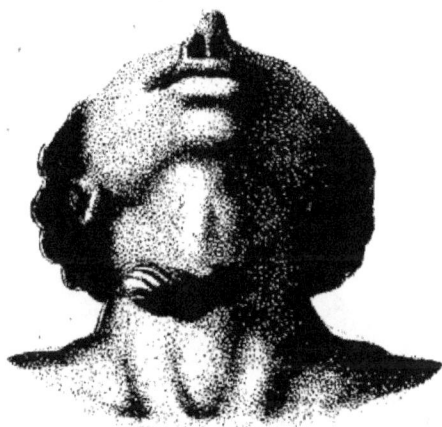

Charvot del.   Méheux chromolith.

État des organes thoraciques dans un cas de suffocation.
Sillon du cou chez un pendu.

G. Masson, éditeur.   Imp. Lemercier & Cie Paris.

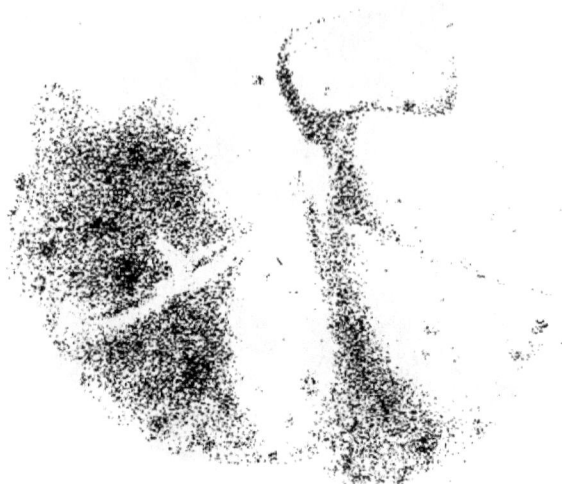

V. DE LA MORT PAR LA CHALEUR EXTÉRIEURE.

Le tableau de la mort par la chaleur extérieure, par le froid, par inanition, à peine ébauché au commencement de ce siècle, par Fodéré, ne se trouve pas actuellement dans nos traités de médecine légale. Casper, il est vrai, a consacré deux courts chapitres à « l'inanition par manque de nourriture et à la congélation »; mais depuis l'époque où ce livre a paru, la science a éclairé d'un nouveau jour ces différentes questions. Nous allons tenter de combler cette lacune, en résumant ici les connaissances qui doivent être présentes à l'esprit du médecin, et que nous avons longuement exposées dans notre Précis d'Hygiène.

Définition et étiologie.

Depuis longtemps on a constaté les accidents graves qui surviennent après l'exposition prolongée au soleil ou près d'un énorme foyer de calorique.

Les médecins anglais les ont observés aux Indes; nous en avons vu des exemples en Algérie; et dans nos climats on les a décrits chez les moissonneurs ou les soldats en marche. Dans tous les pays on avait signalé chez certains ouvriers, les raffineurs, les verriers, les chauffeurs, les chaufourniers, les fondeurs, des accidents foudroyants et apoplectiformes qui étaient évidemment de même nature [1]. Dans tous ces cas, la justice peut faire procéder à l'autopsie, la mort subite et imprévue laissant le champ libre à toutes les hypothèses. Il faut donc connaître les symptômes généraux, et apprécier

[1] Consulter l'Étude sur le coup de chaleur par Hestrés. (Thèse de Paris, 1872.)

la pathogénie des accidents qui accompagnent les *in-
solations*, les *coups de soleil* et les *apoplexies de chaleur*
(asphyxie solaire, coup de chaleur, heat apoplexy, heat
stroke, sun stroke, sonnenschlag, hitschlag, etc.). Dans
un mémoire présenté à la Société médicale des hôpitaux de Paris (juillet 1877), nous avons montré qu'il
fallait distinguer les coups de soleil du coup de chaleur.
Dans le coup de chaleur, maladie des pays chauds, le
calorique porte son action traumatique sur tout l'organisme qu'il élève à une température incompatible
avec la vie. Dans les coups de soleil, plus fréquents
dans les climats tempérés, les rayons solaires portent
leur action traumatique sur une partie quelconque du
corps, ordinairement sur l'encéphale, et les accidents
consécutifs sont en rapport avec l'intensité de cette
cause et la réaction du sujet atteint.

Nous avons distingué des coups de soleil au 1er, 2°,
3° degré. Ces derniers seuls sont mortels, et alors il
est impossible de ne pas faire la part de la chaleur
extérieure ; c'est donc l'influence générale de celle-ci
que nous allons étudier dans ce chapitre.

On ne peut nier l'influence de la chaleur ; même
aux Indes, ces accidents se montrent avec le plus de
fréquence au moment des grandes chaleurs, d'avril à
juillet ; pour Morehead, en avril, mai, juin, surtout
mai et le commencement de juin. Quand les accidents
étaient le plus nombreux, le thermomètre marquait au
moins 34° et atteignait parfois 40° et 45°.

Cependant il ne faut pas croire que l'action directe
des rayons du soleil soit nécessaire. On a vu les accidents survenir pendant la nuit, dans les logements
étroits et mal ventilés. Deux conditions favorisent toujours la production des accidents : une atmosphère

non renouvelée, un air saturé de vapeur d'eau. En outre, dans ces circonstances, la tension électrique étant au maximum, l'homme est prostré et pour ainsi dire accablé. Aux Indes, on a aussi constaté l'influence de l'arrivée récente dans le pays, des fatigues et des accès alcooliques. Les individus acclimatés ou les hommes de couleur y sont moins sujets.

Le Dr Speck (*Ann. d'hygiène*, 1876) a publié un cas de mort par la chaleur, survenu dans les conditions suivantes : une jeune fille de 14 ans, rhumatisante, sur les conseils d'un empirique fut enveloppée d'une peau de mouton fraîche, autour de laquelle on posa dix miches de pain sortant du four ; le tout fut recouvert d'une couverture. Trois heures après, l'enfant mourut. Le rapport conclut que les symptômes et les lésions anatomiques étaient ceux observés par différents expérimentateurs, sur les animaux exposés à une température élevée, et que la mort devait être attribuée à cette cause.

Symptômes généraux et pathogénie.

Les accidents se montrent parfois très-brusquement. Le malade perd tout à coup connaissance, et la respiration, qui ne tarde pas à devenir stertoreuse, est le premier indice de la gravité du mal. La mort peut survenir en quelques instants ou au bout de plusieurs jours. Morehead décrit les trois formes suivantes de sun stroke :

1° *Forme cérébro-spinale*. — Céphalalgie violente, délire, turgescence de la face, sécheresse et chaleur de la peau, assoupissement, pouls plein, vite mais dépressible; soif intense, urines rares. Tels sont les symptômes prémonitoires; puis l'attaque éclate : respiration irrégulière, oppression, assoupissement, pupilles contractées, cœur tumultueux ; le pouls devient faible; il y a des convulsions dans les muscles, puis du coma. Alors les battements du cœur perdent de leur

force, la face est pâle et livide, les pupilles dilatées, la respiration stertoreuse. La mort arrive en deux ou neuf heures
dans le coma.

2° *Forme cardiaque.* — Après une exposition plus ou
moins longue sous le soleil, l'individu tombe à terre sans
connaissance, il cherche à respirer et meurt aussitôt. Quelquefois il y a des prodromes : faiblesse, vertiges, assoupissement, respiration embarrassée, vomissements, face pâle,
peau froide et moite, pouls petit, des convulsions et la mort
par syncope.

3° *Forme mixte.* — D'abord des douleurs de tête, du délire avec loquacité et rire sardonique ; la face devient pâle,
le pouls petit ; la détresse respiratoire augmente de plus en
plus et le malade meurt avec les symptômes de l'asphyxie.

D'après Morehead, c'est la forme mixte qu'on a le plus
souvent l'occasion d'observer.

Hestrés a parfaitement mis en lumière les symptômes du
début, ceux qui peuvent faire soupçonner qu'un individu a
la vie menacée par le coup de chaleur. D'abord, il admet
une forme unique de l'affection à laquelle il reconnaît deux
degrés. « Dans l'un le mal frappe subitement, brusquement,
les symptômes se montrent d'emblée avec une intensité
maxima ; la mort est presque toujours inévitable et rapide.
Dans le second degré, l'affection arrive graduellement et se
fait annoncer par une série de symptômes prémonitoires. »
Chacun de ces degrés présente une période d'excitation,
puis une période de dépression ou de coma.

Outre de nombreux symptômes vagues qui peuvent se
présenter dès le début, comme accablement, soif, céphalalgie, faiblesse, il existe un groupe symptomatique, une
trilogie caractéristique qui doit fixer l'attention du médecin : la peau présente une chaleur excessive, il y a une
constriction épigastrique énergique et fort douloureuse, le
malade a des besoins pressants et très-fréquents d'uriner.

Les symptômes de la maladie confirmée sont ceux décrits
par Morehead. La respiration s'embarrasse de plus en plus,
l'air expiré est froid, très-souvent une mousse plus ou
moins rougeâtre encombre la bouche, les battements du
cœur sont très-violents, le pouls très-petit et très-rapide,

les malades, qui répandent une odeur particulière, ressentent à l'intérieur « une chaleur brûlante, » ordinairement la face est pâle, presque toujours la pupille est contractée au maximum et insensible à la lumière, et les malades meurent, d'après Bonnyman, sans avoir recouvré les fonctions de la peau et celles des autres émonctoires.

Presque toujours, dans ces différents cas, on observe une forte élévation de température. C'est ainsi que Taylor a constaté une fois que le thermomètre, au niveau du sternum, s'élevait à 40°; après la mort, la température s'éleva à 42°,2. A l'abdomen, Wood trouve dans un cas 44°; le pouls était filiforme et marquait 150 pulsations à la minute.

Comme nous venons de le voir, les causes de mort par la chaleur sont nombreuses. Nous pensons, cependant, qu'il est possible de ramener à trois conditions spéciales, les conditions pathogéniques de ces accidents : il y a élévation rapide de la température du sang; il y a échauffement graduel ou plus lent de tout le corps; il y a échauffement des centres nerveux.

a. Mort par élévation rapide de la température du sang. — La chaleur en excès agit comme un agent toxique, elle attaque l'élément musculaire. Tous les expérimentateurs et les observateurs sont d'accord : lorsque la température du sang arrive brusquement à 45°, il y a quelques convulsions, et la mort survient par la coagulation du ventricule gauche et la distension du système veineux. Rigidité musculaire et réaction acide, dit M. Vallin, sont l'indice de la mort musculaire. La mort a lieu vers 45°. L'action toxique porte d'abord sur le cœur, et là frappe le ventricule gauche, puis envahit le diaphragme.

Le cœur ne fonctionnant plus dans la répartition sanguine et le diaphragme paralysé empêchant l'ampliation pulmonaire, on s'explique tous les phénomènes de stase, de congestion, de rupture même que l'on rencontre dans certaines autopsies; on comprend enfin que les échanges gazeux devenant impossibles, les effets de l'asphyxie s'ajoutent à ceux d'arrêt de la circulation.

La chaleur modifie aussi les propriétés et la composition du sang. Cl. Bernard et Obernier dans leurs expériences,

16.

Wood dans ses autopsies d'insolés, ont signalé la fluidité du
sang. Obernier la compare à celle que l'on rencontre chez
les individus tués par la foudre ou morts d'anémie ou de
septicémie.

Les recherches récentes de MM. Mathieu et Urbain permettent de pousser plus loin l'analyse et d'expliquer quelques-uns des phénomènes que nous venons de voir. La mort
ne surviendrait pas par faute d'oxygène, puisque ce gaz se
trouve en abondance dans le sang artériel tant qu'il y a
chance de survie. La consommation de l'oxygène croîtrait
avec la température, et ce gaz servirait à former les composés acides que l'on trouve dans les muscles devenus si facilement rigides.

MM. Mathieu et Urbain ont constaté que dans le vide, en
absence d'oxygène, la substance des muscles ne devient
pas acide et ne se coagule pas, même à une température
de 50°.

Nous conclurons, avec ces habiles expérimentateurs, qu'il
faut « rattacher aux oxydations énormes qui précèdent la
mort, d'un côté l'acidité des muscles, de l'autre la coagulation de la syntonine ou myosine, et par suite la rigidité qui
débute même pendant la vie. »

*b. Mort par échauffement graduel ou plus lent de tout le
corps.* — Nous venons de voir la chaleur agissant d'une façon
brusque et soudaine : les individus sont, pour ainsi dire,
foudroyés. Mais on conçoit que dans d'autres conditions
l'organisme, exposé à une source de chaleur, tolère d'abord,
s'échauffe ensuite peu à peu jusqu'à production d'accidents
qui souvent déterminent la mort. Évidemment, dans ces cas,
les conditions de la mort ne sont plus les mêmes. On a alors
cherché l'influence de la chaleur sur le système nerveux.

La température du sang ne s'élève que faiblement; mais il
y a un trouble de l'innervation, peut-être une altération de la
myéline, et consécutivement l'arrêt du cœur dans le relâchement, comme après l'excitation du nerf pneumo-gastrique. D'a-
près Mathieu et Urbain, l'acide formé dans les muscles par la
chaleur passe dans le sang, s'oxyde et se transforme en acide
carbonique. C'est celui-ci qui agit alors sur les nerfs cardiaques et produit l'arrêt de cet organe. .

Quoi qu'il en soit, c'est particulièrement dans ces conditions que l'on constate les troubles de l'hématose et tous les phénomènes caractéristiques de l'asphyxie. Aussi à l'autopsie trouve-t-on, ainsi que l'a fait remarquer Lindsay, un ensemble de signes qui rappellent ceux que l'on rencontre chez les asphyxiés : des pétéchies sous-pleurales et sous-péricardiques, des hémorrhagies interstitielles, de la congestion pulmonaire, de l'écume bronchique.

c. Mort par échauffement des centres nerveux. — Des expériences de Cl. Bernard et de Vallin ont montré que si l'on chauffait spécialement les centres nerveux d'un animal, on déterminait des symptômes de méningite aiguë superficielle, constatée d'ailleurs à l'autopsie.

Ces expériences expliquent certains accidents qui surviennent chez les militaires restés pendant plusieurs heures exposés au soleil, coiffés de casques ou de shakos en drap ou en cuir. On a vu ainsi, tout à coup, des soldats atteints de délire avec tendance au suicide. En 1836, pendant l'expédition du maréchal Bugeaud, en quelques heures, deux cents hommes furent frappés d'insolation et onze se suicidèrent. Dans ces différentes conditions, il y a coup de soleil au troisième degré.

En résumé, accumulation de l'oxygène dans le sang, accumulation de l'acide carbonique, lésion de la méningite aiguë : telles seraient, d'après nous, les causes réelles déterminantes de la mort dans l'élévation rapide de la température du sang, dans l'échauffement plus lent de tout le corps, dans l'échauffement des centres nerveux.

Résultats anatomo-pathologiques.

Les lésions externes ou internes présentent bien rarement un ensemble suffisant qui permette de décider à laquelle des trois formes précédemment décrites l'individu a succombé.

Le cadavre présente de bonne heure une rigidité très-marquée ; au bout d'une heure, on ne peut fléchir les membres : à la surface du corps, on constate souvent des taches livides, irrégulières, principalement sur la poitrine, le dos et les bras (Baxter). Presque toujours, une mousse abondante et sanguinolente s'écoule de la bouche et des narrines.

Les auteurs ont remarqué que le refroidissement des cadavres est beaucoup plus lent après la mort par coup de chaleur. Même dix heures après celle-ci, la température est encore très-élevée dans les cavités splanchniques. C'est d'ailleurs ce qui ressort des expériences de Vallin. Walther prétend que la température s'élève après la mort. Vallin, qui a fait des recherches spéciales sur ce point, a constaté, sur vingt-quatre animaux, que le thermomètre laissé dans l'anus ne cessait de descendre, quoique avec une lenteur assez grande. Obernier n'a constaté qu'un accroissement postmortem de 0°,1 à 0°,2.

A l'autopsie des insolés, on peut trouver une méningite superficielle, de l'hyperémie ou de la congestion des membranes du cerveau, un épanchement sanguin entre la dure-mère et le crâne ; récemment, on a constaté des hémorrhagies dans les ganglions cervicaux du grand sympathique. Actuellement, il n'est pas possible de dire les résultats de l'examen micrographique du système nerveux.

Dans le coup de chaleur, on notera surtout l'état du cœur : il est dur et complétement rigide. Le cœur droit est rempli de sang noir et liquide, le cœur gauche est vide et rétracté, d'une dureté ligneuse. Tous les auteurs ont mentionné la rigidité et la vacuité du ventricule gauche. Wood, qui, dans l'Inde, ouvrait les cadavres une ou deux heures après la mort, dit que chez tous, le cœur était dur, contracté et vide.

Les autres viscères (foie, rate, reins) sont le plus souvent hyperémiés, et dans les cavités pleurales et péricardique, il y a des exsudations séreuses ou sanguinolentes.

Pour Mac-Clean, « l'altération pathologique la plus constante dans tous les cas et dans tous les degrés de la maladie, c'est une congestion pulmonaire des plus intenses ; jamais on ne rencontre une congestion à un si haut degré dans aucune autre affection. » Les poumons sont, en effet, énormément congestionnés, ne crépitant plus, d'un rouge-noir. Hestrés dit qu'ils offrent à la vue et au toucher l'aspect de deux vastes caillots sanguins. Il est bien entendu que l'intensité de cette congestion est en rapport avec la violence des symptômes.

Obernier a constaté l'inexcitabilité électrique des fibres

du cœur et du diaphragme dans la plupart de ses expériences. Vallin a constaté le même phénomène dans plus de la
moitié des cas.

Conséquences médico-judiciaires et règles de l'expertise.

Il faut s'éclairer surtout des résultats de l'enquête
et tenir compte des circonstances du fait. C'est en
procédant de cette façon et en éliminant successivement les autres conditions capables de produire la
mort, et qui auraient avec le cas présent quelques rapports, que l'on se rapproche le plus possible de la vérité. Si dans les régions tropicales plusieurs individus
sont frappés à la fois dans nos climats tempérés, les
victimes de l'insolation sont ordinairement isolées. Le
médecin-expert notera les différentes circonstances
météorologiques et appréciera l'état atmosphérique du
jour de l'événement (température élevée, maximum de
la tension hygrométrique et électrique, — l'accident a
été souvent observé pendant les journées accablantes
qui précèdent les orages d'été).

Il faudra tenir compte de la profession qui expose
l'individu à l'ardeur du soleil (soldats en marche, moissonneurs, maçons, couvreurs), ou l'oblige à travailler
près d'un énorme foyer de calorique (dans certaines
usines, les raffineurs, les chauffeurs et spécialement
ceux qui se trouvent dans la chambre de la machine
des bateaux à vapeur).

En dehors de ces professions, les hommes et surtout
les jeunes gens sont le plus souvent frappés du coup
de chaleur ; les enfants le sont rarement, les vieillards
et les femmes, exceptionnellement. C'est le contraire
pour les coups de soleil. On n'oubliera pas surtout de

signaler l'état de la constitution de l'individu et on insistera spécialement sur les marches forcées, les fatigues, les travaux pénibles, l'encombrement, les privations, des vêtements trop lourds et trop chauds, et surtout sur les habitudes alcooliques. Ainsi que le dit Tissot, il n'y a pas d'année qu'on ne trouve morts dans les chemins, des paysans qui, étant ivres, vont tomber dans quelques coins où ils périssent par une apoplexie solaire et vineuse.

VI. DE LA MORT PAR LE FROID.

Définition et étiologie.

Le mécanisme de la mort par le froid semble plus complexe que celui de la mort par la chaleur. D'ailleurs la plupart des observations ont été prises dans des conditions fâcheuses, alors qu'aux causes de refroidissement s'ajoutaient des influences nocives aussi importantes que la dépression morale ou le manque de nourriture.

Nous allons écrire ce chapitre d'après les observations des voyageurs aux pôles, l'admirable récit de la campagne de Russie par Larrey, et les travaux de l'école expérimentale [1]. Nous y ajouterons les principales conclusions du mémoire de Luigi de Crecchio, professeur

[1] Consulter deux analyses bibliographiques par Strohl (in Ann. d'hyg. et méd. légale, 1868 et 1869), les Mémoires de Luigi de Crecchio et de Höche ; — les Mémoires de Walther, in Archives de Virchow, 1862-1865 ; — Richardson (Influence du froid extrême sur les fonctions du système nerveux, Gaz. hebd., 1867, nos 24 et 29); — Weir Mitchell (même sujet in Arch. de physiologie, 1868, p. 477);— Laborde (Signes de la mort, Gaz. hebd., 1871, p. 605 et 623); — Peter (Gaz. hebd., 1872); — l'Odyssée du Tegetthoff (in Tour du Monde, 1876).

de médecine légale à l'université de Naples (*Arch. de Physiologie*, 1868), et les observations des médecins russes. Dans le nord de la Russie, d'après Krajewski, il meurt par an, de froid, plus de 700 individus. Blosfeld, Samson-Himmelstiern, Dieberg, évaluent à 9 pour 100 les autopsies médico-légales produites par cette cause à Kasan et à Riga.

La mort par le froid arrive dans des circonstances différentes. Le refroidissement de l'organisme est rapide ou lent. Alors la mort arrive plus ou moins vite, et les phénomènes qui la précèdent se déroulent avec une vitesse variable. Ou bien c'est une partie de l'organisme qui est atteinte : il y a congélation; et la mort générale succède à cette mort locale ; le mécanisme n'est pas le même, comme nous chercherons à le prouver.

Donc trois cas différents par l'étiologie et la pathogénie :

1° Mort par refroidissement rapide et progressif de l'organisme;

2° Mort par refroidissement lent et continu de l'organisme;

3° Mort par refroidissement d'une partie. — Congélation.

Symptômes généraux et pathogénie.

Les lieutenants Payer et Weyprecht viennent de publier le récit des accidents que l'équipage du *Tegetthoff* a eu à supporter dans le voyage de découverte aux 80°-85° de latitude nord, pendant les années 1872-1874. On y trouve bien décrite l'action du froid agissant longtemps et d'une manière excessive, puisque le 14 mars 1873 ils eurent à supporter l'incroyable température de —50° centigr. « Si le froid des régions polaires agit d'abord comme excitant sur

la volonté, il ne tarde pas ensuite à produire l'atonie. On se
sent, à la longue, envahi par une sorte d'ivresse; les mâchoires sont prises d'un tremblement; elles s'engourdissent,
et l'on ne parle qu'au prix d'un effort pénible. Les mouvements deviennent incertains; le corps et l'esprit s'émoussent comme dans une sorte de somnambulisme.... »

De tous les sens, l'odorat et l'ouïe sont ceux qui perdent
le plus de leur acuité, à cause de l'état de congestion et de
sécrétion exagérée où se trouvent constamment les muqueuses. Si l'on s'expose soudain à de grands froids, au
sortir d'un lieu chauffé[1], on respire involontairement par le
nez, et l'on ferme la bouche, par suite de l'oppression qui
se fait au poumon. Les paupières, même par un temps
calme, se couvrent d'une croûte de glace dont il faut avoir
soin de les débarrasser pour pouvoir les ouvrir. L'évaporation de l'œil suffit à ternir le verre des conserves; à —30° R.,
celles-ci sont aussi opaques que des croisées enduites de
givre.

La capacité de supporter le froid polaire diminue, à la
longue, chez l'Européen, au lieu de s'accroître : le nez, les
lèvres et les mains finissent par se tuméfier et par se vêtir
d'une sorte d'épiderme parcheminé, qui se fendille et cause
au moindre vent de vives douleurs; souvent même, pour
peu qu'on se néglige, le nez et les mains, après avoir gelé,
conservent un coloris violet dont nul effort ne peut les débarrasser, et il arrive aussi que l'extrême sensibilité de
la partie ou du membre atteint se manifeste encore, après
des années, lors des changements de temps. Le supplice le
plus intolérable, dans les régions arctiques, est celui de la
soif; beaucoup tentent de l'apaiser avec de la neige : c'est
un mauvais système; il en résulte des inflammations de la
langue et du gosier, des maux de dents, des diarrhées. Le
remède, d'ailleurs, est illusoire : de 30° à 40° R. la neige
produit dans la bouche la sensation d'un métal brûlant, et
augmente la soif par l'échauffement des membranes muqueuses, qui en subissent le contact. Aussi les Esquimaux

---

[1] Entre l'intérieur de la cabine toujours chauffée et le dehors,
l'écart de température était souvent de plus de 70 degrés
Réaumur.

eux-mêmes aiment-ils mieux supporter la soif la plus intense que de se désaltérer avec de la neige. »

Malgré la continuité et l'intensité du froid, malgré des
fatigues de tout genre (ils mirent deux mois à parcourir
15 kilomètres), la santé des hommes du *Tegetthoff* fut relativement satisfaisante. Un peu de scorbut et quelques bron-
chites, telles furent les seules maladies pendant une expédition qui a duré 812 jours. Il est donc bien certain que
l'homme peut résister longtemps à l'action du froid, si une
alimentation convenable répare ses forces, et surtout si
l'énergie morale et le sentiment du devoir le soutiennent.
Le lieutenant Payer a vécu cinq mois sans abri, exposé à
toutes les intempéries du ciel boréal.

Quand à la diminution ou au manque de nourriture
s'ajoutent le découragement et l'affaissement moral, les accidents produits par le froid se produisent avec plus de rapidité, et l'organisme est de suite livré sans défense à toute la
brutalité des agents extérieurs. Dans ces conditions, ainsi
que nous l'avons montré (*Précis d'hygiène*, p. 73), les accidents occasionnés par le froid sont plutôt dus aux qualités
du froid qu'à son intensité. C'est ce qui s'observe sur des
individus ensevelis dans une tourmente de neige, ou égarés
en traversant des forêts, sur des voituriers, qui, la nuit, chemin faisant, s'endorment sur leurs charrettes. Les uns et les
autres, exténués de fatigue, se couchent, s'endorment et
meurent gelés.

Les récits de la retraite de Russie montrent très-bien le
début des accidents qui précèdent la mort des individus
succombant à l'action du froid. Dans quelques cas, mais
ce ne sont pas les plus fréquents, l'apparition des symptômes fut brusque. Voici ce que dit Desgenettes : « Nous
avons vu des hommes, marchant avec toute l'apparence de
l'énergie musculaire la mieux prononcée et la mieux sou-
tenue, se plaindre tout à coup qu'un voile couvrait inces-
samment leurs yeux. Ces organes, un moment hagards,
devenaient immobiles ; tous les muscles du cou, et plus
particulièrement les sterno-mastoïdiens, se raidissaient et
fixaient peu à peu la tête à droite ou à gauche. La raideur
gagnait le tronc, les membres abdominaux se fléchissaient,

LACASSAGNE.   17

et ces hommes tombaient à terre, offrant, pour compléter cet effrayant tableau, tous les symptômes de la catalepsie ou de l'épilepsie. »

Larrey a admirablement raconté toutes les calamités qui assaillirent cette armée en marche, dans un pays dévasté. Le thermomètre descendit jusqu'à 28° R. au-dessous de zéro. Les hommes manquaient de tout, et parfois ils restaient plusieurs jours sans manger. « Nous étions tous dans un tel état d'abattement et de torpeur, que nous avions peine à nous reconnaître les uns les autres ; on marchait dans un morne silence. L'organe de la vue et les forces musculaires étaient affaiblis au point qu'il était difficile de suivre sa direction et de conserver l'équilibre. L'individu ainsi atteint tombait aux pieds de ses compagnons, qui ne détournaient pas les yeux pour le regarder. Quoique l'un des plus robustes de l'armée, ce fut avec la plus grande difficulté que je pus atteindre Wilna. A mon arrivée dans cette ville, j'étais à bout de mes forces et de mon courage ; j'étais près de tomber pour ne plus me relever, comme tant d'autres infortunés qui ont péri sous mes yeux. » La grande Armée ne comptait plus alors que 3000 hommes. « 3000 hommes des meilleurs soldats de la garde, tant d'infanterie que de cavalerie, presque tous des contrées méridionales de la France, étaient les seuls qui eussent vraiment résisté aux cruelles vicissitudes de la retraite ; ils possédaient encore leurs armes, leurs chevaux et leur attitude guerrière. Les maréchaux ducs de Dantzick et d'Istrie étaient à leur tête ; les princes Joachim et Eugène marchaient au centre de cette troupe, que l'on pouvait considérer comme le reste d'une armée de plus de 400 000 hommes que les habitants du pays avaient vue défiler six mois auparavant dans toute sa force et dans tout son éclat. La route de Miedzeski à Wilna était couverte de cadavres. La mort de ces infortunés était devancée par la pâleur du visage, par une sorte d'idiotisme, par la difficulté de parler, la faiblesse de la vue, et même la perte totale de ce sens ; dans cet état, quelques-uns marchaient plus ou moins longtemps, conduits par leurs camarades ou leurs amis ; l'action musculaire s'affaiblissait sensiblement, les individus chancelaient sur leurs jambes comme des hommes ivres; la faiblesse augmentait progressivement jusqu'à la chute du sujet, signe certain de l'extinction totale de la vie. » Ceux qui quittaient la colonne ou marchaient sur les côtés perdaient souvent l'équilibre et tombaient dans les fossés remplis de neige, d'où ils pouvaient difficilement se relever; « ils étaient frappés aussitôt d'un engourdissement douloureux, passaient ensuite à un état d'assoupissement léthargique, et, en peu de moments, ils avaient terminé leur pénible existence. »

L'action du froid sur les hommes privés de nourriture fut remarquée par Larrey; mais l'exemple le plus frappant de cette action se trouve dans la retraite du Bou-Thaleb à Sétif, de la colonne du général Levasseur. C'était le 2 janvier 1845, par un vent du nord très-violent; il fut impossible d'allumer les feux et de faire la soupe. Les hommes, fatigués et mouillés par la neige fondue, ne pouvant prendre aucune nourriture, présentèrent de nombreux cas d'asphyxie par le froid et de congélation des extrémités, et cependant le thermomètre ne descendit pas au-dessous de 2°. En arrivant à Sétif, la colonne, forte de 2800 hommes, en avait perdu 208 en 48 heures. Il fallut faire entrer 521 hommes à l'hôpital, 21 y succombèrent. Le docteur Schrimpton, qui accompagnait la colonne, décrit ainsi l'asphyxie par le froid : le sujet éprouve un engourdissement général, quelquefois de la douleur dans les membres et aux aines; la contraction musculaire ne se fait plus qu'avec difficulté. La face est rouge, tuméfiée; les lèvres sont bleuâtres, les yeux saillants, les mains se gonflent et rougissent; le pouls est petit et faible, la respiration est lente; les yeux prennent l'expression de l'égarement, la marche est incertaine, vacillante ; le malade conserve sa connaissance, mais on dirait un homme ivre; on le relève et il retombe. Il ne peut tenir sur un cacolet sans être attaché.

Pour comprendre la pathogénie de ces divers accidents, il faut étudier successivement, après les avoir groupés, tous ceux qui se rapprochent le plus par l'étiologie.

1° *Mort par refroidissement rapide et progressif de l'organisme.* — Dans ces différentes circonstances, la mort s'explique par l'anémie des centres nerveux consécutive à la

diminution de l'activité du cœur. C'est à cette cause que
Walther attribue la mort des animaux sur lesquels il expé-
rimentait. Chez des lapins blancs, morts de froid, il a vu
le fond de l'œil se décolorer d'abord, des convulsions survenir ensuite et précéder la mort. Les lapins auxquels on
avait donné de l'alcool ou de la morphine se refroidissaient
plus rapidement que les lapins intacts. A l'autopsie de ces
différents animaux, on constatait une congestion des poumons, engorgement sanguin d'autant plus fort que le refroidissement est plus lent. D'après Walther, dans cette
lutte de l'organisme contre le froid, il y a d'abord contraction des tissus et des capillaires de la surface du corps,
puis ralentissement des mouvements cardiaques. La mort
arrive par anémie du cerveau, affaiblissement du cœur et
du poumon. Le danger est dans la durée de l'anémie. Nous
dirons plus loin les conséquences pratiques qui découlent
de cette façon de voir.

Ogston, dans ses autopsies de morts par le froid, signale
outre la couleur vermeille du sang des gros vaisseaux, un
certain état d'anémie de la substance cérébrale : « Cerveau
exsangue, sinus vides, cœur et gros vaisseaux distendus
par du sang fluide rouge, artériel, écume dans la trachée
et les bronches, vessie pleine d'urine. »

Nous admettons, avec M. Cl. Bernard, que lorsqu'il y a
abaissement considérable de la température du sang, ce
liquide se coagule très-difficilement et est rutilant. Cette
couleur rouge s'explique par l'inactivité musculaire et par
l'action du refroidissement qui affaiblit le système nerveux.
Quand on refroidit un membre, le sang y devient rouge.

Aussi, contrairement à l'opinion des auteurs qui admettent une congestion encéphalique, nous croyons que, dans
le refroidissement rapide, la mort arrive par anémie cérébrale.

Si celle-ci est réellement consécutive, comme le pense
Walther, à la diminution de l'activité du cœur, il serait
très-possible que l'affaiblissement de cet organe tînt à
l'action de l'acide carbonique sur ses parois, action qui peut
aller jusqu'à l'arrêt, par excitation des terminaisons du
nerf pneumo-gastrique, ainsi que l'a montré M. Cyon.

MM. Mathieu et Urbain, qui admettent cette action de
l'acide carbonique, pensent que l'accumulation de ce gaz
doit être rattachée à la rareté des mouvements respiratoires
et à la température basse du sang. Ce sont là deux conditions pendant lesquelles l'élimination de l'acide carbonique
est gênée, tandis que sa solubilité est plus grande.

Ceci admis, on s'explique alors les convulsions signalées
par tous les auteurs et décrites par Walther dans ses expériences. Ces phénomènes tiendraient à l'action excitante de
l'acide carbonique sur les centres nerveux, action bien démontrée par Brown-Séquard.

2° *Mort par refroidissement lent et continu de l'organisme.* — Ainsi que nous l'avons montré par certains récits,
l'action du froid peut être plus lente, l'organisme lutte
pendant un certain temps. Les accidents constatés, dans
ces circonstances, montrent que la mort est arrivée par
un autre mécanisme. Faisons observer, en outre, que certains
accidents doivent se manifester pendant le sommeil léthargique causé par le refroidissement du corps.

Quand la température baisse, la respiration se ralentit,
car Mathieu et Urbain ont démontré ce principe : les tissus
vivants brûlent davantage lorsque la température du sang
s'élève, et moins si elle vient à baisser. Ces observateurs
ont remarqué qu'un refroidissement même très-considé-
rable n'a pas beaucoup plus d'effet qu'un refroidissement
de quelques degrés. La proportion d'oxygène du sang artériel arrive bientôt à une limite qu'elle ne franchit plus,
alors même que la température extérieure vient à baisser.
Aussi, la respiration venant à se ralentir avec celle-ci,
il y a un empêchement certain à la désoxygénation du
sang.

Qu'on le remarque, il y a là deux effets opposés, mais
qui ne s'équilibrent pas longtemps ; l'air étant plus froid,
l'oxygène tend à se dissoudre en plus grande quantité :
mais, d'un autre côté, la respiration ralentie par le refroidissement de l'organisme tend à empêcher l'endosmose.
Cette dernière influence devient prédominante et l'acide
carbonique s'accumule de plus en plus dans le sang artériel.
C'est alors qu'il y a stase sanguine dans le cerveau, con-

gestion cérébrale comme dans les autopsies dont parle Jauf-
fret, et que se montre la tendance au sommeil, le sommeil
léthargique. La mort arrive ainsi peu à peu, sans secousse,
avec calme pour ainsi dire.

La diminution de l'oxygène explique l'arrêt des combustions ; et avec la gêne circulatoire qui augmente de plus en
plus, se montrent l'insensibilité et la suspension des mouvements. Tous ces phénomènes débutent dans les endroits
où physiologiquement la chaleur est la moins considérable,
c'est-à-dire à la périphérie[1]. Le refroidissement augmente
de plus en plus, la respiration se ralentit davantage, les
combustions interstitielles se suppriment, et parfois le peu
d'oxygène qui se trouve dans le sang artériel peut se mé-
langer au sang veineux et lui communiquer encore la couleur vermeille. Ainsi Mathieu et Urbain, dans une de leurs
analyses, ont trouvé dans le sang du ventricule droit plus
d'oxygène que pendant la vie.

En résumé, dans la mort par refroidissement lent et
continu, le système nerveux périphérique est d'abord im-
pressionné, les mouvements respiratoires se ralentissent de
plus en plus; il y a congestion cérébrale et l'acide carbonique s'accumule dans le sang.

Nous avons vu que lorsque la mort est produite par l'é-
chauffement graduel ou lent de l'organisme, certains auteurs (Harless, Rancke, Afanazieff, Vallin) ont admis des
modifications dans le tissu nerveux (peut-être une altération
de la myéline). De même, l'action du froid détermine des
changements semblables. Richardson et Weir-Mitchell ont
étudié expérimentalement l'influence du froid extrême sur
les fonctions du système nerveux.

Weir-Mitchell expérimente sur les oiseaux, des pigeons,
par exemple, dont il refroidit la tête et le cou en pulvéri-
sant sur ces parties de l'éther ou du rhigolène avec l'appareil de Richardson. D'après lui, les mouvements désordon-
nés (mouvements de recul, stupeur...) produits par la ré-

---

[1] La suppression des fonctions cutanées doit certainement
jouer un rôle important; l'absence de circulation périphérique
est en partie cause des congestions internes.

frigération du cerveau proprement dit, doivent être attribués plutôt au cervelet, qu'il est assez difficile de garantir
contre le refroidissement. Mais ces mêmes mouvements se
produisent lorsqu'on agit à la partie supérieure du dos, ils
ne cessent que lorsque l'action porte au-dessous de la quatorzième vertèbre, à compter de la tête. Dans ces cas,
Weir-Mitchell pense qu'il y a retentissement indirect sur le
cervelet. Il croit que le froid agissant sur les centres nerveux
détermine une paralysie vasculaire et une congestion qui
suivent la contraction vasculaire et l'anémie produites au
moment même de l'application réfrigérante.

Rappelons, avant de juger ces expériences, que certains
auteurs ont trouvé une altération des nerfs, la myéline frag-
mentée, chez des animaux congelés ; que Cyon a étudié l'influence du refroidissement brusque ou progressif du cœur
(détaché) sur les contractions de cet organe, et que, d'après
Afanasieff, le refroidissement des nerfs à 0° et au-dessous
diminue l'excitabilité. Celle-ci ainsi diminuée persiste pendant très-longtemps. Au-dessous de — 4° à 8°, il se produit
des contractions musculaires qui peuvent durer deux minutes. Nous avons vu précédemment que la chaleur produit
une action inverse : l'excitabilité dure d'autant plus longtemps qu'elle est plus faible, et réciproquement; nous verrons en effet que la rigidité musculaire persiste longtemps
après la mort par le froid.

Ces expériences, quelle que soit leur interprétation physiologique, montrent que le froid peut modifier la substance
nerveuse elle-même, les cellules de la moelle et du cerveau.
On a obtenu des effets semblables à ceux produits par Weir-
Mitchell en déposant sur la moelle épinière mise à nu de la
teinture de capsicum. Ces phénomènes peuvent dépendre
d'un changement dans la proportion d'eau des tissus, et
on sait que le tissu nerveux en contient 85 pour 100. On
comprend aussi que sous l'influence de la chaleur ou du
froid, il se produise des modifications moléculaires qui entraînent un désordre dans les fonctions.

3° *Mort par refroidissement d'une partie.* — *Congélation*
— Nous ne pouvons que citer pour mémoire les expériences de Brown-Séquard et Tholozan, de Fleury, de Beni-

Barde et les conclusions du travail de Pouchet. D'après celui-ci, dans tous les cas de congélation, la mort est due à l'altération du sang, et non à la stupéfaction du système nerveux. La mort serait déterminée par des embolies. Les principales conclusions de l'étude de M. de Crecchio, que nous allons donner, montrent sur quels points diffèrent les opinions de ces deux expérimentateurs :

1° Il n'est pas possible d'indiquer un degré de froid qui soit toujours et absolument mortel. La léthalité des degrés de froid est en rapport avec les circonstances particulières et individuelles du cas spécial.

2° Le froid agit en resserrant les petits vaisseaux et en chassant le sang qui s'accumule dans les vaisseaux d'un plus grand diamètre, et produisant ainsi l'anémie de la partie refroidie ; mais quelquefois, surtout quand l'action du froid n'est pas continue, les vaisseaux se dilatent en perdant leur contractilité, et le sang qui y reflue s'y arrête et colore la partie en rouge obscur ou en bleuâtre.

3° Le sang se congèle entre un demi-degré et un degré au-dessous de zéro ; il devient alors rouge vermeil. Le sang coagulé perd immédiatement, quand il est congelé, la propriété de rester coagulé.

4° L'altération du sang ne se produit pas en réalité pendant la congélation, mais bien lorsque le sang dégèle. Elle ne consiste pas dans une rupture des parois cellulaires et l'issue du contenu des globules au dehors par ce procédé ; cette issue a lieu seulement par exosmose, les parois des globules restant intactes.

5° Le sang, soustrait à l'influence des vaisseaux [1] et de la vie, s'altère par le froid en peu de secondes : s'il est enfermé dans les vaisseaux, que la vie existe encore ou non, l'altération demande un temps plus long, une demi-heure au minimum. De plus, si deux animaux, l'un vivant et l'autre mort, sont exposés pendant le même temps à la

_____

[1] M. Beck de Freiburg (Schm. Jahrsb., 1868) pense que le sang extrait ne se congèle qu'à — 3°, et que cela n'a pour ainsi dire jamais lieu chez un être vivant, où il y a toujours un très-faible courant qui renouvelle le liquide et équilibre la température.

congélation, l'altération du sang sera toujours plus grande chez celui qui était mort avant l'expérience.

6° Les vaisseaux, paraît-il, ont la propriété de protéger jusqu'à un certain point l'intégrité des globules contre l'action du froid; c'est pourquoi du sang, gelé aussitôt après avoir été retiré des vaisseaux, s'altère, tandis que des glaçons de sang extraits des vaisseaux, et qui dégèlent seulement alors qu'ils sont soumis à l'observation microscopique, présentent encore les formes globulaires normales.

7° La congélation et le dégel, qu'ils aient lieu graduellement ou très-rapidement, produisent une altération du sang toujours identique sous tous les rapports.

8° Le degré de froid, qui sera suffisant pour produire la paralysie d'une partie du corps, ne parviendra pas toujours à suspendre la circulation, au moins dans les vaisseaux d'un certain calibre. L'arrêt de la circulation dans ces vaisseaux est plutôt une conséquence de l'action produite sur l'innervation qu'un résultat direct et immédiat du refroidissement.

9° Les parties congelées ne sont plus excitables par le stimulus électrique; elles sont gangrenées. Les animaux entièrement gelés meurent.

10° La congélation partielle tue, quand la partie gelée n'est pas séparée du reste du corps; non pas parce que le sang altéré par le froid rentre dans le torrent de la circulation et y cause une sorte d'infection, mais parce que les matériaux résultant de la gangrène sont résorbés et causent la mort.

11° La congélation complète ou incomplète tue par la congestion, plus ou moins grave, des organes internes, ou bien en déterminant la stupeur ou la paralysie du système nerveux, et plus fréquemment par ces deux causes réunies.

12° La congélation du cristallin produit, pendant qu'elle dure, la cécité. Après le dégel de la partie, on constate : retour à l'état normal dans 70 cas sur 100 ; cécité due aux lésions de l'innervation de l'œil dans 12 cas 1/2 sur 100 ; cécité due à l'opacité consécutive de la cornée, dans 11 cas environ sur 100 ; cécité due à une cataracte consécutive (capsulaire), 6 cas sur 100.

17.

13° Chez les animaux qui mouraient ayant les cristal-lins congelés, ceux-ci redevenaient limpides et normaux, après qu'ils étaient dégelés, et il en était de même de la cornée.

14° La rigidité cadavérique dure longtemps après la mort par refroidissement.

Nous avons tenu à donner ces conclusions du professeur de médecine légale à l'Université de Naples; elles vont nous permettre de mieux apprécier les résultats fournis par les différents auteurs, et il sera plus facile d'en tirer des con-séquences pratiques.

Conséquences médico-judiciaires et règles de l'expertise.

On peut d'abord se demander quel est le degré de froid au delà duquel la vie ne peut se continuer. Les cliniciens ont fait des recherches sur ce point, mais les résultats ne sont pas tous comparables : les uns ont pris la température dans l'aisselle, d'autres dans le vagin ou le rectum ; Laborde a recherché la tempé-rature des parties centrales. C'est ainsi que MM. Roger, Mignot prétendent que les chiffres de 25° (axillaire) chez le nouveau-né et de 32° chez l'adulte sont la li-mite extrême de refroidissement compatible avec la vie. Ils n'ont jamais constaté de guérison après un re-froidissement de 5°.

Notons cependant que, dans l'observation de Peter, sur une femme alcoolisée et congelée, la température vaginale ne fut trouvée que de 26°. Cette femme fut réchauffée rapidement et a très-bien guéri. Dans un cas à peu près semblable, mais sur un homme observé par Bourneville, la température rectale était de 27°,4 : l'individu fut traité de la même manière, mais il succomba.

Laborde, qui a fait des recherches si intéressantes sur les signes de la mort, s'est occupé de la température profonde des tissus après la cessation de la vie. Le moment choisi pour ses recherches a été entre la quatrième et la huitième heure après la mort présumée. « Lorsqu'on ne voit pas s'élever la température au-dessus du degré limitrophe de la cessation des phénomènes vitaux, et qu'elle s'abaisse, au contraire, progressivement au-dessous de 30° C., les conditions de la mort réelle se sont produites. » D'après Laborde, 23° de température axillaire correspondent au moins à 25° et plus souvent à 26° et 27° de température profonde.

Il faut tenir compte de l'attitude du cadavre : les individus semblent avoir été figés sur place, et la rigidité qui les a aussitôt saisis persistant longtemps, les maintient dans cette situation caractéristique. C'est ainsi que Forestus parle des sentinelles mortes debout, la lance au poing, comme des individus frappés de catalepsie. Mais dès que le dégel arrive, ces signes fugaces disparaissent. Il en est de même de l'expression faciale, qui indique une vive terreur; les cheveux sont dressés sur le front, les yeux grands ouverts et cataractés, les joues enfoncées, les mâchoires serrées, le nez pointu et effilé. Les cadavres sont en général très-pâles [1], il y a chair de poule et redressement des poils, ratatinement des organes génitaux mâles ; d'autres fois le corps est parsemé de taches d'un rouge

[1] Aubas de Montfaucon (Thèse, Paris, 1847, n° 208) donne la description suivante des hommes qui avaient succombé au froid dans l'expédition du Djebel-Boutaleb : peau rouge ou bleuâtre, yeux ouverts, pupilles dilatées, sclérotiques rouges, bouche largement ouverte, peau de téguments cyanosée surtout vers les parties déclives.

sombre, ou bien la teinte rougeâtre ou bleuâtre est
uniforme. Les rougeurs érythémateuses sont circon-
scrites aux bras, aux cuisses et surtout à la face. Blosfeld pense que les engelures situées sur les mains, les
pieds, la face, les parties génitales permettent, d'a-
près leur intensité, d'apprécier la durée de l'agonie
et le séjour du mourant dans une chambre chaude.

De Crecchio distingue les cas de congélation générale
suivant que celle-ci est complète ou incomplète. Nous
pensons qu'il ne faut pas attacher une grande valeur
à la congélation du cadavre, car elle survient quelle
qu'ait été la cause de la mort, et d'ailleurs le dégel a
pu se montrer. Sur trente-quatre cas observés par
Samson-Himmelstiern, neuf fois la congélation était
absente ou superficielle, quatre fois le dégel était arrivé à l'endroit où on avait trouvé le cadavre. Blosfeld
a toujours observé la rigidité cadavérique après le
dégel.

Les corps gelés n'ont pas l'odeur cadavérique ordinaire. « D'après Blosfeld, l'abdomen n'est pas tympa-
nisé et ses parois ne prennent pas la couleur verdâtre
de la putréfaction, même lors d'une décomposition
avancée; après le dégel, cette couleur reste brique ou
cuivre sale, se fonçant peu à peu. » Pour de Crecchio,
c'est au moment du dégel que la matière colorante se
diffuse dans le plasma, d'où l'imbibition rouge des
tissus environnant les veines, les rougeurs de la peau
dans ses parties les plus exposées au froid, les traînées
brunâtres le long des vaisseaux, la couleur cuivrée sale
de la surface du cerveau, des poumons et des autres organes.

La plupart de ces symptômes peuvent bien montrer
que le corps avant la mort a été exposé à l'action du

froid, mais ils ne prouvent pas que ce soit celui-ci qui ait été la cause de la mort. L'examen que nous allons faire des organes internes apportera de nouvelles preuves.

De Crecchio insiste sur les congestions internes avec injections fines des tissus; l'hyperémie est surtout manifeste du côté des poumons, du cœur, du cerveau. A la base de ce dernier, il a trouvé des points hémorrhagiques, du sang extravasé et congelé en plusieurs endroits. Les os se brisent facilement [1], les muscles se laissent déchirer, les cristallins sont troublés ou opaques. Sur les mêmes animaux, il a constaté que le sang était partout d'un rouge-vermeil vif, excepté dans les cavités droites du cœur et dans les grosses veines, où il était sombre. Ce sang était toujours gelé. Il est très-important de faire remarquer qu'on obtient les mêmes résultats sur des animaux gelés après leur mort, c'est-à-dire, que le froid peut faire naître cette coloration du sang dans tout cadavre.

Ces résultats fournis par l'expérimentation, présentent une certaine uniformité due à la cause unique qui les a déterminés. Les faits recueillis par les observateurs montrent une variété en rapport, sans doute, avec les nombreux éléments qui apportent leur influence.

Ogston a insisté sur l'anémie cérébrale, et Samson-Himmelstiern, sur seize cas, n'a trouvé l'hyperémie cérébrale que deux fois.

La congestion des poumons et des organes abdominaux est très-variable. Krajewski l'a toujours constatée, Samson-Himmelstiern l'a vue onze fois sur seize, mais Blosfeld a trouvé les poumons presque normaux et Ogston dit qu'ils sont anémiés. Ce dernier est le seul

---

[1] Krajewski a trouvé cinq fois la disjonction des sutures coronale et sagittale.

à avoir fait mention d'écume sanglante dans les bronches et la trachée. Dans ses autopsies de congelés, Schrimpton signale les inflammations gastro-intestinales qu'il compare à celles que l'on rencontre chez les brûlés : il a trouvé des ulcérations à la fin de l'iléon et dans le côlon.

L'examen du cœur présente des particularités importantes. Il est rempli par un sang épais, plus ou moins coagulé, noir et rougissant très-peu au contact de l'air ; l'endocarde est très-nettement vascularisé. Cette réplétion du cœur a toujours été trouvée par Blosfeld et Dieberg ; Samson-Himmelstiern la croit plus fréquente que dans les autres genres de mort. D'après Blosfeld, le poids du cœur rempli de sang est au poids du cœur vide comme 2,91 est à 1 ; dans l'asphyxie, ce rapport serait comme 1,08 est à 1. Une semblable proportion ne pourrait se rencontrer que dans la mort par le choléra, et alors une méprise médico-légale ne serait pas possible.

Nous avons vu que, d'après Crecchio, le sang congelé serait vermeil, et deviendrait sombre au dégel. C'est ce qui explique peut-être les opinions divergentes des auteurs. Ogston dit que cette couleur rouge clair qui se manifeste surtout après le contact de l'air, existe dans tout le sang, tandis que Blosfeld ne la trouve qu'au cœur. D'après Samson-Himmelstiern, elle n'est pas plus fréquente dans ces conditions que dans d'autres, chez les cholériques, par exemple.

Nous avons dit que les accidents produits par le froid se montrent plus facilement quand il y a diminution ou manque de nourriture ; cependant ils peuvent apparaître dans les conditions opposées. La vacuité de l'estomac n'est pas constante et dans les trois cinquièmes des cas Blosfeld a trouvé de grandes quantités de substances alimentaires. Ogston et Dieberg ont signalé la plénitude de la vessie ; Samson-Himmelstiern l'a trouvée vingt-sept fois sur trente-quatre cas, remplie d'une urine inodore, claire ou un peu trouble. Mais ce signe peut se montrer dans beaucoup d'autres conditions.

En résumé, il n'y a pas de caractère spécial à la mort par le froid [1]. Rarement on peut rattacher celle-ci au froid seul et sans complications ; le plus souvent il faut s'occuper du rôle joué par l'inanition, un état pathologique des poumons ou du cœur, l'ivresse, etc.

Il faut donc tenir compte et de l'ensemble des lésions et des conditions de tout genre dans lesquelles s'est trouvé l'individu. S'il est possible, on visitera le cadavre dans le lieu même où il a été découvert. Dans l'appréciation des différentes causes qui ont pu jouer un certain rôle, il ne faudra pas négliger l'âge, le sexe, l'état des vêtements, leur sécheresse ou leur humidité. S'il est possible, on notera la température de l'atmosphère, depuis l'époque probable de l'accident. Les corps qui restent exposés au froid d'une manière constante se conservent indéfiniment. Mais la putréfaction peut se montrer, si pendant un certain temps cette action du froid vient à cesser. Aussi Casper a été trop absolu en disant qu'un homme couvert de neige, avec traces de putréfaction, n'est pas mort de froid. Il peut très-bien arriver qu'un individu mort de froid soit enneigé ; quelque temps après, la neige fond et la putréfaction commence ; puis, tout à coup un abaissement de température se produit et de nouveau le cadavre est recouvert de neige.

[1] Consulter : *De la mort par le froid, considérations médico-légales qui s'y rattachent*, par Soulier. (Thèse de Paris, 1877.)

On peut avoir à se demander s'il y a faute d'un tiers.
Disons de suite, qu'il est à peu près impossible de
croire que ce soit là un procédé suivi par quelqu'un qui
veut se suicider. Presque toujours ce sont des accidents. La question de crime ne peut se présenter à
l'esprit que dans les cas d'infanticide.

Il arrive souvent, par suite de catastrophe ou de
grand désastre, que des personnes unies entre elles par
la parenté, succombent ensemble aux effets de la chaleur, ou du froid, ou de l'inanition. La question de survie
peut être posée. On y répondra par ce que nous avons
dit page 194. En outre, on tiendra compte de l'âge,
de la force de l'individu et de son genre de vie, de l'état
de plénitude ou de vacuité de l'estomac, des substances ingérées, etc. Sans doute, ce sont là des données
assez incertaines, mais cependant il peut se présenter telles circonstances dans lesquelles le médecin expert saura en tirer parti.

Quelques mots sur le traitement des asphyxiés par
le froid. Nous avons indiqué (p. 250) la méthode
employée ordinairement. Les expériences de Walther
démontreraient qu'on a tort d'agir lentement. Il faudrait réchauffer rapidement et longtemps les congelés
et non progressivement comme on le fait. La respiration artificielle rendrait de grands services. Pour
Walther, le danger est dans la durée de l'anémie cérébrale. Nous croyons avoir prouvé que dans certains
cas il y avait anémie cérébrale, mais que dans d'autres il n'en était pas ainsi. Si la méthode préconisée
par Walther est rationnellement applicable aux premiers, peut-elle l'être aussi aux seconds? Nous attirons
sur ce point très-important l'attention des expérimentateurs et des médecins.

VII. DE LA MORT PAR INANITION.

I. Définition et étiologie.

L'étude de la mort par inanition trouve naturellement sa place après la mort par le froid, qu'elle complique ou accompagne si souvent. D'ailleurs les symptômes communs à ces deux sortes d'accidents, des
règles d'expertise semblables dans les deux cas, enga-
gent à rapprocher leurs descriptions. Il est regrettable
que ces considérations n'aient point frappé les auteurs
des traités modernes de médecine légale qui ne con-
sacrent, en général, que quelques lignes à ces deux
genres de mort à propos de l'infanticide.

Cependant, les circonstances sont nombreuses dans
lesquelles un individu est exposé à mourir de faim, et
la justice peut avoir intérêt à connaître les causes de
la mort. Depuis longtemps, les médecins avaient observé la résistance présentée par les différents organismes à la privation de nourriture. Hippocrate avait
déjà dit que les jeunes gens et surtout les enfants,
supportaient mal le jeûne ; que les hommes faits, au contraire, et particulièrement les vieillards, à moins qu'ils
ne soient accablés de vieillesse, résistaient longtemps
à l'abstinence. Dante, qui comme les grands poëtes
possédait toutes les connaissances de son époque, n'a
pas manqué de tirer parti de ces faits dans son *Enfer*
(chant XXXIII). Par ordre de l'archevêque Roger, le comte
Ugolin fut enfermé dans une prison avec ses deux fils
et ses deux petits-fils. Les clefs de la tour qui, depuis,
prit le nom de tour de la Faim, furent jetées dans
l'Arno. L'enfant de trois ans mourut le quatrième jour,
les autres du cinquième au sixième, le vieux comte ne
succomba que le huitième.

Morgagni s'occupe de ce genre de mort dans sa vingt-huitième lettre. Il cite Fontanus qui a rapporté l'observation d'une femme ayant refusé toute nourriture jusqu'au cinquantième jour, où elle mourut. Morgagni remarque que cette femme buvait, et la boisson prolonge la vie, ainsi qu'il résulte des curieuses expériences de Rédi. Fodéré a consacré, de son côté, un long chapitre à la mort par inanition. Puis sont venues les expériences de Magendie, Collard de Martigny, de Chossat, celles de Regnault et Reisset. Nous utiliserons tous ces matériaux, ainsi que les mémoires spéciaux de notre ami Grach-Laprade (thèse de Strasbourg, 1867), de Lépine (article Inanition du Dictionnaire pratique), de Balestre (thèse d'agrégation, 1875), d'Arnould (article Famine du *Dictionnaire encyclop.*), ouvrages dans lesquels on trouvera une bibliographie complète du sujet.

Au point de vue médico-judiciaire, nous devons distinguer deux circonstances étiologiques assez différentes et que le médecin expert peut avoir à reconnaître. Il y a une inanition brusque. Des voyageurs égarés, des mineurs enfouis dans une galerie, des naufragés sur un radeau, sont tout à coup privés de nourriture. C'est l'inanition aiguë. Mais il y a aussi une inanition moins bruyante et plus lente : c'est celle qui survient dans les temps de famine et de disette, celle qu'on a observée, il y a peu de temps encore, au Bengale et en Algérie. Cet état de misère, souvent accidentel, quand il prend des allures épidémiques, frappe isolément et en tout temps les malheureux, dénués de ressources, les vagabonds, etc. C'est surtout en hiver que ces misérables sont atteints ; ils succombent au froid et à la misère. Voilà l'inanition lente ou progressive.

Il y a donc des affamés et des faméliques. Ils se dif-

férencient par les circonstances du fait et les symptômes qui accompagnent ces conditions.

II. Symptômes généraux et pathogénie.

On a distingué l'inanition, c'est-à-dire le terme fatal de
l'absence d'alimentatin, de l'*inanitiation* qui constitue la
série des changements successifs éprouvés par l'organisme
pendant cet épuisement. Nous allons présenter les symptômes de l'inanition d'emblée et ceux de l'inanition après inanitiation prolongée.

A. De l'inanition d'emblée.

Nous empruntons à Savigny, qui se trouvait à bord du
radeau de la *Méduse*, la description des effets éprouvés par
la suppression brusque d'aliments et de boissons.

« L'imagination leur retraça tout d'abord, sous les couleurs
les plus noires, les tourments de la faim auxquels leur iso-
lement, sur ce fatal radeau, allait les condamner. A cette
sorte de surexcitation première, parfaitement raisonnée du
reste, succédèrent la consternation, l'affaissement moral,
puis un désespoir violent se traduisant par des cris de fureur et de vengeance contre ceux de leurs compagnons qui
les avaient lâchement abandonnés. Dès la première nuit
qu'ils passèrent sur le radeau, et après vingt-quatre heures
seulement de privation de toute nourriture, des hallucinations commencèrent à se montrer chez un certain nombre
de ces naufragés. Ils croyaient voir la terre ferme ou des
navires qui s'avançaient à leur secours. Dans la nuit, après
l'ingestion d'une quantité assez considérable de vin, des accès de fureur s'emparèrent de ces malheureux qui se jetè-
rent les uns sur les autres. Soixante d'entre eux périrent
dans ce combat affreux où, des survivants, les uns étaient
pris d'accès de démence, d'autres étaient en proie à des
idées fixes et prononçaient des paroles absolument incohé-
rentes. La troisième nuit fut calme ; dans la quatrième, un
nouveau massacre, plus sanglant que le premier, eut lieu
sur le radeau ; puis, grâce à une nourriture horrible, un
peu de calme revint et persista chez la plupart des survi-

vants jusqu'au treizième jour de leur abandon, jour où ils furent recueillis par l'*Argus ;* de cent cinquante hommes, ils se
trouvaient réduits à quinze. »

Les huit mineurs enfermés sans nourriture, pendant cent
trente-six heures, dans la houillère du bois Monzil, n'eurent pas à souffrir de la soif et ne présentèrent aucun des
symptômes dont nous venons de parler. « Quant aux angois-
ses de la soif, dit Soviche, que l'on sait encore être plus in-
traitables que celles de la faim, elles leur furent totalement
inconnues ; ils avaient à leur disposition une eau qui n'a-
vait rien d'impur, et ils ne songèrent à aller boire que le
quatrième jour de leur emprisonnement. »

A ces différents exemples, nous pouvons joindre les observations d'hommes qui se sont suicidés en s'abstenant complétement de toute nourriture.

Mais citons d'abord le cas d'un alchimiste nommé Duchanteau auquel Diderot fait allusion [1]. Duchanteau pensait
qu'après quarante jours de jeûne, en ne prenant pour toute
nourriture que son urine, il produirait la pierre philoso-
phale par « cohobation du supérieur et de l'inférieur. » Il
supporta ce régime pendant vingt-six jours et ne mourut pas.
La dernière urine évacuée, « d'une odeur balsamique et excellente », fut conservée par la loge des Amis réunis jusqu'à la
Révolution.

Le docteur Desbarreaux-Bernard a publié l'observation de
Granié qui s'est laissé mourir de faim dans les prisons de
Toulouse en 1831. La mort est arrivée au bout de soixante-
trois jours ; presque tous les jours il but un peu d'eau, et
souvent il en but avec excès ; une seule fois il prit du bouillon et un peu de vin ; parfois aussi il but son urine ; quelques convulsions ont précédé son dernier soupir.

Quelques jours après, le docteur Serrurier communiqua à
l'Académie de médecine une observation de suicide par inanition analogue à celle du prisonnier de Toulouse. Le sujet était
un musicien ambulant qui, pendant soixante jours, c'est-à-
dire depuis l'instant de sa résolution annoncée par lui avec
le plus grand sang-froid, jusqu'à sa mort, ne prit de temps

[1] Dans ses Éléments de physiologie ; — voir la note d'Assezat
qui raconte l'observation d'après le baron de Gleichen.

à autre que quelques gorgées d'eau et de sirop d'orgeat. L'amaigrissement fut peu sensible pendant les quinze premiers jours. L'excrétion des matières alvines eut d'abord lieu, puis fut supprimée. L'urine, abondante dans les premiers temps, devint rare, brune, floconneuse, avec dépôt, d'odeur phosphorescente. Pendant les vingt derniers jours de la vie, odeur cadavéreuse de tout le corps, diarrhée de matières fétides, haleine putride, trismus douloureux, sentiment de douleur vive à l'épigastre, amaigrissement rapide, déformation de la poitrine qui devient étroite et bombée ; les épaules rentrent et laissent saillir les vertèbres ; le ventre s'aplatit, le bassin semble former une cavité immense. La peau se couvre de pétéchies et se détache par lambeaux. Il meurt le 60e jour ; l'autopsie n'a pas été faite.

Casper donne, dans son ouvrage, l'observation d'une tentative de suicide par inanition. D'après cet auteur, « un homme bien portant et sain ne succombe à une abstinence complète de nourriture *ordinairement* qu'après quinze jours, de sorte que, *vice versa*, si la mort a eu lieu par abstinence, on pourra conclure qu'un tel laps de temps s'est écoulé. » L'individu dont Marc rapporte l'observation et qui s'est suicidé par la privation de toute nourriture est mort le dix-huitième jour.

Haller a rassemblé de nombreux cas d'abstinence prolongée, dans lesquels le mystérieux joue un si grand rôle, qu'il n'est pas possible d'ajouter foi à tous ces exemples extraordinaires. On raconte aussi que Charles XII, de Suède, voulant savoir combien de temps il pourrait rester sans prendre de nourriture autre que de l'eau, arriva ainsi jusqu'au cinquième jour. Après vingt-quatre heures, l'abstinence de boisson est déjà insupportable.

En général, les effets de l'abstinence sont les suivants :

D'abord la faim, dont le sentiment finit même par disparaître. « Nous éprouvâmes, durant les six premiers jours, des douleurs épigastriques inexprimables ; quand nous fûmes arrivés au neuvième jour de nos souffrances, cette faim qui, dans le commencement, nous avait cruellement tourmentés, était presque nulle. » (Savigny.) Casper a fait la même observation sur son malade.

Les tiraillements à l'épigastre deviennent très-douloureux et peuvent occasionner des vomissements, la face est pâle, l'individu est triste et abattu, faible, se refusant à faire tout mouvement. En même temps, voici ce qui se passe du côté des différents appareils organiques. Les gencives se tuméfient, la salive est rare, la langue se couvre d'un enduit blanchâtre et épais; l'haleine devient chaude et fétide, — les mineurs, dont nous avons parlé plus haut, incommodés par l'haleine les uns des autres, étaient obligés de se tourner le dos. Le premier jour de l'abstinence, les fèces sont copieuses; elles sont le résidu de l'alimentation des jours précédents. Jusqu'à l'avant-dernier jour, elles sont insignifiantes, solides et vertes. Vers la fin, et malgré l'absence d'eau, les fèces deviennent liquides et il y a comme une diarrhée colliquative; cette quantité de fèces influe sur la durée de la vie.

La respiration devient moins fréquente, puis vers la mort elle est haletante. Le pouls, vers la fin, est petit et misérable : l'accusé Granié avait, le dernier jour, trente-huit pulsations.

La perte de calorique augmente de plus en plus, surtout dans les dernières quarante-huit heures. Les sécrétions ont diminué, les urines ne se suppriment pas. D'après Lépine, la quantité d'urée baisse d'abord, puis reste constante et enfin diminue d'une manière considérable dans les dernières heures de la vie; il en est de même des sulfates et des phosphates; la sécrétion biliaire est insignifiante; il y a parfois des sueurs pro-

fuses. Tous les observateurs ont noté la fétidité et une
sorte d'enduit sale de la peau, symptômes qui tiennent
probablement à la diminution de vitalité du tégument;
en outre, l'individu vivant de sa propre substance a
l'odeur fétide et nauséeuse des carnivores. Comme
troubles nerveux, d'abord agitation, fièvre, insomnie,
hallucinations, délire, puis collapsus, coma, convulsions. « Chez ceux qui survécurent, dit Savigny, les
troubles cérébraux se manifestèrent le dixième jour.
Le délire qui s'emparait de nos esprits reconnaissait
pour cause les privations que nous supportions; en
général, c'était un délire tranquille. L'un de ces malheureux disait à ses camarades : « Ne craignez rien, je
« vais chercher des secours; dans peu vous me rever-
« rez, » et il se jetait à la mer. »

Vers la fin, l'amaigrissement s'accentue, c'est un
état squelettique; il n'y a plus de saillies musculaires,
les articulations semblent plus volumineuses, la face
est pâle et livide, les yeux enfoncés dans leur orbite,
les pommettes saillantes, le nez allongé et effilé, les
lèvres pâles et minces, le menton pointu, les oreilles
blanches et comme tirées en arrière. La perte de poids
s'accentue surtout dans les deux derniers jours. « Granié ne pesait plus que 26 kilogrammes. Un amau-
rotique, conseillé par un charlatan, a succombé après
quarante-sept jours d'un régime à l'eau pure; son corps
était réduit de 65 kilogrammes à 48,5. Quatre jours
d'abstinence ont suffi, d'après Savigny, à rendre mé-
connaissables les hommes de l'équipage. » D'après
Chossat, un animal soumis à l'abstinence périt quand
il a perdu les 0,4 de son poids initial; l'embonpoint
et l'âge modifient ce dernier chiffre. Si l'animal est
jeune, il succombe dès que le poids de son corps est

diminué de moitié. Disons aussi que tous les expérimentateurs qui ont étudié la température ont constaté un
abaissement graduel se terminant par une chute brusque de la courbe thermométrique un peu avant la mort.

De récentes catastrophes ont attiré l'attention sur un
nouveau côté de la question [1].

Le 11 avril 1877, des eaux venant tout à coup d'une mine
voisine abandonnée firent irruption dans les galeries de
Trœlyrhiw, un des puits les plus importants des environs
de Pontyfritt, dans le pays de Galles. Quatorze ouvriers
restèrent enfermés à l'extrémité d'une galerie. L'air comprimé à son tour faisait matelas et mettait obstacle au mouvement ascensionnel de l'eau. Sans cette circonstance, ils
auraient été certainement noyés. On creusa dans la direction des bruits entendus et on arriva à un groupe de malheureux après vingt-quatre heures. Mais on ne fit pas attention à la puissance d'expansion de l'air, foulé sous une
pression d'au moins deux atmosphères; aussi quand la cloison vint à tomber, le mineur qui était en tête, une pioche
à la main, fut projeté en avant avec tant de force que cet
instrument lui pénétra dans la poitrine et le tua sur le coup.
Un autre groupe de cinq prisonniers ne fut délivré que dans
la nuit du 20 au 21 avril. L'air qui s'échappait peu à peu
laissait augmenter le niveau de l'eau, et quand on arriva à
eux, celle-ci atteignait leur menton. Leur reclusion avait
duré neuf jours et dix nuits.

Au mois de mai dernier, un événement identique s'est
produit dans le puits de Rhins, de la compagnie de Roche-
la-Molière près de Saint-Etienne. Trois mineurs sont restés
enfermés sept jours dans une galerie; mais dans ce cas, l'air
n'était pas comprimé. Ils ont eu d'abord très-soif; ils ont
beaucoup plus souffert du froid que de la faim.

Il est incontestable que ces hommes ont mieux supporté
que dans les conditions ordinaires l'absence d'aliments.
D'après le journal anglais, la *Lancette*, s'ils ont ainsi vécu,
sans nourriture, plus d'une semaine, dans un espace à air

[1] L'inondation des mines et la pression de l'air (*Revue scientifique*, n° 47. — 19 mai 1877).

comprimé, c'est qu'ils avaient de l'eau à leur disposition et que la grande humidité de l'air et le froid sont des circonstances favorables à l'entretien de la vie. Il faut aussi tenir compte de l'absence de mouvements, de la privation de lumière et de l'influence de la pression de l'air.

B. — *De l'inanition lente ou après inanitiation prolongée.*

Il se trouve aussi des individus que la misère tue progressivement et à la longue; la quantité et la qualité de leurs aliments baisse peu à peu, et ils succombent ainsi après un temps plus ou moins long d'une inanition continue. Ils sont comme les habitants des malheureux pays, soumis à toutes les horreurs de la famine.

De Mersseman a magistralement décrit sous le nom de *fièvre de famine* la famine des Flandres de 1846-1847, qui, d'après lui, aurait coûté à l'Europe un million d'habitants : « Lorsque l'épuisement de l'homme a lieu lentement et par une épreuve prolongée, les altérations de l'organisme diffèrent beaucoup de celles qui sont le résultat de l'action rapide, je dirai presque corrosive de la faim.... Le premier degré de cette décadence se caractérise par tous les signes qui sont propres à l'appauvrissement du sang : la pâleur, l'amaigrissement, la tristesse, le découragement, la difficulté de la digestion, la distension du ventre, l'enflure des extrémités inférieures, l'affaiblissement du système musculaire, et par suite la douleur dans les membres, les mouvements pénibles, le travail difficile. Ce qui frappait d'abord, c'était l'extrême maigreur du corps, la livide pâleur du visage, les joues creuses, et surtout l'expression du regard, dont on ne pouvait perdre le souvenir quand on l'avait subi une fois; il y a, en effet, une étrange fascination dans cet œil où toute la vitalité de l'individu semble s'être retirée, qui brille d'un éclat fébrile ; dont la pupille, énormément dilatée, se fixe sur vous sans clignotement et avec un étonnement interrogatif, où la bienveillance se mêle à la crainte. Les mouvements du corps sont lents, la marche chancelante; la main tremble; la voix,

presque éteinte, chevrote. L'intelligence est profondément
altérée, les réponses sont pénibles ; la mémoire, chez la plupart, est à peu près abolie. Interrogés sur les souffrances
qu'ils endurent, ces infortunés répondent qu'ils ne souffrent
pas, mais qu'ils ont faim !

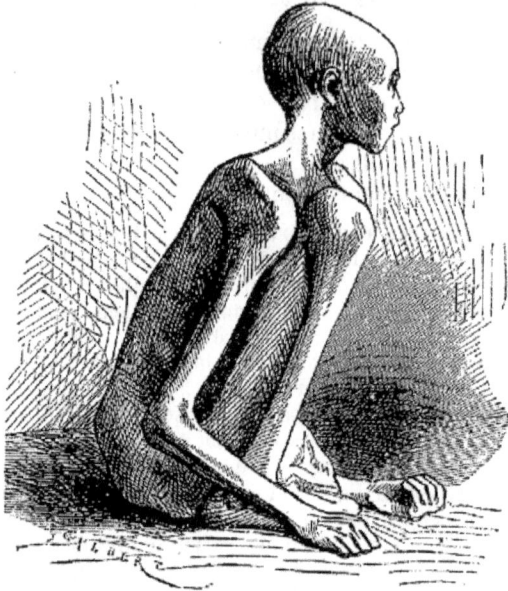

Fig. 34. — Un famélique dans les Indes.

L'haleine est d'une grande fétidité ; la langue amincie,
pointue, oblongue, tremblotante, presque toujours rouge ; la
pointe, souvent aphtheuse, est partout couverte d'un enduit
jaunâtre et épais ; l'épigastre est creux, et la peau, dans cette
région, est pour ainsi dire collée à la colonne vertébrale. »
    Parfois il y a météorisme. La respiration est lente. Le
pouls est tantôt très-fréquent, tantôt très-lent, très-dépres-
sible et d'une petitesse étonnante. Toutes les sécrétions sont

modifiées; la peau devient sèche, jaune, semblable à du parchemin. « Les pores du derme rejetaient une poussière visqueuse, qui, s'accumulant et se concrétant, recouvrait le corps d'une croûte noirâtre, pulvérulente et d'une fétidité horrible. » Avec les premiers froids de l'hiver les malheureux succombèrent subitement, ils tombèrent de toute part. « Chez les uns, c'était dans la poitrine que se concentraient les symptômes qui déterminaient la mort; la toux et les glaires les étouffaient, ou ils suffoquaient par suite d'une collection séreuse dans le péricarde. Chez les autres, c'était sur les intestins que la maladie exerçait ses derniers ravages; une diarrhée colliquative les emportait. Il y en avait qui, après quelques heures d'un sommeil léthargique, expiraient sans agonie. » Plusieurs succombèrent à l'anasarque et à l'ascite; il en mourut d'indigestions quand les vivres arrivèrent.

Parmi les victimes de la disette, il s'en rencontrait que les affections accidentelles épargnaient comme pour leur faire éprouver toutes les épreuves de l'épuisement et de la dissolution organique.

Dans ces cas, les symptômes d'anéantissement devenaient successivement plus intenses. La décrépitude avait envahi tous ces malheureux; les enfants, les jeunes gens, les adultes, les hommes parvenus à la maturité de l'âge, portaient sur tout le corps les rides, le desséchement, l'exténuation de la vieillesse : c'étaient de véritables squelettes vivants, incapables de soulever leurs membres décharnés, gisant lourdement, sans voix, avec un œil sans regard, enfoncé dans l'orbite et à moitié voilé par des paupières presque transparentes et chassieuses. Parfois ils étaient horriblement secoués par une toux sèche et convulsive. Enfin, on voyait apparaître les derniers indices de l'extrême appauvrissement du sang : la peau se couvrait de vastes ecchymoses ou de taches pourprées qui devenaient confluentes quelquefois, et ces tristes victimes de la famine rendaient le dernier soupir au milieu de l'agitation, de la carphologie ou de la fatigante loquacité du délire famélique.

On retrouve les mêmes symptômes dans les disettes d'Irande, de Silésie et surtout dans la famine effroyable qui

régna sur l'Algérie en 1867-1868. « C'est alors que l'on vit
en Algérie cet ensemble étrange et émouvant que l'histoire
a rattaché à toutes les famines célèbres : les familles humaines se levant, avec des allures de fauves, sous l'aiguillon
de la faim, tantôt se jetant sur des palliatifs alimentaires
illusoires ou immondes, tantôt accomplissant des crimes,
dans tous les cas se rapprochant par bandes, à la fois hon-
teuses et farouches, des grands centres habités où elles
savent que l'industrie et la prévoyance ont amassé des ressources plus que suffisantes pour le nombre des habitants
et l'heure actuelle. » (J. Arnould.) En ce moment, le fléau
frappe les populations de Madras, de Bombay, du Mysore,
l'Inde française. Dans un article du journal *la Nature*
(n° 224, 1877), nous avons étudié les causes et les moyens
de combattre la famine dans ce pays.

Bien que présentant certains traits communs, les conditions dans lesquelles l'abstinence peut se montrer offrent
aussi quelques différences que nous devons apprécier.

C'est ainsi que l'abstinence est bien mieux suppor-
tée dans l'état de maladie que dans l'état de santé. On
en a observé de remarquables exemples chez les hystériques, des mélancoliques, chez des aliénés dits sito-
phobes. On comprend de même que dans les grandes
affections de l'âme, dans des préoccupations vives, le
besoin de réparation s'oublie ou s'émousse : c'est ce
qu'on a constaté pendant des études absorbantes ou
l'élaboration de grands projets.

Si, au contraire, les mouvements moléculaires et
d'échange sont rapides, le besoin de réparer doit devenir plus fréquent et plus impérieux. C'est ce qui
s'observe dans certaines conditions d'âge ou de constitution, par exemple, chez les enfants et les jeunes
gens, chez les personnes sèches et nerveuses, en tenant compte, bien entendu, du régime et des habitudes, du climat et des saisons.

On a dit et Fodéré a cherché à prouver que les femmes supportent mieux l'abstinence que les hommes, et que le froid et surtout l'humidité permettent de résister plus longtemps à l'absence de nourriture. Nous croyons que de nouvelles observations sont nécessaires pour justifier de pareilles assertions.

La série de phénomènes qui se présentent chez l'affamé ou le famélique, s'explique bien par les expériences sur les animaux inaniés. L'animal ne fait plus de recettes, et cependant il a encore à subvenir aux dépenses obligatoires du fonctionnement des organes. C'est surtout par le système musculaire que se font la plupart des dépenses. L'inanition est une usure de l'organisme provenant de ses efforts à entretenir le mouvement : et ce n'est plus une machine animale, celle où la transformation des forces devient impossible.

L'inanitié vit à ses dépens et se nourrit de sa propre substance. Quand l'alimentation est insuffisante, le corps se détruit chaque jour de la quantité nécessaire pour combler le déficit. Comme nous l'avons dit, dans les deux cas, la mort arrive quand l'animal a perdu le quart de son poids.

La diète, de tout temps on l'a remarqué, est un puissant débilitant. L'abstinence modérée exagère la nutrition interstitielle, diminue les phénomènes d'exhalation et augmente ceux d'absorption; et c'est ainsi que la vitalité des différentes parties est équilibrée, et que les liquides épanchés dans les tissus ou les cavités peuvent être repris et remis en circulation.

Mais s'il y a inanition, cette nutrition interstitielle s'exagère, l'absorpti n est à son maximum, elle ouvre toutes ses bouches pour ainsi dire, et progressivement l'organisme en arrive, par cet autophagisme, à une hyperémie généralisée à laquelle, sous l'influence de la moindre cause excitante, succédera l'inflammation.

D'ailleurs, au bout d'un certain temps, les désordres sont tels, que même la faculté d'assimiler semble perdue. Mathieu et Urbain, dans leurs expériences, ont trouvé que deux jours après le dernier repas, il y avait déjà dans le

sang des artères une diminution d'oxygène et d'acide carbonique. Plus tard, la quantité d'oxygène du sang rouge continue à décroître, la densité du sang diminue, les globules
deviennent plus rares, et quand l'animal meurt, le sang
artériel ne renferme plus que les trois quarts de l'oxygène
que contient le sang normal. C'est ce qui explique la diminution des combustions et l'abaissement de température,
mais là s'arrête l'assimilation avec la mort qui est produite
par le froid extérieur.

L'inanitié a brûlé les matières grasses de son sang et de
ses tissus qui peuvent produire de la chaleur, de l'acide carbonique et de l'eau. L'inosité des muscles s'est transformée
en glycose pour fournir des éléments à la combustion.

Cl. Bernard a montré que dans l'abstinence, il se refait
encore du sucre aux dépens du sang qui traverse le foie.
Mais comme ce sang s'appauvrit peu à peu, la sécrétion sucrée du foie diminue aussi, et avant la mort, elle a complétement disparu.

III. Résultats anatomo-pathologiques.

Il faut tenir compte de l'examen extérieur du cadavre
des lésions externes et des lésions internes [1].

Le cadavre des personnes mortes uniquement de faim est
émacié et semble arriver au dernier degré du marasme ; la
graisse a disparu de partout ; la peau est sèche, ratatinée, ou
présente ce vernis brunâtre dont nous avons parlé ; les yeux
sont ouverts, rouges et chassieux, il peut y avoir des altérations de la cornée, ainsi que le docteur Brett l'a constaté
chez les Indous (*Gaz. méd.*, 1847), la langue et le gosier desséchés et comme brûlés ; Morgagni a relevé dans toutes les
observations l'odeur très-fétide des cadavres, et Fodéré prétend que la putréfaction est rapide.

Pour les parties intérieures, on trouve souvent comme
Redi, dans ses expériences, qu'elles sont « belles et saines ». Cependant tous les organes ont diminué de volume
et de poids.

La graisse a disparu de partout, sau dans le canal mé

[1] Consulter : Ravan, *De l'inanition e   ses rapports avec la
médecine légale* (Thèse de Paris, 1877

dullaire des os : les épiploons sont réduits à la séreuse et le mésentère est sans tissu adipeux.

La diminution a porté aussi sur le système musculaire et spécialement sur les muscles qui ont gardé le repos pendant l'abstinence. Le cœur a subi un retrait considérable, et chez un adulte il peut arriver aux proportions du cœur d'un enfant. C'est sur ce fait que Valsalva avait basé sa méthode de traitement des maladies du cœur.

Tous les auteurs ont constaté une diminution de la masse du sang qui peut être réduite aux trois ou quatre dixièmes de sa quantité normale. Le système veineux est engorgé, surtout les capillaires abdominaux. Le liquide sanguin renferme beaucoup plus d'eau, moins de globules, d'albumine et de fibrine, aussi il se coagule incomplétement (de là les phénomènes constatés par Gaspard pendant la disette de 1816 : hydropisies, pétéchies, hémorrhagies diverses, etc.).

Les poumons et les reins qui continuent à fonctionner sont à peu près sains.

On a signalé la gangrène pulmonaire chez les aliénés qui se laissaient mourir de faim ; mais elle doit tenir à d'autres causes, puisqu'on ne l'observe jamais chez les animaux.

Le cerveau est anémié. Chez les enfants inanitiés, outre la stéatose interstitielle diffuse du cerveau, il y aurait en même temps congestion de cet organe et des méninges.

Du côté de l'abdomen : il y a rétention et plissement du tube digestif qui est rétréci. Donavan, pendant la famine d'Irlande de 1847, a particulièrement insisté sur l'amincissement de la paroi des intestins. Ce serait là un signe pathognomonique, et que Desbarreaux-Bernard avait déjà signalé dans l'autopsie de Granié.

Il n'y a pas de suc gastrique, il n'existe ni ulcération stomacale, ni ramollissement, comme Hattute a prétendu l'avoir constaté chez les faméliques. Il n'existe pas d'entérite de misère. Les faméliques peuvent présenter de la diarrhée ou de la dysenterie, mais celles-ci tiennent à une irritation mécanique produite par des substances indigestes ou toxiques, et alors on trouve toutes les lésions propres à la dysenterie ou à l'entéro-colite.

Le foie, la rate et le pancréas ont diminué de volume. On

a vu le foie perdre la moitié de son poids. La vésicule est distendue par une bile noire et épaisse, comparable à une forte solution d'extrait de réglisse.

IV. Conséquences médico-judiciaires et règles de l'expertise.

Les nombreux détails que nous venons de donner sur les symptômes et les lésions présentées par les affamés ou les faméliques permettront à l'expert de répondre aux questions posées par les magistrats.

Disons de suite que, puisqu'il n'existe pas de signe absolument pathognomonique de la mort par inanition, on doit tenir compte d'un ensemble de caractères dont la valeur devient très-importante lorsqu'ils sont réunis. C'est ainsi que l'aspect extérieur du cadavre, la perforation de la cornée, l'état de la peau, l'absence sur les organes d'une maladie ayant déterminé la mort, le rétrécissement et l'état de vacuité du tube digestif, l'amincissement de ses parois, la diminution du volume du cœur et du foie, l'état de la vésicule biliaire forment un faisceau assez complet pour amener la conviction ou tout au moins de grandes probabilités.

Dans ces conditions, le médecin devra être mis au courant des différentes circonstances du fait. Il pourra ainsi plus facilement répondre aux questions qui lui seront posées : *la mort est-elle le résultat de la privation de nourriture ? L'inanition est-elle la conséquence d'un accident, d'un crime, d'un suicide ?*

On recherchera alors s'il n'y a pas eu reclusion, les relations qui pouvaient exister entre la victime et les personnes suspectées. Nous nous occuperons plus tard, à propos de l'infanticide, de la mort chez les enfants par défaut de nourriture.

Ce mode de suicide est assez rare : on l'a presque toujours constaté chez des prisonniers, chez les mélancoliques et les aliénés (sur 198 folles observées par Esquirol et qui ont cherché à se tuer, 48 sont mortes d'abstinence). On dit qu'un des esprits les plus extraordinaires du seizième siècle, Jérôme Cardan, s'est ainsi donné la mort. Fodéré et Marc en rapportent chacun un cas. Dans un relevé de 4596 suicides, Brière de Boismont n'en cite qu'un exemple[1]. Récemment (*Ann. d'hyg.*, 1876) le docteur Caussé d'Albi a conclu à un suicide probable par inanition, après avoir procédé par exclusion et écarté l'assassinat (cadavre trouvé dans l'anfractuosité d'un rocher et réduit à quelques ossements) ; Dévergie qui a analysé cette observation a émis des doutes sur l'inanition.

Toutes les causes qui ont pu accompagner ou déterminer le manque de nourriture seront spécialement mises en lumière. C'est ainsi que ceux qui succomberont à la faim sur un radeau, ou égarés dans une forêt, ou perdus dans des steppes ne présenteront pas les mêmes caractères que ceux qui auront été ensevelis dans des avalanches, sous des décombres ou dans des mines. Dans ces dernières circonstances, les signes de l'asphyxie peuvent s'ajouter à ceux de l'inanition. Pour les individus emprisonnés dans des mines, il faudra s'occuper des conditions spéciales dont nous avons parlé plus haut. La température extérieure jouera aussi un grand rôle, et on en tiendra compte, ainsi que de l'âge, du sexe et des habitudes.

Chez les faméliques ou les vagabonds qui succombent à une misère lente, on notera les différentes sub-

---

[1] De 1865 à 1876, sur 56,273 suicides, nous n'en trouvons que trois par inanition (2 hommes en 1873, et une femme en 1874).

stances ingérées pour tromper la faim, et sur ce point
on peut s'attendre aux choses les plus extraordinaires :
la faim est mauvaise conseillère, *malesuada fames*.

Avec toutes ces données, on arrivera souvent à de
très-grandes probabilités et parfois à la certitude.
Quant aux questions de survie, nous renvoyons à ce
que nous avons dit précédemment, en faisant remarquer avec M. Tourdes, que dans les cas d'enfouisse-
ments, la durée de la vie est en rapport avec la per-
méabilité des milieux. La survie est bien plus longue
dans les cendres, sous la neige, que dans le sable et
surtout dans la terre. On dit que le maréchal d'Or-
nano, très-gravement blessé pendant la retraite de
Russie, passa pour mort et fut enseveli sous la neige.
Le lendemain, quand son corps fut retiré de dessous
la neige pour être rapporté en France, on s'aperçut
qu'il respirait encore, et il fut rappelé à la vie.

VIII. ASPHYXIES OU EMPOISONNEMENTS PAR LES GAZ.

Ce chapitre va servir de transition entre l'histoire
des asphyxies et celle des empoisonnements. Orfila
avait en effet rangé les gaz méphitiques dans la classe
des poisons septiques, et de nos jours, on a nettement
montré l'action directe de certains de ces gaz sur les
hématies : c'est ainsi que M. Rabuteau les a classés
parmi les poisons, hématiques. De son côté, Tardieu
dit que tout en reconnaissant que l'asphyxie par la
vapeur de charbon est un véritable empoisonnement
par des gaz délétères, il est bon de conserver à ce
genre de mort le terme usité d'asphyxie.

On pourrait classer les gaz suivant leur nature ou
suivant leur action.

Nous pourrions distinguer ainsi :

1° *Des gaz simplement asphyxiants.* Ce sont ceux qui viennent occuper dans une atmosphère limitée un trop grand volume et se substituent ainsi à l'oxygène. Ainsi, l'azote, l'hydrogène, l'hydrogène protocarboné.

2° *Des gaz irritants.* Ils irritent et enflamment toutes les muqueuses, provoquant le larmoiement, la toux, etc. Ainsi, le chlore, le gaz nitreux, l'ammoniaque.

3° *Des gaz anesthésiques.* Ils portent leur action sur l'élément nerveux, ils stupéfient, ils anesthésient; tels sont : l'acide carbonique, l'hydrogène bicarboné, tous les anesthésiques employés en médecine.

4° *Des gaz hématiques.* Ils agissent sur l'hématie et s'attaquent ainsi à la vie moléculaire : l'oxyde de carbone, l'hydrogène sulfuré par exemple.

Nous allons nous occuper de l'asphyxie par le charbon, par le gaz d'éclairage, de l'empoisonnement par le gaz des égouts et des fosses d'aisances; nous terminerons par quelques considérations sur les anesthésiques.

A. ASPHYXIE PAR LES PRODUITS DE LA COMBUSTION DU CHARBON.

I. Définition et étiologie.

Quand un fourneau rempli de charbon est allumé par la partie inférieure, on voit bientôt voltiger à sa surface des flammes bleuâtres que le vulgaire a appelées des vapeurs. Elles sont produites par la combustion de l'oxyde de carbone : le charbon en brûlant donne surtout de l'acide carbonique, et une très-faible quantité d'hydrogène carboné. Notre excellent maître M. Coulier, qui a consacré à ce sujet un remarquable article du *Dictionnaire encyclopédique*, fait observer que l'oxyde de carbone est en moindre proportion si l'accès de l'air est favorisé et la combustion du charbon plus facile. Si, au contraire, une circonstance quelconque vient enrayer la combustion, et la faire, pour ainsi dire, traîner en longueur, il se forme une plus grande quantité d'oxyde de carbone.

On pourra donc trouver de grandes variétés dans l'analyse d'un air asphyxiant selon que tel ou tel mode de combustion aura prédominé. Mais ce qui est hors de doute, c'est qu'on ne peut mettre l'asphyxie sur le compte de la très-petite proportion d'hydrogène carboné. Le gaz acide carbonique, lui-même, ne joue qu'un rôle secondaire, puisque, dans un milieu qui en renferme 5 à 6 pour 100, et dans lequel les bougies s'éteignent, l'homme peut encore continuer à vivre. Dans les asphyxies par le charbon, la mort arrive avant que la bougie soit éteinte. L'oxyde de carbone, au contraire, est absolument irrespirable et on dit que Samuel White qui en avait fait quelques inspirations fut difficilement rappelé à la vie. L'aphyxie par la vapeur de charbon a été bien étudiée de nos jours par les médecins légistes et les expérimentateurs français. Dès 1836, M. Devergie avait présenté un tableau complet des applications judiciaires de la question. D'ailleurs les exemples abondent dans nos grandes villes : ce sont des jeunes filles, en proie à des chagrins d'amour, des femmes délaissées et qui se trouvent tout à coup plongées dans la misère, des hommes d'une constitution affaiblie et maladive, comme Lebras et Escousse. C'est le procédé de suicide des nerveux et des délicats qui ne peuvent se résoudre aux moyens violents et espèrent avec quelques sous de charbon passer doucement de vie à trépas.

De 1865 à 1876, sur 56,273 suicides, nous relevons
3,590 asphyxiés par le charbon (2,236 hommes et
1,354 femmes). Plus de la moitié de ces cas appartiennent au département de la Seine.

Ajoutons que ce mode d'asphyxie est parfois la conséquence d'accidents, rarement le fait d'un homicide.
D'après Casper, il est peu usité en Allemagne.

II. Symptomatologie et pathogénie.

Tous les auteurs rapportent l'histoire d'un jeune ouvrier
nommé Déal qui, voyant ses ambitions déçues, s'asphyxia
par le charbon, et eut la précaution de décrire, de dix minutes en dix minutes, les symptômes qu'il éprouvait :

« J'ai pensé qu'il serait utile de faire connaître, dans l'intérêt de la science, quels sont les effets du charbon sur
l'homme. Je place sur une table une lampe, une chandelle
et une montre, et je commence la cérémonie. — Il est
10 heures 15 minutes : Je viens d'allumer mes fourneaux ;
le charbon brûle difficilement. — 10 heures 20 minutes : Le
pouls est calme et ne bat pas plus vite qu'à l'ordinaire. —
10 h. 30 m. : Une vapeur épaisse se répand peu à peu dans
ma chambre ; ma chandelle paraît près de s'éteindre ; je
commence à avoir un violent mal de tête ; mes yeux se
remplissent de larmes ; je ressens un malaise général ; le
pouls est agité. — 10 h. 40 m. : Ma chandelle s'est éteinte ;
ma lampe brûle encore ; les tempes me battent comme si les
veines voulaient se rompre ; j'ai envie de dormir ; je souffre
horriblement de l'estomac ; le pouls donne 80 pulsations.
— 10 h. 50 m. : J'étouffe ; des idées étranges se présentent
à mon esprit, et je puis à peine respirer ; je n'irai pas loin ;
j'ai des symptômes de folie. — 10 h. 60 m. : Je ne puis presque plus écrire ; ma vue se trouble ; ma lampe s'éteint ; je
ne croyais pas qu'on dût souffrir autant pour mourir. —
10 h. 62 m. . . . . » (Ici sont quelques caractères illi-
sibles.)

L'imagination exaltée de cet infortuné a complète-

ment exagéré la situation. En général, les choses se
passent d'une manière plus calme, et les troubles cérébraux ne sont pas aussi tumultueux. C'est de la céphalée, la tête semble pressée dans un bandeau de
fer, il y a des vertiges, du bourdonnement d'oreilles,
un sommeil invincible. L'individu se couche, s'endort
et meurt. S'il fait des efforts pour marcher, il chancelle
comme un homme ivre et parfois tombe à terre. Dans
certains cas l'intelligence reste quelque temps assez
nette, la sensibilité est obtuse, la vue s'obscurcit ; la
résolution musculaire est complète, la respiration s'accélère d'abord, puis devient tumultueuse et bruyante ;
le cœur bat plus fort, il y a des palpitations et de
l'anxiété, puis les mouvements se ralentissent. En même
temps, les sphincters se relâchent, le coma survient et la
mort arrive avec ou sans convulsions.

Les individus que l'on peut rappeler à la vie accusent un
très-grand malaise. Le mal de tête est atroce, le malaise général avec des douleurs vives dans la poitrine. Ces symptômes cèdent peu à peu. Mais cependant, parfois, ainsi que
l'ont signalé quelques médecins, il reste des troubles dura-
bles du côté de la sensibilité, de la motilité, des paralysies
de l'intelligence qui accusent l'état pathologique des centres nerveux.

Cet empoisonnement par l'oxyde de carbone se fait lentement comme une infiltration, aussi ses débuts sont-ils
très-insidieux, et on s'explique ainsi comment des individus
ont pu être surpris par l'asphyxie, dans leur sommeil, et ont
succombé à celle-ci sans se réveiller.

Les recherches de Cl. Bernard ont démontré que les globules sanguins ont pour l'oxyde de carbone une affinité bien
plus grande que celle qu'ils ont pour l'oxygène. Dans l'asphyxie par ce gaz, ce sont les globules sanguins désoxygé-
nés qui arrivent dans la profondeur des tissus, et c'est à la
suite de l'absence de l'excitant naturel que la vie s'arrête.

L'acide carbonique trouble, par sa solubilité, les échanges endosmotiques à la surface du poumon, et il se substitue complétement à l'oxygène.

L'acide carbonique ne devient cause unique de mort que dans les milieux où il se trouve en grandes proportions (gaz qui se dégage des cuves de vin, de cidre, de bière en fermentation ; dans des chambres renfermant une grande quantité de fleurs, de fruits qui fermentent ; dans des puits, des grottes naturelles ; dans les endroits où sont entassés un trop grand nombre d'individus, etc.). Dans ces différentes conditions, l'asphyxie présente des symptômes en rapport avec la surcharge du liquide sanguin par l'acide carbonique.

Il est impossible de dire le temps nécessaire à la production de l'asphyxie. Ce temps varie avec la quantité des matériaux de combustion, l'activité de celle-ci, la dimension de la pièce, la situation de l'individu, etc. Il est probable cependant que, lorsque la chambre est petite et bien close, la mort arrive vite. Elle est survenue chez ce Déal, dont nous avons parlé, en 50 minutes. Ceci nous amène à faire remarquer que l'asphyxie peut se produire dans une pièce mal fermée, seulement elle met plus de temps. On l'a, par exemple, constatée dans les chambres où ne se produisent pas un renouvellement de l'air, bien que la porte fût restée entr'ouverte, ou que la fenêtre eût un carreau cassé.

Tous les individus ne sont pas empoisonnés de la même manière par la vapeur de charbon[1]. D'après Devergie, il semblerait que les femmes résistent mieux que les hommes. Pour M. de Castelnau, les enfants meurent très-vite.

On peut enfin, dans certains cas, préciser assez bien le moment de l'asphyxie par suite de l'arrêt immédiat que celle-ci provoque dans le travail de la digestion.

_____

[1] Depuis longtemps M. Moreau (de Tours) a attiré l'attention sur es désordres cérébraux dus à l'action de l'oxyde de carbone et qu'il a désignés du nom de *folie des cuisiniers.* D'après le Dr Moreau fils, cette affection observée exclusivement chez des femmes se caractérise par des vertiges, des éblouissements, des syncopes, des hallucinations, de l'obtusion intellectuelle et du délire des persécutions.

III. Résultats anatomo-pathologiques.

L'aspect des cadavres est très-variable selon que l'asphyxie a été rapide ou lente.

Si la mort est survenue rapidement et si le cadavre est examiné peu de temps après, les muscles ont conservé leur souplesse, on constate une grande pâleur de la peau et des muqueuses, et sur le tégument externe, aux mains, au ventre, à la poitrine, quelques petites plaques rosées; le sang est alors d'un rose vif ou d'un rouge cerise.

Si l'asphyxie a été lente et que l'examen ne soit fait que quelques heures après, on trouve la face plus colorée, les oreilles sont violacées, il y a des plaques de même couleur ou rosées sur les différentes parties du corps; le sang est d'un rouge plus foncé, il y a une rigidité musculaire si prononcée que, d'après Marye, on peut enlever le cadavre en le saisissant à ses deux extrémités, à la manière d'une planche.

Dans les deux cas, et comme phénomènes caractéristiques, il faut retenir l'existence de larges plaques rosées, le sang fluide et d'une coloration vermeille, une chaleur longtemps persistante dans le cadavre, la lenteur de la putréfaction.

Tous les organes vasculaires sont teintés par la rutilance du sang.

Les poumons, la muqueuse trachéale et bronchique, sont d'un rouge brique. Dans le parenchyme très-dense, pas de noyaux apoplectiques ni d'ecchymoses sous-pleurales. La muqueuse digestive est rosée. Il n'y a rien au cerveau.

IV. Conséquences médico-judiciaires et règles de l'expertise.

Ce que nous venons de dire de l'état du cadavre permet d'affirmer si un individu a succombé à l'asphyxie par les vapeurs de charbon. On peut d'ailleurs en avoir une nouvelle preuve par l'analyse spectroscopique du sang. Voici le procédé conseillé par M. Coulier:

« Pour faire cette expérience, il suffit de délayer quelques gouttes de sang dans un peu d'eau, de manière à obtenir un liquide opalin légèrement rosé. Ce liquide est versé dans un tube à expérience ordinaire, et ce tube est placé devant la fente d'un spectroscope recevant la lumière des nuées ou d'une lampe. On aperçoit alors les deux bandes d'absorption du sang artériel, que l'addition à une douce chaleur d'une goutte ou deux de sulf-hydrate d'ammoniaque ne modifie pas. Il en sera de même si on fait traverser le sang intoxiqué par un courant de gaz acide carbonique. Cette action de l'oxyde de carbone sur l'hémoglo-bine explique également la présence des taches rosées sur la peau, et leur persistance jusqu'à la putréfaction bien accentuée, alors que le sang dans tout autre genre de mort prend la teinte veineuse, par suite de la combustion qui continue après la ces-sation de la vie. »

L'asphyxie peut être le résultat d'un accident, d'un suicide, d'un homicide.

Dans le premier cas, on constate que l'individu a fermé la clef qui est placée dans le tuyau du poêle ; le poêle s'est transformé en brasero et les gaz délétères se sont répandus dans la chambre. — Ou bien encore, la cheminée de la chambre à coucher est en communica-tion avec le tuyau d'une autre cheminée dans laquelle on fait du feu et les produits de combustion peuvent ainsi être attirés. — Enfin une cause plus rare est la combustion lente des poutres et des solives.

Dans les cas de suicide double, dans les cas d'homi-cide, il ne faut pas oublier que les individus doivent présenter une certaine équivalence dans les symptômes éprouvés. Voici quelques-unes des questions qui ont souvent été adressées à l'expert :

Lorsque deux personnes sont placées à des hauteurs inégales dans une chambre (par exemple, sur un lit et sur le parquet), quelle est celle qui succombe la première?

Comme le conseille M. Coulier, on pourrait répéter l'expérience en se servant d'animaux que l'on observe-rait du dehors. Voici d'ailleurs ce qui se passe. Le gaz délétère étant plus léger que l'air va d'abord dans le haut de la pièce; quand il s'est suffisamment refroidi, il tombe à la partie inférieure; après vingt-quatre heures, par exemple, le mélange par diffusion s'opère, suivant la loi de Dalton, d'une manière uniforme. Dans une petite pièce, et avec une combustion rapide, la personne couchée sur un lit peut succomber avant celle qui serait allongée sur le plancher. Dans des conditions opposées, l'inverse pourrait se produire.

Quelle est la quantité de charbon nécessaire pour asphyxier dans une chambre ?

Il faut tenir compte de la capacité de celle-ci, des ouvertures aux portes et fenêtres, de la qualité du charbon, etc. Leblanc pensait qu'un kilogramme de charbon en combustion pourrait rendre asphyxiants 25 mètres cubes d'air. On a dit aussi que la braise des boulangers fournissait plus d'oxyde de carbone que le charbon ordinaire.

Quant à savoir la quantité de charbon brûlé, il est souvent impossible de répondre à cette question, soit que la combustion ait été complète, soit que celle-ci ait eu lieu dans un fourneau qui renfermait déjà des cendres.

On doit se rappeler que l'asphyxie a quelquefois été simulée par des individus qui voulaient détourner les soupçons : l'état du cadavre et l'examen des circonstances extérieures auront alors la plus grande importance.

B. ASPHYXIE PAR LE GAZ D'ÉCLAIRAGE.

I. Définition et étiologie.

Le carbone, en s'unissant à l'hydrogène, forme des gaz hydrogène carboné et bicarboné qui doivent être connus du médecin expert.

L'*hydrogène carboné* ne peut entretenir ni la combustion ni la respiration. Il se produit pendant la décomposition des matières organiques. On le rencontre très-fréquemment dans la nature, et c'est ainsi qu'il peut produire des accidents. C'est lui qui s'échappe de la vase des marais, qui, sous le nom de grisou, se répand dans l'intérieur des houillères. Il sort de terre pour former les *feux naturels*, les *fontaines ardentes* et les *rivières inflammables*, les *salses* ou volcans d'air.

L'*hydrogène bicarboné* est, comme le précédent, toujours gazeux : c'est un produit de l'art.

En l'an VII de la République, Philippe Lebon annonça à l'Institut qu'il serait possible de faire servir à l'éclairage des maisons les gaz combustibles qui se produisent pendant la combustion du bois; le 28 septembre 1799, il prenait un brevet d'invention, et au mois de thermidor an IX, il publiait un mémoire sous ce titre : *Thermolampes ou poêles qui chauffent, éclairent avec économie, et offrent, avec plusieurs produits précieux, une force motrice applicable à toute espèce de machine.* Philippe Lebon distilla d'abord du bois. Les Anglais Murdoch et Winsor perfectionnèrent son procédé et se mirent à distiller de la houille. Cette admirable découverte de notre compatriote, traitée au début de ridicule par le grand chimiste H. Davy, regardée avec méfiance par les meilleurs esprits, est devenue à notre époque le procédé le plus convenable d'éclairage public.

La houille en se décomposant donne du coke, de l'eau ammoniacale, du goudron et un mélange gazeux. Celui-ci renferme en proportions très-variables de l'hydrogène bicarboné (20 à 25 pour 100), carboné et acide carbonique (2 à 3 pour 100), de l'hydrogène libre, de l'oxyde de carbone (15 à 18 pour 100), de l'acide sulfhydrique, de l'ammoniaque, des vapeurs de sulfure de carbone et de benzine, etc. Avant de livrer ce gaz à la consommation, on le soumet à une opération physique et chimique qui a pour but de le débarrasser de l'ammoniaque, des matières bitumeuses, du sulfure de carbone et surtout de l'acide sulfhydrique qui sont en excès[1]. Du dépurateur chimique, le gaz-

---

[1] Verigo, d'Odessa, a déterminé la quantité de soufre qui s'y

lumière, le gaz light, se rend dans le gazomètre et de là
dans les tuyaux de distribution.

Entre le gazomètre et les conduits est un régulateur de
pression qui laisse écouler le gaz avec une pression régulière ou permet de régler celle-ci. Sur le trajet des conduits se trouvent des *siphons* qui servent à recueillir l'eau
dont le gaz est toujours chargé. C'est souvent par eux (accidents de Strasbourg et d'Albi) que le gaz s'échappe.

Le gaz arrive ensuite aux appareils de combustion ou
brûleurs[1]. Les meilleurs brûleurs sont ceux qui sont munis d'un bec en porcelaine, surmonté, comme dans le nouvel Hôtel-Dieu, d'un appareil fumivore qui porte au dehors
tous les produits de la combustion.

Le gaz d'éclairage peut provoquer deux sortes d'accidents : il fait explosion, il provoque l'asphyxie. Quand
il y a *fuite du gaz*, qu'un conduit est mal fermé, le gaz
s'infiltre dans le sol ou se répand dans l'atmosphère
et lui communique une odeur caractéristique qui aver-
tit aussitôt du danger. Cette odeur déjà perceptible
dans un mélange à $\frac{1}{10000}$ est très-sensible à $\frac{1}{750}$. Si la
proportion augmente, l'odeur devient insupportable ;
à $\frac{1}{11}$, l'explosion a lieu, si on approche avec une bougie. L'asphyxie se produit avant qu'il y ait un aussi
grand excès de gaz. M. Tourdes fait remarquer que les
propriétés odorantes du gaz offrent une telle garantie
pour la sécurité publique qu'elles deviennent une qualité que l'on ne devra lui laisser jamais enlever.

Cependant, malgré cela, la science a enregistré de

trouve. Le gaz d'éclairage peut être privé d'hydrogène sulfuré,
mais on ne peut le débarrasser de la vapeur de sulfure de carbone et d'autres composés volatils analogues.

[1] Un mètre cube de gaz light exige 10 mètres cubes d'air pour
sa combustion. Un bec de gaz peut consommer dans une heure
125 litres de gaz. — Le siphon, par son diamètre, équivaut à
300 becs.

graves accidents[1], et il est à craindre que, si le gaz
s'introduit dans les usages domestiques, on n'ait à observer les mêmes phénomènes. Il semble même que
l'emploi de celui-ci dans des appareils de chauffage
soit capable de déterminer certaines maladies ou intoxications chroniques, encore mal caractérisées, mais
dont la constatation certaine, lors d'une expertise,
peut soulever des questions de responsabilité ou de
dommages-intérêts[2].

II. Législation : Règlements de police.

**Ordonnance concernant les conduites et appareils d'éclairage
par le gaz dans l'intérieur des habitations** (27 octobre 1855).

Nous, conseiller d'État, préfet de police, considérant que la
mauvaise disposition des conduites et des appareils de cuivre
placés dans les localités éclairées par le gaz, et la négligence
apportée dans les précautions que nécessite ce mode d'éclairage,
occasionnent des accidents graves et compromettent la sûreté et
la salubrité ;

Considérant, en outre, que la recherche des fuites par le *flambage* est une cause fréquente de graves accidents, et qu'il est
d'autant plus important de l'interdire, du moins dans la plupart
des cas où il est employé, qu'il existe pour la recherche des
fuites des moyens dont l'expérience a démontré les avantages, au
double point de vue de la salubrité et de la sûreté publiques ;

Vu : 1° les rapports du conseil d'hygiène publique et de salu-

---

[1] Asphyxie de cinq personnes (13 avril 1850), Devergie, *Méd.
lég.*, t. II, p. 198. — Asphyxie de toute une famille, six personnes,
Tourdes (31 décemb. 1840). — Asphyxie d'une famille de quatre
personnes, Orfila, *Toxicologie*, t. II. — Asphyxie d'une jeune fille
de 17 ans, Ollivier d'Angers (*Ann. d'hyg.*, etc., t. XX, 1re série). —
Asphyxie de deux personnes (31 déc. 1866). Amb. Tardieu, Chevalier, Legrand du Saulle (*Ann. d'Hyg.*, etc., t. XXXIII, p. 60). — Asphyxie d'une famille de trois personnes à Albi, 1874. Caussé (*Ann
d'hyg.*, t. LXIV, 1875).

[2] *De l'éclairage et du chauffage par le gaz :* Kuhlmann (*Ann.
d'hyg.* 1876, p. 167). *Des altérations déterminées dans l'atmosphère des appartements par l'usage des appareils de chauffage
au gaz :* Hudelo (*Ann.d'hyg.*, 1876, p. 528).

19.

brité du département de la Seine, et notamment ceux du 26 mai 1854 sur le nouveau mode de rechercher les fuites par la compression de l'air, et du 12 octobre 1855 ; 2° les rapports de l'inspecteur général de la salubrité et de l'architecte-commissaire de la petite voirie ; 3° la loi des 16-24 août 1790 ; 4° les arrêtés du gouvernement du 12 messidor an VIII et 3 brumaire an IX, et la loi du 10 juin 1853 ; 5° l'ordonnance de police du 31 mai 1842, ordonnons ce qui suit :

ART. 1ᵉʳ. Aucune localité ne pourra être éclairée par le gaz sans notre autorisation.

A cet effet, toute personne qui voudra placer chez elle des tuyaux de conduites et autres appareils pour l'éclairage au gaz devra préalablement nous en faire la déclaration.

Cette déclaration devra indiquer le nom de l'entrepreneur chargé des travaux.

ART. 2. L'autorisation d'éclairer ne sera donnée qu'après une visite qui fera connaître si les tuyaux de conduite et autres appareils sont établis conformément aux prescriptions de la présente ordonnance, et *s'ils ne présentent pas de fuites*, après les expériences faites conformément aux prescriptions de l'art. 13 ci-après.

ART. 3. Les compagnies ne pourront délivrer le gaz que sur la présentation qui leur sera faite de l'autorisation prescrite par l'article 1ᵉʳ.

ART. 4. Aucun robinet de branchement ne pourra être établi sous la voie publique sans une autorisation spéciale ; les robinets devront toujours être placés dans les soubassements des maisons ou boutiques, ou dans l'épaisseur des murs. Les robinets existant sous la voie publique seront supprimés aux frais de qui de droit, au fur et à mesure de la réfection des trottoirs ou du pavé.

ART. 5. Le robinet extérieur sera renfermé dans un coffre disposé de manière que le gaz qui s'y introduirait ne pût se répandre dans les lieux éclairés ou dans les vides des devantures, et dût, au contraire, s'échapper forcément au dehors. Ce coffre sera fermé par une porte en métal, dont la Compagnie seule aura la clef.

Il est expressément défendu de toucher à la porte du coffre et à l'appareil qui y est renfermé, ces pièces devant être manœuvrées exclusivement par les agents de la compagnie qui fournit le gaz.

ART. 6. Dans le cas où l'éclairage d'une localité serait suspendu, la porte du coffre sera recouverte d'une plaque en métal fixée avec vis, que l'agent de la Compagnie ne puisse plus l'ouvrir.

ART. 7. — Le robinet extérieur sera pourvu d'un appendice disposé de telle sorte ou construit de manière que le consommateur ne puisse point ouvrir ce robinet pour se donner le gaz, sans l'action préalable de la Compagnie.

Un agent de la Compagnie rendra ledit robinet libre à l'heure où l'éclairage doit commencer, et le fermera de nouveau à l'heure où l'éclairage doit cesser.

Art. 8. Des doubles clefs du robinet et de la porte seront déposées chez les commissaires de police.

Art. 9. Les tuyaux de conduite et autres appareils devront rester apparents dans tout leur développement.

Toutefois, si une conduite traverse en quelque sens que ce soit un mur, un pan de bois, une cloison, un placard, un plancher ou un vide quelconque, elle sera placée dans toute la longueur de ce parcours dans un tuyau ouvert à ses deux extrémités, ou au moins à l'extrémité la plus élevée.

Ce tuyau sera en métal, et, au besoin, parfaitement soudé ; il dépassera au moins d'un centimètre le parement des murs, cloisons ou planchers dans lesquels il sera encastré. Son diamètre intérieur aura au moins un centimètre de plus que le diamètre extérieur de la conduite qui y sera renfermée.

Art. 10. Les clefs de tous les robinets devront être disposées de manière à ne pouvoir être enlevées de leurs boisseaux, même par un violent effort.

Art. 11. Les tuyaux de conduites et les fourneaux pour l'éclairage devront être en fer étiré ou forgé, en fonte, étain, plomb ou cuivre, et parfaitement ajustés [1].

Art. 12. Les *montres* (c'est-à-dire les espaces fermés, destinés à l'étalage des marchandises), dans lesquelles seront placés des appareils d'éclairage, devront toujours être bien ventilées.

Art. 13. Il est défendu de rechercher les fuites par le *flambage*, excepté dans les lieux en plein air ou parfaitement ventilés.

Chaque entrepreneur d'éclairage par le gaz et chaque fabricant d'appareils devront avoir à leur disposition les appareils nécessaires pour rechercher les fuites, sans employer le flambage.

Ces instruments devront être préalablement approuvés par nous et être constamment en bon état.

Les appareils d'éclairage actuellement existants et ceux qui seront placés à l'avenir devront, en outre, être munis des ajutages et raccords nécessaires pour que l'administration puisse, à tout instant et sans aucun retard, s'assurer que les appareils ne présentent pas de fuites.

Art. 14. La compagnie qui aura reçu avis d'un accident sera tenue d'envoyer immédiatement un agent sur les lieux.

Art. 15. Les dispositions de la présente ordonnance sont applicables aux déplacements, réparations, changements, additions

---

[1] Le cuivre n'est pas employé ; il s'altère promptement et se perfore avec une grande facilité.

ou modifications dont les conduites ou appareils seraient l'objet.

ART. 16. La présente ordonnance et l'instruction·y annexée seront imprimées sur les polices d'abonnement d'éclairage au gaz délivrées par les compagnies.

ART. 17. Les consommateurs sont personnellement responsables, sauf leur recours contre qui il appartiendra, de l'exécution des dispositions de la présente ordonnance, concernant les appareils intérieurs.

ART. 18. L'ordonnance de police du 31 mai 1842 est rapportée.

ART. 19. Les contraventions aux dispositions de la présente ordonnance seront déférées aux tribunaux compétents, sans préjudice des mesures administratives auxquelles elles pourront donner lieu, notamment la suppression des branchements particuliers, lesquels, dans ce cas, ne pourront être rétablis que sur notre autorisation.

ART. 20. Les sous-préfets des arrondissements de Sceaux et de Saint-Denis, les maires et les commissaires de police des communes rurales, les commissaires de police de la ville de Paris, le chef de la police municipale, les officiers de paix, l'inspecteur général de la salubrité et de l'éclairage, l'architecte-commissaire de la petite voirie et les autres préposés de la préfecture de police, sont chargés, chacun en ce qui le concerne, de l'exécution de la présente ordonnance qui sera imprimée et affichée dans l'étendue du ressort de notre préfecture.

Avis relatif à l'éclairage par le gaz et aux précautions à prendre dans son emploi.

(Annexé à la précédente ordonnance.)

Pour que l'emploi du gaz n'offre dans l'éclairage aucun inconvénient, il importe que les becs n'en laissent échapper aucune partie sans être brûlée. Les lieux éclairés doivent être ventilés avec soin, même pendant l'interruption de l'éclairage, c'est-à-dire qu'il doit être pratiqué, dans la partie supérieure, quelques ouvertures par lesquelles le gaz puisse s'échapper au dehors, en cas de fuite ou de non-combustion.

Sans cette précaution, le gaz non brûlé s'accumule dans la pièce, et peut occasionner des asphyxies, des explosions et des incendies.

Les robinets doivent être graissés de temps à autre intérieurement, afin d'en faciliter le service.

Pour *l'allumage*, il est essentiel d'ouvrir d'abord le robinet extérieur, dont la clef est entre les mains du consommateur, puis de présenter successivement la flamme à l'orifice de chaque bec au moment même où l'on ouvre le robinet particulier de ce bec, afin qu'aucune portion de gaz non brûlé ne puisse s'écouler.

Lors de l'extinction, il importe de commencer par fermer le robinet extérieur, dans le cas où il n'aurait pas été déjà fermé par l'agent de la Compagnie, et de fermer ensuite avec soin le robinet qui est adapté à chacun des becs d'éclairage. Si l'on négligeait de prendre cette dernière précaution, on s'exposerait à des accidents graves, dont il existe malheureusement de nombreux exemples.

Dès qu'une odeur de gaz donne lieu de penser qu'il existe une fuite, il convient d'ouvrir les portes ou croisées pour établir un courant d'air, et de fermer le robinet général d'admission du gaz.

Il est nécessaire d'en donner avis simultanément au constructeur de l'appareil et à la compagnie qui fournit le gaz, afin que la fuite soit réparée immédiatement.

Le consommateur doit bien se garder de rechercher lui-même les fuites par le *flambage*, c'est-à-dire en approchant une flamme du lieu présumé de la fuite. Les fabricants d'appareils ne doivent eux-mêmes rechercher les fuites par le flambage que dans les cas spécifiés à l'art. 15 de l'Ordonnance de police.

Dans le cas où, soit par imprudence, soit accidentellement, une fuite de gaz aurait été enflammée, il conviendra, pour l'éteindre, de poser dessus un linge imbibé d'eau.

Lorsqu'on exécute dans les rues des travaux d'égout, de pavage, de trottoirs, ou de pose de conduites d'eau, les consommateurs, au-devant desquels ces travaux s'exécutent, feront bien de s'assurer que les branchements qui leur fournissent le gaz ne sont point endommagés ni déplacés par ces travaux ; et, dans le cas contraire, d'en donner connaissance à la compagnie d'éclairage et à l'administration.

III. Symptômes généraux et pathogénie.

Les symptômes du début peuvent être très-insidieux. L'intoxication se fait lentement ; dans le cas observé par M. Caussé, il n'existait pas de bec de gaz dans la chambre : le gaz s'infiltrait sous terre et arrivait par les fissures du plancher.

Ce sont d'abord des nausées, de la céphalalgie, des étourdissements, un profond affaiblissement, qui se

montrent quand les individus séjournent dans la chambre intoxiquée, mais qui disparaissent quand les individus s'en éloignent pendant un certain temps. Ce
malaise et ces symptômes se sont montrés pendant
cinq nuits de suite chez les trois personnes dont
M. Caussé rapporte l'histoire.

Les accidents mortels arrivent en effet la nuit. Les
individus ne tardent pas à perdre connaissance. Parfois ils cherchent à se lever, mais ils chancellent et
tombent.

Il y a à la fois asphyxie et empoisonnement. Ce sont
d'abord des nausées, de la pesanteur de tête, une
prostration extrême des forces. La conscience des
choses du monde extérieur est voilée ou anéantie.
« La victime n'aurait qu'un cri à pousser pour être
secourue, qu'un mouvement à faire pour briser un
carreau et être sauvée ; mais elle est réduite à l'impuissance. » Les troubles de la sensibilité, de la motilité et des facultés intellectuelles, s'accentuent de plus
en plus. La respiration s'embarrasse, le pouls devient
filiforme, et la scène se termine par tous les phénomènes ordinaires de l'asphyxie.

IV. Résultats anatomo-pathologiques.

La rigidité et la température des cadavres sont variables.
Dans le cas dont parle M. Caussé, la rigidité était très-prononcée, les pupilles contractées, la face pâle, les narines fu-
ligineuses.

Le corps présente des plaques rosées en différents endroits. La surface des voies aériennes est rouge, injectée;
es bronches remplies d'une écume blanche, à bulles fines
et à stries sanguinolentes. La section des poumons est d'un
rouge vif. Dans les gros vaisseaux et dans le cœur, du sang
noir et des caillots. Devergie a trouvé au foie une couleur

de terre argileuse foncée. Il y a une congestion cérébrale
très-intense, de la sérosité dans les ventricules et un engorgement considérable du système veineux rachidien.

V. Conséquences médico-judiciaires et règles de l'expertise.

Il est à remarquer que ces accidents arrivent la nuit
et en hiver. En cette saison, il est consommé une plus
grande quantité de gaz, souvent celui-ci est sous une
plus forte pression, et en outre la surface du sol étant
durcie par la gelée, lorsqu'un siphon fonctionne mal
comme dans les accidents de Strasbourg et d'Albi, le
gaz s'infiltre sous terre et parfois à une très-grande
distance.

Mais avec l'usage des appareils de chauffage par le
gaz, les accidents peuvent aussi se montrer pendant la
journée. D'après M. Kuhlmann, dans ces appareils, il y
a production de gaz nitreux, ce qui rend les locaux
inhabitables : il faut donc arriver à priver complète-
ment le gaz de son ammoniaque.

M. Hudelo fut appelé à visiter un appartement ainsi
chauffé et dont le locataire se plaignait d'accidents
nerveux et de malaises qui disparaissaient toutes les
fois qu'il quittait son logement. M. Hudelo a montré
que ces appareils avaient vicié l'air de l'appartement.
L'humidité de l'air avait augmenté d'une façon notable
et elle devait être à son maximum en hiver. L'appareil exagérait l'altération de l'atmosphère déjà produite
par la respiration des locataires.

Dans de pareilles expertises, en réclamations de dommages-intérêts, on peut avoir à examiner des cas d'intoxication chronique.

Pour ceux qui ont rapport à l'asphyxie, on tiendra

compte des symptômes que nous avons décrits. Les résultats anatomo-pathologiques sont très-nets et ils donneront la certitude.

C. ASPHYXIE PAR LE MÉPHITISME DES FOSSES D'AISANCES [1].

I. Définition et étiologie.

Les gaz qui se dégagent dans les fosses d'aisances exposent à deux sortes d'accidents : des explosions et des asphyxies. Les principaux de ces gaz sont l'acide sulfhydrique, le sulfhydrate d'ammoniaque, l'ammoniaque, l'azote, des hydrogènes carbonés. Le plus dangereux de ces gaz est l'acide sulfhydrique ou hydrogène sulfuré.

L'hydrogène sulfuré est le produit de la putréfaction des matières organiques qui renferment du soufre dans leurs

---

[1] Dupuytren. Notice sur quatre asphyxies survenues dans une fosse d'aisances, etc., *in Bull. de la Faculté de méd.*, t. I, p. 144, an XIII. — Darcet. Rapport au Conseil de salubrité sur la construction des latrines publiques et sur l'assainissement des latrines et des fosses d'aisances, 1822. — Parent-Duchâtelet. Rapport sur les améliorations à introduire dans les fosses d'aisances, etc., *in Ann. d'Hyg.*, t. XIV, 1835. — Guérard. Sur le méphitisme et la désinfection des fosses d'aisances, *in Ann. d'hyg.*, t. XXXII, 1844, et du même, ibid., t. XXXV, 1846. — Rapport du Conseil de salubrité, 27 novembre 1857. — Rapport du docteur Grassi (*Ann. d'hyg.* 1858). — Perrin, de l'inflammation des gaz produits dans les fosses d'aisances, etc., *in Ann. d'hyg.*, t. XXVII, 1867. — Hennezel : Ventilation des fosses et assainissement des cabinets d'aisances, *in Ann. d'hyg.*, t. XXX, 1868. — Le *Dictionnaire d'hygiène publique*, de Tardieu. Le *Traité d'hygiène industrielle*, de Vernois. — Méphitisme des fosses d'aisances (Rapport des travaux de la Commission des logements insalubres), par Perrin, Potier, Hennezel, *in Ann. d'hyg.*, t. XXVIII, 1872. — Asphyxie double causée par la vidange d'une fosse d'aisances. Responsabilité, condamnation correctionnelle. MM. Chevalier et Hallé, *in Ann. d'hyg.*, t. XXXIV et XXXV, 1875.

éléments constituants. On le sent dans les œufs pourris ; il
se dégage des fosses d'aisances, des dépotoirs, des ga-
doues, de la vase des marais et des égouts. Il a donc de
nombreuses sources de production ; mais dès qu'il arrive
dans l'air, il est peu à peu décomposé par l'oxygène.

Cependant il en reste encore assez pour brunir les pein-
tures, les métaux, etc.

L'hydrogène sulfuré est absolument irrespirable, et l'animal qui le respire est aussitôt foudroyé. Les expériences de
Thénard et Dupuytren ont montré qu'un air qui en contient
$\frac{1}{1500}$ de son volume fait périr un oiseau ; dans une atmosphère de $\frac{1}{1000}$ un chien succombe ; dans un milieu qui en
renferme $\frac{1}{150}$ un cheval s'abat en une minute. C'est lui qui
produit le *plomb* auquel sont exposés les ouvriers qui vident
les fosses ou curent les égouts.

Des règlements de police que nous reproduisons plus
loin indiquent les procédés de construction des fosses,
la disposition du tuyau de descente et du tuyau d'é-
vent, les précautions à prendre lors de l'opération de
la vidange. Ces ordonnances sont aussi bien faites que
possible et on peut dire que tous les accidents qui surviennent sont la conséquence d'une infraction à ces
règlements.

Nous voudrions voir ceux-ci adoptés par toutes les
municipalités. Malheureusement, il n'en est pas ainsi
et la disposition des cabinets d'aisances et des fosses
est laissée dans beaucoup de localités à la fantaisie du
constructeur.

Il fut aussi un temps où les habitants de Paris déjetaient
dans les rues les immondices de toutes sortes. Un arrêt du
parlement, du 13 septembre 1533, confirmé par un édit de
François Ier en 1539, rendit obligatoire la création de fosses
d'aisances. Mais ce n'est qu'en 1809 que l'administration im-
posa les règles qui devaient présider à leur construction.
Une ordonnance royale du 24 septembre 1819 précisa les

différentes dispositions. Depuis cette époque, les progrès furent de plus en plus marqués, parce que l'administration se fit un devoir d'appliquer les conseils de la science. Il faut citer à ce sujet les travaux de Darcet, de Parent-Duchâtelet, les rapports du conseil de salubrité, du docteur Grassi, de la commission des logements insalubres, parmi lesquels on ne doit pas oublier MM. Perrin, Hennezel, Potier.

Les lieux d'aisances présentent le système dit *à la turque*, ou le système *à l'anglaise (système Jennings)*. Il y a communication directe avec le tuyau de descente ou bien fermeture. Comme fermetures on emploie les fermetures Bouchard-Huzard ou Rogier-Mothes, ou une simple cuvette hydraulique et pour chaque siège un conduit de ventilation aboutissant à une cheminée générale d'évacuation (prison de Mazas, hôpital militaire de Vincennes, gare du Nord. — Chaque siège est ventilé par un bec de gaz spécial).

Si nous insistons sur ces différents points qui semblent tenir plutôt à l'hygiène qu'à la médecine légale, c'est que nous croyons qu'ils peuvent rendre service dans certaines expertises. Aussi nous allons donner un résumé de l'opinion de la commission des logements insalubres à Paris.

L'administration peut prescrire des appareils à fermeture hermétique, car on ne peut compter sur l'emploi des désinfectants dont il faut nécessairement laisser l'usage à la bonne volonté des propriétaires ou des locataires.

Les matières fécales, par le tuyau de descente, arrivent dans des fosses fixes ou dans des fosses mobiles. L'usage de tinettes-filtres avec déversement direct à l'égout améliorerait la situation.

L'observation et les expériences ont montré la nécessité de ventiler les fosses par le tuyau d'évent réglementaire, d'établir constamment à l'air libre les ouvertures extractives, et de déplacer, toutes les fois que ce déplacement est possible, les ouvertures qui se trouvent dans des espaces clos, et surtout dans des pièces habitées, de surveiller l'installation, trop souvent défectueuse, des caveaux de fosses mobiles, et leur bon état d'entretien.

Le tuyau d'évent réglementaire est une soupape de sûreté: quand par suite de l'abaissement de la pression barométri-

que ou autres causes la pression intérieure de la fosse augmente, les gaz peuvent se dégager par ce tuyau. Selon les recommandations de Darcet, les constructeurs devraient s'efforcer d'échauffer le tuyau d'évent en le faisant passer aussi
près que possible du foyer de la cuisine principale ou près
des corps de cheminées. Mais on ne voit là qu'une prescription réglementaire, et on ne fait un tuyau que parce que
l'autorité l'exige. Aussi, souvent ce tuyau ne sert pas ; parfois même il peut présenter des inconvénients, si, au lieu
d'aspirer les gaz de la fosse, il donne lieu à un courant inverse qui les comprime et les refoule à l'intérieur de l'habitation.

Pour faciliter le fonctionnement du tuyau d'évent, il faut
adapter à son extrémité supérieure un appareil qui fait con-
courir l'action du vent à la ventilation de la fosse (appareils Leroy, Noualhier, ventilateur de Toussaint-Lemaître,
girouette à gueule de loup (Morin), la mitre dite parafumée
(système Gilles). Le tuyau doit s'élever assez haut pour que
l'ajutage ne soit pas dominé par le faîte de la maison ni
par ceux des maisons voisines.

On peut aussi prolonger le tuyau de chute au-dessus du
sommet des maisons et y adapter un ajutage. La ventilation
par tuyau de chute se fait toujours bien, parce que, placé
dans constructions intérieures, il se refroidit moins que
le tuyau d'évent.

S'il y a des siéges béants, la section du tuyau d'évent doit
présenter au moins 1 décimètre carré par 3ᵐᶜ,6 de capacité de la fosse (si cette section n'est, par exemple, que de
0ᵐ,25 de diamètre, et que la fosse soit supérieure à 18 mètres cubes), le tuyau de chute doit être installé comme
nous venons de le dire. D'ailleurs, selon les préceptes de
Darcet, toutes les fois qu'il sera possible, on fera aboutir le
tuyau d'évent à la partie inférieure d'une cheminée d'usine
ou dans une cheminée quelconque dont le foyer reste allumé tout le jour. On n'a nullement à craindre, dans ces conditions, les explosions qui peuvent se produire dans les fosses.
Voici les conclusions du mémoire de M. Perrin : « 1° Les
explosions dues à l'inflammation des gaz contenus dans les
fosses d'aisances ne sont pas aussi rares qu'on le croit géné-

ralement ; 2° ces explosions, d'une violence parfois extrême, peuvent devenir non-seulement une cause d'incendie dans les habitations, mais encore de blessures plus ou moins graves et d'asphyxies pour les personnes ; 3° elles se produisent à peu près exclusivement dans les fosses non pourvues de tuyau d'évent, conformément à l'ordonnance du 24 septembre 1819 ; 4° les dangers sont notablement accrus par la présence des pierres d'extraction dans des espaces clos et fermés, et surtout dans des pièces habitées ; 5° tous les graves inconvénients qui viennent d'être exposés seraient évités par l'établissement, à l'intérieur des fosses, d'une ventilation, soit naturelle, soit artificielle, mieux assurée, et en même temps par l'exposition à l'air libre des ouvertures d'extraction ; 6° le fonctionnement actuel des tuyaux d'évent est lui-même insuffisant. »

Lorsqu'une fosse est presque remplie, les matières solides sont accumulées dans le bas, où elles forment une couche dure et pâteuse ; au-dessus il y a une partie liquide ou demi-liquide nommée *vanne*, que surmonte la *croûte* ou *chapeau*. Les gaz s'accumulent dans l'espace laissé vide entre la voûte et le niveau des matières fécales, sous la croûte, et dans la pyramide ou *heurte* qui se forme au-dessous du conduit de descente.

II. Législation : Règlements de police.

Ordonnance du roi qui détermine le mode de construction des fosses d'aisances dans la ville de Paris [1]. (Du 24 septembre 1819.)

Louis, etc.,
A tous ceux, etc.,
Vu les observations du préfet de police sur la nécessité de modifier les règlements concernant la construction des fosses d'aisances dans notre bonne ville de Paris ;
Notre conseil d'Etat entendu,
Nous avons ordonné et ordonnons ce qui suit

1. *Coutume de Paris.* — ART. 195. Tous propriétaires de maisons en la ville et faubourgs de Paris sont tenus d'avoir latrines et privés suffisants en leurs maisons. — Art. 218. Nul ne peut mettre vidanges de fosses de privés dans la ville. — Claude de Ferrière, t. II, p. 1611 et 1781.

SECTION PREMIÈRE. — *Des Constructions neuves.*

Art. 1er. A l'avenir, dans aucun des bâtiments publics ou particuliers de notre bonne ville de Paris et de leurs dépendances, on ne pourra employer pour fosses d'aisances des puits, puisards, égouts, aqueducs ou carrières abandonnées, sans y faire les construction prescrites par le présent règlement.

Art. 2. Lorsque les fosses seront placées sous le sol des caves, ces caves devront avoir une communication immédiate avec l'air extérieur.

Art. 3. Les caves sous lesquelles seront construites les fosses d'aisances devront être assez spacieuses pour contenir quatre travailleurs et leurs ustensiles, et avoir au moins deux mètres de hauteur sous la voûte.

Art. 4. Les murs, la voûte et le fond des fosses seront entièrement construits en pierres meulières maçonnées avec du mortier de chaux maigre et de sable de rivière bien lavé.

Les parois des fosses seront enduites de pareil mortier, lissé à la truelle. On ne pourra donner moins de trente à trente-cinq centimètres d'épaisseur aux voûtes, et moins de quarante-cinq ou cinquante centimètres aux massifs et aux murs.

Art. 5. Il est défendu d'établir des compartiments ou divisions dans les fosses, d'y construire des piliers et d'y faire des chaines ou des arcs en pierres apparentes.

Art. 6. Le fond des fosses d'aisances sera fait en forme de cuvette concave. Tous les angles intérieurs seront effacés par des arrondissements de vingt cinq centimètres de rayon.

Art. 7. Autant que les localités le permettront, les fosses d'aisances seront construites sur un plan circulaire, elliptique ou rectangulaire.

On ne permettra point la construction de fosses à angles rentrants, hors le seul cas où la surface de la fosse serait au moins de quatre mètres carrés de chaque côté de l'angle ; et alors il serait pratiqué, de l'un et de l'autre côté, une ouverture d'extraction.

Art. 8. Les fosses, quelle que soit leur capacité, ne pourront avoir moins de deux mètres de hauteur sous clef.

Art. 9. Les fosses seront couvertes par une voûte en plein cintre, ou qui n'en différera que d'un tiers de rayon.

Art. 10. L'ouverture d'extraction des matières sera placée au milieu de la voûte, autant que les localités le permettront.

La cheminée de cette ouverture ne devra point excéder un mètre cinquante centimètres de hauteur, à moins que les localités n'exigent impérieusement une plus grande hauteur.

Art. 11. L'ouverture d'extraction, correspondant à une cheminée d'un mètre cinquante centimètres au plus de hauteur, ne pourra avoir moins d'un mètre en longueur sur soixante-cinq centimètres en largeur. Lorsque cette ouverture correspondra à une cheminée excédant un mètre cinquante centimètres de hauteur, les dimensions ci-dessus spécifiées seront augmentées, de manière que l'une de ces dimensions soit égale aux deux tiers de la hauteur de la cheminée.

Art. 12. Il sera placé, en outre, à la voûte dans la partie la plus éloignée du tuyau de chute et de l'ouverture d'extraction, si elle n'est pas dans le milieu, un tampon mobile, dont le diamètre ne pourra être moindre de cinquante centimètres. Ce tampon sera en pierre, encastré dans un châssis en pierre, et garni dans son milieu d'un anneau en fer.

Art. 13. Néanmoins ce tampon ne sera pas exigible pour les fosses dont la vidange se fera au niveau du rez-de-chaussée, et qui auront, sur ce même sol, des cabinets d'aisances avec trémie ou siége sans bonde, et pour celles qui auront une superficie moindre de six mètres dans le fond, et dont l'ouverture d'extraction sera dans le milieu.

Art. 14. Le tuyau de chute sera toujours vertical.

Son diamètre intérieur ne pourra avoir moins de vingt-cinq centimètres s'il est en terre cuite, et de vingt centimètres s'il est en fonte.

Art. 15. Il sera établi, parallèlement au tuyau de chute, un tuyau d'évent, lequel sera conduit jusqu'à la hauteur des souches de cheminées de la maison ou de celles des maisons contiguës, si elles sont plus élevées.

Le diamètre de ce tuyau d'évent sera de vingt-cinq centimètres au moins; s'il passe cette dimension, il dispensera du tampon mobile.

Art. 16. L'orifice intérieur des tuyaux de chute et d'évent ne pourra être descendu au-dessous des points les plus élevés de l'intrados de la voûte.

SECTION II. — *Des reconstructions des fosses d'aisances dans les maisons existantes.*

Art. 17. Les fosses actuellement pratiquées dans des puits, puisards, égouts anciens, aqueducs ou carrières abandonnées, seront comblées ou reconstruites à la première vidange.

Art. 18. Les fosses situées sous le sol des caves, qui n'auraient pas communication immédiate avec l'air extérieur, seraient comblées à la première vidange, si l'on ne peut pas établir cette communication.

Art. 19. Les fosses actuellement existantes, dont l'ouverture d'extraction, dans les deux cas déterminés par l'article 11, n'aurait pas et ne pourrait avoir les dimensions prescrites par le même article, celles dont la vidange ne peut avoir lieu que par des soupiraux ou des tuyaux, seront comblées à la première vidange.

Art. 20. Les fosses à compartiments ou étranglements seront comblées ou reconstruites à la première vidange, si l'on ne peut pas faire disparaître ces étranglements ou compartiments et qu'ils soient reconnus dangereux.

Art. 21. Toutes les fosses des maisons existantes qui seront reconstruites le seront suivant le mode prescrit par la première section du présent réglement.

Néanmoins le tuyau d'évent ne pourra être exigé que s'il y a lieu à reconstruire un des murs en élévation au-dessus de ceux de la fosse, ou si ce tuyau peut se placer intérieurement ou extérieurement, sans altérer la décoration des maisons.

SECTION III. — *Des réparations des fosses d'aisances.*

Art. 22. Dans toutes les fosses existantes, et lors de la première vidange, l'ouverture d'extraction sera agrandie, si elle n'a pas les dimensions prescrites par l'article 11 de la présente ordonnance.

Art. 23. Dans toutes les fosses dont la voûte aura besoin de réparations, il sera établi un tampon mobile, à moins qu'elles ne se trouvent dans les cas d'exception prévus par l'article 13.

Art. 24. Les piliers isolés, établis dans les fosses, seront supprimés à la première vidange, ou l'intervalle entre les piliers et les murs sera rempli en maçonnerie, toutes les fois que le passage entre ces piliers et les murs aura moins de soixante-dix centimètres de largeur.

Art. 25. Les étranglements existant dans les fosses, et qui ne laisseraient pas un passage de soixante-dix centimètres au moins de largeur, seront élargis à la première vidange, autant qu'il sera possible.

Art. 26. Lorsque le tuyau de chute ne communiquera avec la fosse que par un couloir ayant moins d'un mètre de largeur, le fond de ce couloir sera établi en glacis jusqu'au fond de la fosse, sous une inclinaison de quarante-cinq degrés au moins.

Art. 27. Toute fosse qui laisserait filtrer ses eaux par les murs ou par le fond sera réparée.

Art. 28. Les réparations consistant à faire des rejointements, à élargir l'ouverture d'extraction, placer un tampon mobile, rétablir les tuyaux de chute ou d'évent, reprendre la voûte et les murs, boucher ou élargir des étranglements, réparer le fond des fosses, supprimer des piliers, pourront être faites suivant les procédés employés à la construction première de la fosse.

Art. 29. Les réparations consistant dans la reconstruction entière d'un mur de la voûte ou du massif du fond des fosses d'aisances ne pourront être faites que suivant le mode indiqué ci-dessus pour les constructions neuves.

Il en sera de même pour l'enduit général, s'il y a lieu à en revêtir les fosses.

Art. 30. Les propriétaires des maisons dont les fosses seront supprimées en vertu de la présente ordonnance seront tenus d'en faire construire de nouvelles, conformément aux dispositions prescrites par les articles de la première section.

Art. 31. Ne seront pas astreints aux constructions ci-dessus déterminées les propriétaires qui, en supprimant leurs anciennes fosses, y substitueront les appareils connus sous le nom de *fosses mobiles inodores*, ou tous autres appareils que l'administration publique aurait reconnus, par la suite, pour être employés concurremment avec ceux-ci.

Art. 32. En cas de contravention aux dispositions de la présente ordonnance ou d'opposition, de la part des propriétaires, aux mesures prescrites par l'administration, il sera procédé, dans les formes voulues, devant le tribunal de police ou le tribunal civil, suivant la nature de l'affaire.

Art. 33. Le décret du 10 mars 1809, concernant les fosses d'aisances dans Paris, est et demeure annulé.

Art. 34. Notre ministre secrétaire d'Etat de l'intérieur, et notre garde des sceaux, ministre de la justice, sont chargés de l'exécution de la présente ordonnance.

Extrait de l'ordonnance concernant le service des fosses mobiles. (5 juin 1834.)

Art. 28. Il ne pourra être établi dans Paris, en remplacement des fosses d'aisances en maçonnerie ou pour en tenir lieu, que des appareils approuvés par l'autorité compétente.

Art. 29. Aucun appareil de fosse mobile ne pourra être placé dans toute fosse supprimée dans laquelle il reviendrait des eaux quelconques.

Art. 30. Nul ne pourra exercer la profession d'entrepreneur de fosses mobiles dans Paris sans être pourvu d'une permission du préfet de police. Cette permission ne sera délivrée qu'après qu'il aura été justifié par le demandeur :

1° Qu'il a les voitures, chevaux et appareils nécessaires au service des fosses mobiles;

2° Qu'il a, pour déposer ses voitures et appareils, lorsqu'ils ne sont point en service, un emplacement convenable, agréé à cet effet par l'administration.

ART. 31. Le transport des appareils des fosses mobiles ne pourra avoir lieu dans Paris, savoir : à compter du 1er octobre jusqu'au 31 mars, avant sept heures du matin ni après quatre heures de relevée, et à partir du 1er avril jusqu'au 30 septembre avant cinq heures du matin ni après une heure de relevée.

ART. 32. Aucun appareil de fosses mobiles ne pourra être placé dans Paris sans déclaration préalable à la préfecture de police par le propriétaire ou par l'entrepreneur; il sera joint à cette déclaration un plan de la localité où l'appareil devra être posé et l'indication des moyens de ventilation.

ART. 33. Les appareils devront être établis sur un sol rendu imperméable jusqu'à un mètre, de manière que tous ces appareils, autant que les localités le permettront, soient disposés en forme de cuvette.

ART. 34. Tout appareil plein devra être enlevé et remplacé avant que les matières débordent; tout enlèvement d'appareil devra être précédé d'une déclaration qui sera faite à la direction de salubrité.

ART. 35. Les appareils à enlever seront fermés sur place, lutés et nettoyés ensuite avec soin avant d'être portés aux voitures.

ART. 36. Il est défendu de laisser dans les maisons d'autres appareils de fosses mobiles que ceux qui y sont de service.

ART. 37. Il est expressément défendu de faire écouler les matières contenues dans les appareils à l'aide de canules ou de toute autre manière.

Ces prescriptions ont été étendues aux communes rurales du ressort de la préfecture de police, par ordonnance en date du 1er décembre 1853.

Ordonnance de police concernant les fosses d'aisances.

(23 octobre 1850.)

Nous, préfet de police, considérant que l'ordonnance de police du 23 octobre 1819, relative à la surveillance des fosses d'aisances dans Paris, prescrit diverses formalités dont l'accomplissement nuit à la célérité désirable dans un service de cette nature, et qu'il y a lieu de la modifier en ce point;

Considérant qu'à cette occasion il convient d'ajouter à l'ordonnance précitée quelques dispositions dont l'expérience a fait sentir la nécessité;

LACASSAGNE.   20.

Vu l'ordonnance de police du 5 juin 1834, concernant la vidange des fosses d'aisances et le service des fosses mobiles dans Paris

En vertu de la loi des 16-24 août 1790 et de l'arrêté du gouvernement du 12 messidor an VIII (1er janvier 1800),

Ordonnons ce qui suit :

Art. 1er. Aucune fosse d'aisances ne pourra être construite ou réparée sans déclaration préalable à la préfecture de police.

Cette déclaration sera faite par le propriétaire ou par l'entrepreneur qu'il aura chargé de l'exécution des ouvrages.

Dans le cas de construction ou de reconstruction, la déclaration devra être accompagnée du plan de la fosse à construire ou à reconstruire et de celui de l'étage supérieur.

Art. 2. Seront dispensées de la formalité de la déclaration les reconstructions et réparations que prescriront les architectes de notre administration lors de la visite des fosses à la suite de la vidange.

Art. 3. L'établissement des appareils de fosses mobiles reste soumis aux formalités et conditions énoncées aux art. 28, 29 et suivants de l'ordonnance sus-visée du 5 juin 1834.

Art. 4. Il est défendu de combler des fosses d'aisances ou de les convertir en caves sans en avoir préalablement obtenu la permission du préfet de police.

Art. 5. Il est interdit aux propriétaires ou entrepreneurs d'extraire ou de faire extraire par leurs ouvriers ou autres les eaux vannes et matières qui se trouveraient dans les fosses.

Cette extraction ne pourra être faite que par un entrepreneur de vidanges.

Art. 6. Il leur est également interdit de faire couler dans les rues les eaux claires et sans odeur qui reviendraient dans les fosses après la vidange, à moins d'y être spécialement autorisés.

Art. 7. Tout propriétaire faisant travailler à la démolition ou à la réparation d'une fosse, ou tout entrepreneur chargé des mêmes travaux, sera tenu, tant que dureront la démolition et l'extraction des pierres, d'avoir à l'extérieur de la fosse autant d'ouvriers qu'il en emploiera dans l'intérieur.

Art. 8. Chaque ouvrier travaillant à la démolition et à l'extraction des pierres sera ceint d'un bridage dont l'attache sera tenue par un ouvrier placé à l'extérieur.

Art. 9. Les propriétaires et entrepreneurs sont, aux termes des lois, responsables des effets de contravention aux quatre articles précédents.

Art. 10. Toute fosse, avant d'être comblée, sera vidée, curée à fond.

Art. 11. Toute fosse destinée à être convertie en cave sera curée avec soin, les joints seront grattés à vif et les parties en mauvais état réparées conformément aux dispositions prescrites par les articles 5, 6, 7, 8.

Art. 12. Si un ouvrier est frappé d'asphyxie en travaillant dans une fosse, les travaux seront suspendus à l'instant et déclaration sera faite dans le jour à la préfecture de police.

Les travaux ne pourront être repris qu'avec les précautions et les mesures indiquées par l'autorité.

Art. 13. Tous matériaux provenant de la démolition de fosses d'aisances seront immédiatement enlevés.

Art. 14. Les fosses neuves, reconstruites ou réparées, ne pourront être mises en service et fermées qu'après qu'un architecte de la préfecture de police en aura fait la réception et aura délivré un permis de fermer.

Art. 15. Pour l'exécution des dispositions de l'article précédent, il devra être donné avis à la préfecture de police de l'achèvement des travaux, savoir : pour les fosses neuves, par une déclaration écrite déposée au bureau de la petite voirie, et pour les fosses reconstruites ou réparées, d'après les indications des architectes de l'administration, par la remise au même bureau du bulletin laissé par l'architecte qui a prescrit les travaux.

Art. 16. Tout propriétaire qui aura supprimé une ou plusieurs fosses d'aisances pour établir des appareils quelconques en tenant lieu, et qui, par suite, renoncerait à l'usage desdits appareils, sera tenu de rendre à leur première destination les fosses d'aisances supprimées ou d'en faire construire de nouvelles.

Art. 17. Il est enjoint à tous propriétaires, locataires et concierges, de faciliter aux préposés de notre administration toutes visites ayant pour but de s'assurer de l'état des fosses et de leurs dépendances.

Art. 18. L'ordonnance précitée du 23 octobre 1819 est rapportée.

Art. 19. Les contraventions seront constatées par des procès-verbaux et des rapports qui nous seront transmis sans délai.

Extrait de l'ordonnance du 8 novembre 1851.

Art. 7. A l'avenir, les appareils de fosses mobiles devront être disposés de telle sorte que la séparation des matières solides et liquides s'opère dans les fosses.

Citons aussi les ordonnances du 4 juin 1851 concernant les vidangeurs ; du 12 décembre 1849 qui prescrit la désinfection des matières contenues dans les fosses d'aisances avant leur extraction ; du 29 novembre 1854, concernant la désinfection des matières contenues dans les fosses d'aisances et l'écoulement des eaux vannes aux égouts.

III. Symptômes généraux et résultats anatomo-pathologiques.

Nous n'avons pas à nous occuper de toutes les maladies qui les peuvent atteindre.

Les ouvriers vidangeurs rendent de grands services à la société, et il serait vraiment injuste de ne pas leur témoigner de l'intérêt. Mais disons d'ailleurs que c'est aux travaux des médecins, à Darcet, Parent-Duchâtelet, etc., que des règles sévères d'hygiène et de protection ont été apportées dans l'œuvre de cette profession. C'est à la vue de ces malheureux que, touché de compassion, Ramazzini, âgé de soixante ans, se décida à écrire son beau traité des maladies des artisans. Nous ne citerons que les accidents mortels produits par les effets du gaz que les ouvriers désignent sous le nom de *mitte*, de *plomb*.

Les émanations ammoniacales irritent vivement les muqueuses et surtout la conjonctive (ophthalmie des vidangeurs) et la pituitaire. L'hydrogène sulfuré et le sulfhydrate d'ammoniaque peuvent déterminer une mort instantanée. Mais ordinairement leur action est moins brusque. Il y a une douleur vive à la tête et au creux de l'estomac. Dans cette région, c'est une sensation d'angoisse et de resserrement ; la base de la poitrine est comme comprimée par un grand poids : c'est le plomb. Puis la syncope survient, l'individu tombe sans connaissance et sans mouvements, le corps est froid, la face livide, à la bouche une écume roussâtre, les pupilles dilatées, le pouls petit : parfois il se plaint, gémit et succombe dans les convulsions ; d'autres fois il y a insensibilité, prostration, et il meurt sans secousses.

Les lésions cadavériques sont souvent celles de l'asphyxie. Les cadavres se putréfient très-rapidement, les tissus sont flasques, les poumons gorgés de sang, celui-ci est fluide et rouge brun, le foie volumineux, de couleur verdâtre ; le cerveau et ses enveloppes sont congestionnés.

IV. Conséquences médico-judiciaires et règles de l'expertise.

Lorsque des accidents se produisent dans la vidange d'une fosse, une instruction judiciaire est ouverte et il faut savoir à qui doit être attribuée la responsabilité de ces accidents. Des experts sont nommés et ils doivent alors en établir les causes. Les renseignements que nous avons donnés sur la construction et le fonctionnement des fosses permettront de dire si celles-ci se trouvent dans les conditions réglementaires.

Il faut ensuite s'assurer si les préposés de l'administration, chargés de surveiller la vidange de la fosse, ont pris toutes les précautions nécessaires.

C'est ainsi que le tribunal de Grenoble, dans son audience du 25 mars 1875, après avoir établi que le sieur M..., inspecteur du service de la désinfection, n'avait pas procédé à la désinfection d'une fosse dans les conditions des arrêtés municipaux, et tout en reconnaissant l'imprudence d'une des victimes, déclare M.... « atteint et convaincu du délit d'homicide par imprudence qui lui est imputé, prévu et puni par l'article 319 du code pénal, et, en réparation, le condamne à cinq mois d'emprisonnement et 300 francs d'amende, le condamne en outre au huitième des dépens de la procédure et à tous ceux postérieurs à l'assignation. »

Nous devons le répéter encore : quelles que soient les précautions prises, les procédés de désinfection sont

20

insuffisants pour garantir d'une manière absolue l'ouvrier vidangeur. Les accidents surviennent même lorsqu'on a désinfecté les fosses et qu'on les a ventilées à l'aide du fourneau Dalesme. Pour l'ouvrier qui descend dans une fosse d'aisances quelconque, il n'y a de sécurité que dans l'emploi du bridage. Malheureusement, les ouvriers sont les premiers à vouloir s'en passer.

Voici comment se fait la désinfection :

A Paris, d'après les prescriptions municipales, dès que la fosse est ouverte, on y verse, au taux de 1 1/2 à 2 pour 100 par mètre cube de matières, une dissolution métallique marquant à l'aréomètre 22 à 24 degrés pour le sulfate de fer, et 18 degrés pour le sulfate de zinc ; parfois on ajoute en excès (4, 5, 6 pour 100) jusqu'à ce que le papier à l'acétate de plomb montre que la liqueur est désulfurée.

Alors, à l'aide d'un rabot, manœuvré du dehors, on procède au brassage.

Même lorsque celui-ci est bien fait, tout le contenu de la fosse n'est pas atteint par le liquide désinfectant ; il y a des angles de mur, les matières sont trop épaisses ; si les produits employés à la désinfection sont mauvais, et si, par exemple, les sulfates sont trop acides, alors l'acide en excès décompose les sulfures ou les carbonates des matières de la fosse et il y a un excès de production d'hydrogène sulfuré et d'acide carbonique.

La vidange faite, un ouvrier pénètre dans la fosse pour opérer les rachèvements et enlever le gratin. C'est la partie de l'opération la plus dangereuse.

L'autorité doit protéger la santé des malheureux qui, vivant au milieu des ordures et sous la menace constante des plus graves accidents, contribuent par leur travail à la salubrité de nos habitations. Elle ne doit donc permettre une entreprise de vidanges que quand le directeur de cette exploitation fournit la preuve d'un matériel convenable et suffisant.

On doit punir sévèrement ceux qui ne suivent pas les prescriptions réglementaires sur la construction et la vidange des fosses d'aisances.

Ce que nous venons de dire dans ce chapitre peut s'appliquer au MÉPHITISME DES ÉGOUTS. Il est produit par l'acide carbonique, l'azote et l'hydrogène sulfuré. Les expériences de Herbert Barker ont montré que les émanations des égouts sont dangereuses par l'hydrogène sulfuré. — Mêmes symptômes, mêmes lésions à l'autopsie.

D. DES ACCIDENTS CAUSÉS PAR LES ANESTHÉSIQUES[1].

I. Définition et étiologie.

On donne le nom d'anesthésiques à des substances qui ont la propriété d'éteindre momentanément la

---

[1] Bayard. Appréciation médico-légale de l'éther et du chloroforme, in Ann. d'hyg., t. XLII, 1849. — Tourdes. Remarques sur le chloroforme au point de vue médico-légal, in Gaz. méd. de Strasbourg, 1852. — Morel. De l'éthérisation dans la folie et en médecine légale, in Arch. de méd., t. III, 1854. — Casper. Méd. légale, t. II, p. 435. — Sédillot. De quelques phénomènes psychologiques produits par le chloroforme, etc., in Gaz. méd. de Strasbourg, 1864, p. 357. — Tourdes. Art. anesthésie (médecine légale) in Dict. encycl., 1866. — Gosselin. Des contre-indications des anesthésiques dans la pratique chirurgicale, in Bull. de thér., 1866, p. 406. — Martino. Application médico-légales de l'anesthésie, Thèse de Strasbourg, 1868, n° 56. — Lacassagne. Des phénomènes psychologiques avant, pendant et après l'anesthésie provoquée, in Mém. de l'Acad. de médecine, 1869, t. XXIX, et Rapport de M. Pidoux, Bull. de l'Acad., t. XXXII. — Les morts par le chloroforme, etc., par Marduel, in Gaz hebd., 1870, p. 595. — De la supériorité de l'éther sur le chloroforme comme anesthésique,

sensibilité. La découverte de l'anesthésie chirurgicale est une des plus belles conquêtes de notre époque. C'est un des grands services que la profession médicale a rendus à l'humanité. Dans notre mémoire à l'Académie, nous avons donné de longs détails sur les débuts de l'anesthésie et les différents procédés employés pour la produire.

De nos jours, elle est obtenue ordinairement par les vapeurs de protoxyde d'azote, l'éther, le chloroforme. Ce sont les seuls anesthésiques dont nous aurons à nous occuper.

Les effets du *protoxyde d'azote* furent décrits pour la première fois par H. Davy en 1799. On l'appela *gaz hilarant, gaz du paradis.* Ce fut un dentiste de Hartford, Horace Wels, qui, en 1844, l'employa dans les opérations chirurgicales. Son action est très-fugitive : elle dure si peu de temps que l'on raconte que l'acrobate Blondin put faire ses exercices sur la corde roide à peine revenu de son sommeil.

L'éther et le chloroforme sont plus souvent employés.

L'*éther*, éther vinique, C^4H^5O, est un oxyde d'éthyle. On l'obtient en mettant un acide avec de l'alcool. Comme on emploie ordinairement l'acide sulfurique, ce produit est souvent désigné sous le nom d'éther sulfurique ; mauvaise dénomination, puisqu'il ne contient pas trace de l'acide qui a servi à le produire. Basile Valentin, au quinzième siècle, l'avait entrevu, mais c'est Grosse qui, en 1734, découvrit le procédé de fabrication suivi encore de nos jours. Au docteur américain Jackson revient l'honneur d'avoir signalé et démontré ses propriétés anesthésiques.

par Morgan, *in Bull. de thér.*, 1872, p. 543. — De l'emploi du chloroforme au point de vue de la perpétration des crimes et délits, rapport par Dolbeau, *in Ann. d'hyg.*, 1874, p. 168. — Maurice Perrin. La question des anesthésiques, *in Bull. de thérap.* 1873, p. 49. — Cl. Bernard. Leçons sur les anesthésiques et l'asphyxie. Paris, 1875. — Tripier. Des accidents dus à l'anesthésie par l'éther chez les jeunes sujets (assoc. franc. Clermont, 1876). — Même sujet par Marduel (*Gaz. hebd.*, 1877).

Le *chloroforme* C^2HCl^5 provient de la distillation avec beaucoup d'eau d'un mélange d'hydrochlorite de chaux et d'alcool. Soubeiran, en 1831, le découvrit, et M. Dumas, quelques années plus tard, détermina sa composition et lui donna le nom de chloroforme, pour rappeler que c'est de l'acide formique (C^2HO^5) dont l'oxygène a été remplacé par du chlore. En 1847, Flourens signala ses propriétés anesthésiques, mais c'est le docteur Simpson qui en vulgarisa l'emploi en chirurgie (10 novembre 1847).

Les anesthésiques ayant la propriété d'étouffer la résistance, de supprimer la volonté, d'effacer le souvenir, d'éteindre la sensibilité, peuvent être employés par des mains homicides. Ils servent facilement à commettre un suicide, et en outre, le danger de leur emploi et souvent leur rapidité d'action exposent à des accidents.

Les expertises ont lieu en effet à propos de crimes, de suicides ou d'accidents. Casper cite le cas d'un dentiste de Potsdam qui, en mars 1856, se voyant réduit à la misère, fit périr par le chloroforme sa femme et ses deux enfants, puis se donna la mort. — Quand l'anesthésie a été produite, avec l'assentiment d'un malade, s'il succombe, il survient aussitôt une question de responsabilité médicale. — En 1847, un dentiste a été condamné, à Paris, pour avoir abusé d'une jeune fille qu'il avait éthérisée. — En 1874, le juge d'instruction de Montbelliard avait posé cette question à l'expert : « Si l'emploi des narcotiques administrés à l'état liquide ou gazeux peut produire une anesthésie suffisamment profonde pour qu'un viol soit accompli. » La *Société de médecine légale de Paris* consultée a discuté ce point : Chez un individu qui dort naturellement, peut-on administrer le chloroforme en vapeur et provoquer ainsi l'anesthésie sans réveiller le dormeur.

Les suicides sont fréquents, les accidents assez nombreux. — La servante d'un droguiste fut asphyxiée par des vapeurs d'éther qui s'échappaient d'une jarre accidentellement brisée dans la chambre où elle couchait. — Ce sont des malades qui ont cherché à calmer leurs douleurs ou des médecins qui faisaient des expériences comme les docteurs Adams, de Glasgow, en 1849, le docteur Glover, en 1859, et un jeune stagiaire du Val de Grâce (1866) qui avait la fatale passion de s'éthériser.

II. Législation.

Ordonnance du roi du 29 octobre 1846 : Titre II. *De la vente des substances vénéneuses par les pharmaciens*. Art. 5. La vente des substances vénéneuses ne peut être faite, pour l'usage de la médecine, que par les pharmacines et sur la prescription d'un médecin, chirurgien, officier de santé ou d'un vétérinaire breveté.

Cette prescription doit être signée, datée, et énoncer en toutes lettres la dose desdites substances, ainsi que le mode d'administration du médicament. Art. 6. Les pharmaciens transcriront lesdites prescriptions, avec les indications qui précèdent, sur un registre établi dans la forme déterminée par le § 1er de l'art. 5.

Ces transcriptions devront être faites de suite et sans aucun blanc.

Les pharmaciens ne rendront les prescriptions que revêtues de leur cachet et après y avoir indiqué le jour où les substances auront été livrées, ainsi que le numéro d'ordre de la transcription sur le registre.

Ledit registre sera conservé pendant vingt ans au moins et devra être représenté à toute réquisition de l'autorité.

Décret du 8 juillet 1850, *concernant la vente des substances vénéneuses;* dans le tableau de celles-ci annexé à ce décret figure le *chloroforme.*

Les articles de l'ordonnance royale que nous venons de citer montrent comment est engagée la responsabilité du pharmacien dans la vente du chloroforme. Il n'en est pas de même pour l'éther. Mais pour ce dernier, comme pour tous les anesthésiques, le pharmacien ne doit vendre que des produits d'une grande pureté.

L'inhalation des anesthésiques ne peut être considérée comme
une des grandes opérations interdites aux officiers de santé (v.
p. 29 et 50). Mais il ne saurait en être ainsi pour les sages-
femmes et les dentistes : pour ceux-ci l'interdiction est absolue.

III. Symptômes généraux.

L'emploi du protoxyde d'azote présente d'aussi
grands dangers que celui des autres anesthésiques. Il
expose à des accidents subits, imprévus et mortels.
« Comme il est d'un maniement beaucoup plus difficile, surtout lorsqu'il s'agit d'entretenir l'anesthésie
pendant un certain temps ; comme la préparation
exige beaucoup de soins, comme on ne peut l'administrer sans appareils spéciaux, nous en conclurons
que le protoxyde d'azote, malgré les ovations dont il
est l'objet en Amérique, n'a encore aucun titre sé-
rieux pour inspirer confiance aux chirurgiens. On ne
saurait dissimuler toutefois que depuis longtemps, par
la rapidité et le peu de durée de ses effets, par son
innocuité relative, il a rendu et il rend tous les jours
les plus signalés services à la chirurgie dentaire »
(Maurice Perrin).

Voici les impressions que nous avons ressenties pendant plusieurs anesthésies : D'abord c'est une sensation
désagréable résultant de l'action même des vapeurs, puis
les mouvements respiratoires ne s'exécutent plus avec
régularité. Peu à peu se manifeste un engourdissement
qui commence aux extrémités et envahit tout le corps.
C'est un sentiment de douce chaleur ou de fourmille-
ment agréable. Bientôt les sens, d'abord surexcités, perdent leur activité, et les impressions qu'ils doivent donner paraissent être moins nettes ou perçues avec plus de

difficulté. Une sorte de gaze légère semble s'interposer
entre le monde extérieur et le centre intime. Les
images sont confuses, comme un fond de tableau sur
lequel aucune figure ne se détacherait. C'est alors que
commence à faiblir l'activité intellectuelle. La conscience et la volonté viennent de disparaître. C'est cet
état transitoire entre la veille et le sommeil. Et comme
les sensations arrivent toujours au cerveau, alors naissent les visions, les rêves survenus sous l'influence de
mouvements intestins de l'organe et qui s'évanouis-
sent avec la cause qui les a produits.

Si ces inhalations sont continuées, il survient une
suspension complète de la vie de relation, puis une
anesthésie générale de l'organisme. Nous avons appelé
cette période *période de cadavérisation :* « Un sommeil de plomb pèse sur tout l'organisme. Le silence le
plus complet règne sur les actes de la vie animale, ou
plutôt ces actes sont absolument suspendus. Il n'existe
ni plaisir ni peine : aucune qualité ne dévoile un être
sensible ou intelligent, et pour le chirurgien qui
opère le malade paraît une statue humaine dont il
dissèque ou sculpte à son gré la substance » (Bouis-
son).

Nous ne pouvons que donner quelques-unes des conclusions de notre mémoire, celles qui trouvent une
application dans les expertises médico-judiciaires.

Dans la succession des phénomènes produits par les anesthésiques, on peut considérer quatre périodes distinctes:
1° Action locale.
2° Action intime ou psychique.
3° Prédominance des mouvements réflexes.
4° Période de cadavérisation.
L'anesthésie est une ivresse provoquée. Les effets des anes-

thésiques sont comparables à ceux de l'alcool. Ils sont de
même nature. Ils diffèrent par la quantité et non par la qualité. Tous les anesthésiques produisent des effets semblables. Leur promptitude et leur profondeur d'action tiennent
à leur nature chimique.

Les anesthésiques agissant sur les centres nerveux anni-
hilent successivement la partie intellectuelle, l'activité, les
sentiments, les instincts ; enfin ils s'attaquent à la moelle,
aux fonctions nécessaires à l'existence.

C'est ainsi que la mort peut arriver. Les individus anesthésiés meurent par syncope ou par asphyxie. Si la mort arrive au commencement d'une anesthésie ou dans le cours
de celle-ci, alors que le sentiment du moi n'est pas encore annihilé, il faut l'attribuer à une syncope. Si la mort survient
plus tard, on pourra presque toujours accuser l'asphyxie.

On peut, pour faciliter l'étude des modifications qu'é-
prouvent les facultés intellectuelles, les faire rentrer dans
quatre catégories distinctes :

Conservation complète de l'intelligence. Les cas de conservation complète de l'intelligence, de la conscience du moi,
sont impossibles quand l'anesthésique est bien administré.
L'*attention* a une très-grande influence, surtout avec les
anesthésiques dont l'action sur le cerveau exige un certain
temps pour se manifester. Avec le chloroforme (que nous
prenons toujours comme type des anesthésiques puissants),
ces cas sont impossibles.

Intelligence conservée puis modifiée. La plupart des cas
rentrent dans cette catégorie. L'individu résiste d'abord,
puis forcément son attention faiblit, et dès lors les facultés
cérébrales s'égrènent et disparaissent : *l'association des idées,
la comparaison, le jugement,* s'en vont ainsi les uns après
les autres. La *mémoire* persiste la dernière.

Le premier sommeil est surtout accompagné de rêves,
fréquents avec l'éther, rares avec le chloroforme. Ces rêves
se développent sous l'influence des même causes qui font
naître les songes du sommeil ordinaire. Ils sont, d'après
leur mode de production : *sensoriaux, extra-crâniens* ou
encéphaliques. Quant à leur caractère, ils sont en rapport
avec les habitudes, les travaux, les professions,... cer-

tain sentiment ou une passion des individus anesthésiés.

Le chloroforme n'est pas plus triste que l'éther, quand son action sur l'organisme est longue à se manifester, quand l'excitation dure longtemps. Lorsqu'un anesthésique agit promptement, l'économie, brusquement envahie, est toujours péniblement affectée. La tristesse qui survient après l'administration du chloroforme n'est que de l'abattement ou de la lassitude.

Les dernières impressions ressenties par le malade au moment de l'annihilation de la conscience influent sur le caractère du rêve. Quand l'individu n'est plus à même de raisonner les impressions et de les rapporter à leur véritable cause, il se produit facilement des *hallucinations*. On peut voir au réveil la continuation d'un rêve commencé pendant l'anesthésie. Les malades oublient complétement qu'ils ont été anesthésiés ou interprètent mal les sensations qu'ils ont éprouvées. La *notion du temps*, l'idée de durée n'existe plus.

Intelligence pervertie puis annihilée. — L'action de l'anesthésique se fait promptement sentir ; l'intelligence est troublée ou pervertie de suite, puis annihilée. Les individus sont disposés aux rêves encéphaliques ; ils sont souvent bavards ou turbulents.

Intelligence annihilée d'emblée. — Il y a annihilation immédiate, pour ainsi dire foudroyante, des facultés psychiques. Ces cas sont fréquents chez les enfants, chez les personnes qui résistent peu ou qui absorbent avec facilité l'anesthésique qu'on leur donne ; le chloroforme agit souvent ainsi.

On peut anesthésier des personnes endormies, et la transition entre ces deux sommeils peut être assez insensible et assez douce pour ne pas leur faire comprendre ce changement. Au réveil, elles ne se douteront pas de tous les événements qui auront pu se passer pendant leur nouveau sommeil.

Quel temps faut-il pour produire la *succession* de ces phénomènes ? Avec le chloroforme, nous avons vu souvent dans les cliniques la quatrième période arriver en quelques secondes ; c'est d'ailleurs assez fréquent chez les enfants. Il est évident que tout cela varie avec l'impressionnabilité du sujet. Celle-ci peut être modifiée par les conditions de santé, l'état psychique, par des habitudes alcooliques. Les ivrognes de profession exigent plus de temps, de patience et une plus forte dose d'anesthésique. Il en est de même de ces sujets craintifs et timorés que la peur rend incapables d'écouter aucun conseil et pour lesquels tout inconnu est effrayant.

Au réveil du sommeil anesthésique, les facultés psychiques se présentent dans un ordre inverse à leur disparition. L'intelligence peut revenir au milieu d'une opération et alors que la sensibilité est abolie ; c'est le phénomène dit intelligence de retour. Les individus peuvent rester dans cet état assez longtemps ; s'ils sont de nouveau anesthésiés, ils ont tout oublié au réveil.

Les individus anesthésiés ne recouvrent pas assez vite l'empire de leur volonté pour l'exercer au moment du réveil. Rarement il y a exaltation de l'intelligence au moment du réveil. Avec le chloroforme, dès le réveil, très-souvent on constate un grand affaissement et une tendance au sommeil.

Quand l'anesthésie n'a pas duré longtemps et a été peu profonde, les facultés intellectuelles reviennent vite et après un temps variable fonctionnent sans trouble et sans embarras. Parfois les individus anesthésiés paraissent au réveil être dans le cas des aphasiques ; cet embarras dans le mécanisme cérébral peut durer assez longtemps.

L'usage trop fréquent, l'abus des anesthésiques, peuvent conduire à la perte des facultés mentales ou à un abrutissement comparable à celui des fumeurs d'opium.

La *volonté* est vite supprimée par les anesthésiques. Quand les plus hautes fonctions des centres nerveux sont abolies, les mouvements dits réflexes apparaissent dans toute leur force et dans toute leur variété. Les cris, les plaintes, les signes extérieurs de la douleur, considérés comme réflexes, se produisent rarement dans l'anesthésie, surtout quand celle-ci est produite par le chloroforme. Ils tiennent à une anesthésie trop faible ou mal dirigée.

Les sujets anesthésiés qui paraissent souffrir pendant les

opérations et qui déclarent ensuite n'avoir rien senti, ont souffert réellement. Il n'y a pas eu douleur, élaboration intellectuelle, mais douleur résultante, organique et inconsciente des tissus attaqués. Ces individus n'ont pas oublié leur douleur, comme on l'a dit; le jugement et la mémoire n'ont pas eu à intervenir.

Les anesthésiques portent d'abord leur action sur la sensibilité. Ils l'excitent, l'émoussent ou la faussent. Ils agissent ensuite sur la sensitivité, celle-ci, moins fragile et comme inhérente aux tissus, résiste davantage.

Tous les points de la peau ne sont pas anesthésiés en même temps. Cela tient aux divers degrés normaux de la sensitivité de ces parties.

Les tissus érectiles du corps conservent leur propriété essentielle assez longtemps et la reprennent très-vite. Des attouchements directs sur les organes génitaux ou des manœuvres externes dans leur voisinage peuvent provoquer l'érection alors que l'anesthésie n'est pas complète.

La sensitivité indiquée par le globe de l'œil est le meilleur guide pour le chirurgien. D'après elle, il sait si l'anesthésie est légère et profonde [1].

Quand les individus sont longs à se réveiller, il suffit de les appeler très-haut par leur nom pour les faire sortir aussitôt de leur torpeur.

La sensibilité revient la première, parfois la sensitivité l'accompagne, et alors les malades, si l'opération n'est pas terminée, souffrent énormément. On a eu tort d'appeler ce phénomène exaltation de retour.

Si l'anesthésie a été longue et profonde, l'individu restera longtemps sous l'influence de l'anesthésie; la plupart du

[1] Récemment MM. Budin et Coyne ont fait des recherches cliniques et expérimentales sur l'état de la pupille pendant l'anesthésie (Arch. de physiol., 1875) et sont arrivés à ces conclusions : pendant la période d'anesthésie chirurgicale profonde, on observe du côté de la pupille deux phénomènes constants : 1° une immobilité absolue de cet organe; 2° un état de contraction. Il y a un rapport entre l'insensibilité absolue du sujet et la contraction avec immobilité de la pupille, entre le retour à la sensibilité et la dilatation avec mobilité de cet organe.

temps ce ne sera que peu à peu qu'il se mettra en équilibre avec le monde extérieur. Et parfois si les douleurs ou des impressions ne viennent pas à le secouer et à le réveiller, un sommeil naturel et bienfaisant succédera sans transition à l'anesthésie et rendra plus difficile et même impossible le souvenir des faits ou des circonstances du sommeil provoqué.

Si le médecin est appelé peu de temps après une anesthésie, il doit chercher à constater la rougeur et même la cautérisation des muqueuses nasale et buccale qu'un chloroforme impur aurait pu provoquer sur ces parties.

IV. Résultats anatomo-pathologiques.

Casper prétend que les lésions anatomiques trouvées à l'autopsie d'individus ayant succombé à l'action des anesthésiques ne présentent rien de particulier. Notre maître, M. Tourdes, qui a eu l'occasion de faire deux expertises de ce genre et de nombreuses expériences, soutient au contraire la constance des lésions. La face est *pâle*, la pupille dilatée; il y a des taches rosées sur les membres, peu de cyanose, et la langue parfois injectée à sa base. La putréfaction est assez rapide. Les poumons sont congestionnés. Souvent il y a de l'emphysème pulmonaire. On a fréquemment observé la rougeur de la trachée et des bronches.

Le cœur a été le plus souvent trouvé flasque, vide et pâle. Le sang est liquide, brun ou d'un rouge foncé. Quant à la présence de bulles de gaz dans les veines, il faut les attribuer avec Casper à la putréfaction qui commence par la décomposition du sang. Le foie et les reins sont en général congestionnés. Il y a peu d'injection du cerveau et de ses enveloppes.

L'expert peut faire rechercher la présence du chloroforme dans les organes. Les chimistes emploient le procédé de Snow (nitrate d'argent), de Taylor (papier amidonné et ioduré), de Hepp (décrit par Tourdes).

V. Conséquences médico-judiciaires et règles de l'expertise.

Nous avons déjà dit que les expertises avaient lieu à propos d'accidents, de crimes ou de suicides.

Lorsque, dans une anesthésie, un malade vient à succomber, la justice ouvre parfois une enquête pour savoir quelle est la cause de cet accident. Le médecin est inculpé d'homicide par imprudence. Les questions posées à l'expert peuvent être les suivantes : 1° La mort est-elle le résultat de l'action du chloroforme ? 2° La mort doit-elle être attribuée à la faute du médecin?

On y répondra en tenant compte de l'anesthésique employé, de son mode d'administration, de l'état de l'individu et des contre-indications qu'il pouvait présenter, des précautions prises, etc.

A notre époque, le médecin ne peut refuser à ses malades, sans des motifs graves le bénéfice de l'insensibilité. Le chloroforme est même entré dans la pratique obstétricale.

Le médecin est libre du choix de l'anesthésique.

Les morts par le chloroforme sont infiniment plus nombreuses que les morts par l'éther. Mais ce dernier anesthésique n'est employé que par quelques chirurgiens anglais, ceux de Lyon et de Boston, tandis que l'usage du chloroforme est universel : c'est donc là un argument de peu de valeur.

Morgan, en combinant les statistiques américaines et anglaises, est arrivé aux résultats suivants :

AGENT EMPLOYÉ.	MORTS.	INHALATIONS.
Éther.	4 pour	92,815 (1 p. 23,204).
Chloroforme.	55 »	152,260 (» 2,873).
Mélange de chloroforme et d'éther.	2 »	11,176 (» 5.588).
Bichlorure de méthylène.	2 »	10,000 (» 5,000).

D'après les chiffres du médecin anglais, le chloroforme serait huit fois plus dangereux que l'éther, ce serait même le plus dangereux de tous les anesthésiques.

M. Perrin dit qu'aujourd'hui il faut bien constater que depuis douze ans la cause de l'éther contre le chloroforme n'a cessé de faire des progrès. Mais il n'ajoute aucune confiance à la statistique de Morgan.

Selon les conseils de Gosselin, et d'après ce que nous avons déjà dit, dans la pratique chirurgicale, il existe certaines contre-indications : les gens débilités par des souffrances antérieures, des pertes de sang, un traumatisme considérable; les maladies du cœur ou des gros vaisseaux qui prédisposent à la syncope, les alcooliques. Il nous a semblé que les bègues étaient particulièrement difficiles à anesthésier. Tourdes recommande d'éviter la coïncidence avec la période menstruelle.

Voici les précautions ordinairement prises : le malade est à jeun, dans le décubitus horizontal, avec le chloroforme pas d'appareil, mais une compresse, on surveille le pouls et la respiration.

L'expert signalera l'indication ou la nécessité de l'anesthésie dans l'opération pratiquée, et quand il est possible, la dose de l'anesthésique employé et le moment de l'anesthésie où les accidents ont commencé. On discutera ensuite la possibilité d'une *mort subite* qui aurait coïncidé avec l'anesthésie ou avec l'opération chirurgicale elle-même.

Dans les attentats contre la vie, l'expert peut avoir à dire qu'il est possible : de faire périr des individus en les forçant à respirer des vapeurs anesthésiques, et de transformer sans transition le sommeil naturel en sommeil chloroformique. Déjà en 1850, le docteur Snow, de Londres, avait émis l'opinion que le chloroforme pouvait faciliter le vol et il avait raconté à ce sujet deux histoires si extraordinaires que l'opinion publique s'en émut. La question arriva même au parlement, où lord Campbell demande qu'on considérât comme criminelle une illégale administration ou application du chloroforme. Récemment, le docteur Stéphens Rogers a repris cette étude devant la Société de médecine de New-York, et il conclut que le chloroforme ne peut être que d'une médiocre utilité dans les tentatives criminelles. Dolbeau, en 1874, a fait quelques expériences et quelques recherches cliniques pour répondre à cette question posée devant la Société de médecine légale : chez un individu qui dort naturellement, peut-on administrer le chloroforme en vapeur et provoquer ainsi l'anesthésie sans réveiller le dormeur. Il est arrivé à cette conclusion, que nous avions déjà donnée dans notre Mémoire : qu'il est possible avec de l'habitude, de l'habileté, et un bon chloroforme, d'anesthésier par ce liquide des personnes endormies du sommeil naturel. Les enfants surtout sont facilement endormis. L'expert doit donc déclarer qu'il est possible, sinon facile.

Dans certains cas, on peut avoir à reconnaître si l'anesthésie est volontaire (suicide, imprudence) ou forcée. On tiendra compte des circonstances extérieures et des renseignements qu'on aura recueillis.

DE L'EMPOISONNEMENT.

D'après la plupart des ouvrages classiques, l'étude de la toxicologie paraît la partie la plus longue, la plus difficile et la plus compliquée de la médecine légale. Ce chapitre écrit en général avec la collaboration d'un

chimiste est surchargé de formules, de réactions, de
descriptions d'appareils et d'instruments qui inspirent
ordinairement au médecin la conviction que la connaissance des uns ou le maniement des autres est tellement compliqué, qu'il est dangereux, en toutes
circonstances, d'accepter une expertise et de prêter à
la justice le concours dont elle a besoin. Je crois même,
pour ma part, que c'est à cette tendance envahissante
de la chimie dans les expertises qu'il faut attribuer le
peu de goût et même la résolution systématiquement
prise par beaucoup de médecins d'éviter toute expertise médico-judiciaire.

Quelques procès retentissants ont mis en lumière le
grand talent de savants remarquables qui, comme Orfila, Stas, etc., ont pu retirer du corps de la victime le
poison lui-même et le présenter aux juges. Il a semblé
même qu'il devait en être ainsi pour tous les cas et
on a pu croire et dire que tant qu'on ne trouvait
pas le poison, il n'y avait pas empoisonnement. On
ne saurait assez s'élever contre cette manière de
voir. Qui oserait, à notre époque, affirmer qu'un individu n'a pas été empoisonné parce que ses organes
ne présenteraient aucune trace de poison à l'examen
chimique?

Une expertise médico-judiciaire, dans un cas d'empoisonnement, est double et elle doit être confiée à deux
experts : un médecin et un chimiste. Le médecin apprécie la clinique ou les symptômes de l'état morbide,
les lésions produites ; il met de côté les matières ou
les organes qui doivent être soumis à l'expertise chimique. Le chimiste recherche, à l'aide des procédés
qu'il juge convenables, si ces parties confiées à son
examen renferment des substances anormales.

21.

Si tout médecin doit connaître l'action des principaux poisons sur l'organisme, les désordres qu'ils occasionnent et le moyen de les combattre, il peut ignorer
les méthodes ou les procédés de recherches adoptés
par les chimistes. Qui ne sait, d'ailleurs, que la théorie, dans ces cas, ne suffit nullement et qu'il faut y
joindre absolument l'habitude et la pratique convenable
à ces sortes d'opérations.

Dans l'étude que nous allons faire de l'empoisonnement, nous nous occuperons spécialement de mettre
en lumière les connaissances que le médecin doit avoir.
Si nous décrivons brièvement certains procédés chimiques, comme l'appareil de Marsh ou autres, c'est
plutôt pour les rappeler au médecin que pour l'engager
à s'en servir. D'ailleurs, il ne nous coûte pas d'avouer
que nous avons complétement négligé la chimie légale,
parce que nous ne la savons pas.

« L'empoisonnement, dit M. Tardieu [1] dans un livre
auquel nous ferons de nombreux emprunts, est une
cause de mort violente et doit être étudié comme telle
au même titre que la strangulation, l'asphyxie, les
blessures de tous genres. Le poison est une arme aux
mains du criminel, et rien de plus. Il n'existe qu'à la
condition d'avoir agi ; il ne se révèle et ne se définit
que dans ses effets, c'est-à-dire dans l'empoisonnement. Il en résulte que la médecine légale, appelée à
rechercher et à déterminer la cause de toute mort
violente, doit partir du fait de l'empoisonnement et
non de la notion du poison, et qu'elle ne s'occupera de
celui-ci, de son état, de sa nature et de ses caractères
physiques ou chimiques, que secondairement, tout

_____

[1] *Étude médico-légale sur l'empoisonnement*, par Tardieu et
Roussin. Paris 1867.

comme dans un assassinat commis à l'aide du poignard
ou du pistolet, l'expert examine l'arme meurtrière, la
rapproche de la blessure et la compare avec les lésions. »

Certaines substances minérales ou organiques délétères, introduites dans l'organisme, déterminent un
état morbide spécial auquel on donne le nom d'empoisonnement.

Le Code pénal définit l'empoisonnement, et indique
le but et les limites de toute expertise.

Les empoisonnements sont le fait d'accidents, de
suicides ou de crimes.

L'empoisonnement accidentel est le résultat d'erreurs
dans l'administration de substances médicamenteuses :
erreurs dans la prescription ou dans la livraison d'un
médicament, substitution d'une substance toxique à
une substance alimentaire.

Le suicide n'emploie pas les mêmes poisons que
l'homicide. C'est ainsi que l'opium et ses dérivés
sont préférés aux substances adoptées par les criminels. Sur 56,273 suicides relevés dans les Comptes
rendus de la justice, de 1865 à 1876, nous en trouvons 1159 produits par le poison (714 hommes et 445
femmes).

L'empoisonnement est l'arme des lâches. Il est surtout commis par ceux qui approchent de près la victime et ne peuvent lui inspirer aucun soupçon. Les
statistiques montrent en effet que les accusés comptent plus de femmes que d'hommes et que le nombre
des substances toxiques employées par les criminels
est très-restreint.

J'ai dressé le tableau des cas d'empoisonnement
constatés judiciairement pendant vingt-cinq ans (de

	1ʳᵉ PÉRIODE DE 1851 à 1863	ANNÉES													2ᵉ PÉRIODE DE 1863 à 1876
		1863	1864	1865	1866	1867	1868	1869	1870	1871	1872	1873	1874	1875	
TOTAL des crimes d'empoisonnement	617	19	33	26	31	38	25	33	13	13	29	23	18	22	330
SUITES de l'empoisonnement.															
Mort	190	5	8	10	16	8	14	20	5	4	6	13	5	9	123
Maladie	285	8	22	4	6	2	5	11	3	»	14	5	9	5	94
Sans effets	142	6	25	12	9	28	6	4	5	9	9	8	4	8	133
ACCUSÉS.															
Hommes	219	8	18	8	9	12	8	12	5	5	12	9	7	2	115
Femmes	260	5	18	12	20	16	22	20	10	6	15	17	9	14	182
	479														297
NATURE du poison employé.															
Arsenic	252	8	7	6	4	4	8	14	2	2	7	2	»	5	67
Phosphore	170	5	25	12	8	18	11	11	4	3	12	14	10	8	141
Sulfate de cuivre	77	2	9	4	7	7	2	2	5	5	7	3	4	5	62
Vert-de-gris	33	»	»	1	1	»	»	»	»	»	»	»	»	»	2
Acide sulfurique	30	»	»	»	»	2	»	5	1	»	»	1	1	»	8
Cantharides	25	»	3	»	1	2	»	1	»	»	1	1	»	1	10
Opium	6	»	1	1	»	»	»	»	»	1	»	»	2	1	6 laudanum 4 / morphine 2
Ellébore	6	»	»	»	1	»	»	»	»	»	»	1	»	»	2
Émétique	4	»	»	»	»	»	»	»	»	»	»	»	»	»	»
Sulfate de fer	4	»	»	»	»	»	»	2	»	»	»	»	»	»	2
Acide nitrique	5	»	»	»	»	»	»	»	»	»	»	1	»	1	2
Ammoniaque	5	1	»	»	»	»	»	»	»	»	»	»	»	1	2
Mercure	5	1	»	»	»	»	»	»	»	»	»	»	»	»	1
Datura	5	»	»	»	»	»	»	»	»	»	»	»	»	»	»
Noix vomique	5	»	»	»	»	1	»	»	»	1	»	»	»	»	2
Acide chlorhydriq.	5	1	2	»	2	»	»	»	»	»	»	»	»	»	5
Potasse	4	1	»	»	»	»	»	»	»	»	»	»	»	»	1
Acétate de plomb	4	»	»	»	»	»	»	»	»	»	»	»	»	»	»
Gaz acide carbon.	4	»	»	»	»	»	»	»	»	»	»	»	»	»	»
Graines de genêt	1	»	»	»	»	»	»	»	»	»	»	»	»	»	2
Colchique	1	»	»	»	»	»	»	»	»	»	»	2	»	»	»
Champignons	1	»	»	»	»	»	»	»	»	»	»	»	»	»	»
Euphorbe	1	»	»	»	»	»	»	»	»	»	»	»	»	»	»
Baume Fioraventi	1	»	»	»	»	»	»	»	»	»	»	»	»	»	»
Eau sédative	1	»	»	»	»	»	»	»	»	»	»	»	»	»	»
Belladone	1	»	»	»	»	»	»	»	»	»	»	»	»	»	»
(Verre pilé)	3	»	»	»	»	»	»	»	»	»	»	»	»	»	»
Strychnine	»	»	3	1	1	1	»	1	»	»	1	»	»	»	8
Digitaline	»	»	2	»	»	»	»	»	»	»	»	»	»	1	3
Acide prussique	»	»	1	»	»	»	»	1	»	»	1	»	»	»	3
Deuto-chlorure de mercure	»	»	»	»	»	»	»	»	»	»	»	»	»	»	5
Eau de javelle	»	»	»	»	1	1	»	»	»	»	»	1	»	»	2
Acétate de cuivre	»	»	»	»	»	»	»	»	»	»	»	»	»	»	2
Cyanure de potassium	»	»	»	»	»	»	2	»	»	»	»	»	»	»	2
Sulfate de zinc	»	»	»	»	»	»	»	»	1	1	»	»	»	»	2
Nicotine	»	»	1	»	»	»	»	»	»	»	»	»	»	»	1
Antimoine	»	»	1	»	»	»	»	»	»	»	»	»	»	»	1
Huile de croton	»	»	»	1	»	»	»	»	»	»	»	»	»	»	1
Éther sulfurique	»	»	»	1	»	»	»	»	»	»	»	»	»	»	1
Vert métis	»	»	»	»	»	1	»	»	»	»	»	»	»	»	1
Oxyde de cuivre	»	»	»	»	1	»	»	»	»	»	»	»	»	»	1
Teinture d'iode	»	»	»	»	1	»	»	»	»	»	»	»	»	»	1
Mixture d'absinthe et lait de glace	»	»	»	»	»	»	1	»	»	»	»	»	»	»	1
Oxalate de potasse	»	»	»	»	»	»	»	»	»	»	»	»	1	»	1
Nitrate d'argent	»	»	»	»	»	»	»	»	»	»	»	»	»	1	1

1851 à 1876). Dans son livre, M. Tardieu avait présenté un tableau semblable, mais seulement pour une période de douze ans (de 1851 à 1863). La comparaison de ces chiffres avec ceux d'une seconde période (1863 à 1876) nous permet d'apprécier d'une manière exacte les rapports de ce crime avec les autres genres de morts violentes, en même temps qu'il nous fournit des appréciations importantes sur les accusés et sur les substances vénéneuses employées dans l'empoisonnement criminel.

Un premier fait ressort des statistiques, c'est que le nombre des empoisonnements criminels en France va toujours en diminuant, ainsi que le prouve le tableau suivant, qui montre, par période de quatre années, le nombre de crimes :

De 1851 à 1854.	173
1854 à 1857.	181
1857 à 1860.	156
1860 à 1863.	107
1863 à 1866.	100
1866 à 1869.	94
1869 à 1873.	90
1873 à 1876.	66

Quant à la nature du poison employé, la statistique montre que les criminels se servent à peu près toujours des mêmes agents toxiques. En 25 ans, il n'y a eu que quarante-quatre substances administrées comme poisons. Ce chiffre est bien insignifiant si on le compare au nombre des substances qui sont douées de propriétés toxiques, et cependant il faut encore le diminuer de toutes les substances qui n'ont été employées qu'une ou deux fois, c'est-à-dire d'une manière tout à fait exceptionnelle. En France, ceux qui veulent donner la mort par le poison n'emploient que six ou sept substances : le phosphore, l'arsenic, les sels de cuivre, l'acide sulfurique, les cantharides, la strychnine. Cette dernière ne figure que depuis quelques années dans les statistiques et déjà elle y a acquis une place importante.

Si l'on compare ensuite l'ensemble des deux périodes indiquées par notre tableau, on arrive aux résultats suivants dont l'importance ne saurait échapper aux magistrats ou aux médecins.

Il y a moins d'empoisonnements criminels, en France, depuis douze ans ; le chiffre annuel a presque baissé de moitié (29 au lieu de 51).

Malgré la diminution des crimes, il y a eu proportionnellement un plus grand nombre d'accusés : 84 pour 100 au lieu de 77 pour 100.

Dans cette seconde période, le nombre d'accusés hommes a diminué (38 pour 100 au lieu de 46 pour 100) ; celui des accusées femmes a sensiblement augmenté (62 pour 100 au lieu de 54 pour 100). C'est, peut-être, à cause de ce nombre plus considérable d'accusées femmes, dans cette période (1863-1876), qu'il est possible d'expliquer les résultats suivants : il y a eu 227 tentatives (maladie,— sans effets), soit 65 pour 100 des crimes commis, c'est-à-dire un peu moins que dans la première période qui en présente 427, soit 69 pour 100. Par conséquent, le nombre de crimes d'empoisonnement suivis de mort a augmenté ; il est de 35 pour 100 au lieu de 31. Il faut encore faire remarquer que des substances toxiques des plus dangereuses et qui n'avaient pas encore figuré dans les statistiques se trouvent dans cette seconde période : digitaline, strychnine, acide prussique. Il semble que,

de nos jours, les poisons végétaux tendent à remplacer
les poisons minéraux, adoptées autrefois presque exclusivement par les criminels.

Classification. Il faut faire remarquer qu'une classification qui peut rendre de grands services dans
l'exposition d'un cours complet sur la matière devient
tout à fait inutile dans la pratique. Aussi les différents
essais qui ont été proposés ont-ils été basés sur la nature du poison ou sur son action. Les premières tentatives furent faites par Pleuck en 1785, par Mahon en
1801. Fodéré proposa une classification basée sur
l'action des poisons, qui fut plus tard modifiée par
Orfila.

Taylor essaya de diviser les substances toxiques d'a-
près leur action sur tel ou tel système organique. Il y
a déjà longtemps que notre respectable et savant ami,
M. le professeur Martin-Damourette, expose dans un
cours magistral et que nous mettrons à contribution,
une action semblable des substances toxiques.

« Il y a, dit-il, deux actions très-nettes. Les unes irritent, enflamment, corrodent, désorganisent les tissus;
les autres ne produisent que peu ou aucun de ces effets,
elles tuent par absorption. Les poisons, à part les désor-
ganisations, ne peuvent agir qu'en tuant les hématies,
la fibre musculaire, l'élément nerveux. La mort arrive
par cessation d'innervation, par cessation des phénomènes chimiques de la respiration (poisons, respirations), de l'action du cœur (syncopal ou musculaires).
C'est que l'on meurt en effet par un de ces trois appareils. Il y a des poisons du sang et de la nutrition : ils
sont stéatogènes ; il y en a de cardio-musculaires ; il
y en a qui agissent sur les nerfs, ils tuent par asphyxie. »

Le docteur Rabuteau[1] a cherché comme ces savants dont nous venons de parler à expliquer l'*électivité* des substances nuisibles à l'organisme, et il a formulé la loi suivante : « Une substance agissant sur des éléments anatomiques déterminés et se trouvant en circulation dans le sang impressionne d'autant plus vivement les organes composés de ces éléments anatomiques qu'ils sont plus irrigués. »

N'oublions pas de signaler une autre loi, proposée par M. Rabuteau et qui s'applique uniquement aux substances métalliques : « Les métaux sont d'autant plus actifs que leur poids atomique est plus élevé, ou que leur chaleur spécifique est plus faible. »

Sans doute, ces vues théoriques sont séduisantes, mais nous les croyons aussi un peu hâtives. Nous pensons même qu'on s'exposerait à se tromper en voulant trop individualiser l'action d'une substance toxique et limiter ses effets spécifiques à tel ou tel élément. Le docteur Henneguy[1], dans un excellent travail, a cherché à montrer que chez les animaux supérieurs, l'action des substances toxiques porte d'une manière générale sur tout le système nerveux central. Aussi conseille-t-il, avec raison, de n'employer dans les expertises médico-légales que les animaux qui par leur organisation se rapprochent autant que possible de l'homme.

Nous suivrons la classification que M. Tardieu résume de la manière suivante :

D'après l'observation clinique, on peut classer les empoisonnements en cinq groupes :

1° L'empoisonnement par *les poisons irritants et corrosifs* (acides, alcalis, substances purgatives dites drastiques).

___
[1] *Étude physiologique sur l'action des poisons.* — Montpellier, 1875.

2° *L'empoisonnement par les poisons hyposthénisants* (arsenic, phosphore, cuivre, sublimé corrosif, émétique, nitre, sel d'oseille, digitale et digitaline).

3° *L'empoisonnement par les poisons stupéfiants* (plomb, belladone, atropine, jusquiame, tabac, ciguë, aconit, champignons, curare, chloroforme, alcool).

4° *L'empoisonnement par les poisons narcotiques* (opium et ses dérivés).

5° *L'empoisonnement par les poisons névrosthéniques* (strychnine et noix vomique, acide prussique, cantharides).

« L'empoisonnement par les *poisons irritants et corrosifs* a pour caractère essentiel une action locale irritative qui peut aller jusqu'à l'inflammation la plus violente, la corrosion et la désorganisation des tissus atteints par la substance vénéneuse ingérée, dont les effets sont presque exclusivement bornés à la lésion des organes digestifs. L'empoisonnement par les *poisons hyposthénisants* a pour caractères essentiels non pas l'irritation locale produite par le poison, bien qu'elle soit réelle, mais les accidents généraux résultant de l'absorption, tout à fait disproportionnés avec les effets locaux qui manquent d'ailleurs très-souvent, complétement opposés à l'irritation et à l'inflammation, consistant en effet en une dépression rapide et profonde des forces vitales et liés à une altération souvent manifeste du sang.

L'empoisonnement par les *poisons stupéfiants*, dont la plupart étaient compris sous la dénomination impropre de narcotico-âcres, bien que ne produisant ni narcotisme ni âcreté, a pour caractère essentiel une action directe, spéciale sur le système nerveux, action dépressive qui répond à ce que l'on nomme en séméiotique la stupeur, accompagnée parfois d'une irritation locale, toujours peu intense.

L'empoisonnement par les *narcotiques* est caractérisé par l'action toute spéciale et distincte que l'on ne peut définir que par son nom même, le narcotisme.

L'empoisonnement par les *poisons névrosthéniques* a pour caractère essentiel une excitation violente des centres nerveux, dont l'intensité peut aller jusqu'à produire instantanément la mort. »

I. Législation. Ordonnances de police, règlements, etc.

C. P. Art. 301. « Est qualifié empoisonnement tout attentat à la vie d'une personne, par l'effet de substances qui peuvent donner la mort plus ou moins promptement, de quelque manière que ces substances aient été employées ou administrées, et quelles qu'en aient été les suites. »

C. P. Art. 302. « Tout coupable d'assassinat, de parricide, d'infanticide et d'empoisonnement sera puni de mort. »

C. P. Art. 317, § 4. « Celui qui aura occasionné à autrui une maladie ou incapacité de travail personnel, en lui administrant volontairement, de quelque manière que ce soit, des substances qui, sans être de nature à donner la mort, sont nuisibles à la santé, sera puni d'emprisonnement d'un mois à cinq ans, et d'une amende de seize francs à cinq cents francs ; il pourra de plus être renvoyé sous la surveillance de la haute police pendant deux ans au moins et six ans au plus. » — §. 5. « Si la maladie ou incapacité de travail personnel a duré plus de vingt jours, la peine sera celle de la reclusion. » § 6. Si le coupable a commis, soit le délit, soit le crime spécifié aux deux paragraphes ci-dessus, envers un de ses ascendants, tels qu'ils sont désignés en l'art. 312, il sera puni, au premier cas, de la reclusion, et au second cas, des travaux forcés à temps.

Loi tendant à la répression plus efficace de certaines fraudes dans la vente des marchandises (des 10, 19, et 27 mars 1851).

Art. 1er. Seront punis des peines portées par l'art. 423 du code pénal :

1° Ceux qui falsifieront des substances ou denrées alimentaires ou médicamenteuses destinées à être vendues ;

2° Ceux qui vendront ou mettront en vente des substances ou denrées alimentaires ou médicamenteuses qu'ils sauront être falsifiées ou corrompues ;

3° Ceux qui auront trompé ou tenté de tromper, sur la qualité des choses livrées, les personnes auxquelles ils vendent ou achètent, soit par l'usage de faux poids ou de fausses mesures, ou d'instruments inexacts servant au pesage ou mesurage, soit par des manœuvres ou procédés tendant à fausser l'opération du pesage ou mesurage, ou à augmenter frauduleusement le poids ou le volume de la marchandise, même avant cette opération : soit enfin par des indications frauduleuses tendant à faire croire à un pesage ou mesurage antérieur et exact.

Art. 2. Si dans les cas prévus par l'art. 453 du code pénal ou par l'article premier de la présente loi, il s'agit d'une marchandise contenant des mixtions nuisibles à la santé, l'amende sera de 50 à 500 fr., à moins que le quart des restitutions et dommages-intérêts n'excède cette première somme ; l'emprisonnement sera de trois mois à deux ans.

Le présent article sera applicable même au cas où la falsification nuisible serait connue de l'acheteur ou consommateur.

Art. 7. Seront punis d'une amende de 16 à 25 francs et d'un emprisonnement de six à dix jours, ou l'une de ces deux peines seulement, suivant les circonstances, ceux qui sans motifs légitimes auront dans leurs magasins, boutiques, ateliers ou maisons de commerce ou dans les halles, foires ou marchés, soit des poids ou mesures faux, ou autres appareils inexacts servant au pesage ou au mesurage, soit des substances alimentaires ou médicamenteuses qu'ils sauront être falsifiées ou corrompues.

Si la substance falsifiée est nuisible à la santé, l'amende pourra être portée à 50 francs, et l'emprisonnement à quinze jours.

Art. 4. Lorsque le prévenu, convaincu de contravention à la présente loi ou à l'art. 427 du Code pénal, aura, dans les cinq années qui ont précédé le délit, été condamné pour infraction à la présente loi ou à l'art. 423, la peine pourra être élevée jusqu'au double du maximum ; l'amende prononcée par l'art. 423 et par les art. 1 et 2 de la présente loi pourra être portée même jusqu'à 1,000 francs, si la moitié des restitutions et dommages-intérêts n'excède pas cette somme, le tout sans préjudice de l'application, s'il y a lieu des art. 57 et 58 du Code pénal.

Art. 5. Les objets dont la vente, usage ou possession constitue le délit, seront confisqués, conformément à l'art. 427 et aux articles 477 et 481 du Code pénal.

S'ils sont propres à un usage alimentaire ou médical, le tribunal pourra les mettre à la disposition de l'administration pour être attribués aux établissements de bienfaisance.

S'ils sont propres à cet objet ou nuisibles, les objets sont détruits ou répandus, aux frais du condamné. Le tribunal pourra ordonner que la destruction ou effusion aura lieu devant l'établissement ou domicile du condamné.

Art. 6. Le tribunal pourra ordonner l'affiche du jugement dans les lieux qu'il désignera, et son insertion intégrale ou par extrait dans tous les journaux qu'il désignera, le tout aux frais du condamné.

Art. 7. L'art. 463 du Code pénal sera applicable aux délits prévus par la présente loi.

Art. 8. Les deux tiers du produit des amendes sont attribués aux communes dans lesquelles les délits auront été constatés.

Art. 9. Sont abrogés les art. 175, n° 14, et 379, n° 5 du Code pénal.

Ordonnance du 15 juin 1862, concernant les sucreries colorées, les substances alimentaires, les ustensiles et vases de cuivre et autres métaux.

TITRE Iᵉʳ. — *Coloration des bonbons et liqueurs. Papiers servant à envelopper les sucreries. Emploi d'objets en métal pour la décoration des bonbons. Sirops de glucose.*

ART. 1ᵉʳ. Il est expressément défendu de se servir d'aucune substance minérale, excepté le bleu de Prusse, l'outremer, la craie (carbonate de chaux) et les ocres, pour colorer les bonbons, dragées, pastillages, liqueurs et toute espèce de sucreries et pâtisseries.

Il est également défendu d'employer, pour colorer les bonbons liqueurs, etc., des substances végétales nuisibles à la santé, notamment la gomme-gutte, et l'aconit-napel.

Les mêmes défenses s'appliquent aux substances employées à la clarification des sirops et des liqueurs.

ART. 2. Il est défendu d'envelopper ou de couler des sucreries dans des papiers blancs lissés ou colorés avec des substances minérales, excepté le bleu de Prusse, l'outremer, les ocres, la craie.

Il est défendu de placer des bonbons et fruits confits dans des boîtes garnies à l'intérieur de papiers colorés avec des substances prohibées par la présente ordonnance, et de les recouvrir avec des découpures de ces papiers.

Il en sera de même des fleurs ou autres objets artificiels servant à la décoration des bonbons.

ART. 3. Il est défendu de faire entrer aucune préparation fulminante dans la composition des enveloppes de bonbons.

Il est également défendu de se servir de fils métalliques comme supports de fleurs, de fruits et autres objets en sucre et en pastillage.

ART. 4. Les bonbons enveloppés porteront le nom et l'adresse du fabricant ou marchand ; il en sera de même des sacs dans lesquels les bonbons ou sucreries seront livrés au public.

Les flacons contenant des liqueurs colorées devront porter les mêmes indications.

ART. 5. Il est interdit d'introduire, dans l'intérieur des bonbons et pastillages, des objets de métal ou d'alliage métallique, de nature à former des composés nuisibles à la santé.

Les feuilles métalliques appliquées sur les bonbons ne devront être qu'en or ou en argent fin.

Les feuilles métalliques introduites dans les liqueurs devront également être en or ou en argent fin.

ART. 6. Les sirops qui contiendront de la glucose (sirop de fécule, sirop de froment) devront porter, pour éviter toute confusion, les dénominations communes de sirops de glucose ; outre cette indication, les bouteilles porteront l'étiquette suivante : Liqueur de fantaisie à l'orgeat, à la groseille, etc., etc.

ART. 7. Il sera fait annuellement, et plus souvent s'il y a lieu, des visites chez les fabricants et les détaillants, à l'effet de constater si les dispositions prescrites par la présente ordonnance sont observées.

TITRE II. — *Boissons. Sel de cuisine et substances alimentaires.*

ART. 8. Il est interdit d'employer la litharge, l'acétate de plomb (sucre de Saturne) et autres composés de plomb, dans le but de clarifier ou d'adoucir les sirops et les boissons fermentées, tels que le vin, la bière, le cidre, etc., etc.

ART. 9. Il est expressément défendu à tous fabricants, raffineurs, marchands en gros, épiciers et autres faisant le commerce de sel marin (sel de cuisine), de vendre et débiter, comme sel de table et de cuisine du sel retiré de la fabrication du salpétre, ou extraits des varechs, ou des sels provenant de diverses opérations chimiques.

Il est également défendu de vendre du sel altéré par le mélange des sels sus-mentionnés ou par le mélange de toutes autres substances étrangères.

ART. 10. Il est défendu d'ajouter frauduleusement au lait, aux fécules, amidons, farines ou à toute autre denrée, des substances étrangères, même quand ces substances n'auraient rien de nuisible.

ART. 11. Les commissaires de police de Paris, et les maires ou les commissaires de police dans les communes rurales, feront à des époques indéterminées, avec l'assistance des hommes de l'art, des visites dans les ateliers, magasins et boutiques des fabricants, marchands et débitants de sel et de comestibles quelconques, à l'effet de vérifier si les denrées dont ils sont détenteurs sont de bonne qualité et exemptes de tout mélange.

ART. 12. Le sel, les boissons, les substances alimentaires et les denrées falsifiées seront saisis, sans préjudice des poursuites à exercer, s'il y a lieu, contre les contrevenants, conformément aux dispositions de la loi précitée du 27 mars 1851.

ART. 13. Il est défendu d'envelopper, d'orner et d'étiqueter aucune substance alimentaire avec les papiers peints, et avec ceux qui sont prohibés par l'art. 2 de la présente ordonnance.

L'emploi de ces papiers est donc formellement interdit pour

faire des sacs, des enveloppes, des manchettes, des boîtes ou des étiquettes, à tous les marchands ou débitants de denrées ou substances alimentaires, comme les bouchers, les confiseurs, les chocolatiers, les marchands de comestibles, de beurre et de fromage, les pâtissiers, les épiciers, les fruitiers, etc.

TITRE III. — *Ustensiles et vases de cuivre et autres métaux.*
Étamages.

Art. 14. Les ustensiles et vases de cuivre ou d'alliage de ce métal dont se servent les marchands de vins, traiteurs, aubergistes, restaurateurs, pâtissiers, confiseurs, bouchers, fruitiers, épiciers, etc., devront être étamés à l'étain fin et entretenus constamment en bon état d'étamage.

Sont exceptés de cette disposition les vases et ustensiles dits d'office et les balances, lesquels devront être entretenus en bon état de propreté.

Art. 15. Il est enjoint aux chaudronniers, étameurs ambulants et autres, de n'employer que de l'étain fin du commerce pour l'étamage des vases de cuivre devant servir aux usages alimentaires ou à la préparation des boissons.

Art. 16. L'emploi du plomb, du zinc et du fer galvanisé est interdit dans la fabrication des vases destinés à préparer ou à contenir des substances alimentaires ou des boissons.

Art. 17. Il est défendu de renfermer de l'eau de fleurs d'oranger ou toute autre eau distillée dans des vases de cuivre, tels que les estagnons de ce métal, à moins que ces vases ou ces estagnons ne soient étamés à l'intérieur à l'étain fin.

Il est également interdit de faire usage, dans le même but, de vases de plomb, de zinc ou de fer galvanisé.

Art. 18. On ne devra faire usage que d'estagnons en bon état. Ils seront marqués d'une estampille indiquant le nom et l'adresse du fabricant et garantissant l'étamage à l'étain fin.

Art. 19. Il est défendu aux marchands de vins et distillateurs d'avoir des comptoirs revêtus de lames de plomb ; aux débitants de sel, de se servir de balances de cuivre ; aux nourrisseurs de vaches, crémiers et laitiers de déposer le lait dans des vases de plomb, de zinc, de fer galvanisé, de cuivre et de ses alliages ; aux fabricants d'eaux gazeuses, de bière ou de cidre, et aux marchands de vins ou distillateurs, de faire passer par des tuyaux ou appareils de cuivre, de plomb ou d'autres métaux pouvant être nuisibles, les eaux gazeuses, la bière, le cidre ou le vin. Toutefois, les vases et ustensiles de cuivre dont il est question au présent article pourront être employés s'ils sont étamés à l'étain fin.

ART. 20. Il est défendu aux raffineurs de sels de se servir de vases et instruments de cuivre, de plomb, de zinc et de tous autres métaux pouvant être nuisibles.

ART. 21. Il est défendu aux vinaigriers, épiciers, marchands de vins traiteurs et autres, de préparer, de déposer, de transporter, de mesurer, de conserver dans des vases de plomb, de zinc, de fer galvanisé, de cuivre ou de ses alliages non étamés, ou dans des vases fait avec un alliage dans lequel entrerait l'un des métaux désignés ci-dessus, aucun liquide et aucune substance alimentaire, susceptibles d'être altérés par le contact de ces métaux.

ART. 22. La prohibition portée en l'article ci-dessus s'applique aux robinets fixés aux barils dans lesquels les vinaigriers, épiciers et autres marchands renferment le vinaigre.

ART. 23. Les vases d'étain employés pour contenir, déposer ou préparer les substances alimentaires ou les liquides, ainsi que les lames du même métal qui recouvrent les comptoirs des marchands de vins ou de liqueurs, ne devront contenir, au plus, que 10 p. 100 de plomb, ou des autres métaux qui se trouvent ordinairement alliés à l'étain du commerce.

ART. 24. Les lames métalliques recouvrant les comptoirs des marchands de vins ou de liqueurs, les balances, les vases, et ustensiles en métaux et les alliages qui seraient trouvés chez les marchands et fabricants désignés dans les articles qui précèdent, seront saisis et envoyés à la préfecture de police, avec les procès-verbaux constatant les contraventions.

ART. 25. Les étamages prescrits par les articles qui précèdent devront toujours être faits à l'étain fin, et être constamment en bon état.

TITRE IV. — *Dispositions générales.*

ART. 26. Les fabricants et marchands désignés en la présente ordonnance sont personnellement responsables des accidents qui pourraient être la suite de leurs contraventions aux dispositions qu'elle renferme.

ART. 27. Les ordonnances de police des 20 juillet 1832, 7 novembre 1838, 22 septembre 1841 et 28 février 1853 sont rapportées.

ART. 28. Les contraventions seront poursuivies, conformément à la loi, devant les tribunaux compétents, sans préjudice des mesures administratives auxquelles elles pourraient donner lieu.

ART. 29. — La présente ordonnance sera imprimée et affichée.

Les sous-préfets des arrondissements de Sceaux et de Saint-Denis, les maires et les commissaires de police des communes rurales du ressort de notre préfecture, le chef de la police municipale, les commissaires de police de Paris, les officiers de paix, l'inspecteur général des halles et marchés et autres préposés de la préfecture de police, sont chargés, chacun en ce qui le concerne, de tenir la main à son exécution.

Le préfet de police : BOITTELLE.

Instruction du conseil d'hygiène et de salubrité du département de la Seine.

Des substances colorantes qui peuvent être employées dans la préparation des boissons, pastillages, dragées ou liqueurs.

Pour faciliter les moyens de reconnaître les substances colorantes qu'il est permis d'employer et celles qui sont défendues par la présente ordonnance, il est convenable de les désigner ici sous les divers noms qu'on leur donne dans le commerce.

Couleurs bleues. — L'indigo, le bleu de Prusse ou de Berlin, l'outremer pur.

Ces couleurs se mêlent facilement avec toutes les autres, et peuvent donner toutes les teintes composées dont le bleu est l'un des éléments.

Couleurs rouges. — La cochenille, le carmin, la laque carminée, la laque du Brésil, l'orseille.

Couleurs jaunes. — Le safran, la graine d'Avignon, la graine de Perse, le quercitron, le curcuma, le pastel les laques alumineuses de ces substances.

Les jaunes que l'on obtient avec plusieurs des matières désignées, et surtout avec les graines d'Avignon et de Perse, sont plus brillants et moins mats que ceux que donne le jaune de chrome, dont l'usage est dangereux et prohibé.

COULEURS COMPOSÉES. *Vert.* — On peut produire cette couleur avec le mélange du bleu et de diverses couleurs jaunes ; mais l'un des plus beaux est celui qu'on obtient avec le bleu de Prusse ou de Berlin et la graine de Perse ; il ne le cède en rien, par le brillant, au vert de Schweinfurt, qui est un violent poison.

Violet. — Le bois d'Inde, le bleu de Berlin ou de Prusse. Par des mélanges convenables, on obtient toutes les teintes désirables.

Pensée. — Le carmin, le bleu de Prusse ou de Berlin. Le mélange de ces substances donne des teintes très-brillantes.

LIQUEURS. — Pour la préparation des liqueurs, on peut faire usage de celles des substances précédentes qui conviennent à leur coloration. On peut employer en outre : pour le curaçao de Hollande, le bois de Campêche ; pour les liqueurs bleues, l'indigo soluble (carmin d'indigo) ; pour l'absinthe, le safran mêlé avec le bleu d'indigo soluble.

Des substances dont il est défendu de faire usage pour la prépa-
ration des bonbons, pastillages, dragées et liqueurs.

Ce sont les substances minérales en général et notamment : les composés de cuivre, les cendres bleues ; les oxydes de plomb, massicot, minium ; le sulfate de mercure ou vermillon ; le chromate de plomb ou jaune de chrome ; l'arsénite de cuivre ou vert de Schweinfurt, vert de Scheele, vert métis, vert anglais ; le carbonate de plomb ou blanc de plomb, céruse, blanc d'argent ; les feuilles de chrysocale.

Voici d'après MM. Briand et Chaudé quelques considérations importantes sur la **jurisprudence** relative à l'empoisonnement :
Pour qu'il y ait empoisonnement, il faut nécessairement aux termes de l'art. 301, la réunion de ces deux circonstances : attentat à la vie, c'est-à-dire *volonté* (suite d'exécution commencée ou tentée) d'ôter la vie à une personne, et que l'attentat ait eu lieu à l'aide d'une substance capable de donner la mort. Il y a tentative d'empoisonnement dans le fait de jeter du poison dans une fontaine où l'on présume que la personne que l'on veut empoisonner viendra boire (Cass. 7 juillet 1814).
Pour qu'il y ait crime d'empoisonnement, il faut que l'attentat ait eu lieu à l'aide d'une substance capable de donner la mort. Cependant il faut que la substance ait, par elle-même, à un certain degré une propriété vénéneuse ; il n'y aurait pas empoisonnement dans le sens de la loi, lorsque les accidents proviendront non de la nature de la substance administrée, mais de l'excès même avec lequel on aurait fait usage de cette substance ; c'est ainsi qu'il a été jugé que le fait de causer la mort d'une personne en la poussant, dans ce but, à boire une trop grande quantité d'eau-de-vie, constitue le crime de meurtre et non celui d'empoisonnement.
Il en est de même lorsque la substance, vénéneuse de sa nature, cesse de l'être par le fait de celui qui l'a employée avec le dessein d'empoisonner, lorsqu'il y mêle par surprise, par mégarde, par ignorance, une autre substance qui en neutralise les effets pernicieux.
Il y aurait de même tentative d'empoisonnement si l'individu empoisonné avait pris par hasard, à la même heure, quelque substance, quelque médicament qui ait neutralisé les effets du poison : le crime, bien que sans résultat, n'en existe pas moins.
Il *faut* et il *suffit* que la substance telle qu'elle a été préparée

et donnée volontairement par l'auteur de l'attentat ait pu causer
la mort.

On peut résumer la théorie de la loi sur la tentative en disant
qu'il ne peut y avoir tentative punissable que lorsqu'elle est le
commencement d'un crime ; le commencement d'un fait qui ne
peut aboutir à un crime ne pourra donc jamais être considéré
comme une tentative punissable quelle que soit l'immoralité de
la pensée qui l'a inspiré. C'est ainsi que la cour de Rouen a jugé
qu'on ne pouvait poursuivre pour tentative d'empoisonnement un
mari, qui, voulant empoisonner sa femme, s'était adressé à un
médecin, en avait reçu une potion parfaitement inoffensive, et
avait été ensuite arrêté par la justice alors que déjà il avait
fait prendre à sa femme la potion qu'il croyait mortelle.

Il y a empoisonnement si la substance vénéneuse, au lieu
d'être administrée en une seule fois, est partagée en petites
doses et administrée à des intervalles plus ou moins longs, de
manière à ne pas compromettre subitement la vie, mais à la miner, à la détruire lentement en simulant les effets et le cours
d'une maladie (affaire Lafarge).

Le crime d'empoisonnement implique nécessairement la volonté. Il n'y aurait donc pas crime d'empoisonnement si l'on
avait administré une substance mortelle sans le savoir ou dans
le but de soulager un malade, il y aurait alors homicide par
imprudence ; mais dès qu'il y a intention coupable, « l'empoison-
neur est toujours présumé avoir voulu donner la mort, alors
même que le défaut de quantité ou de qualité des substances délétères, la force du tempérament, les secours de l'art ou d'autres
circonstances étrangères au coupable ont sauvé la victime »(Mont-
seignat).

La loi n'a pas dû se borner à punir celui qui commet un empoisonnement ; elle a dû punir aussi quiconque en devient la
cause, bien qu'involontairement, par sa négligence, son inattention, l'inobservation des règlements, ou l'ignorance de ce qu'il
devrait savoir.

Les dispositions de l'art. 319 sont alors applicables si la mort
s'en est suivie, et celle de l'art. 320 dans toute autre circonstance
moins grave, sans préjudice des dommages-intérêts envers les
parties civiles. Ces dispositions peuvent être invoquées dans certains cas contre les pharmaciens et contre tout autre débitant
de substances de nature à produire l'empoisonnement ; elles peuvent l'être aussi quelquefois contre les médecins (v. p. 34). —
De même le mot *blessure*, employé dans l'art. 320, est un terme
générique applicable à toute lésion interne ou maladie aussi bien
qu'aux lésions externes ; qu'une maladie causée par une boisson
imprudemment préparée dans des vases de plomb constitue une

blessure dans le sens de l'art. 520 et rend le fabricant passible des peines prononcées par cet article (Paris, 20 août 1831).

En résumé, on peut distinguer dans l'empoisonnement trois degrés : c'est un simple délit si la substance, toute nuisible qu'elle est, ne peut par sa nature causer la mort, et si, en fait, elle a occasionné une maladie qui n'a pas duré plus de vingt jours ; c'est un crime puni de la reclusion si la substance, toujours sans être de nature à causer la mort, a occasionné en fait une maladie de plus de vingt jours ; c'est un crime puni de mort par l'art. 302, si la substance pouvait donner la mort, quelles qu'en aient été les suites.

II. Symptômes généraux, diagnostic, traitement.

La classification que nous venons de présenter a montré la variété des effets des différentes espèces de poisons. Les substances toxiques ont cependant quelques traits communs. C'est ainsi que presque toujours les troubles des fonctions digestives font brusquement leur apparition, et ils sont bientôt accompagnés de désordres du côté des grands appareils. La marche dans l'apparition de ces différents symptômes est très-variable, mais peut cependant permettre de classer les poisons d'après leur rapidité d'action. Les substances toxiques peuvent d'ailleurs s'introduire dans l'organisme par trois voies différentes : la peau, les muqueuses, le tissu cellulaire. On distingue des empoisonnements suraigus (la mort peut arriver en quelques instants), des empoisonnements subaigus (les symptômes sont moins violents, il y a des rémissions, des alternatives diverses et la terminaison ne se produit qu'après plusieurs jours ou plusieurs semaines), des empoisonnements lents (surtout dans les intoxications professionnelles).

Le diagnostic de l'empoisonnement intéresse le médecin à plusieurs points de vue : il doit reconnaître l'empoisonnement et dire par quelle substance il a été

produit, puis il doit connaître les moyens de combattre
cet état morbide. Mais ces symptômes variés présentent souvent un ensemble qui rappelle, à grands traits,
certaines maladies dans lesquelles il n'y a nullement
intoxication. De là un diagnostic différentiel à faire.

M. Tardieu range les faits en deux séries distinctes :
dans une première il admet des cas où la cause de la
mort est manifeste, et où il suffit de la constater pour
faire tomber tout soupçon d'empoisonnement (faits
d'ilæus et d'étranglement intestinal soit interne soit
externe ; fièvre typhoïde ; rupture viscérale ; perforation spontanée[1] ; entérite et péritonite tuberculeuse ;
péritonite simple ; hémorrhagie ou tumeur sanguine du
petit bassin ; apoplexie ; méningite ; congestion cérébrale et pulmonaire ; toute maladie caractérisée du cœur
ou des poumons). — Dans une seconde série il range
des cas de choléra (absolument le tableau symptomatique de l'empoisonnement par l'arsenic), d'entérite in-
flammatoire, d'hémorrhagie intestinale et d'indigestion.

M. Martin-Damourette reconnaît quatre sortes de
moyens thérapeutiques : 1° les *évacuants digestifs*, ce sont
des vomitifs ou des purgatifs qui font rejeter le poison ;
2° les *contre-poisons*. Ce sont des substances qui détruisent ou neutralisent le poison par action chimique. Ainsi
la magnésie détruit la propriété caustique des acides
sans les altérer, l'albumine ou la caséine rendent insolu-
bles les poisons en formant un caillot non absorbable ;
3° les *antidotes* ou substances qui détruisent les effets
du poison sur l'organisme en déterminant une action

[1] C'est probablement à une perforation de l'estomac qu'a suc-
combée Henriette d'Angleterre. — M. Grasset a publié quelques
exemples d'ulcères latents de l'estomac simulant un empoisonnement. (*Ann. d'hyg.*, 1877, p. 85.)

22.

opposée. C'est ainsi qu'on a dit que la strychnine était
l'antidote du curare, le café celui de l'opium, etc.;
4° les *éliminateurs* ou substances qui agissent sur les
organes excréteurs, par exemple, celles dont l'action
porte sur les reins (jamais l'arsenic n'empoisonnerait,
d'après Orfila, si on pouvait faire uriner l'individu), sur
la peau (les sudorifiques). Forget disait avec raison
que l'eau était à la fois un bon diurétique et un excellent sudorifique. La magnésie donnée tous les jours,
l'huile de ricin, favorisent aussi les éliminations.

III. Résultats anatomo-pathologiques : autopsie, exhumation, etc.

Dans tous les cas, on doit procéder avec une grande prudence, ménager les organes et les tissus, recueillir le contenu des cavités, ne rien faire qui puisse empêcher les
différentes opérations d'une expertise plus approfondie et
même, si cela devient nécessaire, d'une contre-expertise.

Nous ne pouvons mieux faire que de transcrire les conseils
donnés par M. Tardieu à propos des exhumations :

« L'expert doit assister à l'exhumation et noter avec le plus
grand soin toutes les particularités. Il n'y a pas de détail,
si minutieux qu'il soit, qui n'ait son utilité. Il doit décrire
le mode de sépulture, l'état de la fosse et du sol, le cercueil
et la condition d'intégrité et de destruction plus ou moins
complète dans laquelle on le trouve, l'état du linceul et des
vêtements qui enveloppent le cadavre. Si l'inhumation est
récente et le cercueil intact, il n'y a qu'à enlever le corps
et à le déposer sur la table où devra être faite l'autopsie. Si
au contraire, après un long séjour dans la fosse, les aïs de
la bière sont disjoints, le bois et le linceul en partie détruits,
il importe, avant de déplacer et d'examiner le cadavre, de
recueillir quelques uns des débris qui sont en contact avec
lui, ainsi qu'une certaine quantité de la terre dont il est
entouré, et qui adhère parfois à sa surface, et de la terre
prise en un autre point du cimetière, pour servir à la comparaison.

« Si le cercueil a résisté, comme cela arrive, lorsqu'il est de plomb ou de chêne et enfermé dans une sépulture de pierre, les circonstances extérieures perdent beaucoup de leur intérêt, mais il est une particularité sur laquelle j'appelle l'attention, parce qu'elle pourrait surprendre et embarrasser dans la pratique ceux qui ne seraient pas avertis. La décomposition dans le cercueil ainsi hermétiquement clos suit une marche toute différente de celle que l'on observe pour les corps simplement inhumés dans une fosse, soit commune, soit privée. Elle transforme le corps tout entier en une sorte de masse de consistance, tantôt analogue à du carton, tantôt analogue à de la cire ou du savon, et qui adhère aux parois du cercueil quelquefois très-étroitement. Dans ce cas, je conseille de ne pas chercher à en retirer le corps et de procéder à l'autopsie dans le cercueil même, quelque incommode et pénible que soit, en général, cette manière de faire.

« Les règles de cette opération en elle-même, dans le cas d'empoisonnement, ne diffèrent guère de celles qu'il convient d'observer dans toute autre expertise. L'état de conservation plus ou moins parfaite du corps est la première chose qui soit à noter. On aura soin de s'enquérir seulement si l'embaumement n'a pas été pratiqué. Il n'est pas douteux non plus qu'il faille faire l'autopsie complète du cadavre, sans omettre un seul organe, de manière à ne laisser échapper aucune lésion, aucune cause de mort naturelle ou accidentelle.

« Mais il est un point sur lequel je veux insister. Quelques médecins-légistes recommandent, et je les ai vus conformer leur pratique à leurs préceptes, de commencer par fermer, à l'aide d'une ligature, les orifices supérieur et inférieur de l'estomac et du canal intestinal, et de les enlever en totalité pour les examiner plus tard, et ne rien perdre des matières qui peuvent y être contenues. Je modifie quelque peu, pour ma part, ce procédé. Je crois, en effet, qu'il importe que le médecin chargé de pratiquer l'autopsie, et que je ne veux supposer ni léger, ni incapable, constate lui-même, au moment de l'ouverture du corps, l'état exact de tous les organes, des organes digestifs comme des autres ;

car les altérations, déjà si difficiles à retrouver dans bien
des cas où la mort remonte à une époque éloignée, perdent
bien vite leur caractère. Et il m'est arrivé plus d'une fois
de chercher vainement la trace de lésions qui avaient dû
certainement exister dans des viscères extraits des cadavres
depuis un temps quelquefois assez long, et qui étaient envoyés à de grandes distances pour être soumis à l'analyse.
Il faut donc, dès qu'on peut le faire, et au moment même
de l'autopsie cadavérique, constater et décrire exactement
les altérations que peuvent présenter les divers organes
sans exception. Il y a moyen d'ailleurs de tout concilier.

« L'expert qui procède dans les circonstances dont il s'agit,
doit s'être fait apporter deux grands bocaux de verre neufs,
jamais moins de deux, à large orifice, munis d'un bouchon
de liége plat, s'adaptant bien à ses dimensions, d'une force
et d'une capacité semblables à celles des bocaux employés
pour les conserves de fruits. Ces vases sont destinés à renfermer les organes qui seront extraits du cadavre. Le premier sera exclusivement consacré au tube digestif, et voici
comment je conseille d'agir. L'estomac sera enlevé isolément et d'une manière rapide, sans qu'il soit besoin de le
lier à ses deux extrémités ; le contenu en sera versé dans le
bocal ; pour l'intestin, l'extrémité supérieure sera également
engagée dans le bocal, pendant que l'on détachera le canal
digestif dans toute son étendue, en rasant avec des ciseaux
ou avec un scalpel l'insertion mésentérique ; de cette façon
les liquides et matières qu'il renferme s'écouleront dans le
vase. On pourra ensuite, sans aucun inconvénient, examiner sur place et complétement la surface de la membrane
muqueuse gastro-intestinale. Il faut bien reconnaître, du
reste, et l'on en trouvera la preuve à chaque pas, dans la
suite de cette étude, que ce n'est pas, comme on le croyait
autrefois, dans les organes digestifs que se rencontreront le
plus ordinairement les principaux caractères anatomiques
de l'empoisonnement.

« Le second bocal sera réservé pour les autres viscères qui,
après avoir été extraits avec précaution du cadavre et avoir
été examinés attentivement à l'extérieur et à l'intérieur, seront, en totalité ou en partie, introduits dans le vase. Le

foie, les reins, le cœur, la rate, les poumons, quelques portions de chair musculaire et de substance cérébrale, seront ainsi conservés suivant la contenance du bocal et dans l'ordre d'importance que je viens d'indiquer. Il sera bon de détacher de chacun de ces organes un petit fragment, de le soumettre, aussitôt après l'autopsie, à l'examen microscopique. La séparation du tube digestif et des autres viscères abdominaux et thoraciques est capitale, je ne saurais trop le répéter. C'est là une condition essentielle qui simplifie et facilite singulièrement la tâche du chimiste. J'en dirai autant, et avec non moins d'insistance, d'une règle trop souvent enfreinte et que je pose d'une manière absolue. Il faut se garder de rien ajouter dans les vases où sont placés les organes extraits du cadavre. L'addition d'un liquide conservateur quelconque, l'addition de l'alcool notamment, n'est pas seulement inutile, elle est nuisible. L'aspect et la consistance des tissus sont modifiés et ne peuvent plus être appréciés par les experts qui interviennent dans les opérations ultérieures, et de plus, la composition inconnue et parfois l'impureté des liquides ainsi employés créent, pour l'analyse chimique, des complications extrêmement fâcheuses. Les bocaux ne contenant que les viscères seront donc simplement bouchés et recouverts d'un papier ou mieux d'un parchemin, scellés et munis d'une étiquette sur laquelle le médecin lui-même mentionnera par écrit les organes placés par lui dans chaque vase, après qu'il les a eu extraits du cadavre, et qui devra porter sa signature en même temps que celle des officiers de police judiciaire qui l'assisteront et qui auront reçu son serment.

« Tous ces détails de l'exhumation, de l'autopsie cadavérique, de l'extraction des organes, de leur conservation dans des vases séparés, de la clôture des scellés, seront exposés dans un rapport qui devra, en outre, contenir la description aussi exacte que complète de toutes les altérations anatomiques qui auront été constatées.

« Mais ce qu'il importe surtout de ne jamais perdre de vue, c'est que ces premières constatations, relatives seulement à l'un des termes du problème, ne peuvent autoriser l'expert à conclure d'une manière positive à l'empoisonnement. Il

doit donc s'imposer une grande réserve ; sauf le cas où une
cause de mort naturelle lui paraîtrait évidente, ou encore lorsque des lésions caractéristiques et flagrantes que
produisent certains poisons corrosifs ne lui permettraient
pas le doute, il doit toujours suspendre son jugement et se
contenter de conclure qu'il n'existe pas de cause appréciable de mort naturelle, qu'il y a ou qu'il n'y a pas, dans l'é-
tat des organes, des indices d'empoisonnement, et que, dans
tous les cas, il y a lieu de procéder à l'analyse chimique des
restes du cadavre, dont les résultats, rapprochés des symptômes observés pendant la vie et des lésions constatées après
la mort, permettent de déterminer d'une manière positive
s'il y a ou non empoisonnement. »

Voici d'une façon aussi brève que possible comment procèdent
les chimistes. On isole les poisons en traitant les organes ou les
tissus par de l'alcool étendu afin d'obtenir, dans la majeure partie
des cas, un liquide que l'on puisse filtrer ; ce liquide est alors soumis
à l'action de l'hydrogène sulfuré (le réactif général de presque
tous les métaux toxiques). Si on n'arrive à aucun résultat, on fait
bouillir dans l'eau les organes digestifs afin d'isoler les minéraux.
Quand le poison s'est déposé dans les viscères, dans le foie, par
exemple, on en chauffe une portion qui détruit avec de l'acide
sulfurique la matière organique et permet d'isoler le métal.

Pour la recherche des alcaloïdes végétaux, notre vénérable et
savant ami M. Stas a dans l'affaire Bocarmé fait usage d'alcool et
d'éther comme dissolvant. La méthode imaginée par cet éminent
chimiste est basée sur le fait suivant : tous les alcaloïdes organiques aujourd'hui connus forment avec divers acides, et notamment avec l'acide tartrique, des sels acides solubles dans l'eau
et l'alcool, lesquels étant dissous sont facilement décomposés
par les alcalis fixes. Les alcaloïdes ainsi remis en liberté de-
meurent cependant en solution pendant quelques instants et peuvent se redissoudre dans l'éther, si ce dernier corps est en quantité suffisante.

Le diagnostic de l'empoisonnement a trouvé une nouvelle con-
firmation dans des expériences physiologiques sur des animaux
au moyen des substances prétendues toxiques que l'on a isolées
des matières. Ainsi quand un poison est en quantité très-faible :
le cœur est le réactif vivant de la digitaline (affaire Lapomeraye) ;
pour l'atropine, on dilate avec les produits trouvés la pupille
d'un chat ; la moindre trace de strychnine, en injection sous-cu-
tanée, convulsionne les grenouilles.

IV. Conséquences médico-judiciaires.

D'après ce que nous venons de voir il faudra dans une expertise tenir compte des symptômes de la maladie, des résultats de l'autopsie, des résultats de l'analyse chimique et enfin de toutes les circonstances extérieures fournies par l'enquête et qui viennent apporter des renseignements sur les différentes périodes de l'accident. Il ne faut pas en effet réduire à un seul moyen les procédés dont on dispose pour arriver à la vérité, et il serait dans beaucoup de circonstances aussi imprudent de tirer des conclusions d'un examen clinique ou anatomique que de restreindre toute appréciation aux résultats d'une réaction chimique.

Aussi comme on ne peut prévoir toutes les questions posées ordinairement par les magistrats aux experts, nous donnerons avec M. Tardieu les plus fréquentes et les plus importantes.

1° *La mort ou la maladie doivent-elles être attribuées à l'administration ou à l'emploi d'une substance vénéneuse ?* — On examine les déjections et les évacuations du malade, la marche des symptômes, et, s'il y a lieu, les résultats anatomo-pathologiques et ceux de l'analyse chimique.

2° *Quelle est la substance vénéneuse qui a produit la mort ?* — On fait le diagnostic différentiel de l'ensemble symptomatique et on le compare aux états morbides qui présentent quelques analogies. Quant à la recherche du poison lui-même, sauf pour quelques substances nettement déterminées, il sera très-souvent impossible de mettre le *corps du délit* sous les yeux des magistrats.

3° *La substance employée pouvait-elle donner la*

mort? — L'expert pourra souvent dire, même dans une tentative d'empoisonnement, si la substance administrée était capable de donner la mort. Il n'a pas alors à tenir compte des différentes circonstances qui ont pu diminuer ou empêcher l'action de cette substance.

4° *La substance vénéneuse a-t-elle été ingérée en quantité suffisante pour donner la mort? à quelle dose est-elle capable de la donner?* — On ne peut souvent répondre que d'une manière approximative et il faut d'ailleurs se préoccuper de l'âge, de la constitution, de l'état général de la victime.

5° *A quel moment a eu lieu l'ingestion du poison?* — Il faut rechercher exactement les symptômes du début, leur marche et noter toutes les circonstances extérieures qui ont pu accélérer ou retarder l'action toxique. D'une manière générale, les substances toxiques ne déterminent pas une succession de symptômes de plus en plus graves. C'est ainsi que le phosphore, l'arsenic, l'opium, la strychnine, présentent après leur administration des rémissions suivies parfois d'exacerbations sans qu'une nouvelle quantité de poison ait été donnée.

6° *L'empoisonnement peut-il avoir lieu et le poison a-t-il pu disparaître sans qu'on en retrouve de traces? après combien de temps?* — Le poison peut avoir été rejeté en partie par les vomissements, les sécrétions en éliminent une certaine quantité. Aussi la réponse devient plus difficile quand on s'éloigne du moment de l'accident. Les toxiques minéraux peuvent être retrouvés dans des parties du cadavre même après plusieurs années.

7° *La substance vénéneuse extraite du cadavre peut-*

elle provenir d'une source autre que l'empoisonnement ?
— Parfois on peut avoir à tenir compte d'une médication, mais il sera alors possible de remonter à la véritable origine du poison.

8° *L'empoisonnement est-il le résultat d'un homicide, d'un suicide ou d'un accident?* — C'est alors qu'il faut surtout apprécier toutes les circonstances extérieures. Brière de Boismont sur 53 052 suicides n'en a trouvé que 791 par le poison, et sur ce total il a relevé à peu près autant de femmes que d'hommes.

9° *L'empoisonnement peut-il être simulé?* — Beaucoup de lypémaniaques ou d'individus atteints de délire de persécutions avec hallucinations du goût et de l'odorat se plaignent d'avoir été victimes de tentatives d'empoisonnement.

DES POISONS EN PARTICULIER.

Premier groupe. — Poisons irritants ou corrosifs.

Ce sont les agents médicamenteux dits vésicants, épispastiques et caustiques. Ils provoquent une gastro-entérite violente et des lésions profondes du tube digestif.

Nous étudierons les plus importants des empoisonnements déterminés par les acides concentrés, les alcalis caustiques, les sels métalliques corrosifs.

1° EMPOISONNEMENT PAR L'ACIDE SULFURIQUE.

a. *Étiologie.* — L'acide sulfurique ou huile de vitriol est concentré ou étendu. Il entre dans certaines préparations telles que le bleu des blanchisseuses (sulfate d'indigo), dans les liquides destinés à nettoyer les ustensiles, dans les sulfates acides. Ce sont ordinairement des cas de suicide ou des empoisonnements ac-

cidentels. L'acide sulfurique est aussi précipité à la
face pour aveugler ou défigurer. Ce procédé criminel,
d'origine assezr écente, a, paraît-il, pris naissance dans
les districts manufacturiers de l'Écosse. Ces crimes
devinrent même si fréquents à Glascow, que le Parlement ajouta à la loi contre les individus coupables de
blessures un article additionnel, applicable à l'action
de défigurer avec l'acide sulfurique ou un liquide corrosif, et qui condamnait le coupable à la peine de
mort. Nous trouvons 58 empoisonnements criminels,
en France, depuis 1851. Récemment, les débats de l'affaire Gras nous ont fourni un exemple de l'emploi criminel de cet acide.

b. *Symptômes.* — Il y a une douleur vive dans la
gorge et l'estomac; des vomissements muqueux et bilieux, puis sanguinolents, parfois des coliques et de la
diarrhée. Ces vomissements rougissent excessivement
la teinture de tournesol. Sur les lèvres et dans la bouche
on voit des escharres noirâtres et parfois celles-ci ont
la forme du vase dans lequel on a bu. — Le pouls est
petit, il y a une tendance à la syncope, puis un refroidissement général. La mort peut arriver en quelques
heures.

Si l'acide est étendu d'eau, il y a une inflammation
des parties, fièvre, chute des escharres, parfois hémorrhagies, rétrécissement de l'œsophage.

c. *Autopsie.* — Outre les lésions dont nous venons de
parler, on constate des escharres jusque dans l'estomac, des
perforations et alors péritonite suraiguë. Dans un cas présenté par M. Laboulbène à la Société des hôpitaux, le malade
avait vomi plusieurs jours après l'accident une masse noirâtre qui était la membrane interne de l'estomac. On a trouvé
le sang coagulé dans les vaisseaux de l'intestin, et Grisoll
aurait observé un caillot dans la veine iliaque. D'après Liou-

ville, on pourrait observer une forme subaiguë et stéateuse de cet empoisonnement caractérisée par de l'albuminurie, une dégénérescence graisseuse des glandes et des muscles, comme dans l'intoxication par les poisons altérants.

d. *Recherches chimiques.* — Cet acide désorganisant les tissus s'absorbe peu. Il faut le chercher dans le tube digestif, les vomissements, sur les vêtements de la victime (les taches ne sèchent pas). Voici le procédé conseillé par M. Martin-Damourette : on fait bouillir les organes pendant une heure avec de l'eau distillée, on filtre, on concentre au bain-marie, on sature par hydrate de quinine, d'où production de sulfate de quinine. On évapore à siccité, et par l'alcool on sépare le sulfate de quinine du résidu organique et on reconnaît l'existence d'un sulfate par un sel de baryte.

e. *Traitement.* — La routine conseille de donner de l'eau tiède, de l'eau albumineuse. On administrera les hydrates alcalino-terreux (magnésie), de l'eau de savon, de l'huile. — Il faut employer l'opium à forte dose contre les douleurs phlegmasiques.

2° Empoisonnement par l'acide nitrique ou eau-forte.

Mêmes symptômes et en outre diarrhée et coliques. Les escharres des lèvres et de la langue sont jaunes. Les vapeurs irritantes de cet acide provoquent la toux. Mêmes lésions anatomiques. Les recherches chimiques peuvent se faire avec l'hydrate de quinine ou encore par distillation. Même traitement.

3° Empoisonnement par l'acide chlorhydrique (acide muriatique, esprit-de-sel).

Vive irritation des voies respiratoires. Escharres blanches comme des fausses membranes. Mêmes lésions. Pour les recherches chimiques, on distille ou bien on sature d'hydrate de quinine, puis on traite par l'alcool ; le chlorhydrate isolé précipite par azotate d'argent et forme un chlorure d'argent (précipité blanc, caséiforme, insoluble dans l'acide azotique, mais soluble dans l'ammoniaque).

4° EMPOISONNEMENT PAR L'ACIDE OXALIQUE.

Il sert aux teinturiers, aux imprimeurs sur étoffe, aux
fabricants de chapeaux de paille, il est employé pour le net-
toyage des cuivres. C'est le type de l'empoisonnement par les
acides végétaux. A la dose de 15 à 30 grammes, mêmes
symptômes gastro-intestinaux, mais pas d'escharres à la
bouche et aux lèvres. Dans l'estomac, des matières de couleur brune, ordinairement acides et de consistance gélati-
neuse.

Pour les recherches chimiques, M. Martin-Damourette
conseille de traiter les matières par alcool, puis par l'acétate
de baryte : il y a un précipité blanc, insoluble dans un excès
d'acide acétique, mais soluble dans quelques gouttes d'acide
chlorhydrique ou azotique.

5° EMPOISONNEMENT PAR LES ALCALIS CAUSTIQUES : LA POTASSE.

La potasse peut être choisie comme type de ces empoisonnements. Ceux-ci sont assez rares avec la soude, plus fréquents avec l'ammoniaque, par l'eau sédative (eau ammoniacale et camphre).

Mêmes symptômes d'irritation des tissus ; les escharres
sont grises et molles, savonneuses au toucher et donnant avec
le tournesol une réaction alcaline.

Les lésions anatomiques peuvent présenter tous les degrés
de l'inflammation.

Pour les recherches chimiques, on conseille de faire
bouillir les matières du tube intestinal avec de l'eau,
on évapore au bain-marie, on traite par l'alcool. Si ces alcalis isolés des tissus ne donnent pas de précipité avec le
carbonate d'ammoniaque, c'est de la potasse qui, d'ailleurs,
précipite en jaune par le chlorure de platine.

Si le liquide a précipité par le carbonate d'ammoniaque,
c'est de la chaux, de la baryte, de la strontiane.

Ajoutons que le *chlore*, le *brome*, l'*iode*, sont des irritants.
S'il y avait empoisonnement, on se rappellerait que tous trois
précipitent par le nitrate d'argent; que l'iode bleuit l'amidon, que le brome le jaunit, que le chlore est sans action.

6° EMPOISONNEMENT PAR LES SELS MÉTALLIQUES CAUSTIQUES.

L'empoisonnement par le *nitrate d'argent* est rare. Il est peu caustique : il modifie plus les surfaces qu'il ne les détruit. Dans ce cas, on doit donner de l'eau salée.

7° EMPOISONNEMENT PAR LES SELS DE CUIVRE : *Sulfate de cuivre* (vitriol bleu), *vert-de-gris* (acétate et carbonate de cuivre).

Si, dans ces dernières années, l'action toxique du cuivre a été mise en doute, personne ne lui a contesté son action nocive sur nos organes. Il est caustique et irritant des parties avec lesquelles on le met en contact, et à ce titre il nous semble nécessaire de le faire figurer parmi les poisons de la première catégorie.

De tout temps, et dès que les vases en cuivre furent introduits dans l'économie domestique, on constata les accidents que ces récipients métalliques pouvaient produire. C'est ainsi que Moïse (Lévitique, chap. vi, v. 28) dit que si le vaisseau dans lequel les Lévites ont fait cuire une offrande est de cuivre, il sera récuré et lavé dans l'eau. Les précautions exigées par le législateur avaient évidemment pour but d'éviter les accidents.

En 1722, Schulze dénonça le cuivre comme un poison et les travaux de Rouelle et de Thierry (1740) confirmèrent cette opinion. J.-J. Rousseau, dans une lettre à l'abbé Raynal, directeur du *Mercure de France*, insista longuement sur les « maladies mortelles ou habituelles » produites par le vert-de-gris (1753), et Dubois, dans sa thèse, présenta un tableau vraiment effrayant des accidents qui frappaient les ouvriers chaudronniers de Villedieu-les-Poêles, un petit bourg de Normandie. L'opinion publique s'émut, l'autorité prit des mesures, et des ordonnances rendues à différentes époques (1777, 1781, 1791, 1816) interdirent l'usage des vases de cuivre dans beaucoup de cas.

A notre époque, les expérimentateurs ont étudié l'action

des sels de cuivre. Pelikan, de Saint-Pétersbourg (1857), et ses élèves Daletzki et Szumowski ont montré que des aliments cuits dans des vases de cuivre et refroidis dans les mêmes récipients ne renferment que des traces insignifiantes de cuivre et ne peuvent occasionner d'empoisonnement. Des expériences semblables, faites par MM. Ducom et Burq, sont venues confirmer les travaux des savants russes. Enfin, les nombreuses recherches entreprises par M. Galippe ont incontestablement démontré toute l'exagération de l'opinion vulgaire qui regarde le vert-de-gris comme un redoutable poison.

Cependant, dans les statistiques judiciaires, le cuivre occupe le troisième rang comme poison. De 1851 à 1876, sur 967 empoisonnements, nous en relevons 177 par le cuivre qui ont entraîné des condamnations et même des exécutions. Cette question mérite donc un examen spécial.

Disons d'abord quelques mots des *accidents professionnels* produits par le cuivre. M. Chevallier (*Ann. d'Hyg.*, 1847) admet que la préparation du vert-de-gris est sans influence sur la santé des ouvriers. C'est aussi l'avis de M. Boys de Loury. La fabrication du verdet ne présente aucun inconvénient d'après MM. Pécholier et Saint-Pierre. Beaucoup de médecins qui ont observé les ouvriers en cuivre prétendent que la colique de cuivre n'existe pas.

Le verdet et le vert-de-gris dont nous venons de parler sont des sous-acétates de cuivre[1] et ils sont employés comme couleurs vertes dans la peinture à l'huile, dans la teinture en noir sur laine et pour former certains liquides comme le *vert d'eau* ou le *vert préparé*.

Le poison vulgaire est obtenu par une macération de gros sous dans du vinaigre. Il se produit de l'acétate de cuivre comme quand on laisse refroidir des liquides ou des aliments additionnés de vinaigre dans des vases

---

[1] Ce sous-acétate de cuivre ne doit pas se confondre avec le *vert-de-gris* qui se forme à la surface des ustensiles de cuivre, des pièces de monnaie par l'action de l'humidité, celui-ci est un hydrocarbonate de cuivre.

de cuivre. On l'a constaté dans les cornichons et les câpres confits dans le vinaigre, dans les prunes à l'eau-de-vie, dans l'absinthe, les conserves de petits pois, l'oseille cuite, dans du pain, etc. Si dans quelques-unes de ces préparations les sels de cuivre ont été introduits comme élément de coloration il faut dire de suite qu'ils donnent facilement un goût désagréable aux liquides ou aux solides. C'est ainsi que un centigramme de sulfate de cuivre mélangé à 100 grammes de vin le rend à peu près imbuvable et provoque des nausées. Les sels de cuivre ne sont donc pas toxiques à petite dose. D'ailleurs, dès que le cuivre est en contact avec l'estomac il provoque aussitôt des vomissements : il faut donc qu'il soit ingéré à doses massives pour produire des désordres graves et même la mort : ce serait à 2 ou 3 grammes d'après Tardieu. Le sulfate de cuivre est donné comme vomitif à la dose de 40 à 60 centigrammes.

M. Galippe est arrivé aux conclusions suivantes, qui ont été contestées par Laborde[1] : « 1° Pour nous, sauf peut-être dans le cas de suicide, l'empoisonnement aigu par les composés du cuivre ne doit pas être réalisable, tant en raison de la saveur horrible de ces composés, que de leurs propriétés émétiques énergiques qui suffisent à faire évacuer le toxique. 2° Quant à la possibilité de l'empoisonnement lent, nous n'y croyons pas, car il ressort des expériences de M. Bourneville et des nôtres qu'à petites doses la tolérance s'établit sans influence fâcheuse sur la santé. »

Symptômes. — Un quart d'heure après l'ingestion de la préparation caustique, il survient de violents

---

[1] Voir *Tribune médicale,* 1877. (Le cuivre et ses composés.)

vomissements, un goût d'encre ou métallique, de la
sécheresse de la bouche, du resserrement de la gorge,
les vomissements deviennent douloureux, puis des
coliques apparaissent et il y a de nombreuses selles,
parfois glaireuses, rarement sanglantes. Ce sont tous les
symptômes d'une violente gastro-entérite. En même
temps des phénomènes généraux tels qu'oppression,
pouls petit, menaces de syncope, refroidissement des
extrémités. crampes et convulsions.

Autopsie. — Les lésions anatomiques ne sont pas constantes. La congestion pulmonaire signalée par Orfila est
assez rare. Du côté de l'intestin des phénomènes d'inflammation à tous les degrés. On a, dans certains cas, trouvé
une coloration verdâtre de sels de cuivre sur la muqueuse.

Recherches chimiques. — D'après M. Martin-Damourette on
isole le cuivre par simple ébullition, ou bien on détruit les organes et on les chauffe dans une capsule avec de l'acide sulfurique qui les carbonise. Les cendres renferment le cuivre. On
fait alors bouillir avec de l'eau et de l'acide acétique. Cette solution d'acétate de cuivre donne, avec une lame de zinc, une couche mince qui est du cuivre métallique. Le sel de cuivre traité
par l'ammoniaque donne une coloration bleue qui est de l'oxyde
de cuivre ammoniacal.

Traitement. — Eaux sulfureuses, albumine, fer réduit.

Deuxième groupe. — Poisons hyposthénisants.

Les symptômes produits par les poisons hyposthénisants se caractérisent par une énorme prostration
des forces, une diminution de l'action du cœur. Pour
M. Martin-Damourette ce sont des poisons de l'hématie
et de la fibre musculaire.

Il y a des vomissements glaireux, de l'oppression,
une soif vive, de l'anurie, du météorisme et un état
syncopal particulier. En un mot, un ensemble sympto-

matique qui rappelle assez bien l'indigestion grave ou
une attaque de choléra.

Tardieu range dans ce groupe le cuivre, le mercure,
le phosphore, l'arsenic, l'émétique, le nitre et sel
d'oseille, la digitale, la ciguë.

1° EMPOISONNEMENT PAR LES MERCURIAUX.

Nous ne faisons que rappeler l'*hydrargyrisme professionnel* (ouvriers qui extraient le mercure des mines ; étameurs de glace ; doreurs au mercure ; fleuristes qui emploient les rouges de mercure (sulfure, bi-iodure et chromate
de mercure) ; empailleurs (sublimé) ; les chapeliers (les
peaux sont frottées avec une peau trempée dans une solution
de nitrate de mercure). Nous n'avons pas à nous occuper
de cette intoxication ni de celle de syphilitiques mal
traités.

L'empoisonnement par dose massive est le seul
qui nous intéresse, et parmi les sels mercuriaux, le
sublimé et le cyanure de mercure.

Dans les statistiques criminelles on compte sur vingt
empoisonnements de toute nature, un cas par le mercure ; ce sont des suicides ou des homicides par sublimé
ou cyanure, ou bien des accidents (médication mal faite,
de l'eau phagédénique, par exemple, est prise à l'intérieur).

Symptômes : Il y en a de locaux qui donnent de
l'irritation, de généraux qui produisent l'hyposthénie.
Ce sont d'abord les signes d'une gastro-entérite violente,
dans la bouche une saveur brûlante et caustique, une
constriction à la gorge, puis des vomissements douloureux, des coliques, des selles diarrhéiques et même
sanglantes.

Puis, dès que l'absorption s'est faite, l'hyposthénie
se déclare, le pouls devient petit et lent, il y a me-

23.

nace' de syncope, la respiration se ralentit, les extrémités se refroidissant [1], il y a une insensibilité qui
est de la paralysie musculaire. Parfois on observe
des crampes et des convulsions, puis la mort à la fin
du premier jour. Si les accidents se continuent pendant
cinq ou six jours, la prostration persiste toujours et
on voit survenir des hémorrhagies, de la stomatite, un
eczéma mercuriel.

Autopsie. — Sur la muqueuse intestinale, des rougeurs,
des ecchymoses et même des ulcérations. De la congestion
des poumons, des ecchymoses sur l'endocarde. Quand l'empoisonnement ne s'est pas terminé par la mort, dégénérescence graisseuse du foie et des reins.

Recherches chimiques. — On fait bouillir les matières gastro-
intestinales avec de l'eau, on filtre et on concentre au bain-marie.
On détruit le tissu du foie dans une cornue (le mercure étant volatil). La solution donne sur une lame de cuivre une couche grise
qui est un dépôt de mercure métallique que l'on réduit en petites gouttelettes brillantes, qui se déposent sur les parois d'un
tube en verre fermé dans lequel on aura chauffé la lame.

Traitement. — On fait vomir avec de l'eau tiède; on
donne de l'eau albumineuse, du lait, de la magnésie
pour purger.

2° Empoisonnement par le phosphore.

Le *phosphorisme professionnel* se montre peu sous la
forme aiguë. Presque toujours on observe la forme chronique: symptômes de gastro-entérite, crampes d'estomac,
coliques; puis troubles respiratoires, faiblesse dans les
membres, affaiblissement de l'intelligence. Il y a de l'amaigrissement, une teinte jaune de la peau. Mais l'accident caractéristique des ouvriers employés à la fabrication
des allumettes chimiques au phosphore blanc est la nécrose

[1] M. Ollivier (*Arch. de Phys.*, 1873), dans un cas d'empoisonnement mercuriel aigu, a noté l'abaissement de la température et
l'albumine dans les urines. .

des maxillaires. C'est le *mal chimique* ou nécrose phosphorée. Dès 1846, M. Th. Roussel avait montré que beaucoup
d'anciens malades avaient les dents cariées; plus récemment,
Magitot a fait voir que tous ceux qui étaient atteints pré-
sentaient une carie pénétrante. D'autres observateurs prétendent cependant avoir observé la nécrose avec des dents
parfaitement saines[1].

Les empoisonnements par le phosphore ont augmenté en France d'une façon effrayante en quelques années. Nous en relevons 311 cas, depuis 1851. Le phosphore qui ne figure sur le tableau des substances vénéneuses que depuis le décret du 8 juillet 1850 occupe
le premier rang dans les statistiques criminelles. Cela
tient à l'extrême facilité que l'on a de se procurer des
allumettes chimiques au phosphore blanc et la pâte
phosphorée ou mort-aux-rats (100 grammes de cette
pâte renferment 2 grammes de phosphore, et le phosphore en nature peut déterminer la mort à la dose de
15 à 30 centigrammes).

Symptômes : Ils varient d'après la forme et les conditions de l'empoisonnement[2]. Il y en a deux formes distinctes : 1° une forme suraiguë, foudroyante, qui a pour
caractère de produire des phénomènes d'irritation,
peu de vomissements, de l'anxiété respiratoire, des
palpitations de cœur, puis un pouls petit et l'asphyxie
par arrêt de la circulation. Tels sont les symptômes
que l'on observe si le phosphore est pris pur, sans
mélange avec des aliments solides ou liquides aérés;
2° une forme ordinaire, nettement caractérisée par des
symptômes spéciaux : d'abord de la douleur épigastri-

[1] Voir le Rapport de M. Legouest au Comité consultatif d'hygiène publique.
[2] *Étude physiologique, clinique et thérapeutique du phosphore,*
par Lécorché. (*Arch. de Phys.*, 1868-1869.)

que, des vomissements, des coliques, de la diarrhée; la
soif est vive, les urines rares. Après ces signes d'irritation gastro-intestinale un peu de mieux se montre,
les malades se croient soulagés, il y a une rémission.
Mais bientôt la cachexie se déclare et alors apparaissent
de l'ictère et des hémorrhagies. Ce sont les signes
des troubles de la nutrition interstitielle qui démontrent la diffusion du toxique. L'ictère se montre le
troisième jour, le quatrième jour il y a une prostration
générale des forces, le cœur bat vite mais faiblement.
La respiration s'embarrasse ou diminue de fréquence,
la température s'abaisse et des hémorrhagies se montrent sur la peau et les muqueuses (épistaxis, hémoptysie,
hématurie). Le cinquième jour l'urine est albumineuse,
avec moins d'urée et de sulfates, mais beaucoup plus
de phosphates et les éléments de la bile. La mort
survient du septième au neuvième jour.

Lésions. — Dans la forme rapide ou nerveuse, le sang est
dépourvu d'oxygène et la mort survient par anoxémie. Aussi
ce liquide est noir et il présente à l'analyse spectrale la raie
de l'hémoglobine réduite. Il y a parfois une inflammation
de la muqueuse intestinale et des congestions dans les organes.

Dans la forme hémorrhagique, il y a de l'inflammation,
parfois des ulcérations de l'intestin. Les glandes et les villosités intestinales ont subi la dégénérescence graisseuse.
Le foie aussi est stéatosé. Dans les reins, les signes d'une
néphrite, avec des tubes graisseux. Les muscles eux-mêmes
sont atteints: les fibres musculaires plus pâles ne sont plus
striées. On rencontre des hémorrhagies sur toutes les séreuses.

Recherches chimiques. — M. Martin-Damourette conseille les
procédés suivants dans les trois circonstances qui peuvent se présenter : 1° On trouve des fragments ou des débris de phosphore,
de la poussière de phosphore. Un de ces fragments est d'une cou-

leur jaune, a une odeur d'ail, luisant à l'air et lumineux dans
l'obscurité, brûlant avec un vif éclat. — 2° Il n'y a pas trace de
phosphore, mais on en retrouve dans l'intestin. On l'isole par la
méthode de Mitcherlich. Dans un ballon on chauffe les matières
suspectes. Le phosphore distille avec la vapeur d'eau et est reçu
par un tube coudé dans un ballon refroidi renfermant de l'eau
distillée. — 3° Le phosphore ne se retrouve pas en fragments et il
n'est pas isolé par la distillation ; c'est qu'il s'est oxydé en formant
de l'acide phosphoreux ou phosphorique. On détruit le tissu du
foie dans une capsule, on fait bouillir, on filtre et on a des phosphates qui donnent, par l'azotate d'argent, un précipité jaune.
Pour avoir la certitude que le phosphore ainsi obtenu n'est pas
celui de l'économie, on détruit le même poids du même tissu d'un
cadavre non empoisonné et on compare.

M. Lefort, rapporteur d'une Commission à la Société de médecine légale (janvier 1874) a montré, dans un Rapport sur la recherche toxicologique du phosphore, les deux points suivants :
« La proportion d'acide phosphorique trouvée dans des matières
suspectes soumises à l'analyse chimique n'est pas une preuve
convaincante qu'il y a eu empoisonnement par le phosphore. Ni
la présence, ni la quantité d'acide phosphorique et de cristaux de
phosphate ammoniaco-magnésien dans des matières suspectes, ne
peuvent être considérées comme preuves d'empoisonnement par
le phosphore en nature. »

Traitement. — On fait vomir avec du sulfate de
cuivre : il se forme du phosphure de cuivre. — On
purge avec la magnésie calcinée qui sature les acides
du phosphore.

Pas de médicaments ni d'aliments graisseux, comme
le lait ou l'huile de ricin qui facilitent l'absorption
du toxique. Pas de boissons aérées, dont l'oxygène
dissout le phosphore.

Le meilleur traitement est l'essence de térébenthine
proposée en 1868 par le docteur Andant, de Dax.
L'essence de térébenthine empêcherait le phosphore de
s'oxyder. M. Gubler pense qu'elle ozonise l'oxygène
du sang. On peut la prescrire à haute dose : M. La-
boullène en a donné 30 grammes par jour dans

un cas d'empoisonnement phosphoré, le malade a
guéri.

3° Empoisonnement par l'arsenic.

L'*arsenicisme professionnel* se montre sous la forme aiguë ou sous la forme chronique. La première est rare ; elle
survient quand la chaudière venant à se trouer, l'acide arsénieux tombe dans le foyer et se volatilise dans l'atelier.
On observe alors une gastro-entérite très-intense, des accidents cérébraux, une grande faiblesse et une altération des
traits. À l'autopsie, on constate une dégénérescence graisseuse du cœur et des glandes de l'intestin.

Dans la forme chronique, on constate de l'inappétence,
de la céphalée, des nausées, parfois des vomissements et des
selles abondantes qui peuvent être sanglantes ; un affaiblissement général, de l'engorgement et même paralysie, ordinairement paraplégie. La peau et les muqueuses sont enflammées ; ainsi il y a de la conjonctivite, des hémorrhagies
et même des ulcérations avec perforations des fosses nasales, de la bronchite. La peau devient terreuse et est le
siége de certaines éruptions, les unes (vésicules, pustules,
ulcérations) produites par le contact de l'arsenic ; les autres
provenant de l'arsenic absorbé et éliminé (érythème, eczéma
et taches brunes indélébiles).

Ces différents accidents peuvent se montrer chez les ouvriers qui grillent le minerai ou raclent l'acide arsénieux
déposé dans les chambres de condensation, chez les ouvriers
qui préparent les verts arsenicaux : 1° vert de Scheele ou arsénite de cuivre ; 2° vert de Schweinfurt, sel double composé d'arsénite et d'acétate de cuivre. Ces verts sont employés par les ouvriers qui préparent les papiers peints en
vert, par ceux qui fabriquent des herbes naturelles destinées à parer les chapeaux de dames (ce sont des grami-
nées sèches que l'on trempe dans une solution arsenicale
et que l'on saupoudre quand elles sont sèches avec de la
poussière arsenicale), et enfin par les ouvriers apprêteurs
de toile destinée à la fabrication des feuilles artificielles ;

d'après Vernois, ce commerce emploie plus de 15,000 ouvriers à Paris.

Nous trouvons, dans l'excellent ouvrage de notre savant confrère M. Proust, les renseignements suivants :

Les verts arsenicaux sont encore employés par les peintres, les apprêteurs d'étoffe (pour la teinture en vert). D'autres sels d'arsenic sont maniés dans différentes industries, ainsi pour le bronzage vert, pour le bronzage noir (sulfure d'arsenic), par les peauciers (pâte composée de chaux et d'orpiment), par les corroyeurs (orpiment pour teindre les cuirs en jaune), par les empailleurs, par les ouvriers qui confectionnent des vêtements en tarlatane verte ou des étoffes colorées par le vert d'aniline picrique ou arsenical, dans les fabriques de fuchsine, dans les verreries.

Les empoisonnements par l'arsenic deviennent rares. Avant cette époque ils représentaient plus des deux tiers des empoisonnements criminels. On employait l'acide arsénieux ou mort-aux-rats d'un usage assez répandu puisqu'il était adopté pour le chaulage des grains et la destruction des animaux nuisibles. Une ordonnance royale du 29 octobre 1846 a interdit cet usage qui permettait, de tous côtés, la dispersion d'une substance éminemment dangereuse mais sans saveur, ni odeur, ni couleur, n'éveillant par conséquent aucun soupçon.

Dans la première période, 1851 à 1863, nous relevons une moyenne annuelle de 19 empoisonnements par l'arsenic ; nous n'en trouvons plus que 5 par an, dans la période 1863 à 1876. Pour la première fois, en 1874, la statistique ne fait pas mention de l'empoisonnement par l'arsenic.

Symptômes : On constate, comme avec les précédents toxiques, d'abord des symptômes de gastro-entérite, puis des signes de dépression ou d'hyposthénie générale.

Si l'acide arsénieux est dissous, le liquide a un goût douceâtre, peu de temps après survient de la cardialgie, des vomissements bilieux et muqueux, puis des selles nombreuses diarrhéiques C'est complétement le tableau d'une attaque de choléra. La gorge se dessèche, la soif est vive, l'individu crachote, les urines sont rares et parfois sont supprimées.

Quand les phénomènes généraux se montrent, on observe une irrégularité de la circulation, le pouls est vite ou bien faible et intermittent, il y a des syncopes, de la détresse respiratoire, le facies est grippé ou cyanosé, les yeux entourés d'un cercle noir, il y a en même temps de la conjonctivite. La ressemblance avec le choléra augmente : la peau se refroidit, elle est recouverte d'une sueur visqueuse, il y a des éruptions pustuleuses ou pétéchiales, les selles deviennent alors sanguinolentes, puis noires. Des crampes ou des mouvements convulsifs apparaissent et l'individu meurt dans une syncope ou dans les convulsions.

Lésions. — Elles n'ont pas plus de caractères tranchés que l'appareil symptomatique. Sur l'intestin, on constate de la rougeur et de l'inflammation, rarement de la psorentérie. Parfois congestion des poumons, des viscères. On a trouvé des ecchymoses sur l'endocarde.

Recherches chimiques. — Elles ont une grande importance, parce qu'elles peuvent fournir la preuve de l'empoisonnement. M. Martin-Damourette distingue les cas suivants : 1° De la poudre blanche d'acide arsénieux, trouvée sur la surface de l'intestin et projetée sur des charbons, répand une odeur d'ail très-caractéristique. Pour mieux encore dévoiler la présence de l'arsenic, on emploie un tube de verre effilé, à une de ses extrémités on met la poudre blanche que l'on recouvre d'un morceau de charbon ; celui-ci est chauffé à la lampe. Dès qu'il est rouge, on chauffe l'arsenic dont les vapeurs passent à travers le charbon et laissent dans le tube un anneau arsénical.

2° Si l'arsenic n'est pas libre, mais en combinaison avec certains

tissus, comme le foie, les reins, le cerveau, etc., on procède alors
à trois sortes d'opérations : il faut détruire les matières organiques, isoler l'arsenic, le reconnaître.

a. Pour détruire la matière organique, on la chauffe dans une
capsule de porcelaine avec un tiers de son poids d'acide sulfurique. Le tissu est carbonisé. On laisse refroidir. On ajoute de l'a-
cide azotique, puis on chauffe de nouveau. L'acide azotique
oxyde l'arsenic, qui alors n'est plus volatil. On fait bouillir la
cendre avec eau acidulée d'acide chlorhydrique, et on a une
dissolution d'acide arsénique qui peut donner arsenic métallique
dans l'appareil de Marsch.

b. Pour isoler l'arsenic, on le met en présence de l'hydrogène
naissant, il se forme de l'hydrogène arsénié. Pour les recherches
on emploie l'appareil de Marsh, modifié par l'Académie des
sciences. C'est un flacon à deux tubulures. Le tube, recourbé, est
entouré d'une chemise de cuivre qui permet de le chauffer avec
une lampe à alcool. Voici ce qui se passe :

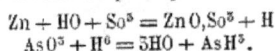

$$Zn + HO + So^3 = Zn O, So^3 + H$$
$$AsO^5 + H^6 = 5HO + AsH^3.$$

La portion où se trouve la chemise de cuivre étant chauffée,
l'hydrogène arsénié se décompose en arsenic qui se dépose au delà
de cette portion du tube, et en hydrogène que l'on peut enflammer à la sortie du tube. Pour ne pas perdre l'arsenic, on reçoit
le gaz enflammé sur une soucoupe de porcelaine, où il se dépose
sous forme de taches.

c. Les anneaux ou les taches sont ternes comme du noir de
fumée ou brillants comme de l'acier. Ils disparaissent par l'a-
cide azotique et la solution laisse un résidu d'acide arsenique
qui se colore en rouge brique par le nitrate d'argent ammoniacal.

Traitement. — On favorise les vomissements par de
l'eau tiède ; les selles par des lavements. Comme
contre-poison, on se sert de la magnésie hydratée qui
immobilise l'acide arsénieux et est bien meilleure que
le peroxyde de fer. L'excès de celui-ci ne purge pas
comme le fait la magnésie. Pour éliminer le poison,
on donne des laxatifs comme magnésie, l'eau de seltz
vineuse (un litre de vin blanc avec quatre litres d'eau
de seltz) conseillée par Orfila. Ainsi que le recomman-
dait ce médecin, il faut faire uriner le malade.

4° EMPOISONNEMENT PAR L'ÉMÉTIQUE ET LES ANTIMONIAUX.

L'empoisonnement par l'émétique (tartrate d'antimoine et de potasse) est assez rare. Le procès de deux
médecins anglais, Palmer et Pritchard, qui avaient employé ce poison à petites doses, dans un but criminel,
a montré toutes les difficultés de l'expertise. Le plus
souvent, l'empoisonnement est le fait d'une erreur médicale. D'après Taylor, une dose de 10 à 12 centigrammes, prise en une fois, peut déterminer la mort.

Les *symptômes* sont ceux d'une violente gastro-entérite (saveur métallique, douleur épigastrique, vomissements et diarrhée), puis l'hyposthénie apparaît, le
pouls devient petit et lent, il y a des défaillances et des
syncopes, du refroidissement, des vertiges, du hoquet,
des crampes et des convulsions, puis la mort du deuxième
au sixième jour. Dans les affaires Palmer et Pritchard,
la mort est survenue après quelques mois.

Pour les *lésions anatomiques*, rien de caractéristique.
Ainsi on n'a rien trouvé chez les deux femmes empoisonnées
par le Dr Pritchard. Mais il peut y avoir les signes de la
gastro-entérite. Souvent des congestions pulmonaires, d'a-
près Magendie. Dans la forme lente, on trouverait de la
stéatose du foie.

Les *recherches chimiques* ont pour but de mettre en évidence les anneaux et les taches d'antimoine, qui, traitées
par l'acide azotique, laissent un résidu blanc d'acide antimo-
nique qui ne devient pas rouge brique au contact du nitrate
d'argent. Comme *traitement :* d'abord favoriser les vomissements par l'eau tiède. Le contre-poison serait le tannin qui
forme un tannate d'antimoine insoluble.

5° EMPOISONNEMENT PAR LE SEL DE NITRE, PAR LE SEL D'O-SEILLE.

Les deux sont le fait d'une erreur médicale.

Avec le premier, pris à la dose de 8 à 12 grammes, on a vomissements, hyposthénie, puis mort.

A l'autopsie, des signes d'entérite et de néphrite albumineuse.

Le second produit les mêmes symptômes. Tardieu signale spécialement dans ces deux empoisonnements la couleur vermeille du sang et des tissus.

6° EMPOISONNEMENT PAR LA DIGITALE ET LA DIGITALINE.

Il est assez rare, et se produit ordinairement par accident. Les feuilles de la plante sont confondues avec la grande consoude; il en est ainsi pour la poudre qui est jaune-verdâtre. La digitaline tue à la dose de 1 à 2 centigrammes. Elle a été employée par le médecin homœopathe Couty de la Pommerais pour empoisonner Mme de Pauw.

Les symptômes sont les suivants : de la douleur épigastrique, des vomissements mucoso-bilieux, des coliques, de la diarrhée. La gorge est desséchée, la soif vive, il y a une céphalée atroce. Puis de la prostration musculaire et cardiaque, un abattement complet;

Fig. 55. — Digitale pourprée.

le cœur se ralentit, devient intermittent et irrégulier, il y a des syncopes, et la mort par arrêt du cœur.

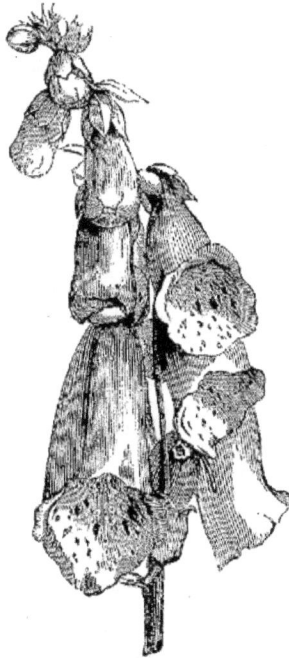

Les lésions anatomiques n'ont rien de spécial. On a
noté une putréfaction très-lente. Il peut y avoir quelques suffusions sanguines et des points congestionnés
disséminés par places dans la largeur de l'intestin.
Rien du côté du cœur ou des autres organes.

L'expertise chimique fut confiée, dans l'affaire la Pommerais, à
MM. Tardieu et Roussin, agrégé du Val-de-Grâce. Voici la méthode
suivie par ces habiles experts. L'intestin et l'estomac furent mis
à macérer dans de l'alcool concentré pendant vingt-quatre heures,
à une température de 30°, puis on a filtré, lavé à l'alcool et évaporé au bain-marie. Cet extrait alcoolique (A) devait contenir le
poison. On prépare ensuite un « extrait (B) provenant du traitement par l'eau distillée chaude, de l'estomac et de la moitié des
intestins de la veuve de Pauw. »

Il est fait ensuite un « extrait (O) provenant du traitement alcoolique des matières grattées à la surface et dans les interstices
du plancher de la veuve de Paw (partie souillée par les vomissements). » Puis un « extrait (P) provenant du traitement alcoolique
des matières grattées à la surface du parquet, dans la partie oc-
cupée par le lit et tout à fait à l'abri des vomissements. »

L'extrait O donna coloration verte par l'acide chlorhydrique, et
brune par l'acide sulfurique. MM. Tardieu et Roussin expérimen-
tèrent sur les animaux.

5 grammes de l'extrait O sont introduits dans une incision faite
à la cuisse d'un chien vigoureux et dont les battements du cœur
étaient de 110 par minute. L'animal a des déjections, des vomissements, de la prostration musculaire, le cœur est irrégulier et se
ralentit, les battements tombent à 94, à 96, à 76 (8 heures après),
à 40 (18 heures après), puis deviennent intermittents. A l'autopsie,
les deux ventricules du cœur sont contractés, tandis que les
oreillettes sont dilatées, les quatre cavités pleines d'un sang noir
épais et coagulé. La pointe est saillante et rougeâtre. L'extrait du
parquet renferme donc un poison qui a agi sur le cœur.

Un lapin sous la peau duquel on a introduit, par le même procédé, 2 grammes du même extrait, succomba avec des symptômes
semblables. Mêmes lésions anatomiques.

Sur trois grenouilles on met le cœur à nu ; le cœur de la première est maintenu humide ; la deuxième reçoit, sous la peau du
ventre, six gouttes d'une solution titrée de digitaline ; la troisième
une injection de l'extrait O étendu. Chez les deux dernières grenouilles, le cœur cesse bientôt de battre, le ventricule se con-
tracte et l'oreille se gonfle.

On procède de même avec les extraits (A) et (B). L'extrait (P) des raclures du parquet non taché ne donne aucun résultat.

Troisième groupe. — Poisons stupéfiants.

Ce sont les poisons qui ont été désignés sous le nom de narcotico-âcres. Ils agissent d'une manière particulière sur le système nerveux. S'ils produisent tous une dépression spéciale de l'activité, quelques-uns y joignent une légère irritation locale, mais qui ne rappelle e = rien le mode d'action des poisons corrosifs.

Tous déterminent d'abord des malaises, des défaillances, de la céphalée, des vertiges, de la douleur épigastrique avec vomissements, puis survient du délire, de l'agitation, des hallucinations, des troubles de la sensibilité et de la motilité. La face s'altère, souvent les pupilles sont dilatées, la respiration s'embarrasse et la mort arrive assez vite dans le cœur ou les convulsions.

Nous étudierons dans ce groupe les empoisonnements par le plomb, la belladone et l'atropine, par les solanées vireuses, par le tabac, la ciguë. Tardieu range aussi dans cette classe les empoisonnements par le curare, les champignons, le chloroforme et l'alcool.

1° EMPOISONNEMENT PAR LE PLOMB [1].

De tous les métaux, le plomb est certainement celui

---

[1] Consultez : Renaut, *de l'Intoxication saturnine chronique* (Thèse d'agrégation, 1875). — A. Manouvriez, *Intoxication saturnine locale et directe*, etc. (Thèse de Paris, 1874). — René Moreau, *Empoisonnement aigu par le plomb* (Thèse de Paris, 1875, n° 432). — Proust, *Traité d'Hygiène publique et privée* (1877). — Les ouvrages de Grisolle, de Tanquerel-Desplanches, de Tardieu. — *Épidémie d'intoxication saturnine*, par Ducamp in *Bulletin de la Société de médecine publique* (1877, n° 1).

qui porte le plus souvent atteinte à la santé de l'homme. Ses méfaits sont incalculables et ses moyens d'introduction dans l'organisme sont innombrables. Chaque jour, une nouvelle application de l'industrie nous montre un nouveau danger.

Nous allons d'abord exposer rapidement le *saturnisme professionnel* pour faire apprécier dans quelles conditions l'homme est exposé à cette intoxication et nous pourrons ensuite mieux comprendre l'empoisonnement aigu, qui doit être spécialement connu du médecin légiste.

Avec M. Proust, nous ramènerons à trois chefs principaux les causes de l'intoxication saturnine :

1° Le travail dans les mines de plomb;

2° La fabrication de certaines préparations de plomb. On constate des accidents saturnins parmi les ouvriers qui fabriquent le blanc de céruse, le minium, la mine orange, la litharge, le chromate de plomb;

3° Les travaux professionnels dans lesquels le plomb est employé pur ou sous forme de préparations diverses :

Ouvriers des fabriques de plomb de chasse.
Étameurs.
Fondeurs de caractères.
Imprimeurs.
Lapidaires.
Tailleurs et polisseurs de cristaux.
Ouvriers des manufactures de glaces.
Potiers de terre.
Faïenciers.
Porcelainiers.
Verriers.
Vitriers.
Fabricants de poteries d'étain.
   — d'émaux de toute nature.
Ouvriers travaillant à la contre-oxydation du feu.

Fabricants de verre mousseline.
Doreurs sur bois et sur laque.
Teinturiers employant le sucre de plomb.
Ouvriers préparant certains vernis (noir d'imprimerie).
Peintres en bâtiments.
   — en voitures.
   — en décors, lettres et attributs.
   — sur porcelaine.
   — et vernisseurs sur métaux.
Broyeurs de couleurs.
Fabricants de papiers peints.
   — de cartes d'Allemagne.
   — de cartes glacées.
   — de bûches.
   — de cosmétiques.

Fabricants de soldats de plomb.
Dessinateurs en broderie.
Ouvriers en dentelles.
— en soie.
Couturières.
Ouvriers travaillant à l'alpaga anglais.
Ouvriers travaillant aux boîtes de conserves de la marine.
Ouvriers travaillant aux métiers à la Jacquart.
Chauffeurs et mécaniciens.
Cardeurs de crin.
Tisseuses de coton.

Dévideuses de laine colorée en orange.
Pharmaciens.
Gantiers.
Parfumeurs.
Ceinturonniers.
Affineurs.
Marteleurs de plomb.
Fondeurs de plomb.
— de cuivre.
— de bronze.
Ferblantiers.
Bijoutiers, joailliers.
Orfèvres.

Le plomb pénètre dans l'organisme par quatre voies : le tube digestif, les voies aériennes, la peau, les muqueuses. Dès qu'il est absorbé, il se mêle momentanément au sang, une partie est plus ou moins vite expulsée par les divers émonctoires, l'autre se fixe dans les tissus (foie et tissu osseux). Il s'élimine par le foie et surtout par les reins, d'où albumiuride saturnine (Ollivier), il se produit une néphrite interstitielle atrophique qui, d'après Gubler, serait consécutive à l'altération primitive du sang. Les effets constatés dans l'intoxication chronique sont les suivantes :

Du côté du système circulatoire : Les globules du sang sont moins nombreux, mais plus résistants et plus volumineux ; le cœur est souvent atteint dans sa fibre musculaire, la systole est modifiée, le tracé sphygmographique montre que la pulsation est tricrote ou polycrote ; la tunique musculaire des petits vaisseaux est dans un état semblable, aussi la peau des saturnins est pâle et anémique, sans sueurs ; peut-être en est-il de même dans les veines profondes des membres, ce qui occasionnerait les douleurs arthralgiques ou myalgiques.

Du côté des voies digestives : Dans la bouche, liséré saturnin, des plaques ardoisées ou noirâtres que M. Gubler appelle le tatouage des lèvres et des joues ; troubles dans les fonctions digestives, anorexie, constipation, souvent coliques, dyspepsie, action sur le foie (il s'y concentre dès le début, d'après Cl. Bernard ; M. Potain a signalé dans cet organe des

variations de volume qui aboutissent à une rétraction permanente quand l'individu est cachectique).

Du côté du poumon : Un asthme saturnin aigu ou chronique (Duroziez, Lewy) caractérisé par une dyspnée extrême.

Du côté de la peau : Teinte plombique, frissonnement prolongé, fourmillements et pas de sueurs, de l'ictère. D'après
Gubler, quand il y a ictère saturnin, on trouve alors sûrement une urine hémaphéique. Les accidents qui suivent sont
pour ainsi dire secondaires et dénotent une intoxication plus
profonde.

Du côté du cerveau et des nerfs : Le plomb s'accumule dans
le cerveau, cet organe est comme hypertrophié, la substance
grise est pâle et anémique. Encéphalopathie (forme coma-
teuse, délirante, convulsive, mixte), puis des troubles de la
sensibilité générale : anesthésie, hémianesthésie, des phénomènes ataxiques.

Du côté des organes des sens : L'ouïe, le goût, la vue, sont
atteints.

Du côté des mouvements, des membres : Les membres
affectés sont fléchis (paralysie des extenseurs), rarement les
deux membres d'un même côté sont affectés en même temps;
il y a des contractions, des tremblements (thèse de Lafont,
Paris 1869); un épiphénomène aigu qui est comme la colique des articulations, c'est l'arthralgie saturnine (douleurs
violentes dans les jointures, la peau, les muscles); la tumeur
dorsale de la main (Gubler); des accidents du côté du système osseux (périostites, caries, nécroses).

Du côté de l'utérus : Il agit sur les fibres musculaires
lisses de l'utérus et provoque l'expulsion prématurée du
fœtus (C. Paul), d'où la fréquence des avortements chez les
ouvrières qui manient les composés de plomb, principalement les polisseuses en caractères.

Empoisonnement aigu. — *Étiologie.*

Il est connu depuis bien longtemps : Nicander a
décrit l'empoisonnement par la céruse, un siècle avant
J. C., mais c'est seulement à notre époque que l'action
nocive du plomb a été bien appréciée. Orfila en faisait

un poison irritant; Rognetta le rangea parmi les hyposthénisants.

Les sels solubles sont ceux qui produisent ordinairement les empoisonnements, mais tous les composés saturnins après leur ingestion peuvent occasionner les
mêmes accidents, le plomb en nature même, ainsi que
je l'ai observé.

Les composés qui ont le plus souvent déterminé
l'empoisonnement sont le sous-acétate de plomb liquide, soit pur (extrait de Saturne), soit additionné
d'eau (eau blanche, de Goulard, végéto-minérale), puis
l'acétate neutre de plomb ou sucre de Saturne et le
carbonate. C'est sous ces deux dernières formes qu'il se
trouve dans les boissons; dans l'eau, il est à l'état de
carbonate (accidents de Claremont sur la famille de
Louis-Philippe, décrits par le docteur H. Gueneau de
Mussy, en 1848).

Rarement ce sont des crimes (Moreau en cite cinq
cas), quelquefois des suicides (avec un ou deux verres
d'extrait de Saturne), le plus souvent ce sont des empoisonnements par erreur, par imprudence, par accident; ainsi, ce sont des aliments ou boissons mis en
contact avec du plomb (vases vernis ou étamés), des
grains de plomb laissés dans les bouteilles ou dans du
gibier que l'on fait mariner; de la litharge est mise
dans le cidre ou le vin pour les adoucir; dans les bonbons, pains à cacheter, couleurs, jouets d'enfants co-
loriés par la céruse ou le chromate de plomb; en 1875,
M. G. Bergeron a constaté sur vingt-six personnes des
accidents graves (deux succombèrent), qui firent d'a-
bord croire à une épidémie de fièvre typhoïde et qui
étaient causés par du chlorure de plomb se trouvant
dans la saumure destinée à conserver le beurre.

Dans ces conditions, le plomb n'est absorbé qu'en petite quantité et ce n'est ordinairement qu'après un certain temps qu'on voit apparaître des accidents qui sont ceux de l'intoxication saturnine chronique. Mais dans quelques cas on observe des empoisonnements aigus. La dose mortelle serait pour l'homme de 0,50 à 1 grain d'acétate de plomb.

J'ai observé des symptômes très-graves après l'ingestion du plomb en nature [1]. C'était un terrassier de Sétif (Algérie), qui, sur les conseils d'un de ses camarades, avala une charge de grains de plomb (n° 4), sous le prétexte « de se rincer et de se nettoyer comme une bouteille ». Les accidents commencèrent le 5° jour : douleur épigastrique, constipation. Le 7° jour, les coliques furent d'une violence inouïe, le malade se tordait sur des matelas placés à terre; on sentait une tumeur dans l'hypocondre gauche; le visage s'altère, les extrémités se refroidissent, le ventre est douloureux. Le 8° jour, *le liséré se montre à la mâchoire inférieure*, près des petites molaires, la constipation persiste, le ventre est très-douloureux, les coliques sont atroces, on craint que le malade ne succombe. Le lendemain le malade eut une selle assez abondante, liséré très-marqué, selles moins fortes. Le 12° jour, le malade n'a plus de coliques; on n'a pas trouvé de grains de plomb dans les selles; il quitte brusquement l'hôpital.

Symptômes : D'abord goût douceâtre et sucré, puis métallique, bientôt sensation de brûlure dans la bouche, la gorge et l'estomac; le creux épigastrique est très-douloureux; alors apparaissent des nausées et des vo-

---

[1] Voir une observation à peu près semblable : Empoisonnement par 10 onces de plomb, *in Gazette Médicale*, 1838, p. 104, et thèse de Moreau.

missements. Parfois la langue est tuméfiée ; il y a du
liséré gingival (après 12 heures — 24 heures après
(Taylor) — dans mon observation le 8ᵉ jour). L'abdomen est souvent rétracté et dur, rarement ballonné ;
coliques et constipation ; un peu d'oppression ; la figure
est pâle, les lèvres livides, les yeux hagards et abattus ;
les extrémités froides ; le pouls petit, puis des convulsions ou du coma avant la mort.

Résultats anatomo-pathologiques : Les autopsies à la suite
d'empoisonnement aigu sont très-rares (Moreau en relève 7).
Rien de caractéristique du côté des voies digestives. Dans
l'estomac assez souvent de la bile, parfois le liquide toxique,
du sang. Orfila avait indiqué des points blancs formant
comme des traînées sur la muqueuse stomacale ; mais d'a-
près Moreau, c'est là un signe qui n'est pas constant, ou difficile à reconnaître. Sur la muqueuse gastro-intestinale des
arborisations vasculaires, des taches ecchymotiques ou des
suffusions sanguines. Pour les reins, surtout dans la forme
chronique, les signes d'une néphrite interstitielle atrophique.
Rien au cœur ; le sang est souvent fluide et couleur lie de
vin foncé ; aux poumons des ecchymoses sous-pleurales possibles (Moreau). Le cerveau est de consistance dure, d'une
coloration blanche mate, avec aplatissement ou effacement de
ses circonvolutions.

Recherches chimiques. — On traite les matières organiques par
acide sulfurique. Dans le résidu charbonneux est du sulfate de
plomb que l'on met en contact avec acide tartrique, puis on fait
passer un courant d'acide sulfhydrique, d'où précipité noir de
sulfure de plomb, avec l'iodure de potassium précipité jaune. Pour
constater le plomb dans un liquide (vin, cidre, vinaigre), on y verse
de l'acide sulfhydrique, on recueille le sulfure de plomb ; on le
traite par de l'acide azotique, d'où azotate de plomb que l'on réduit
sur le charbon au moyen du chalumeau (globules métalliques).

Traitement. — Des vomitifs pour faire rejeter la substance toxique ; on peut même employer la pompe
stomacale. — Puis de la limonade sulfurique ou les

sulfates de soude, de magnésie qui purgent et précipitent le plomb. On a conseillé le lait, l'eau albumineuse, la noix de galle. Dans la convalescence on a
donné l'iodure de potassium ; il vaut mieux le bromure
de potassium (Gubler), qui est d'ailleurs excellent pour
combattre les symptômes nerveux.

2° EMPOISONNEMENT PAR LA BELLADONE ET L'ATROPINE.

C'est le type des poisons stupéfiants. Les empoisonnements résultent ordinairement d'une erreur : ce sont

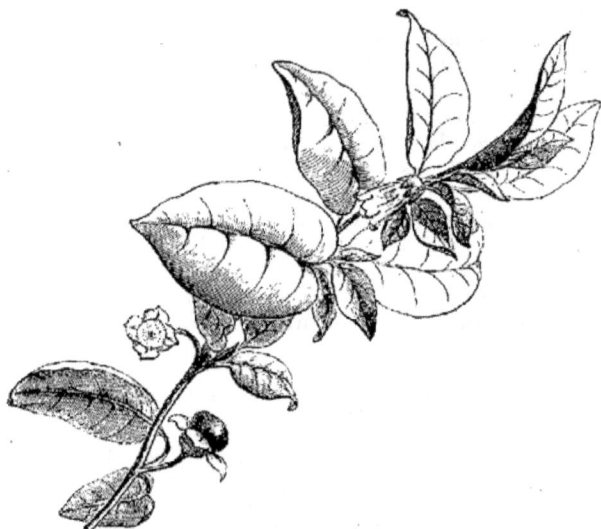

Fig. 36. — Belladone.

des enfants qui ont mangé des baies, des malades qui
ont avalé un collyre renfermant de l'atropine, etc.

Les *symptômes* se montrent assez vite. Il y a séche-

resse et constriction de la gorge, vertiges, nausées, rarement des vomissements, les pupilles dilatées au maximum. Puis surviennent des défaillances, des sueurs
abondantes; la peau est chaude, il y a des démangeaisons et parfois des
éruptions; la vessie
et le rectum se para-
lysent. Chez les en-
fants il y a presque
toujours des convul-
sions. Les adultes
ont un délire turbu-
lent, avec hallucina-
tions, parfois une
violente agitation,
puis la stupeur, des
convulsions. La mort
arrive en quelques
heures ou après deux
ou trois jours : il y a
paralysie des nerfs
moteurs.

Les *lésions anatomi-*
ques sont peu caracté-
ristiques. Dans l'intoxi-
cation chronique on a
signalé l'injection de
la rétine. Dans les cas
aigus, on a parfoi

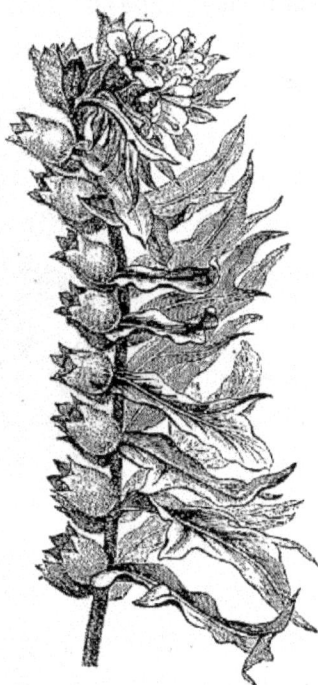

Fig. 37. — Jusquiame.

trouvé des congestions et des hémorrhagies dans les viscères.

Comme *traitement :* des vomitifs, des purgatifs au début.
Infusion de café; tannin.

3° Empoisonnement par la jusquiame, stramoine, ciguë.

La jusquiame (*hyociamus niger*) produit à peu près

24.

les mêmes phénomènes toxiques que la belladone.
Toutefois le délire est moins violent.

La stramoine, pomme épineuse, contient de la datu-
rine, qui est un alcaloïde identique à l'atropine. Mêmes
symptômes, délire plus accusé.

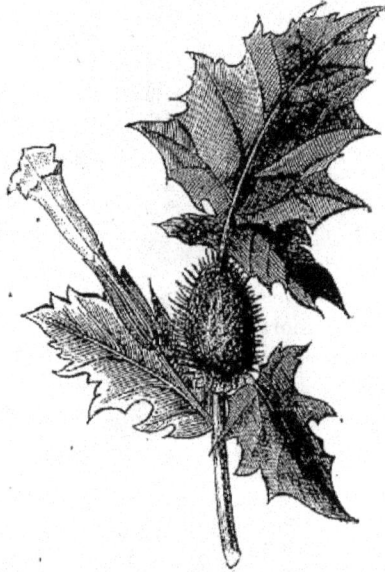

Fig. 38 — Datura stramonium.

Les *ciguës* sont des ombellifères. On en connaît plusieurs espèces : la grande, la petite, l'aquatique ou
vireuse. La petite ciguë des jardins est souvent confondue avec le persil. C'est la grande ciguë qui a
fourni le poison que prit Socrate. Les Grecs, paraît-il,
y ajoutaient un peu de suc de pavot pour modifier les

phénomènes d'irritation locale. Son alcaloïde est la cicutine ou conicine. Dans un savant mémoire sur les
effets de cet alcaloïde, M. Martin-Damourette a montré
que c'était un poison convulsivant et paralysant. La

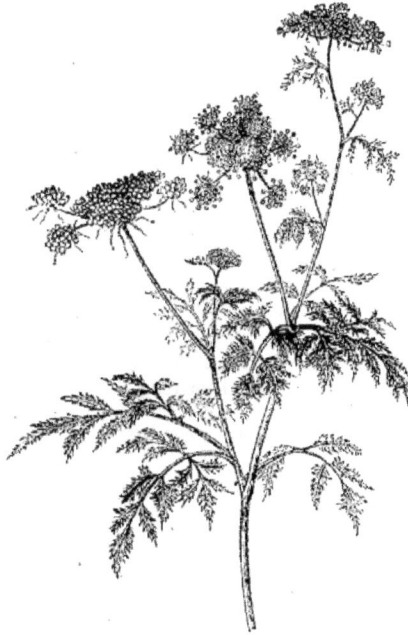

Fig. 39. — Ciguë.

première action est due à des doses massives, la seconde
à des doses faibles et graduelles. A l'intérieur, d'après
le savant professeur, elle irrite les voies digestives
d'où gastralgie, puis à un plus haut degré des vomissements, des coliques, de la diarrhée. Sa diffusion, quand

elle est donnée à petite dose, produit des effets remarquables de paralysie : il y a un sentiment de faiblesse générale, les jambes fléchissent, la marche est impossible, la paralysie gagne les membres supérieurs et en dernier lieu les nerfs phréniques, la respiration se ralentit, les pupilles dilatées. L'action vaso-motrice est aussi remarquable : les battements du cœur sont plus serrés, les artérioles contractées, le pouls petit; la peau est pâle et se refroidit (Socrate se plaignit du froid), il y a de la diurèse, les urines sentent mauvais; la cicutine s'élimine aussi par la respiration.

Les *lésions anatomiques* sont les suivantes : la putréfaction arrive vite; sur le cadavre des plaques livides, des pétéchies; à l'intérieur des congestions passives dans tous les organes; sang noir et fluide; parfois ecchymoses sur la muqueuse gastro-intestinale.

Comme *traitement*, après les vomitifs, Rabuteau a conseillé soit le tannin, soit l'eau iodée; on pourrait donner la solution d'iodure de potassium iodurée.

4° Empoisonnement par le tabac et la nicotine.

Toutes les portions de la plante renferment la substance toxique. Des feuilles de tabac appliquées sur la peau ont produit les symptômes d'intoxication. Les empoisonnements sont le plus souvent consécutifs à l'administration du tabac à l'intérieur. Quelques-uns sont dus à des crimes. En 1850, l'empoisonnement de Gustave Fougnies par le comte de Bocarmé permit au savant chimiste belge, M. Stas, d'indiquer les procédés de recherche de l'alcaloïde.

Les médecins ne s'accordent pas sur les dangers de la fabrication du tabac.

Parent-Duchâtelet et Mélier regardent cette profession comme inoffensive, tandis que Ramazzini et Patis-

sier la croient très-dangereuse. Zenker a décrit une
pneumoconiose *sous le nom de tabacosis.* Heurtaux,
médecin de la manufacture de Paris, a montré que les
ouvriers subissaient un véritable acclimatement : il y
a des congestions passives, de la diarrhée, de l'insomnie, des nausées, de l'amaigrissement, une pâleur cachectique. Les avortements seraient assez fréquents
chez les femmes; d'après Kostial, le lait des ouvrières
nourrices a l'odeur du tabac et les nourrissons meurent fréquemment.

Les symptômes toxiques sont semblables à ceux produits par la belladone, cependant pas de délire ni de
troubles psychiques : le tabac n'est pas délirant. Mais
il détermine des contractions violentes qui peuvent
produire la mort par des contractions violentes du diaphragme comme dans l'empoisonnement par la strychnine. D'après Cl. Bernard, la nicotine fait contracter
les artérioles et accélère les mouvements du cœur.

À l'*autopsie*, rien de spécial. Les parties touchées par la
nicotine sont pâles et raccornies : les tissus exhalent l'odeur
du tabac.

Pour *les recherches chimiques*, il faut suivre le procédé
adopté par M. Stas, qui, comme le dit Tardieu, restera comme
un modèle de sagacité et de précision. Cette méthode est
basée sur le principe que nous avons indiqué ailleurs
(page 39).

Quatrième groupe. — Poisons narcotiques.

Ce groupe ne comprend qu'un seul poison : l'opium ;
ses composés, les diverses préparations qui en dérivent,
les principes actifs qu'il fournit.

L'opium est surtout employé dans les suicides, plus
rarement dans les empoisonnements criminels. Il est

plus fréquent en Angleterre. On compte un grand
nombre d'empoisonnements accidentels, surtout chez
des enfants qui sont très-sensibles à l'action de l'o-
pium.

Nous rappellerons que l'opium qui contient, entre

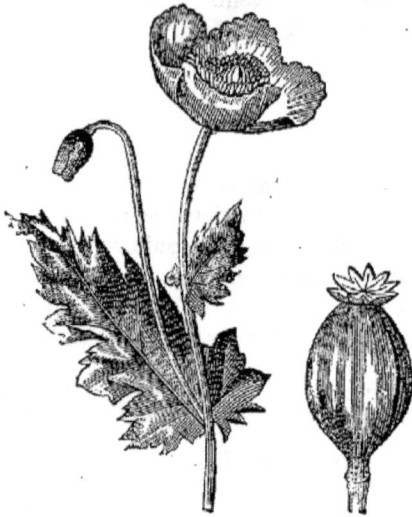

Fig. 40. — Pavot somnifère.

autres substances, six principes actifs spéciaux : (la
morphine, la narcéine, la codéine, la narcotine, la pa-
pavérine et la thébaïne) est le suc épaissi du papaver,
somniferum album. Les différentes préparations qui
en renferment et peuvent donner lieu à des accidents
sont la poudre de Dower (avec ipéca, sulfate et nitrate
de potasse), l'extrait thébaïque, les pilules de cyno-
glosse, la thériaque, le diascordium, les sirops de lactu-

carium, diacode, thébaïque, l'élixir parégorique (alcoolé
d'extrait d'opium), le laudanum de Sydenham (0^{gr},80 =
0,05 d'ext. d'opium), le laudanum de Rousseau (deux
fois plus actif), les gouttes noires anglaises (opium brut
dissous dans du vinaigre blanc, deux fois plus actives
que le laudanum de Rousseau).

Les *symptômes* d'intoxication sont les suivants : si la
dose est faible, il y a somnolence, pesanteur de la tête,
affaiblissement musculaire, tremblements. Si la dose
est toxique, quelques-uns des symptômes précédents,
puis des nausées, un prurit cutané très-caractéristique
aux extrémités, aux paupières; la respiration s'accélère d'abord, puis se ralentit; la face est injectée, le regard fixe, la pupille contractée autant que possible; la
circulation s'accélère; la peau devient chaude se couvre
de sueurs, les urines diminuent; enfin le coma devient
complet, il y a insensibilité et résolution musculaire
générale, la respiration s'embarrasse, le pouls est petit, le malade meurt asphyxié.

La morphine est le moins toxique des principes de
l'opium. Elle n'est réellement dangereuse que chez les
enfants, d'après M. Martin-Damourette. Ce médecin a
guéri un de ses malades qui en avait avalé dix grammes.
Le docteur E. Levinstein[1] a décrit la *Morphiomanie*,
c'est-à-dire « la passion qu'a un sujet de se servir de
morphine comme excitant ou comme aliment, et l'état
pathologique qui résulte de l'usage abusif de ce médicament. » Il paraît que ce genre d'ivresse produit par
des injections sous-cutanées de morphine devient de
plus en plus fréquent en Allemagne. Cette passion de
la morphine ne peut avoir d'importance médico-légale;

[1] La *Morphiomanie*, Masson. Paris, 1877.

mais d'après Levinstein, on pourrait avoir à tenir
compte du *delirium tremens aigu de la morphiomanie*
qui occasionne aux individus un trouble cérébral analogue à celui de l'ivresse. Dans l'empoisonnement par
la morphine, on constaterait la présence du sucre dans
les urines.

Les *lésions anatomiques* n'ont pas de caractère spécifique.
Le cerveau est ordinairement congestionné et parfois il y a
des foyers d'apoplexie capillaire; le sang noir, quelquefois
fluide; la muqueuse intestinale peut être teinte en jaune
par le safran du laudanum; souvent il y a congestion des
reins et des organes sexuels.

Comme *traitement* : vomitifs, infusion de café comme boisson, matières tanniques (décoction de quinquina gris), révulsifs cutanés énergiques (flagellation, marteau de Mayor),
marche, courses forcées. Telle est la thérapeutique que j'ai
suivie dans un cas d'empoisonnement par le laudanum : c'é-
ait un marin, qui en avait avalé 250 grammes, à peu près
la provision du bord. Il en vomit la plus grande partie
ce malade a guéri.

Cinquième groupe. — Poisons névrosthéniques.

Nous étudierons dans cette classe les empoisonnements par la strychnine, par l'acide prussique, par les
cantharides. Tous ces poisons, d'après Tardieu, ont pour
caractère essentiel « une excitation des centres nerveux
tellement violente et si rapide que la mort peut en être
la conséquence presque instantanée, et qui se manifeste par l'apparition symptomatique des névroses con-
vulsives.

1° EMPOISONNEMENT PAR LA STRYCHNINE ET PAR LA NOIX
VOMIQUE.

La strychnine est le principe actif des Strychnées.
Elle se trouve dans la noix vomique (graine du vo-

miquier), dans la fève de Saint-Ignace (graine d'un
arbre de Manille).

Cet empoisonnement est ordinairement, en France,
la suite d'un accident ou d'une erreur thérapeutique.
Tardieu ne cite qu'un cas d'empoisonnement criminel,
qui a été jugé en 1865 devant la Cour d'assises de la
Seine-Inférieure. Depuis 1851, nous trouvons 5 empoisonnements par la noix vomique et 8 par la strychnine. En Angleterre, il est plus fréquent. M. Gallard,
qui a très-bien étudié cet empoisonnement (*Ann.
d'hyg.*, 1865), en rapporte plusieurs cas, ainsi que
des suicides et des accidents survenus grâce à la pro-
pagation d'une mort-aux-rats (*Battle's vermin Killer*)
que l'on peut facilement se procurer. On connaît les
débats retentissants de l'affaire Palmer en 1855. Devant la justice de Berne, en 1864, le Dr Demme fut tra-
duit pour un empoisonnement par la strychnine.

Les *symptômes* se succèdent rapidement. Ce sont des
phénomènes d'excitation générale : des mouvements, de
l'horripilation, de la roideur des muscles masticateurs,
puis des secousses musculaires et des douleurs fulgu-
rantes. La peau est le siége de fourmillements, il y a
des démangeaisons dans le cuir chevelu, des bourdonnements d'oreilles, des éblouissements. Puis des convulsions tétaniques, de l'opisthotonos ; la face est pâle,
l'intelligence conservée ; la respiration s'arrête. Après
cinq ou six accès, la mort arrive rapidement.

Comme *lésions anatomiques*, congestion du cerveau et de
ses membranes, parfois hémorrhagie méningée. On a trouvé
un ramollissement et une désorganisation de la moelle con-
gestionnée. Le plus souvent le cœur est vide et contracté ;
il y a d'ailleurs persistance et intensité de la rigidité cadavérique.

La strychnine isolée par l'alcool, se colore en violet par l'action de l'acide sulfurique et du bichromate de potasse.

Traitement. — M. Gallard recommande les vomissements énergiques, puis la teinture d'iode ou le tannin, le chloroforme et les préparations d'aconit. M. Martin-Damourette conseille d'essayer l'injection de chloral dans les veines.

2° EMPOISONNEMENT PAR L'ACIDE PRUSSIQUE.

C'est le type de l'empoisonnement foudroyant. Le

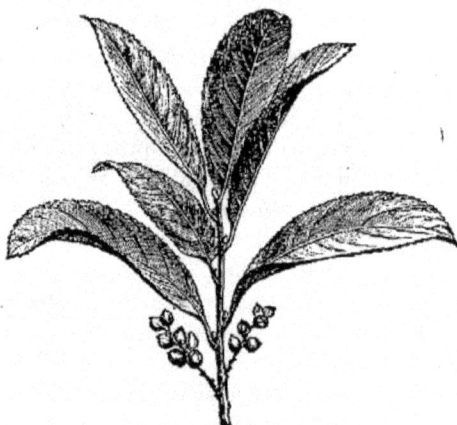

Fig. 41. — Laurier-cerise.

chimiste Scheele a succombé après quelques respirations d'acide cyanhydrique.

Il y a eu beaucoup d'empoisonnements produits par l'acide cyanhydrique médicinal (1 partie d'acide pour 9 parties d'eau), par l'eau de laurier-cerise (0,05 d'acide cyanhydrique pour 100 grammes d'eau distillée de laurier-cerise), par le cyanure de potassium (très-toxique).

Symptômes. L'inhalation de cet acide produit la

mort instantanée par arrêt du cœur. Quelques minutes
'après l'ingestion, la mort survient : convulsions toni-
ques et cloniques violentes, respiration pénible et
saccadée, fortes palpitations, évacuations involontaires,
pâleur et refroidissement du corps, pupille dilatée,
écume sanglante à la bouche.

Lésions anatomiques. — Ce serait un poison du globule
sanguin, d'après Sée ; un poison anoxémiant, d'après M. Gubler. Il y a une rigidité cadavérique remarquable, une
odeur d'amandes amères dans les organes qui sont congestionnés. Le sang a été trouvé rouge cerise et l'*analyse chimique* y a constaté l'acide prussique libre. On l'a recherché
en distillant par la méthode de Mitscherlich. Le liquide dis-
tillé additionné de potasse donne un précipité bleu par le
sulfate ferroso-ferrique.

3° EMPOISONNEMENT PAR LES CANTHARIDES.

Il est assez fréquent. Dans la statistique criminelle
de 1851 à 1876 nous en rele-
vons 53 cas. On peut ajouter à
ceux-là les empoisonnements volontaires et accidentels. Les cantharides ont depuis bien longtemps une réputation aphrodi-
siaque et elles servent en outre
dans les tentatives d'avortement.

Les cantharides sont administrées en poudre. (Celle-ci
formée par les élytres pulvé-
risées de l'insecte, entre dans

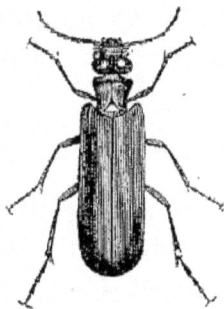

Fig. 42 — Cantharide.

la composition de la pommade épispastique). Elles
servent aussi à préparer les teintures alcooliques (au
huitième), éthérée ou acétique, et les pastilles ou liqueurs dites du sérail qui se vendent comme phil-

tres amoureux. La cantharidine, qui est le principe actif, tue à la dose de 5 centigrammes; il faut de 5 à 8 grammes de poudre pour produire des accidents mortels.

Symptômes : Les effets varient avec le mode d'administration. Même avec le vésicatoire, on observe de l'excitation circulaire et nerveuse, l'irritation des voies urinaires par où s'élimine la substance et même de l'irritation de la peau, d'où éruptions.

A dose toxique, il y a douleur à l'estomac, sentiment de brûlure, vomissements, gastrite, diarrhée, puis de la céphalée, la face est rouge, les yeux brillants, chaleur des organes sexuels, dysurie, urine rare, sanglante; ténesme. Le priapisme est incessant et douloureux; les phénomènes nerveux augmentent, il y a du délire, des convulsions générales, du spasme du pharynx, de l'insensibilité et du coma.

Lésions anatomiques. — Signes de gastro-entérite; inflammation des voies urinaires, depuis l'urèthre jusqu'au bassinet; pénis, souvent gangréné et corps caverneux gorgés de sang. Cerveau injecté.

Traitement. — Vomitifs, purgatifs, bains prolongés, narcotiques à haute dose.

DU SUICIDE.

Dans les chapitres précédents et à propos des différents genres de morts nous avons, pour chacun d'eux, indiqué les signes diagnostiques spéciaux qui permettent de supposer que l'individu s'est suicidé. Nous n'avons pas à les répéter ici. Il nous reste à montrer par quelques résultats statistiques l'importance de cette question dans les expertises médico-judiciaires.

Mais d'abord, essayons, s'il est possible, d'apprécier
les causes générales qui peuvent déterminer un individu à attenter à ses jours, à détruire sa vie.

Détruire, c'est écarter les obstacles qui s'opposent
à la réalisation d'un désir. L'instinct qui nous y porte
et qu'on peut appeler l'instinct de la destruction, devient chez l'homme l'instinct du meurtre quand l'obstacle est un de ses semblables, et le penchant au suicide, quand il rencontre l'obstacle en lui-même. Poussé
par un mobile puissant, ordinairement égoïste, l'instinct destructeur se tourne alors contre celui de la
conservation personnelle. On se détruit pour échapper
à une douleur trop vive, à une blessure de la vanité
ou de l'orgueil, aux tortures de la jalousie, quelquefois aux souffrances d'un attachement brisé. En tous
cas le suicide est le résultat du désespoir.

C'est ce qu'avait admirablement compris Dante,
lorsqu'il plaça les suicides parmi les violents, entre
les violents contre le prochain et les violents contre
Dieu (*Enfer*, liv. XIII). C'est dans le septième cercle
qu'il nous montre ensemble les tyrans et les voleurs
de grande route baignant dans le sang, les âmes des
suicidés enfermées dans des troncs d'arbre, les blas-
phémateurs, couchés sur un sol brûlant, la face tournée
vers le ciel et exposés à une pluie de feu.

Le suicide a existé de tout temps, mais avec une fréquence différente dans les divers milieux sociaux et
d'après l'influence que la collectivité avait sur la vie
individuelle. C'est ainsi qu'il a été à peu près inconnu
des Hébreux pendant de longs siècles : les juifs n'ont
commencé à se suicider qu'au douzième siècle après les
persécutions dont ils ont été l'objet.

En Grèce, le suicide eut ses partisans ; et des philo-

sophes, de grands citoyens quittèrent ainsi la vie. A
Rome, sous l'influence des stoïciens, on rendit le fameux
décret : *Mori licet cui vivere non placet.*

Même chez les anciens, nous trouvons des mobiles
semblables à ceux que nous constatons de nos jours.
Quelques-uns se tuent pour une grande idée, pour la
patrie ; mais c'est que la constitution de la société et
de la famille était bien différente de ce qu'elle est à
notre époque où on constate, au contraire, l'intervention
de soucis personnels et de chagrins domestiques.

Pendant tout le moyen âge et jusqu'au douzième ou
treizième siècle, les suicides furent très-rares ; mais à
cette époque, il y eut un réveil et comme une fermentation. Le suicide se montra à l'état épidémique et il
frappa même dans les couvents : c'était une maladie
que les moines appelaient *acedia* et qui n'était autre
que le *tædium vitæ* si bien décrit par Sénèque.

Plus tard, le suicide eut ses approbateurs en France
dans Montaigne, Montesquieu, Voltaire et Rousseau. A
notre époque ils augmente d'année en année, et il
semble même qu'à mesure que les suicides sont plus
nombreux, ils sont provoqués par des motifs moins
graves. Il est certain que nous devenons des délicats,
presque des cérébraux, et que la proportion des suicides ira croissant jusqu'à ce qu'une forte éducation
morale ait donné à chacun la conviction et le besoin
d'accomplir des devoirs sociaux. Quand l'équilibre
cérébral vient à se rompre, c'est en général sous l'influence de la prédominance des instincts personnels
et au détriment des intincts nobles et généreux.

Les tableaux statistiques que nous allons reproduire
montrent les différents côtés de la question : nous
emprunterons ces chiffres à la statistique judiciaire. Ils

ne renferment que les suicides suivis de mort, officiellement constatés et connus de l'autorité, il faudrait y ajouter ceux qui échappent à ses recherches et les nombreuses tentatives qui se produisent chaque année.

Le tableau suivant montre qu'en cinquante ans, en France, le nombre des suicides a plus que triplé.

De 1826 à 1830 il était, en moyenne, de. .	1,739
1831 à 1835 —	2,263
1836 à 1840 —	2,574
1841 à 1845 —	2,951
1846 à 1850 —	3,446
1851 à 1855 —	3,639
1856 à 1860 —	4,002
1861 à 1865 —	4,661
1866 à 1869 —	5,198
1870 à 1876 —	5,089

Le chiffre de 5617 relevé en 1874 est le maximum atteint : il y a eu donc cette année-là, en moyenne, 16 suicides par jour, suivis de mort et connus de l'autorité.

Le dernier *Compte rendu de l'administration de la justice criminelle en France* publie les renseignements suivants :

Le nombre des suicides dénoncés, en 1875, au ministère public, 5,472, est inférieur de 145 à celui de 1874 et de 55 à celui de 1873 ; mais il est supérieur de 197 au chiffre de 1872. En tenant compte des oscillations inévitables d'une année à l'autre, on peut donc dire que les suicides restent dans un état stationnaire.

4 suicides sur 5 sont commis par des hommes.

En adoptant pour indiquer l'âge des suicidés la division appliquée aux accusés, on trouve les groupes suivants :

	HOMMES.	FEMMES.
Moins de 21 ans. .	116 (3 pour 100).	67 (6 pour 100).
21 à 40	1,093 (26 »).	275 (26 »).
40 à 60	1,638 (39 »).	414 (39 »).
Plus de 60 ans. .	1,556 (32 »).	307 (29 »).

On n'a pu découvrir l'âge de 184 hommes et de 22 femmes. Il en est de même en ce qui concerne l'état civil des suicidés.

D'après les renseignements fournis à ce dernier point de vue pour les 5,348 autres, 1,717 (52 pour 100) étaient célibataires, 1,698 (32 pour 100) mariés et avaient des enfants, 1,041 (19 pour 100) mariés sans enfants, 575 (11 pour 100) veufs avec enfants et 317 (6 pour 100) veufs sans enfants.

Les suicides sont relativement plus fréquents dans les villes que dans les campagnes ; car la population de celles-ci, qui est deux fois plus considérable que l'autre, ne donne qu'une proportion de huit centièmes plus élevée : 2,909 (54 pour 100) suicides ruraux et 2,491 suicides urbains (46 pour 100) ; le domicile de 72 suicidés est demeuré inconnu.

En égard à la profession, on relève 1,728 individus (32 pour 100) qui étaient attachés à l'agriculture, 1,557 (28 pour 100) à l'industrie, 415 (8 pour 100) au commerce, 904 (17 pour 100) rentiers ou exerçant des professions libérales, 245 (4 pour 100) domestiques, et 623 (11 pour 100) vivant dans l'oisiveté ou dont le métier n'a pas été mentionné sur les procès-verbaux.

Les trois quarts des suicides sont commis par immersion (2,610) ou par strangulation (2,439).

On en a signalé 1,661 (30 pour 100) au printemps, 1,550 (28 pour 100) en été, 1,246 (23 pour 100) en hiver, et 1,015 (19 pour 100) en automne.

Un tiers des suicides, 1,615 ou 33 pour 100 ont été occasionnés par des maladies cérébrales ; les procès-verbaux en attribuaient 505 (10 pour 100) à la misère ; 774 (16 pour 100) à des chagrins de famille ; 787 (16 pour 100) à la débauche et à l'inconduite ; 1,227 (25 pour 100) à des peines diverses (dont, souffrances physiques : 789) ; enfin 22 auteurs de crimes capitaux ont mis fin à leurs jours pour ne pas avoir à répondre à la justice de leurs méfaits. Les motifs de 542 suicides sont restés complétements ignorés.

Depuis 1827, les comptes rendus de la justice criminelle donnent le nombre des suicides. Mais le classement de ceux-ci, suivant le sexe n'a été fait que depuis 1836. En 49 ans, de 1827 à 1876, il a été officiellement constaté en France 180,245 suicides.

Voici la répartition de ceux-ci au point de vue de l'âge des suicides dans ces quinze dernières années, de 1861 à 1876 :

SUICIDES EN FRANCE DE 1861 A 1876.

AGE DES SUICIDÉS.	DE 1861 A 1865.			DE 1865 A 1870.			DE 1870 A 1876.			TOTAL PENDANT 15 ANNÉES.	PROPORTION POUR 1,000 SUICIDÉS.
	HOMMES.	FEMMES.	TOTAL.	HOMMES.	FEMMES.	TOTAL.	HOMMES.	FEMMES.	TOTAL.		
Moins de 16 ans.	102	59	141	109	57	166	122	53	175	482	6
16 à 21 ans. . .	550	306	856	624	503	927	670	334	1,004	2,767	34
21 à 30 ans. . .	2,112	643	2,755	2,324	649	2,973	2,456	795	3,251	8,939	110
30 à 40 ans. . .	2,801	681	3,482	3,101	739	3,840	3,650	928	4,578	11,900	149
40 à 50 ans. . .	3,699	927	4,626	4,058	892	4,950	4,376	1,166	5,742	15,298	189
50 à 60 ans. . .	3,893	922	4,815	4,457	993	5,450	5,046	1,234	6,280	16,545	208
60 à 70 ans. . .	3,486	803	4,289	3,851	825	4,676	4,361	1,034	5,395	14,560	178
70 à 80 ans. . .	1,290	435	1,725	1,626	471	2,097	2,438	653	3,091	6,913	92
Plus de 80 ans.	279	105	384	358	112	450	548	131	499	1,535	16
Age inconnu. .	219	52	231	207	21	228	479	63	541	1,020	13
Totaux.	18,411	4,895	23,504	20,675	5,062	25,757	24,150	6,586	30,555	73,377	

25.

L'examen de ce tableau présente le plus grand intérêt. Il nous permet d'exposer très-nettement l'influence de l'âge et du sexe sur le suicide et sa marche régulièrement croissante.

Nous constatons d'abord que les 79,577 suicides (de 1861 à 1876) se décomposent en 63,236 suicides d'hommes et 16,341 suicides de femmes, à peu près quatre fois moins. M. Legoyt, qui a fait une étude remarquable du suicide en Europe, dans son livre si inté·ressant *la France et l'étranger*, dit, qu'en général, on compte de 29 à 30 suicides féminins pour 100 de l'autre sexe. Nous ferons remarquer, que l'examen des trois périodes montre que le nombre des femmes augmente proportionnellement. Dans la deuxième période, l'augmentation porte sur les femmes de 50 à 60 ans, de même dans la troisième. Pour les hommes, l'augmentation se montre dans le nombre des vieillards de 70 à 80 ans : elle a doublé en 15 ans (1,290 dans la première période, et 2,458 dans la troisième). A notre époque la vie est rude à supporter aux vieillards, et ce sont eux qui s'en débarrassent le plus fréquemment.

La dernière colonne du tableau précédent montre que, de 40 à 70 ans, la prédisposition au suicide atteint son maximum dans les deux sexes. Notons en passant, que pour les crimes et les délits, c'est de 21 à 40 ans qu'on compte le plus d'accusés.

De plus, si on rapporte le total des suicidés classés par âge à la population correspondante, on voit que les suicides masculins croissent régulièrement d'année en année jusque vers l'âge de 60 ou 70 ans. D'après Legoyt, le nombre des suicides féminins est plus considérable dans l'enfance et la jeunesse jusqu'à trente ans environ. Aussi l'accroissement de ces suicides avec l'âge est moins rapide et cesse plus tôt, et en les comparant à ceux de l'autre sexe, le rapport va en diminuant.

Depuis 1865, la statistique indique l'état civil des suicidés. Ce sont les veufs des deux sexes qui présentent le plus grand nombre de suicides ; les hommes mariés se tuent moins que les célibataires. Il y a à peu près un même nombre de suicides de femmes mariées ou non.

D'après Legoyt, qui a étudié les suicides d'après les cultes, dans différents pays d'Europe, les protestants auraient de beaucoup le plus grand nombre de suicidés, les catholiques, les juifs viennent ensuite par ordre décroissant.

Le suicide n'est pas influencé par le climat. On se tue à toutes les latitudes. Les véritables causes se trouvent dans le milieu social. C'est vrai que les suicides sont beaucoup plus nombreux à la ville qu'à la campagne, dans les armées que dans la population civile, dans les capitales que dans le reste du pays. Sans doute, les suicides ne sont pas aussi facilement constatés à la campagne que dans les villes. Malgré cela, on peut dire que les suicides sont deux fois plus fréquents à la ville. Le département de la Seine participe pour près du sixième ou du septième au nombre total des suicides de France. Paris est la ville du monde où le suicide est le plus fréquent.

C'est d'ailleurs dans les départements environnants le département de la Seine que le suicide se présente avec le maximum de fréquence.

Il est très-utile de faire remarquer que les départements de France les moins instruits sont ceux où il y en a le moins. De même, c'est dans les professions caractérisées par une instruction plus avancée que l'on constate le plus grand nombre de suicides. Ce qui montre bien que la culture de l'esprit ne s'accompagne pas toujours de l'éducation du cœur. Le tableau suivant fait voir d'ailleurs, chez les enfants, une effrayante tendance au suicide, qui semble s'accroître d'année en année.

SUICIDES DES ENFANTS DE MOINS DE 16 ANS (1861-1876).

	TOTAL	15 ANS.	14 ANS.	13 ANS.	12 ANS.	11 ANS.	10 ANS.	9 ANS.	8 ANS.	7 ANS.
1861 à 1865	141	63	29	28	11	6	3	»	1	»
1865 à 1870	166	75	46	25	7	9	5	2	»	1
1870 à 1875	175	68	52	29	11	12	5	3	5	1

Les saisons ont leur influence ainsi que le prouvent les tableaux suivants.

En mars . . .	Hommes	5,499	Femmes	1,551	
avril. . . .	»	6,562	»	1,573	22,914 soit
mai. . . .	»	6,481	»	1,648	28 % au print.
		18,342		4,572	
En juin. . . .	Hommes	6,564	Femmes	1,685	
juillet. . .	»	6,575	»	1,685	25,537 soit
août. . . .	»	5,475	»	1,559	29 % en été.
		18,612		4,725	
En septembre.	Hommes	4,794	Femmes	1,270	
octobre. .	»	4,569	»	1,258	17,101 soit
novembre .	»	4,082	»	11,28	21 % en autom.
		15,445		5,696	

En décembre.	Hommes	4,002	Femmes	1,079	
janvier. . .	«	4,521	»	1,188	16,225
février. . .	»	4,314	»	1,121	soit
		12,857		3,388	20 % en hiver.

L'examen de ces chiffres montre que l'hiver agit également sur les deux sexes : il y a 20 pour 100 de suicides soit d'hommes soit de femmes. L'influence du printemps se fait plus sentir sur les hommes que sur les femmes : il y a 29 pour 100 de suicides d'hommes et seulement 27 pour 100 de suicides de femmes. L'été semble agir à peu près également sur les deux sexes ; les hommes conservent les proportions de la saison précédente (29 pour 100), les femmes en présentent 28 pour 100 à la saison suivante, en automne, les suicides tombent à 21 pour 100 pour les hommes et à 22 pour 100 pour les femmes. Donc en éliminant les deux saisons extrêmes : l'hiver et l'été qui agissent à peu près de la même manière sur les deux sexes, on voit que si les suicides des hommes sont plus fréquents au printemps ceux des femmes sont en plus grand nombre en automne.

Au point de vue des modes de perpétration, le tableau suivant donne des renseignements intéressants :

Plus des deux tiers des suicidés ont recours à la pendaison et la submersion. Les armes à feu et l'asphyxie par le charbon viennent ensuite. Ces quatre moyens s'appliquent environ aux neuf dixièmes des suicides. Le dernier dixième est accompli avec des instruments tranchants, avec le poison ou par la chute d'un lieu élevé. Si cet ordre est celui des suicides masculins, il n'en est pas de même pour ceux de l'autre sexe. Après la pendaison et la submersion viennent l'asphyxie par le charbon, la chute volontaire d'un lieu élevé, le poison, les instruments tranchants, les armes à feu. Mais il y a quelques modes de perpétration pour lesquels les suicides féminins, dépassent ou égalent ceux du sexe masculin. C'est d'abord l'asphyxie par le charbon, puis le poison, la submersion, la chute d'un lieu élevé.

En comparant les deux périodes extrêmes (1861-1876) on constate une augmentation relative dans la pendaison, les armes à feu, le poison (hommes) et une diminution dans la submersion, l'asphyxie, la chute volontaire.

Les chiffres que nous venons de donner méritent de fixer l'attention des hommes d'État. Il y a quelque chose à faire contre cette marée montante du suicide. Si, comme on le dit, nous assistons à une épidémie, pour-

MODES DE PERPÉTRATION DES SUICIDES EN FRANCE DE 1861 A 1876.

PROCÉDÉS.	DE 1861 A 1865.			DE 1865 A 1870.			DE 1870 A 1876.			TOTAL PENDANT 15 ANNÉES.	PROPORTION POUR 1000 SUICIDÉS.
	HOMMES.	FEMMES.	TOTAL.	HOMMES.	FEMMES.	TOTAL.	HOMMES.	FEMMES.	TOTAL.		
Strangulation et suspension. .	8,413	1,493	9,909	9,963	1,645	11,608	13,518	2,092	15,610	35,127	448 ‰
Submersion. . .	4,556	2,090	6,746	4,923	2,090	7,013	5,875	2,788	8,663	22,422	276 ‰
Armes à feu. . .	2,462	30	2,492	2,590	31	2,621	5,451	52	5,503	8,616	108 ‰
Asphyxie par le charbon. . .	1,112	641	1,753	1,111	645	1,754	1,125	711	1,836	5,343	65 ‰
Instruments aigus ou tranchants. . . .	795	157	952	929	157	1,065	957	167	1,104	5,102	58 ‰
Chute volontaire d'un lieu élevé.	519	274	793	590	272	862	600	307	907	2,362	54 ‰
Poison.	281	206	487	342	218	560	372	227	599	1,646	20 ‰
Moyens divers. .	173	19	192	227	26	253	272	42	314	730	10 ‰
Total général. .	18,411	4,895	23,304	20,675	5,062	25,737	24,150	6,386	30,356	79,577	

quoi ne pas la restreindre, empêcher sa contagion ?
Beaucoup d'individus ne se donnent la mort que par
imitation, et, la lecture des suicides dans les journaux
fait germer dans certaines têtes une idée qui ne s'y serait pas développée spontanément. Cette publicité est
malsaine, nous demandons instamment qu'elle soit interdite par l'autorité. Celle-ci a mission d'empêcher le
récit des faits contraires à la morale ou à la santé publique.

DU DUEL. .

Le duel a son histoire comme le suicide. Il serait
intéressant de rechercher pour quelles causes il était
inconnu des peuples dè l'antiquité. On nous accordera
qu'il faut un certain degré de civilisation à une société
pour en arriver à cette notion du point d'honneur telle
qu'elle s'est montrée au moyen âge et comme elle nous
a été transmise. Quelle différence entre ces milieux
sociaux : là, un individu lésé ou offensé frappe aussitôt
brutalement ; plus tard, le simulacre d'un coup, une
main levée, un gant qui effleure la face, est considéré
comme la plus sanglante des injures, comme un outrage qui demande aussitôt une réparation.

Mais avant d'être un combat fait dans un intérêt exclusivement personnel, le duel eut l'approbation des
lois [1].

Il fut un temps où la preuve par combat remplaça la
preuve testimoniale. L'Église s'opposa à l'installation de
cette épreuve aveugle et sanguinaire et avec saint Louis
on en revint aux preuves de droit. En même temps les
rois s'efforcèrent de supprimer les guerres privées qui

[1] Consulter Cauchy : *Du Duel*, etc. Paris, 1863.

étaient l'apanage exclusif de la noblesse. Quand le combat judiciaire fut aboli et les guerres privées à peu près impossibles. le duel ou combat singulier apparut avec son caractère spécial. Il eut pour but de vider toute espèce de querelle entre ceux « qui faisaient profession expresse de l'honneur ». Le roi seul pouvait autoriser le combat et seulement entre gentilshommes. Après le fatal duel de Jarnac et de la Châtaigneraye, Henri II jura de ne plus accorder le combat ; à cette époque, et avec les idées chevaleresques de la Renaissance, il y eut comme une passion ou un enivrement du duel. Le mal fut grand et il décima une partie de la noblesse française. Sous Louis XIV, en huit ans, plus de quatre mille nobles succombèrent dans des combats singuliers. Le roi rendit l'édit de 1679 qui instituait des tribunaux d'honneur et il assura rigoureusement l'exécution de la loi ; à la fin de son règne, les duels avaient presque entièrement cessé.

Sous les règnes suivants, le duel perdit son ancien caractère. Les mœurs étaient changées et avec les idées égalitaires qui allaient croissant, le duel passa dans tous les rangs de la société.

Le Code pénal de 1810 ne parla ni de la provocation au duel ni du duel lui-même. Aussi, quand après les guerres de l'Empire, et au moment de la Restauration, la paix générale mit en présence deux noblesses et deux armées, les duels recommencèrent et avec une telle fréquence que, dès 1817, les procureurs généraux attirèrent sur ce point l'attention du ministre de la justice. La Cour de cassation intervint pour la première fois, le 8 avril 1819, à l'occasion du duel dans lequel le comte de Saint-Morys avait été tué par le duc de Grammont.

La question fut depuis souvent posée devant les
Chambres législatives et des commissions furent nommées pour préparer un projet de loi. La loi est encore
à faire et cependant, comme le dit M. Valette, dans son
rapport sur le duel (1851) : « Tout ce qui se rattache
à la question du duel a été exploré, vérifié, appro-
fondi. Les travaux préparatoires abondent, l'expérience de vingt peuples étrangers vient s'y joindre. La
théorie et la pratique s'unissent aujourd'hui pour
diriger le législateur. On possède tous les matériaux
qui peuvent servir à élaborer une bonne loi. »

La jurisprudence actuelle a été établie par un premier arrêt de la Cour de cassation, du 15 décembre
1837. Voici un second arrêt du 2 février 1839, à peu
près conçu dans les mêmes termes que le premier :

Attendu que les Codes des délits et des peines de 1791, de l'an IV
et de 1810, en punissant les meurtres, blessures et coups volontaires, n'ont pas fait d'exception pour les cas où ces meurtres auraient été commis, ces blessures faites ou ces coups portés par
suite de duel; — Attendu que l'abolition qui avait antérieurement été faite de la législation spéciale sur les duels a, par cela
même, replacé sous l'empire du droit commun tous les actes ré-
préhensibles auxquels les duels peuvent donner lieu; — Attendu
que l'homicide, les blessures et les coups, lorsqu'ils sont occasionnés par ce genre de combat, ne peuvent être considérés
comme commandés par la nécessité actuelle de la légitime défense de soi-même ou d'autrui, puisque, dans ce cas, le danger n'a
existé que par la volonté des parties; — Attendu d'ailleurs que
les circonstances qui accompagnent les duels ne peuvent rendre
le meurtre, les blessures et les coups excusables ; que la convention par suite de laquelle le duel a lieu étant contraire aux bonnes
mœurs et à l'ordre public, est nulle de plein droit, et que dès
lors aucun fait d'excuse ne peut en résulter; — Attendu, dans tous
les cas, et en supposant l'admissibilité de tels faits d'excuse, que
ces faits ne pourront être légalement appréciés que par la Cour
d'assises et le jury, et qu'il n'appartient pas aux chambres d'accusation de les prendre en considération; que ces chambres ne
peuvent non plus s'arrêter à des circonstances atténuantes, puis-

qué c'est encore le jury qui a seul le droit de les apprécier..... »

Nous croyons utile de citer encore d'autres arrêts de la Cour de cassation sur le duel.

La Cour de cassation a décidé qu'il y a lieu de poursuivre comme complice celui qui a prêté les armes sachant qu'elles devaient servir à un duel (22 décembre 1837), et les témoins du duel qui se sont associés au meurtre (6 juillet 1838 ; — 2 février 1834 ; — 11 décembre 1839 ; — 10 septembre-12 novembre 1840 ; — 18 décembre 1848 ; — 14 juin 1849 ; — 12 et 18 avril, 22 mai 1850); mais les poursuites s'arrêtent quand il est prouvé que les témoins ont fait tous leurs efforts pour empêcher le duel.

La veuve et les enfants de celui qui a été tué peuvent obtenir des dommages-intérêts contre l'auteur de sa mort, bien qu'il ait été acquitté par le jury. (Cassat., 15 août 1857.)

D'une statistique apportée à la tribune de la Chambre des députés, en 1845, par le garde des sceaux, il résulte que depuis la jurisprudence de la Cour de cassation la moyenne du nombre des individus tués en duel est tombée de 26 à 6 par année. « En 1827, ce nombre a été de 19 morts ; en 1828, de 29 ; en 1829, de 13 ; en 1830, de 20 ; en 1831, de 23 ; en 1832, de 28 ; en 1852, de 32 ; en 1834, de 25. Je le répète, je ne parle que des duels qui ont été suivis de la mort de l'un des combattants. Depuis la jurisprudence de la Cour de cassation, voici quelle a été la progression décroissante : en 1839, 6 duels suivis de mort ; en 1840, 3 ; en 1841, 6 ; en 1842, 7 ; en 1843, 6. » (*Moniteur* du 27 avril 1845.)

Le médecin-expert, dans le cas de duel, peut être appelé pour procéder à l'examen des blessures ou pour faire l'autopsie du cadavre. Il devra examiner les nombreux caractères des blessures qui lui permettront de déterminer dans quelle position elles ont été produites, apprécier la distance des combattants, tenir compte des armes employées, etc. Ce sont autant de conditions importantes qui autoriseront à penser que le combat a été loyal et régulier. Récemment, devant le tribunal de la Seine, des médecins ont eu à décider si une ceinture portée par un des combattants remédiait à une infirmité naturelle.

III

DES QUESTIONS

RELATIVES A L'INSTINCT SEXUEL

ET AUX FONCTIONS DE REPRODUCTION

Dans la première partie de ce livre, à propos du sexe (diagnostic du sexe) et de l'état civil (mariage), nous avons exposé un certain nombre de questions générales qui pouvaient trouver leur application dans toute procédure. Il nous reste maintenant à voir une série de questions d'un autre ordre[1]. Si les premières sont importantes ou indispensables pour fixer la limite d'un droit dans la société, les secondes constituent au contraire un attentat à la personne et sont atteintes par les lois pénales. Ce sont des crimes et les statistiques que nous allons donner prouveront leur grande fréquence. D'une manière générale, ils constituent à eux seuls plus des trois-cinquièmes des accusations criminelles contre l'ordre et les personnes.

Dans l'étude de ces différentes questions, afin d'éviter des répétitions, nous suivrons la méthode et l'ordre que nous avons adoptés dès les premières pages de ce

[1] Consulter à ce sujet : Tardieu, *Étude médico-légale sur les attentats aux mœurs*, Paris, 5ᵉ édit. 1867 ; Toulmouche, Attentats à la pudeur et viol, *Annal. d'Hyg.* (1856 et 1854); et un remarquable mémoire de Pénard, *Annal. d'hyg.*, 1860, t. XIV.

livre, nous les exposerons par ordre de leur généralité
décroissante. Nous commencerons par l'examen des
problèmes les plus complexes. C'est ainsi que nous pas-
serons successivement en revue : 1° les attentats aux
mœurs et les questions qui s'y rattachent ; 2° la grossesse
(ses signes, sa durée, l'accouchement, l'avortement) ;
3° le produit de la conception (l'enfant nouveau-né, la
viabilité et pour terminer l'infanticide).

I. DES ATTENTATS AUX MŒURS.

Avec M. Tardieu, on peut diviser en trois groupes
distincts les faits qui peuvent être rangés dans cette
étude : 1° les outrages publics à la pudeur ; 2° la pédérastie et la sodomie ; 3° le viol et les attentats à la pudeur.

Voyons d'abord la *législation :*

CODE PÉNAL. — ART. 330. — Toute personne qui aura commis
un *outrage public* à la pudeur sera punie d'un emprisonnement
de trois mois à deux ans, et d'une amende de 16 à 200 fr.

ART. 331. — Tout *attentat* à la pudeur, consommé ou tenté
sans violence sur la personne d'un enfant de l'un ou de l'autre
sexe, âgé de moins de treize ans, sera puni de la réclusion. —
Sera puni de la même peine l'attentat à la pudeur commis par
tout ascendant sur la personne d'un mineur, même âgé de plus
de treize ans, mais non émancipé par mariage.

ART. 332. — Quiconque aura commis le crime de *viol* sera puni
des travaux forcés à temps. — Si le crime a été commis sur la
personne d'un enfant au-dessous de l'âge de quinze ans accomplis, le coupable subira le *maximum* de la peine des travaux forcés
à temps. — Quiconque aura commis un attentat à la pudeur,
consommé ou tenté avec violence contre des individus de l'un
ou de l'autre sexe sera puni de la réclusion. — Si le crime a été
commis sur la personne d'un enfant au-dessous de l'âge de quinze
ans accomplis, le coupable subira la peine des travaux forcés à
temps.

ART. 333. — Si les coupables sont les ascendants de la personne
sur laquelle a été commis l'attentat, s'ils sont de la classe de

ceux qui ont autorité sur elle, s'ils sont ses instituteurs ou ses
serviteurs à gages, ou serviteurs à gages des personnes ci-dessus
désignées, s'ils sont fonctionnaires ou ministres d'un culte, ou
si le coupable, quel qu'il soit, a été aidé dans son crime par une
ou plusieurs personnes, la peine sera celle des travaux forcés à
temps, dans le cas prévu par le § Ier de l'art. 331 et des travaux
forcés à perpétuité, dans les cas prévus par l'article précédent.

ART. 334. — Quiconque aura attenté aux mœurs en excitant,
favorisant ou facilitant habituellement la débauche ou la corruption de la jeunesse de l'un ou de l'autre sexe, au-dessous de
l'âge de vingt et un ans, sera puni d'un emprisonnement de six
mois à deux ans et d'une amende de 50 à 500 fr. — Si la prostitution ou la corruption a été excitée, favorisée ou facilitée par
leurs pères, mères, tuteurs ou autres personnes chargées de leur
surveillance, la peine sera de deux ans à cinq ans d'emprisonnement et de 500 à 1000 francs d'amende.

Cour de cassation (25 mars 1813, — 5 juillet 1858) : « Les outrages à la pudeur prévus et punis par l'art. 330, sont ceux qui,
n'ayant pas été accompagnés de violence ou de contrainte, n'ont
pu blesser la pudeur de la personne sur laquelle des actes dés-
honnêtes peuvent avoir été exercés, mais qui, par leur licence et
leur publicité, ont été ou ont pu être l'occasion d'un scandale
public pour l'honnêteté et la pudeur de ceux qui, fortuitement,
ont pu en être témoins ».

A. DE L'OUTRAGE PUBLIC A LA PUDEUR.

C'est la publicité que la loi punit. Par outrage public
elle entend des faits et des actions contraires aux bonnes
mœurs, mais non les propos obscènes ou les injures
par paroles (arr. de la Cour de Cass., 30 nivôse an XI).

Les individus inculpés de ce délit ont été au nombre de :

3,135 en 1858.	2,763 en 1867.
2,905 en 1859.	3,084 en 1868.
2,823 en 1860.	3,019 en 1869.
4,351 en 1861.	1,618 en 1870.
3,589 en 1862.	1,744 en 1871.
3,225 en 1863.	2,781 en 1872.
3,222 en 1864.	3,125 en 1873.
3,248 en 1865.	3,538 en 1874.
3,050 en 1866.	3,671 en 1875.

Quand le médecin, dans les cas d'outrage public à la pudeur, est appelé à prêter son concours à la justice ce n'est que pour donner à celle-ci des renseignements qui sont étrangers au fait matériel en lui-même. Le médecin légiste a à apprécier les motifs qui peuvent expliquer un pareil acte. Ce sont ordinairement des hommes. Chaque année on arrête dans les jardins de Paris des vieillards qui ont été surpris se livrant à des exhibitions ou à des attouchements obscènes. Récemment, M. Lasègue a attiré l'attention sur ce genre de folie, et il a heureusement caractérisé ces individus en les appelant des *exhibitionistes*. L'expert a donc à apprécier l'état de leurs facultés intellectuelles:

D'autres fois ce sont des individus qui prolongent leur station dans un certain endroit de la voie publique et qui paraissent s'y livrer à des attouchements répétés sur leurs organes sexuels. L'examen médical démontre qu'ils sont atteints de dartres avec démangeaisons de ces parties ou qu'une maladie chronique des voies urinaires les oblige à une émission lente de l'urine ou à un cathétérisme. Ces différentes considérations sont appréciées par le médecin et lui seul peut les faire connaître au magistrat instructeur.

B. DE LA PÉDÉRASTIE, DE LA SODOMIE, DE LA BESTIALITÉ.

La législation ancienne et certaines législations modernes punissent la pédérastie, la sodomie, la bestialité. Nos codes ne font pas mention de ces actes contre nature et ils ne tombent sous l'application de la loi que lorsqu'il y a en même temps outrage public à la pudeur, ou attentat avec violence ou que la victime est mineure.

De nos jours, la pédérastie et particulièrement la

prostitution pédéraste a pris à Paris et dans tous les grands centres de population un accroissement inquiétant. Rien ne prouve cependant que ce vice se répande de plus en plus. Notre société moderne aurait beaucoup à faire pour en arriver sur ce point au degré d'immoralité des sociétés grecques ou romaines. Qu'on le veuille ou non, on est de son siècle. L'humanité devient meilleure au moral comme au physique, et si dans les civilisations antiques les plus grands poëtes pouvaient chanter dans leurs vers des amours inavouables, de nos jours ce n'est plus qu'un commerce clandestin. C'est même un sujet d'étonnement pour le moraliste de trouver ce vice aux époques les plus reculées de l'histoire ; c'est surtout dans les sociétés fétichiques qu'il a pris partout, et même de nos jours on peut le constater en Chine, un développement extraordinaire. Le Lévitique[1] le range parmi les infamies ; à Athènes, c'est l'amour grec, il s'étale au grand jour et Hippocrate le flétrit dans son serment [2]. A notre époque, comme on l'a fait remarquer, c'est l'école à laquelle se forment les plus habiles et les plus audacieux criminels.

D'après son sens étymologique (παιδός ἐραστής, amour des jeunes garçons) nous donnerons le nom de pédérastie à une perversion de l'instinct sexuel qui pousse l'homme à rechercher les satisfactions de cet instinct dans un commerce voluptueux avec un autre individu de son sexe. Chez la femme, il existe une perversion

---

[1] Chap. xviii, v. 22 et 23.

[2] « Dans quelque maison que j'entre, j'y entrerai pour l'utilité des malades, me préservant de tout méfait volontaire et corrupteur et surtout de la séduction des femmes et des garçons, libres ou esclaves. » Hipp., serment, trad. de Littré, t. IV, p. 651.

semblable de l'instinct sexuel, c'est l'amour lesbien, le tribadisme. Bien qu'aussi fréquent que la pédérastie, ce vice donne rarement lieu à des expertises médicales (Tardieu n'en cite que quatre exemples) et nous ne faisons que le mentionner.

Nous réserverons, comme l'a fait M. Tardieu, et contrairement aux auteurs anglais et allemands, le nom de *sodomie* aux actes contre nature, considérés en eux-mêmes, et sans exception du sexe des individus entre lesquels s'établissent des rapports coupables. Le mot de *bestialité* nous servira à désigner les attentats contre nature commis par des hommes sur des animaux.

Voici le tableau de la prostitution et de la criminelle industrie du vol à la pédérastie, d'après M. Tardieu : « Les hommes qui se livrent au genre d'escroquerie dit *chantage* ne sont, le plus ordinairement, que des voleurs d'une espèce particulière, qui, sans être toujours adonnés eux-mêmes à la pédérastie, spéculent sur les habitudes vicieuses de certains individus, pour les attirer par l'appât de leurs passions secrètes, dans des piéges où ils rançonnent sans peine leur honteuse faiblesse. » Ces hommes peuvent remplir en même temps le rôle de chanteurs et de leveurs ; d'autrefois, ils ont avec eux de jeunes garçons qu'ils dressent à *lever* leur proie dans des endroits bien connus. Les individus qui, pédérastes ou non, font commerce de leur corps avec d'autres hommes sont désignés du nom de *tantes :* « Les cheveux frisés, le teint fardé, le col découvert, la taille serrée de manière à faire saillir les formes ; les doigts, les oreilles, la poitrine chargés de bijoux, toute la personne exhalant l'odeur des parfums les plus pénétrants, et dans la main un mouchoir, des fleurs ou quelque travail d'aiguille : telle

est la physionomie étrange, repoussante, et à bon droit
suspecte, qui trahit les pédérastes. Un trait non moins
caractéristique, et que j'ai observé cent fois, c'est le
contraste de cette fausse élégance et de ce culte extérieur de la personne avec une malpropreté sordide qui
suffirait à elle seule pour éloigner de ces misérables. »

Cette description ne convient qu'à l'extérieur des
hommes qui se prostituent. Mais elle ne saurait convenir à tous les individus atteints de cette déviation
complète de l'instinct sexuel. Pour ceux-ci, il y a très-
souvent une tache originelle et ce sont de véritables
hermaphrodites moraux. Quelques-uns, comme l'ont
montré Casper, Tardieu, prennent des habitudes de
pédérastie par excès de lubricité : ce sont de vieux
débauchés qui recherchent de nouveaux plaisirs. D'autres acquièrent ce vice par suite des conditions d'existence ou de profession qui réunissent ensemble et
pendant longtemps des hommes éloignés de toute
personne de l'autre sexe [1]. Rien de plus fréquent dans
les prisons, par exemple. J'ai eu l'occasion de le constater en Afrique dans les compagnies disciplinaires et
dans le service des consignés au Val-de-Grâce : les *mé-
nages* y sont fréquents ; et de l'aveu même des individus,
dans ces sortes d'unions, le rôle de chacun d'eux ne se
limite pas au mode d'exercice génésique ; l'un prend
toujours les allures, le nom, le langage et jusqu'aux
menues occupations d'une personne de l'autre sexe.

Des signes de la pédérastie. — Après avoir noté l'extérieur, si caractéristique dans certains cas, l'expert doit
procéder à la recherche des signes d'habitudes passives

---

[1] Voy. Sainte-Claire-Deville : *L'internat dans l'éducation*, mémoire lu à l'académie des sciences morales et politiques, le 29
juillet 1871, et la *Revue scientifique* (même année).

et actives. La sodomie laisse des traces différentes selon qu'elle consiste en un attentat contre nature récent et pratiqué avec plus ou moins de violences ou qu'elle est le résultat d'habitudes anciennes et répétées.

Dans l'attentat récent, il y a des degrés différents d'après le degré de la violence : de la rougeur, de la chaleur avec difficulté de la marche, des fissures ou rhagades, des déchirures plus ou moins profondes. En même temps, on peut trouver dans certains cas, des excoriations ou des ecchymoses sur les organes génitaux de la victime.

Quand les habitudes sont anciennes et ont été répétées, on trouve, d'après M. Tardieu que les fesses sont très-proéminentes, il y a une déformation infundibuliforme de l'anus, le sphincter est relâché, les plis effacés et souvent on rencontre une dilatation de l'orifice qui détermine l'incontinence de matières fécales, des ulcérations, des rhagades, des crêtes (crista cristalina, les mariscæ dont parlent Juvénal et Catulle), des hémorrhoïdes et même la blennorrhagie ou la syphilis. Tous les médecins légistes n'accordent pas la même valeur que M. Tardieu à ces signes. L'infundibulum peut manquer chez des pédérastes qui ont depuis de longues années des habitudes passives. Il peut en être de même de l'effacement des plis radiés. Un signe plus important et que le toucher anal peut seul faire apprécier est l'état de fonctionnement du sphincter.

Les signes d'habitudes actives donnés par M. Tardieu ont encore beaucoup plus excité la critique et exigent de nouvelles recherches. Le savant professeur insiste sur les formes et les dimensions du pénis. Le membre viril des individus qui se livrent activement à la sodomie serait, hors de l'état d'érection, ou très-grêle ou

très-volumineux. Ordinairement, il va en s'amincissant
depuis la base jusqu'au gland, c'est le *canum more;*
d'autres fois, c'est un gland très-allongé et volumineux à l'extrémité d'une verge tordue sur son axe.
Assez fréquemment et chez les masturbateurs, on ren-
contrerait aussi le pénis en massue, c'est-à-dire une
verge surmontée d'un gland élargi et comme aplati.

. Ajoutons à ces signes locaux, des signes généraux
qui seraient un dérangement du tube digestif, de la
diarrhée, un amaigrissement général et une vieillesse
prématurée.

Dans une *expertise médico-judiciaire*, on examinera
les parties génitales de l'inculpé puis on recherchera
les traces d'un attentat récent ou d'habitudes anciennes. Cet examen est très-difficile et souvent il sera difficile d'affirmer des relations contre nature. L'expert
ne se laissera pas d'ailleurs influencer par l'indigna-
tion feinte, les déclarations et même par le goût que
certains pédérastes affectent pour les femmes. Quelques-uns prétendent avoir eu des maladies de l'anus
dont il faut alors rechercher les traces, ou bien ils veulent simuler l'aliénation mentale. Cette perversion de
l'instinct sexuel peut être en effet, dans certains cas,
l'indice d'une perte de l'équilibre cérébral. J'ai envoyé
à Charenton un militaire détenu que l'abus de la mas-
turbation avait abruti : d'une intelligence d'ailleurs inférieure, pédéraste actif et passif, cet individu m'a avoué
avoir eu des rapports avec presque tous les animaux
de la ferme qu'il habitait avant son entrée au service.

C. DE L'ATTENTAT A LA PUDEUR ET DU VIOL.

Il est fâcheux, comme l'a très-bien fait remarquer M. Pénard, que les magistrats et les médecins

légistes n'adoptent pas un langage uniforme, intel-
ligible de la même façon pour tous, en acceptant
une définition nette et précise de ce qui constitue la
nature du délit et du crime. Dans le code pénal, il n'y
a pas de définition de l'attentat à la pudeur sans violence. Pour les enfants et jusqu'à la treizième année,
la violence n'est pas nécessaire pour constituer un
crime. Mais à l'égard des adultes, c'est la circonstance
de la violence (emploi de la force, violence quelconque, etc.) qui donne le caractère de crime aux attentats à la pudeur. D'après M. Tardieu, l'intromission
complète avec ou sans défloration caractérise le viol,
et la non-intromission est propre au simple attentat.
Mais ainsi que le dit M. Pénard : « Quand y aura t-il
véritablement intromission ! à quelle hauteur du membre viril ou de la cavité vaginale s'arrêtera-t-elle? »
D'ailleurs, il faut faire remarquer qu'il peut y avoir
viol d'une femme qui a eu des enfants et même d'une
fille publique. On pourrait donc admettre avec M. Pénard l'attentat à la pudeur, la tentative de viol, le viol.

L'attentat à la pudeur, en ce qui concerne le point
de vue matériel, c'est-à-dire la lésion des organes
sexuels, est l'ensemble de tous les désordres possibles,
en tant, toutefois, que la membrane hymen restera
complétement intacte.

La tentative de viol est l'attentat à la pudeur, plus
un commencement, peu ou beaucoup, de rupture de la
membrane hymen, assez considérable pour s'apprécier
sans le moindre doute par les caractères physiques ordinaires, insuffisant cependant pour laisser pénétrer
complétement dans la cavité vaginale un membre viril
en érection.

Le viol enfin, c'est la rupture de la membrane hy-

men, assez complète pour laisser pénétrer librement
le membre viril dans la cavité vaginale ; c'est, en tout
cas, rupture ou non rupture de la membrane hymen
mise à part, la pénétration violente, inaccordée, du
membre viril dans la cavité vaginale.

La lecture des statistiques de la justice criminelle en France,
depuis cinquante ans, montre que de tous les crimes contre les
personnes, ce sont les débordements de l'instinct sexuel qui ont
éprouvé la plus forte augmentation. Ce qu'il y a surtout de déplorable c'est la croissance constante des attentats qui ont pour
victimes des enfants. En moyenne, de 1826 à 1830, il y avait par
an, 136 accusations, de 1846 à 1850, il y en a eu 420, c'est-à-dire
trois fois plus. Le tableau suivant montre que ce mouvement
ascensionnel ne s'est pas ralenti :

VIOLS OU ATTENTATS COMMIS SUR DES ADULTES.		VIOLS OU ATTENTATS COMMIS SUR DES ENFANTS.
1851.	242	615
1852.	228	611
1853.	212	575
1854.	174	581
1855.	160	582
1856.	181	650
1857.	188	617
1858.	238	784
1859.	226	718
1860.	180	650
1861.	217	695
1862.	215	728
1863.	171	750
1864.	176	764
1865.	178	820
1866.	160	883
1867.	124	805
1868.	161	728
1869.	146	710
1870.	93	558
1871.	125	526
1872.	124	682
1873.	97	783
1874.	139	825
1875.	140	813

On lira avec intérêt les judicieuses réflexions du compte rendu de 1860 : « Les attentats à la pudeur sur des enfants appellent tous les ans l'attention par leur fréquence de plus en plus grande, au point que, pendant les cinq dernières années (1856 à 1860), les accusés de cette espèce de crime, forment le tiers du nombre total des accusés des crimes contre les personnes, au lieu du treizième qu'ils formaient de 1826 à 1830. Or ces crimes se commettent dans la vieillesse dans une bien plus grande proportion que les autres ; et c'est là une des causes principales, sinon la seule, de l'élévation du nombre proportionnel des accusés de crimes contre les personnes après 40 ans. Le nombre des accusations et des accusés de crimes contre les mœurs a continué de suivre la progression ascendante déjà signalée dans le rapport de 1850. Les accusations de cette nature forment de 1856 à 1860, plus de la moitié (53 sur 100) du nombre total des accusations de crimes contre les personnes, tandis que, de 1826 à 1830, elles n'en formaient que le cinquième environ (25 sur 100). L'augmentation s'est produite principalement dans le nombre des attentats à la pudeur sur des enfants. Cet accroissement déplorable du nombre de crimes contre les mœurs, est, sans nul doute, la conséquence des développements de notre industrie et de l'agglomération qu'elle amène dans les ateliers, d'ouvriers des deux sexes et de tout âge en contact permanent ».

C'est en effet dans les départements qui ont pour chefs-lieux de grands centres industriels que l'on rencontre le plus de ces crimes. On a aussi remarqué que les attentats sur les enfants sont plus fréquents dans les villes, tandis que les attentats sur les adultes ont lieu en plus grand nombre dans les campagnes. Ainsi que l'avait observé Villermé, ces différents attentats se produisent surtout pendant les mois les plus chauds de l'année.

Dans une expertise d'attentats aux mœurs, le médecin doit examiner la victime et le coupable. Chez l'une et chez l'autre il faut rechercher les traces matérielles de l'attentat et l'état cérébral au moment de l'acte. Nous allons étudier successivement une série de questions qui permettront au médecin-expert de se diriger dans la plupart des cas.

Examen de la victime : de la virginité.

La virginité est l'état d'une femme qui n'a pas encore pratiqué le coït. Il faut distinguer la virginité physique de la virginité morale. Cette dernière n'a pas d'importance pour le médecin, cependant elle s'accuse souvent par des signes généraux qui ne doivent pas être négligés. L'attitude, le langage, les allures d'une jeune fille sont de précieux indices de ses mœurs ou de son caractère.

On peut aussi prendre note de l'état de la menstruation, des mamelles, du son de la voix, des yeux, de la grosseur du cou.

Mais des signes plus imposants sont fournis, par l'examen des organes génitaux. Ceux-ci donnent des présomptions ou la certitude.

Parmi les signes probables ou incertains, on trouve souvent chez les vierges des grandes lèvres moins écartées, un clitoris moins volumineux, des petites lèvres plus rapprochées, la fourchette est intacte ainsi que la fosse naviculaire. Chez l'enfant, le système urinaire prédomine, aussi leur vulve est surtout ouverte en haut et on sait que dans la mixtion l'urine est projetée en avant comme chez l'homme. Avec les années, l'ouverture vulvaire s'incline de plus en plus de haut en bas et d'avant en arrière et les femmes âgées urinent souvent debout, sans mouiller leur linge. Le conduit vaginal suit aussi ce mouvement; ses dimensions varient avec les sujets. Il est étroit chez les vierges avec plis transversaux très-accusés. Un coït même fréquent a peu d'influence sur sa dilatation ; c'est surtout l'accouchement qui exagère son calibre. L'usage des astringents peut d'ailleurs le resserrer,

La membrane *hymen*[1] est le véritable signe de la
virginité. Ce repli muqueux sépare nettement les parties sexuelles en deux sections, une vaginale, l'autre
vulvaire. L'existence de cette membrane n'a pas toujours été admise, c'est ainsi qu'Ambroise Paré niait sa
fréquence. Aujourd'hui on sait qu'elle est constante,
même chez beaucoup d'animaux.

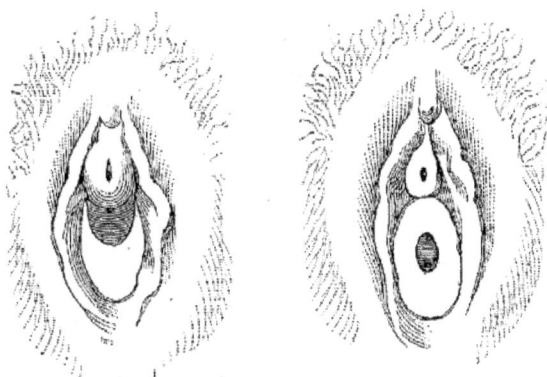

Fig. 43. — Hymen semi-lunaire.   Fig. 44. — Hymen annulaire.

L'hymen présente de nombreuses variétés de forme.
Nous en donnons quelques exemples (fig. 43, 44). Chez
les fœtus et les enfants on rencontre souvent une disproportion labiale, espèce de fente plus large en haut
qu'en bas. Ordinairement, elle a une forme semi-lunaire, ou bien c'est un anneau, un diaphragme irré-
gulièrement circulaire avec une ouverture qui peut

[1] Consulter la thèse de Roze : *De l'hymen* (Strasbourg 1865), et
un Mémoire de Garimond, *in Montpellier medical* (août 1874).

être située en haut (type le plus fréquent d'après Tardieu), au centre ou en bas.

L'hymen constitue par sa présence le signe certain
de la virginité. Quand cette membrane est déchirée,
la cicatrice ne se fait pas, parce que les fragments se
rétractent, en général, sur les côtés et en bas pour
former les caroncules myrtiformes. Il est vrai qu'on
l'a trouvée chez des femmes au moment de l'accouchement, chez des prostituées, et Parent-Duchâtelet l'a vue
sur une fille publique qui s'était prostituée pendant
trente ans, mais ces différentes conditions, prouvent
que dans le coït, et dans la fécondation, le pénis peut
être incomplétement introduit.

De la défloration.

C'est la perte de la membrane hymen. Elle est récente ou ancienne.

Signes de la *défloration récente :* l'hymen est déchiré
suivant une ou plusieurs lignes régulières ou plus souvent en fragments irréguliers (fig. 45). Les lambeaux
restent sanglants deux ou trois jours, suppurent un
peu puis se cicatrisent en formant les caroncules myrtiformes. Après sept ou huit jours, cette cicatrisation
s'est produite et les traces d'une déchirure récente
n'existent plus.

L'écoulement de sang, auquel les anciens ajoutaient
une grande importance, se montre en effet assez souvent, mais il peut aussi manquer ou être peu abondant.

Il y a, dans les cas simples, une irritation légère de
la vulve avec rougeur et chaleur des parties, mais le
plus souvent il se produit une inflammation vulvaire sur

laquelle insiste particulièrement M. Tardieu et qu'il
différencie des écoulements
pathologiques. « Il y a, sinon
dans la forme de l'inflammation et dans les caractères
de l'écoulement, du moins
dans l'aspect des parties,
dans leur turgescence, ainsi
que dans le siége de l'écoulement par l'urèthre ou hors
de ce canal, des moyens non
pas absolument certains,
mais d'une incontestable valeur, au moins chez les petites filles, de distinguer l'inflammation blennorrhagique

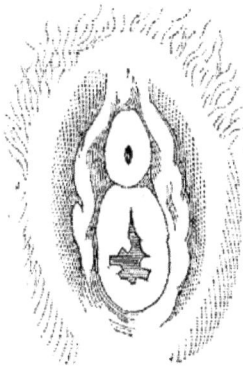

Fig. 45. — Hymen déchiré.

de la vulve de celle qui est produite par une violence
directe indépendante de toute contagion. »

Signes de la défloration ancienne : elle est caractérisée par l'absence de l'hymen, la présence des caroncules
myrtiformes sur les côtés et en bas, la couleur de la
muqueuse vaginale, l'effacement des plis vaginaux, un
moindre degré de résistance de l'anneau vulvaire.

Entre ces deux extrêmes, M. Toulmouche a placé une
certaine déformation produite lentement et graduellement par la répétition des mêmes actes.

La membrane hymen et la portion vulvaire des parties sexuelles sont refoulées en entonnoir, plus ou
moins large, par l'extrémité du pénis. Les enfants de
deux à trois ans jusqu'à douze ans n'opposent aucune
résistance et laissent écarter leurs cuisses, mais à cause
de la disproportion extrême de leurs parties sexuelles
et du membre viril il ne se produit qu'une succession

de frottements et de pressions de la verge ou contre
leurs organes génitaux ou entre leurs cuisses. « Mais,
dit M. Toulmouche, lorsque ces pressions ou tentatives
sont fréquemment renouvelées, elles peuvent imprimer des modifications caractéristiques à l'aspect de la
couleur de la muqueuse, et à la forme du périnée, de
l'entrée du vagin et de la membrane hymen propres à
les faire soupçonner. »

Quelles sont les causes de la défloration? On a dit
que l'hymen pourrait disparaître sous l'influence de
causes pathologiques telles qu'ulcérations scrofuleuses
ou syphilitiques, de caillots volumineux au moment des
règles, de fleurs blanches très-abondantes. On peut
mettre en doute ces dernières causes en se fondant sur
la souplesse de cette membrane. Mais on s'explique
mieux qu'elle soit rompue par une chute, un accident:
dans ces circonstances, il existe dans le voisinage des
traces du traumatisme. L'onanisme en est une cause
plus commune, il y a d'abord refoulement puis rupture
de l'hymen. Il paraît que des nourrices, pour calmer
ou endormir les enfants confiés à leur soin les mas-
turbent. Ces pauvres petits êtres se détériorent bientôt
et leurs parties sexuelles présentent les signes d'une
turgescence provoquée par ces titillations répétées.
Disons, en passant, que cette habitude des nourrices
est assez fréquente à Paris et que les parents y doivent
prêter une grande surveillance. La cause la plus ordinaire de la défloration est le coït. Quand la défloration
est ancienne, et surtout chez les femmes qui ont eu
des enfants, un seul caractère permet de certifier que
le coït a eu lieu récemment, c'est la présence du
sperme. Ce liquide (dont nous avons donné page 208
les caractères) doit être recherché sur les vêtements

de la femme, sur son corps, dans son vagin et si l'autopsie a lieu dans l'utérus et les trompes.

Examen de l'auteur de l'attentat.

Quand cet examen est possible, le magistrat devra toujours l'ordonner, car il fournit de précieux renseignements.

L'individu sera d'abord examiné au point de vue du fait matériel. On appréciera sa force physique, la forme et les dimensions de sa verge ; on recherchera s'il n'est pas atteint d'une cause d'impuissance (V. p. 87).

L'examen peut être fait à un moment assez rapproché d'une copulation incriminée. Les changements produits dans les organes génitaux de l'homme par le coït sont fugaces. Cependant un certain état de turgescence ou des traces de la congestion qui a accompagné l'érection persistent au moins pendant une demi-heure. Dans le canal de l'urèthre, on peut rencontrer des spermatozoïdes même plusieurs heures après le coït, s'il n'y a pas eu évacuation d'urine, et dans ce cas, on les recherche dans le liquide. Il est bien entendu que ces spermatozoïdes pourraient aussi se rencontrer dans le canal d'individus après une perte séminale.

La constatation de certains signes remarqués par la victime sur le corps de l'inculpé peuvent devenir des charges accablantes pour celui-ci. Il en est de même quand il y a transmission de maladies vénériennes. (V. le chapitre que nous avons consacré à ce sujet p. 145 et suivantes). Il faudra toujours faire comprendre la différence de nature et de gravité qui existe entre une syphilis caractérisée et une maladie non spécifique comme la blennorrhagie. Dans tous les cas, l'affection devra présenter le même caractère chez l'accusé et chez la victime, l'époque de son apparition devant coïncider avec le moment du viol ; et le siége, la forme, la période d'évolution doivent permettre de rapprocher les deux maladies. L'expert, dans ces circonstances, devra apporter une grande réserve et faire un diagnostic méthodique et raisonné des accidents présentés par la victime.

D'après M. Toulmouche, après des violences exercées sur des enfants, dans la tentative de les violer, il survient parfois un écoulement qui simule la blennorrhagie, bien que le coupable n'en soit pas atteint. De même que certaines ulcérations, de nature nullement syphilitique, se montrent parfois dans les parties génitales des jeunes filles, par suite de défaut de propreté, de frottements, de leucorrhée, d'herpès de la vulve. Astley Cooper et M. Pénard ont insisté sur l'extrême fréquence des écoulements vulvaires chez les petites filles, surtout au moment de la dentition. Nous rappellerons aussi que les femmes grosses sont sujettes à un écoulement spécial et particulièrement à l'accroissement et au facile développement des végétations.

De l'état de la volonté chez la victime : du consentement.

L'appréciation du consentement est parfois très-difficile et cependant de la plus haute importance pour savoir s'il y a eu ou non violence, lutte ou non entre la victime et l'inculpé.

Disons d'abord, avec la plupart des auteurs, que les efforts d'un seul homme ne suffisent pas pour effectuer un viol, quelle que soit la résistance de la femme à moins cependant de circonstances toutes spéciales, telles qu'une trop grande disproportion de forces, une syncope, des coups sur la tête qui déterminent un évanouissement. On peut admettre, au contraire, que les efforts de plusieurs hommes peuvent être suffisants pour accomplir un viol. Nous admettrons donc qu'une femme peut concevoir après un viol, et alors même que l'intromission pénienne n'a pas été complète.

Pour reconnaître que la femme n'a pas consenti, il faut établir si le consentement a été forcé, c'est-à-dire s'il y a eu lutte, ou bien si la volonté de la victime ne pouvait se manifester.

Les *violences* sont locales ou générales.

Pour les violences locales, il faut tenir compte de l'âge. Nous avons déjà dit plus haut ce qui se passait chez les petites filles de deux à trois ans jusqu'à douze. Le coït est à peu près impossible à cet âge. Cependant Tardieu dit avoir constaté la défloration complète sur une enfant de six ans, et le docteur Colles a publié un cas d'intromission complète chez une petite fille de huit ans. — Chez une jeune fille vierge et pubère, on constatera la déchirure de la membrane hymen avec les caractères que nous avons donnés, et parfois les dilacérations des petites lèvres, de la fourchette, du périnée. Mais ces signes pourraient dépendre aussi de l'introduction consentie du membre viril. Dans les campagnes, d'après Toulmouche, c'est souvent l'introduction brutale des doigts dans les parties génitales qui donne lieu à la défloration et même à des déchirures de la fourchette.

Chez les femmes ou filles déflorées depuis longtemps il peut n'y avoir aucune lésion du côté des organes génitaux.

LACASSAGNE.   27

Les violences générales sont plus importantes. Aussi chez les femmes dont nous venons de parler en dernier lieu, chez toutes celles qui sont capables de lutte et de résistance on rencontre, dans les cas de viol, des meurtrissures aux seins, aux cuisses, aux fesses, aux poignets, au visage. Il peut même y avoir des blessures plus graves et souvent le viol s'accompagne d'assassinat.

L'absence de la volonté peut dans certains cas être difficilement prouvée. Nous admettrons que si une femme habituée au coït peut être violée pendant un sommeil profond sans se réveiller, il ne saurait en être ainsi pour une vierge. Comme nous l'avons dit, au chapitre des anesthésiques, un viol peut être accompli pendant le sommeil produit par l'ivresse, par les narcotiques ou par les anesthésiques. Il en serait de même pendant le sommeil magnétique. On pourrait avoir à tenir compte de l'état cérébral de la victime (délire, coma, nymphomanie, aliénation mentale idiotie).

L'attentat et le viol sont souvent simulés, c'est un procédé de *chantage* ou une vengeance à satisfaire. L'absence de traces de violence doit déjà inspirer des doutes. Il est vrai que ces violences peuvent avoir été provoquées, mais elles n'ont plus alors le même caractère et d'ailleurs il y a absence de sperme.

De l'état de la volonté chez l'auteur de l'attentat.

Il peut ne pas y avoir eu intention de la part de l'auteur de l'attentat. On recherche l'état des facultés cérébrales et les différentes causes d'excitation de l'instinct sexuel : idiotie, satyriasis, effets des aphrodisiaques.

Des règles de l'expertise et des questions
médico-judiciaires.

Ce serait nous exposer à des redites que de donner, avec la plupart des auteurs, le nombre assez long de questions posées ordinairement par le magistrat. Elles se rapportent en général aux signes de l'attentat, à son origine, aux maladies qui peuvent en être la conséquence, à l'examen de l'inculpé, des taches, etc. On trouvera la réponse à ces questions dans les paragraphes précédents.

Pour ce qui est de l'expertise en elle-même, il y a certaines précautions à prendre et que M. Pénard a parfaitement signalées.

L'expert notera exactement l'heure et le jour de la visite. Il devra s'abstenir de questions préalables à la victime et se borner à constater seulement le fait matériel pour déduire de cet examen ses conséquences naturelles : ces questions sont toujours inutiles ou dangereuses.

Si d'ailleurs, dès le début de la visite, une femme s'opposait absolument à l'accomplissement du mandat de l'expert, celui-ci se retirerait, non toutefois sans avoir donné connaissance aux intéressés de la partie de la commission rogatoire qui établit son mandat et lui impose un devoir.

La visite corporelle acceptée, elle n'aura lieu qu'en présence d'un tiers, ordinairement la mère ou une parente de la victime. Celle-ci sera placée dans la meilleure position qui facilitera l'examen. L'exploration des parties peut être gênée par l'époque menstruelle et rendue plus difficile, mais avec des précautions on pourra distinguer le caractère de l'exsudation sanguine qui se rencontre sur l'hymen. D'ailleurs plus on retarde le moment de l'examen et plus il est difficile de se rendre compte des traces de violences locales. Chez les enfants, l'examen est encore rendu plus difficile par la crainte, l'agitation, etc.; il faut procéder avec beaucoup de ménagements pour découvrir l'hymen assez profondément situé. Si en toute circonstance judiciaire, ainsi que le dit M. Pénard, il faut peser rigoureusement chaque terme du rapport, c'est surtout à propos des attentats aux mœurs que la netteté, la concision et la sobriété des conclusions sont indispensables.

II. DE LA GROSSESSE [1].

Nous aurons à étudier successivement les signes de la grossesse, sa durée, sa terminaison naturelle ou provoquée, l'accouchement ou l'avortement.

Les expertises médico-judiciaires sont nécessaires dans des procès ou dans des affaires criminelles qui intéressent soit l'auteur de la grossesse, soit la femme, soit l'enfant né de cette grossesse.

La recherche de la paternité n'est plus admise dans nos codes, et cependant on peut avoir à s'occuper de l'auteur de la grossesse dans le cas d'enlèvement ou dans les demandes en séparation de corps afin de faciliter la réconciliation.

On peut avoir à constater la grossesse d'une femme dans de nombreuses circonstances : comme antérieure

---

[1] Consulter : Stoltz, article Grossesse du *Dictionnaire pratique*; Tardieu, *De l'avortement*, Paris, 1868; Tourdes, articles Accouchement, Avortement, du *Dictionnaire encyclopédique:* Pajot, Diagnostic de la grossesse, *in Annales de gynécologie*, 1874.

au mariage, comme preuve d'adultère, comme argument de réconciliation et dans les cas de condamnation à mort (art. 27 du Code pénal).

Il est de même indispensable, pour faire une donation entre-vifs, de savoir si un enfant est conçu, la loi veut même qu'il naisse viable.

Législation.

Nous avons déjà cité, dans la première partie, à propos du mariage, les articles 144, 145 du Code civil ; les articles 312, 313, 340, 341, qui traitent de la filiation ; l'art. 27 du Code pénal (p. 146).

Voici les articles des codes qui ont rapport à la grossesse :

Code civil. — Art. 185. — Néanmoins le mariage contracté par des époux qui n'avaient point encore l'âge requis, ou dont l'un des deux n'avait point atteint cet âge, ne peut plus être attaqué : 1° Lorsqu'il s'est écoulé six mois depuis que cet époux ou les époux ont atteint l'âge compétent ; 2° Lorsque la femme qui n'avait point cet âge, a conçu avant l'échéance de six mois.

Art. 272. — L'action en divorce sera éteinte par la réconciliation des époux, survenue soit depuis les faits qui auraient pu autoriser cette action, soit depuis la demande en divorce.

Art. 274. — Si le demandeur en divorce nie qu'il y ait eu réconciliation, le défendeur en fera preuve, soit par écrit, soit par témoins, dans la forme prescrite en la première section du présent chapitre.

Art. 314. — L'enfant né avant le cent quatre-vingtième jour du mariage ne pourra être désavoué par le mari dans les cas suivants : 1° s'il a eu connaissance de la grossesse avant le mariage ; 2° s'il a assisté à l'acte de naissance, et si cet acte est signé de lui ou contient sa déclaration qu'il ne sait signer ; 3° si l'enfant n'est pas déclaré viable.

Art. 315. — La légitimité de l'enfant né trois cents jours après la dissolution du mariage pourra être contestée.

Art. 393. — Si, lors du décès du mari, la femme est enceinte, il sera nommé un curateur au ventre par le conseil de famille. — A la naissance de l'enfant, la mère en deviendra tutrice, et le curateur en sera de plein droit le subrogé tuteur.

Art. 725. — Pour succéder, il faut nécessairement exister à l'instant de l'ouverture de la succession. — Ainsi, sont incapables de succéder : 1° celui qui n'est pas encore conçu ; 2° l'enfant qui n'est pas né viable ; 3° celui qui est mort civilement.

Art. 906. — Pour être capable de recevoir entre-vifs, il suffit d'être conçu au moment de la donation. — Pour être capable de recevoir par testament, il suffit d'être conçu à l'époque du décès du testateur. — Néanmoins la donation ou le testament n'auront leur effet qu'autant que l'enfant sera né viable.

Code pénal. — Art. 357. — Dans le cas où le ravisseur aurait épousé la fille qu'il a enlevée, il ne pourra être poursuivi que sur la plainte des personnes qui, d'après le Code civil, ont le droit de demander la nullité du mariage, ni condamné qu'après que la nullité du mariage aura été prononcée.

I. Des signes et du diagnostic de la grossesse.

Les signes de la grossesse ont été classés depuis longtemps déjà en deux ordres : les *signes rationnels* et les *signes sensibles*. Cette classification n'est pas logique, car certains signes sensibles (la coloration de l'aréole, le développement de l'utérus) ne sont autres que des signes rationnels.

La classification de Capuron, de Montgomery, adoptée par P. Dubois, ne vaut guère mieux que celle de Devaux.

En effet ces auteurs admettent des signes de *présomption*, de *probabilité* et de *certitude*. Quelle est la ligne de démarcation qui sépare les signes de présomption des signes de probabilité ? Il n'y en a pas.

Une classification plus simple et véritablement pratique est celle qui n'admet que des signes de *probabilité* et des signes de *certitude*. C'est celle qu'a adoptée notre excellent ami M. Pinard. Il nous aurait été certainement assez difficile de traiter convenablement un pareil sujet sans le secours et les savants conseils de ce distingué accoucheur.

Signes probables. — Tous les signes probables, et ils sont nombreux, sont fournis par les modifications plus ou moins profondes de l'*organisme maternel* par

le fait de l'imprégnation d'abord et consécutivement
de la gestation.

Toutes ces modifications ne sont pas appréciables
sur la femme vivante ; il en est qui ont pour siége les
organes situés profondément et par cela même inac-
cessibles à tout procédé d'exploration, nous n'en
exceptons pas l'hypertrophie du ventricule gauche qui
ne se reconnaît bien qu'à l'autopsie.

Les modifications appréciables qui constituent autant de signes probables sont la suppression des règles, les troubles digestifs : nausées, vomissements ; le
gonflement des seins, l'augmentation de volume de
l'utérus ; le ramollissement du col, les modifications
de la dépression ombilicale ; le dépôt d'une quantité
plus ou moins considérable de pigment autour du
mamelon (aréole vraie, mouchetée, tachetée), au niveau
de la ligne blanche transformée en ligne brune, au niveau de la face (masque), l'hypertrophie des tubercules de Montgomery ; la présence de liquide (colostrum)
dans la glande mammaire, l'apparition de vergetures
sur l'abdomen, les seins et les cuisses ; la coloration
brunâtre, violâtre de la muqueuse vaginale, le souffle
maternel, etc.

Ces signes, que nous ne pouvons étudier en détail
ici, sont loin d'avoir la même valeur au point de vue
de la probabilité. Nous le reconnaissons, mais il n'en
est aucun qui puisse entraîner la certitude, car on peut
les rencontrer tous chez des femmes dont l'utérus est
en état de vacuité.

Réunis chez la même femme et parfaitement
constatés, ils pourraient tout au plus donner au médecin une certitude *clinique*, mais nullement médico-
légale. Non, il ne serait permis à personne d'affirmer

devant un tribunal après avoir reconnu tous ces signes sur une femme, mais ces signes seulement, que cette femme est enceinte.

Signes certains. — Les signes de certitude sont peu nombreux : ils apparaissent à peu près tous à la même époque et sont fournis exclusivement par l'*organisme fœtal.*

Ces signes sont : 1° les mouvements passifs, perçus par le palper et le toucher (ballottement abdominal et vaginal) ; 2° les mouvements actifs perçus par la vue, le toucher et l'auscultation (ce signe n'a de valeur qu'autant qu'il est perçu par le médecin lui-même) ; 3° les mouvements du cœur perçus par l'auscultation immédiate ou médiate.

Ces signes ne sont guère perceptibles avant le quatrième mois.

Ainsi que l'a démontré le professeur Pajot, il est impossible à un médecin instruit de confondre le ballottement vaginal et le soulèvement fœtal avec la sensation produite par une flexion utérine ou par un calcul, ou par une tumeur quelconque.

L'utérus gravide à partir de la seconde moitié de la grossesse est la seule tumeur abdominale dans laquelle on puisse percevoir nettement la présence de corps solide mobile dans un liquide.

M. Pajot, qui considère ce signe comme aussi probant que les bruits du cœur, rapporte qu'il a vu souvent P. Dubois se contenter du ballottement vaginal seul pour affirmer sûrement la grossesse. Ce signe perçu seul ne peut donner que la notion de présence du fœtus.

Les mouvements actifs du fœtus sont perçus par la vue quand les membres du fœtus soulèvent en un ou plusieurs points la paroi abdominale. Mais c'est

le plus souvent en plaçant les deux mains sur le ventre
de la femme au niveau de l'utérus qu'on perçoit l'existence de ce signe. Du quatrième au sixième mois, on
perçoit de petits chocs, des mouvements saccadés, plus
tard les mouvements du fœtus sont plus lents, ce sont
plutôt des mouvements de reptation.

Il est rare qu'en déprimant l'utérus légèrement on
ne perçoive ces mouvements.

Pour les faire naître, on a conseillé d'appliquer un
corps froid sur la paroi abdominale [1].

Ce signe, ainsi que la constatation des bruits du
cœur, permet d'affirmer la présence et la vie de l'enfant.

Les battements du cœur de l'enfant entendus pour
la première fois par Mayor (de Genève) ne sont guère
perçus avant le quatrième mois.

On doit les chercher le plus souvent à droite dans la
première moitié de la grossesse. Le foyer d'auscultation se trouve le plus souvent à cette époque à sept ou
huit centimètres au-dessus de l'éminence iléo-pectinée
droite. On a comparé les bruits du cœur au tic tac
d'une montre enveloppée d'un linge. On se rappellera
que le cycle cardiaque fœtal se compose de deux bruits
et de deux silences : le premier bruit, plus fort, un
petit silence ; le deuxième bruit, moins fort, et le grand
silence. Donc pulsations doubles et n'étant jamais iso-
chrones avec les pulsations maternelles constituent un
signe absolument certain. La moyenne des pulsations
par minute est de 130 à 150.

---

[1] Il arrive assez souvent qu'en écoutant les bruits du cœur on
entend les mouvements du fœtus, ce que M. Pajot appelle le
choc fœtal. La sensation éprouvée par l'oreille est analogue à
celle que l'on perçoit quand, appliquant une main à plat sur le
pavillon de l'oreille, on frappe doucement cette main avec un
doigt.

II. Date de la grossesse.

Ainsi qu'on vient de le voir, il est à peu près impossible d'affirmer la grossesse avant le quatrième mois. A partir du quatrième mois ce diagnostic devient relativement facile.

Dans le premier trimestre, les signes qui ont le plus de valeur, au point de vue de la probabilité, sont la suspension de la menstruation, le gonflement des mamelles avec les changements de l'aréole, la nouvelle coloration de la muqueuse vaginale, le développement de l'utérus. Les signes certains font absolument défaut.

Dans le second trimestre, la matrice est plus volumineuse, les parties génitales externes et internes changent d'aspect, il y a du souffle utérin, du ballottement, et vers le milieu de cette période apparaissent les mouvements du fœtus et les battements de son cœur.

Dans le troisième trimestre, le diagnostic est assez facile et les signes dont nous venons de parler sont nettement accusés.

Pour savoir à quelle époque est parvenue une grossesse, on pourra tenir compte des différentes indications suivantes qui, prises isolément, ne donnent pas une assurance absolument certaine. C'est ainsi qu'on peut compter à partir du jour probable de la conception, de l'époque de la dernière menstruation (la femme conçoit très-souvent dans les huit ou dix jours qui précèdent ou suivent les règles) ; ou bien on a noté les mouvements du fœtus. Ce sont des éléments d'appréciation aussi peu certains que le degré de développement de la matrice, l'état de son col, le volume et la force des mouvements du fœtus.

III. Des variétés de la grossesse.

Ce que nous venons de dire s'applique à la *grossesse utérine* ou *normale*. Il faut aussi citer la *grossesse compliquée*, c'est-à-dire accompagnée d'une maladie (le plus souvent une tumeur) qui en rend le diagnostic encore plus difficile, la *grossesse multiple* et la *grossesse extra-utérine*.

La grossesse multiple est assez rare dans l'espèce humaine, ainsi que l'indique le tableau suivant que nous avons dressé d'après la statistique de France.

Ce tableau montre qu'il y a un accouchement double sur 91 naissances, un accouchement triple sur 9028 naissances. Sur 13,608,003 naissances qui ont eu lieu en France en 14 années, on n'a constaté que 8 accouchements quadruples, et 1 accouchement quintuple.

Dans la première moitié de la gestation il n'y a pas de signes qui permettent d'affirmer la grossesse multiple. Toutefois, assez souvent on constate la rapidité de distension du ventre et de la matrice, et l'exploration du contenu de l'utérus donne quelques indications. Ce sont le palper et l'auscultation qui fournissent le signe certain de grossesse multiple : le palper fait reconnaître la présence de plusieurs fœtus et l'auscultation permet de distinguer plusieurs foyers de battements fœtaux.

La *grossesse extra-utérine* [1] a une grande importance à cause des difficultés dont son diagnostic est parfois entouré. Il est certain que l'œuf fécondé peut se développer ailleurs que dans la matrice. On peut, avec M. Stoltz, réduire toutes les grossesses extra-utérines à deux espèces principales : la grossesse tubaire (avec ses variétés, tubo-ovarique, tubaire proprement dite,

[1] Keller (Théod.). *Des grossesses extra-utérines*, etc. Thèse, Paris, 1872.

NAISSANCES MULTIPLES EN FRANCE DE 1861 à 1875.

ANNÉES.	NAISSANCES.	NOMBRE DES ACCOUCHEMENTS		ENFANTS ISSUS DE CES ACCOUCHEMENTS			ACCOUCHEMENTS QUADRUPLES.
		DOUBLES.	TRIPLES.	NÉS VIVANTS.	MORT-NÉS.	TOTAL.	
1861	1,050,078	10,782	153	18,674	3,289	21,965	Il y a eu dans ces cinq années trois accouchements quadruples, ayant produit 7 garçons et 5 filles : 5 garçons et 3 filles vivants ; 2 garçons et 2 filles mort-nés.
1862	995,167	10,214	120	17,475	3,313	20,788	
1863	1,012,794	10,642	115	18,320	3,303	21,623	
1864	1,005,850	10,718	114	18,177	3,604	21,781	
1865	1,005,755	10,654	114	18,018	3,592	21,610	
1866	1,006,258	10,225	105	17,467	3,292	20,759	
1867	1,007,755	9,976	108	17,081	3,195	20,276	1 accouchement quintuple : 5 garçons mort-nés. 1 accouchement quadruple : 4 filles vivantes et 2 mort-nés de sexe différent.
1868	984,140	9,925	110	16,991	3,185	20,176	1 accouchement quadruple : 5 filles, 3 nées vivantes et 1 mort-née.
1869	948,526	9,367	88	15,460	3,538	18,998	
1870	945,515	8,204	78	13,832	2,722	16,554	
1871	826,121	7,854	75	13,216	2,527	15,743	
1872	963,000	9,874	117	17,593	2,506	20,099	
1873	946,564	9,459	111	16,739	2,512	19,251	1 accouchement quadruple : 1 garçon et 5 filles nés vivants. 2 accouchements quadruples : 4 filles mort-nées ; 3 garçons et 1 fille mort-nés.
1874	954,632	9,791	125	17,337	2,580	19,917	
Totaux.	15,608,005	157,645	1,507	236,380	45,158	279,558	8 accouchements quadruples : 12 garçons : 6 vivants, 6 mort-nés et 20 filles, 11 vivantes et 9 mort-nées.

tubo-utérine), la grossesse abdominale. Dans cette dernière l'œuf fécondé libre tombe le plus souvent dans le cul-de-sac postérieur du péritoine, près de la matrice, s'y greffe et s'y développe. Cette grossesse extra-utérine est souvent confondue avec la grossesse normale. « Ce qui différencie surtout la grossesse abdominale de la grossesse tubaire, c'est que la première se passe sans provoquer de grands troubles dans l'organisme et qu'elle arrive à terme dans presque tous les cas.» La nature se débarrasse du produit de la conception par des voies différentes : ainsi, le plus souvent par la paroi abdominale, puis par le vagin, par la vessie, par le rectum, etc. Mais dans d'autres cas de grossesse extra-utérine le corps du fœtus peut se momifier, s'enkyster. Le fœtus mort a pu ainsi séjourner dans le sein maternel pendant 15, 20, 30 ans et plus. C'est ce séjour indéfini dans le corps de la mère qui a fait croire autrefois à la *grossesse prolongée*. Dans ces conditions, dit Stoltz, la femme peut concevoir de nouveau, accoucher naturellement, allaiter et vivre de la vie commune. Remarquons d'ailleurs, en passant, que la grossesse est fort rare chez les femmes après l'âge de 45 ans.

IV. Des fausses grossesses.

Ce sont les maladies qui simulent la grossesse. Elles doivent être connues du médecin. La méprise est facile, et nous en avons déjà dit assez pour montrer que dans certaines circonstances le diagnostic de la grossesse est des plus difficiles. *Numquam magis periclitatur fama medici quam sibi agitur de graviditate determinanda*, disait Van Swieten.

Les grossesses supposées peuvent être rapportées à trois sortes de causes :

1° Elles sont simulées. Il n'est pas rare de voir les femmes simuler le développement du ventre. Leur supercherie est facilitée s'il existe une maladie qui provoque une augmentation de volume de cette région ;

2° Ce sont : des maladies des viscères abdominaux (emboupoint exagéré et localisé à la paroi abdominale coïncidant avec l'aménorrhée, grossesse graisseuse, surtout l'ascite, la tympanite abdominale accompagnant l'hystérie, l'hypertrophie de la rate, etc.) ; des maladies de l'utérus (telles qu'une métrite chronique avec hypertrophie, la rétention des règles par imperforation du col ou de l'hymen, des polypes, des tumeurs fibreuses, etc.) ; des maladies de l'ovaire (kystes) et les différentes espèces de môles qui constituent bien plutôt des grossesses dégénérées que des fausses grossesses.

3° Des grossesses nerveuses. Le violent désir d'être enceinte ou la conviction qu'en a la femme lui fait attribuer à la grossesse tout ce qu'elle ressent. Dans ces cas on peut voir survenir un délire particulier, ou bien on constate que sous cette influence cérébrale les règles se suppriment, l'abdomen grossit, et au terme ordinaire il y a un semblant de travail. Cet ensemble ne se présente, d'ailleurs, que chez les femmes qui ont pratiqué le coït.

V. Des rapports de la grossesse avec les facultés psychiques [1].

Nous avons déjà vu (p. 467) dans quelles conditions le coït pouvait se pratiquer à l'insu de la femme. La volonté de celle-ci n'est pas nécessaire pour concevoir,

---

[1] *Traité de la folie des femmes récemment accouchées*, etc., par Marcé. Paris.

puisqu'on sait que des générations artificielles peuvent être faites en injectant convenablement du sperme dans la cavité utérine.

Il est donc certain que dans quelques circonstances une femme peut devenir enceinte sans le savoir, de même qu'on en a vu accoucher avec leur membrane hymen. Mais il y a toujours à apprécier en même temps un fait intellectuel et moral. Il faut se renseigner sur l'état de sa santé pendant la grossesse et les symptômes qu'elle a pu éprouver ; s'il est possible, on examinera l'état général de l'enfant. Il est bien difficile qu'un fœtus robuste ne manifeste pas sa présence.

Quant à ce qui est du trouble des facultés intellectuelles que l'on voit survenir à l'occasion de la grossesse, nous dirons que si l'on constate en effet toutes les variétés de folies, la puerpéralité n'engendre jamais, comme on le croyait autrefois, des impulsions irrésistibles, les envies de voler, d'incendier, de tuer. « Il faut reconnaître qu'une femme grosse possède son libre arbitre, absolument comme dans sa condition la plus ordinaire, et qu'elle n'a plus à attendre l'impunité pour des délits de droit commun parce qu'elle est grosse. Aucun médecin ne soutiendra la thèse contraire. Cependant le magistrat devra toujours faire la part de la position exceptionnelle dans laquelle se trouve la femme et qui la rend plus impressionnable, mais sûrement moins hardie que dans les conditions ordinaires de la vie. » (Stoltz).

VI. Durée de la grossesse.

Cette étude comprend trois subdivisions distinctes : le terme naturel de la grossesse, les naissances préco-

ces, les naissances tardives. C'est d'ailleurs la marche
suivie par M. Tourdes dans son savant article NATALITÉ
du *Dictionnaire encyclopédique*. Une pareille question
devait de tout temps préoccuper les législateurs : elle
s'occupe de la constitution et des intérêts de la famille.

Le droit romain fixait la limite de la grossesse à dix
mois révolus, et cette doctrine fut en général suivie
partout jusqu'à la publication de nos codes. Zacchias,
en 1628, s'occupait de cette question : d'après lui,
les naissances précoces n'étaient pas possibles avant
182 jours, les naissances tardives ne pouvaient dépasser dix jours au delà de dix mois. Dans la discussion
au conseil d'État (14 brumaire, an X) Fourcroy proposa le terme de 186 jours pour les premières et de
286 pour les secondes. On adopta les deux termes de
180 et de 300 comme étant des limites entre lesquelles
il y a un espace de 120 jours laissé à la possibilité de
la conception.

LÉGISLATION. — Le code civil à propos de la paternité et de la
filiation fixe l'époque des naissances précoces et tardives dans
les articles 312 et 313, déjà cités (voy. p. 87).

ART. 314. — L'enfant né avant le cent quatre-vingtième jour du
mariage ne pourra être désavoué par le mari dans les cas suivants : 1° s'il a eu connaissance de la grossesse avant le mariage ;
2° s'il a assisté à l'acte de naissance et si cet acte est signé de
lui ou contient sa déclaration qu'il ne sait signer ; 3° si l'enfant
n'est pas déclaré viable.

ART. 315. — La légitimité de l'enfant né trois cents jours après
la dissolution du mariage pourra être contestée.

ART. 316. — Dans les divers cas où le mari est autorisé à réclamer, il devra le faire, dans le mois, s'il se trouve sur les lieux,
de la naissance de l'enfant. — Dans les deux mois après son retour, si, à la même époque, il est absent. — Dans les deux mois
après la découverte de la fraude, si on lui avait caché la naissance de l'enfant.

ART. 317. — Si le mari est mort avant d'avoir fait sa réclamation, mais étant encore dans le délai utile pour la faire, les
héritiers auront deux mois pour contester la légitimité de l'en-

fant, à compter de l'époque où cet enfant se serait mis en possession des biens du mari, ou de l'époque où les héritiers seraient troublés par l'enfant dans cette possession.

ART. 228 (voy. p. 99). — ART. 340 (voy. p. 93).

ART. 331. — Les enfants nés hors mariage, autres que ceux nés d'un commerce incestueux ou adultérin, pourront être légitimés par le mariage subséquent de leurs père et mère, lorsque ceux-ci les auront légalement reconnus avant leur mariage, ou qu'ils les reconnaîtront dans l'acte même de célébration.

Nous allons emprunter à M. Tourdes les applications médico-légales qui se rapportent à la détermination des limites admises pour la durée de la grossesse, à l'interprétation de l'art. 315, au désaveu, aux successions, à l'attribution de paternité, à la manière de calculer les délais. La grossesse la plus courte est de 180 jours après le commencement du mariage. La grossesse la plus longue est de 299 jours après la dissolution du mariage. De même dans les cas de désaveu de paternité (art. 312 et 313). L'illégitimité peut donc être prononcée au-dessous de 180 et à 300 jours.

Pour ce dernier terme, après des interprétations différentes, « la jurisprudence s'est prononcée; en fixant à 300 jours le terme le plus long des naissances tardives, on a voulu faire cesser toutes les incertitudes et tracer au juge une règle dont il ne pouvait s'écarter sous aucun prétexte. » L'article 315 emploie le terme de *contester*, non pas dans le sens de *discuter* ou de *débattre*, mais dans celui de *dénier* ou de *méconnaître*. « Toutes les fois que la légitimité d'un enfant est contestée en raison de sa naissance tardive, le juge saisi de la contestation n'a d'autre question à examiner que celle de savoir si cet enfant est véritablement né hors du délai indiqué par l'article 315; en cas d'affirmative, il doit nécessairement déclarer son illégitimité, sans qu'il lui soit permis de le reconnaître pour légitime, en admettant contre les prescriptions de la loi que sa conception remonte à une époque antérieure à la dissolution du mariage » (Aubry et Rau, t. IV, p. 572). Mais si aucune contestation ne s'élève, l'enfant conserve sa possession; il est protégé par le silence de la loi. Logiquement, on peut dire que la loi couvre ici une illégitimité, puisqu'elle n'admet pas de naissance tardive à 300 jours; mais si la légitimité n'a pas été contestée, c'est que personne n'avait intérêt à le faire, ou que ceux qui y auraient eu intérêt ont eu de justes raisons pour garder le silence, c'est par ce motif que la loi conserve à l'enfant une position qui n'est pas attaquée et qu'elle n'exclut pas de la famille les posthumes de 300 jours et au delà, quand personne ne conteste leur légitimité. »

La date des naissances trouve encore des applications dans les questions de successions, donations, testaments. Pour succéder, il faut exister, être conçu (C. C. 725), de même pour recevoir entre-vifs ou par testament (C. C. 906). Donc l'enfant qui naît 299 jours après ces actes est réputé conçu au moment de ces actes et il peut traiter et recevoir. La jurisprudence a en effet établi que la limite de 300 jours s'applique aussi aux donations et aux successions comme à la légitimité.

« Si l'enfant né avant les 180 jours n'est pas désavoué, il est considéré comme légitime, mais sa légitimité ne date que de l'époque du mariage, bien qu'il ait été conçu auparavant : c'est à partir du mariage qu'il peut se prévaloir de cette légitimité; il ne pourrait réclamer à titre de parent les successions qui se seraient ouvertes entre l'époque de la conception et celle du mariage. Cette légitimité est le résultat d'une fiction légale, qui n'est pas en rapport avec les lois de la nature; elle s'arrête, disent les jurisconsultes, devant un obstacle absolu qui ne permet pas de supposer un mariage valable au moment de la conception. Un homme engagé dans les liens du mariage ne peut être l'auteur d'une conception légitime en dehors de ce mariage. Une femme meurt, son mari se remarie deux mois après, sa nouvelle femme accouche au bout d'un mois; s'il est le père, c'est un enfant adultérin. Les personnes intéressées à se prévaloir de cette situation peuvent contester la légitimité de l'enfant. C'est ici que se présente dans tout son intérêt l'application des naissances précoces. La loi dit (C. C., 312) l'enfant *conçu* pendant le mariage a pour père le mari, elle ne se sert pas du mot *né* pendant le mariage. La date de la conception peut être elle-même la preuve de l'adultère. Dans l'affaire Beaumesnil, la question fut décidée en ce sens par le tribunal de la Seine, le 15 décembre 1866, par la cour d'appel de Paris, le 22 novembre 1867, et par la cour de cassation, le 28 juin 1869. »

La supputation des jours a aussi donné lieu à des difficultés. « Le 8 février 1869 la cour de cassation a établi que dans le langage du droit comme dans l'acception usuelle le mot *jour*, quand il désigne une division de temps, désigne cet intervalle de vingt-quatre heures, qui, compris entre deux minuit, se distingue par son nom dans la semaine et par son quantième dans le mois; que c'est là ce qui constitue le jour civil; que la loi n'admet la supputation par heures que lorsqu'il s'agit de délais très-brefs, et que, dans ce cas, elle dispose toujours en termes exprès; que le mode de supputer le temps de la gestation doit nécessairement être identique, soit qu'il s'agisse d'appliquer l'article 315, soit que l'on se trouve dans l'une ou l'autre des circonstances prévues par les articles 312, 313 et 314 ; que la plupart de ces circonstances sont évidemment exclusives de l'idée qu'il y ait lieu de rechercher l'heure précise à laquelle s'est produit l'événement qui sert de point de départ au délai ; que, dès lors, il n'y a pas lieu de tenir compte du nombre des heures qui ont pu s'écouler depuis cet événement jusqu'à l'expiration de ce même jour ; que ce nombre d'heures, quel qu'il soit, ne forme pas un jour civil complet, et que le délai légal ne se constitue que par 180 ou 300 jours civils entièrement et pleinement révolus ; que, de ce qui précède, il résulte que l'enfant était né avant l'expiration des 300 jours de la dissolution du mariage, et que, par conséquent, sa légitimité ne pouvait être contestée. La cour d'Orléans, devant laquelle l'affaire fut renvoyée, adopta cette doctrine le 3 juin 1869. Le sieur Mercier étant décédé le 19 mars 1866, à deux heures du matin, le premier jour légal après son décès a dû commencer à minuit, dans la nuit suivante du 19 au 20, et le 300ᵉ a dû expirer à minuit, dans la nuit du 13 au 14 janvier 1867. L'enfant étant né le 13 janvier 1867, à huit heures et demie du matin, est né avant l'expiration du 300ᵉ jour, et sa légitimité ne pouvait être contestée. Cette supputation allongeait le délai de vingt-deux heures, au commencement de la période, et le raccourcissait de onze heures et demie, à la fin : c'était dix heures de plus qu'en comptant *de momento ad momentum.* »

Pour la naissance précoce, il faut compter le nombre de jours qui se sont écoulés depuis la célébration du mariage jusqu'à l'accouchement, en excluant le jour du terme *a quo,* et en comprenant le jour du terme, *ad quem ;* si le résultat est inférieur à 180 jours, il y a possibilité du désaveu. Les délais ne s'accomplissent qu'avec le dernier jour du terme ; celui qui vient au monde avant la fin du 300ᵉ jour est encore légitime (Aubry et Rau) « Il faut compter le nombre de jours qui se sont écoulés depuis la dissolution du mariage, en excluant de ce calcul celui du terme *a quo* et celui du terme *ad quem ;* si le total est supérieur à 300, l'enfant sera réputé conçu après le mariage ; s'il est égal ou inférieur, il sera réputé conçu pendant le mariage. » La fraction du jour qui précède minuit ne compte pas. La supputation par jours civils ajoute quelques heures à la durée de dix mois. » (Tourdes).

A. *Du terme naturel de la grossesse.*

On dit habituellement que la grossesse a une durée physiologique de neuf mois. Mais on s'accorde moins bien sur le nombre des jours. Les uns comptent neuf mois solaires (soit 273 ou 275 jours d'après les combinaisons de mois à trente, trente et un et même vingt-

huit jours); d'autres quarante semaines (280 jours) ou
dix mois lunaires (soit 295 jours ou par périodes de
28 jours — 280 jours). La durée physiologique varie
donc, d'après ces opinions, entre 270 et 295 jours.

Mais à quel moment la grossesse commence; et à
quel moment finit-elle?

Sans doute, elle débute avec la conception, mais
celle-ci peut ne pas coïncider avec le moment des rapports sexuels. Elle peut n'avoir lieu que quelques heures et même quelques jours après le coït fécondant.
On préfère calculer d'après l'époque de la dernière
menstruation. Voici le conseil de M. Tourdes : « Remonter à trois mois en arrière, à dater du moment de
la première suppression, ajouter huit jours et changer
le chiffre de l'année en ajoutant un », mais ce procédé n'est encore pas à l'abri de tout reproche ; l'ovule
peut être fécondé entre deux menstruations, à quelle
ponte faudra-t-il le rapporter? On peut donc se tromper ainsi d'un mois.

Mêmes doutes pour le terme de la grossesse. Est-ce
qu'elle se termine au moment de la naissance ou au
commencement du travail? La loi ne parle que de la
naissance. Mais cependant il peut se faire que le travail dure 2 jours et même 5 et 6 jours c'est-à-dire
assez longtemps pour changer le caractère légal de
la naissance. Dans une expertise de ce genre, dit
M. Tourdes, il faudrait préciser le commencement du
travail caractérisé par l'apparition des douleurs régulières. « Il ne semble pas juste de faire dépendre la
durée de la grossesse et ses conséquences légales d'un
obstacle matériel à l'accouchement. »

Le terme de la grossesse coïncide en général avec la
neuvième ou la dixième époque menstruelle depuis la

dernière qui a paru ; bien rarement la grossesse peut
se prolonger jusqu'à la onzième. C'est donc entre les
limites de 260 à 280 jours que se trouve sa durée
physiologique. Pour la loi française, l'écart entre la
plus courte et la plus longue grossesse est de 120 jours.

B. *Des naissances précoces.*

Deux questions se posent à ce propos, d'après
M. Tourdes : la maturité avant terme ou la viabilité
avant terme.

La maturité avant terme ne peut être démontrée
que si on est fixé sur l'époque de la conception. On
n'a pas vu des enfants à 6 ou 7 mois présenter les caractères d'enfants à terme. Si l'enfant a tous les caractères de la maturité, le médecin doit déclarer qu'il est
à terme. Plus tard nous reverrons les signes distinctifs
entre la taille, le poids, les diamètres de la tête, le développement ou l'état de certains organes à ces deux
époques, et rien ne prouve que la maturité puisse jamais
être assez précoce pour confondre deux périodes si
distinctes de la vie intra-utérine.

La viabilité est réellement le fait important. L'enfant
peut-il naître viable avant le 180e jour. Comme dans
le cas précédent il faut tenir compte du jour de la
conception et voir à quel âge fœtal correspondent les
signes fournis par l'enfant. Pour les mois litigieux, 5e,
6e, 7e, M. Tourdes admet comme poids 250, 500 et
1500 grammes, comme taille 22, 28 et 34 centimètres ;
comme moyenne du diamètre bipariétal 5, 6 et 7 centimètres. En outre, à 5 et 6 mois, les yeux sont encore
fermés et les testicules dans la cavité abdominale.
D'une manière générale, la viabilité ne se montre jamais avant le 180e jour ; elle est tout à fait exception-

nelle dans le courant du sixième mois et devient plus fréquente au septième.

C. *Des naissances tardives.*

On peut encore distinguer deux cas : l'enfant naît après le terme, soit que sa maturité se fasse plus lentement, soit qu'elle se prolonge au delà des limites normales. Ces naissances tardives sont plus rares et plus difficiles à constater que les naissances précoces. Chez les animaux ou dans l'espèce humaine, la prolongation de la gestation est un fait exceptionnel. Pour M. Stoltz, quelles que soient les circonstances qui peuvent la faire durer, la grossesse ne peut pas se prolonger plus de 15 jours au delà du terme ordinaire. Notre code civil, ajoute le célèbre accoucheur, a déjà été au delà de l'extrême limite en fixant le 300e jour.

D. *De la superfétation.*

Cette question trouve naturellement sa place après l'étude que nous venons de faire des divers modes de natalité.

On donne le nom de superfétation ou de surconception à la fécondation d'un ovule chez une femme qui renferme déjà un germe fécondé dans une partie quelconque de son système générateur. Presque toutes les histoires de superfétation, d'après Velpeau, paraissent pouvoir être rapportées : 1e à des grossesses doubles, dans lesquelles l'un des fœtus, mort longtemps avant terme, s'est conservé dans les membranes et n'a été expulsé qu'avec celui qui avait continué de vivre ; 2° ou bien à des grossesses de jumeaux inégalement développés et nés à des termes différents ; 3° ou bien à des cas de grossesse extra-utérine qui n'ont pas empêché la gestation naturelle ; 4° dans le cas d'utérus bicorne.

Il faut distinguer la superfétation de la superfécon-
dation. On admet, comme bien démontré, qu'une
femme puisse avoir plusieurs ovules fécondés soit à la
fois, soit à peu de distance l'un de l'autre, cette double fécondation provenant d'un même coït ou de plusieurs coïts avec des individus différents : ainsi la
femme qui accouche de deux enfants, l'un blanc, l'autre
noir.

Mais, ce qui n'est nullement démontré, c'est que
lorsqu'un produit de conception est en voie d'évolution, une femme puisse être alors fécondée. Il semble
que dans cet état la ponte ne soit plus possible. Donc
nous n'admettrons dans l'espèce humaine *que la su-
perfécondation*, non *la superfétation*. Dans ces conditions, il peut être fort difficile de reconnaître, quand
deux enfants viennent au monde à un ou deux jours
d'intervalle, s'ils sont jumeaux ou le produit de deux
conceptions différentes. Le code civil date l'âge de la
naissance et non de la conception, et par conséquent
dans le cas de jumeau c'est celui qui voit le premier
le jour qui est l'aîné.

III. DE L'ACCOUCHEMENT.

L'accouchement est la parturition, c'est-à-dire l'expulsion ou l'extraction par les voies naturelles de l'enfant à terme ou viable. Si le produit de la conception ne réunit pas une de ces deux dernières conditions, il y a avortement.

Les applications médico-légales de cette question
sont nombreuses : elles ont rapport à la constatation
de l'accouchement, à sa date, aux conditions ou circonstances qui l'ont accompagné, aux influences que

l'accouchement a pu déterminer dans l'état de la mère ou de l'enfant, et enfin à la responsabilité que les médecins ou sages-femmes encourent dans la pratique de l'art des accouchements.

I. Législation.

La recherche de la maternité est admise dans les cas de filiation légitime ou naturelle. C. C. art. 319, 320, 321, 323, 325. (Voy. p. 102.)

Art. 341. (Voy. p. 93.)

Art. 334. — La reconnaissance d'un enfant naturel sera faite par un acte authentique, lorsqu'elle ne l'aura pas été dans son acte de naissance.

Art. 335. — Cette reconnaissance ne pourra avoir lieu au profit des enfants nés d'un commerce incestueux ou adultérin.

Art. 339. — Toute reconnaissance, de la part du père ou de la mère, de même que toute réclamation de la part de l'enfant, pourra être contestée par tous ceux qui y auront intérêt.

Pour les questions de survie, art. 720 et suivants. (Voy. p. 195.)

Dans le droit criminel, les questions de maternité et d'accouchement sont fréquemment soulevées.

C. C. Art. 327. — L'action criminelle contre un délit de suppression d'état ne pourra commencer qu'après le jugement définitif sur la question d'état.

C. P. Art. 345. — Les coupables d'enlèvement, de recel ou de suppression d'un enfant, de substitution d'un enfant à un autre, ou de supposition d'un enfant à une femme qui ne sera pas accouchée, seront punis de la reclusion. — S'il n'est pas établi que l'enfant ait vécu, la peine sera d'un mois à cinq ans d'emprisonnement. — S'il est établi que l'enfant n'a pas vécu, la peine sera de six jours à deux mois d'emprisonnement. — Seront passibles de la reclusion ceux qui, étant chargés d'un enfant, ne le représenteront point aux personnes qui ont droit de le réclamer.

On peut encore avoir à constater l'existence d'un accouchement comme signe d'identité, dans les accusations d'exposition d'enfant (C. P., art. 349 à 353), d'homicide par imprudence (C. P. art. 319), et surtout dans les cas d'infanticide (C. P. art. 300).

Les rapports nombreux et nécessaires que la profession médicale est obligée d'avoir avec la femme en travail ou en couches soulève de nombreuses questions de responsabilité médicale. Ainsi les *déclarations de naissance* (art. 55, 56 du C. C. et 346 du C. P., voy. p. 94), le *secret médical* (voy. p. 36), les *opérations* ou *manœuvres obstétricales* qui peuvent compromettre la santé de la mère ou de l'enfant (voy. p. 34), la *responsabilité spéciale des sages-femmes et des officiers de santé* (art. 24 et 33 de la loi du 11 ventôse an XI, voy. p. 29 et 33) : telles sont les applications les plus fréquentes de la question.

II. Signes de l'accouchement.

Ces signes varient suivant que l'accouchement est récent ou ancien et d'après l'époque de l'observation. C'est ainsi qu'on peut, avec M. Tourdes, distinguer dans l'accouchement récent quatre périodes :

La première, *période puerpérale*, de la naissance à quarante-huit heures environ, est caractérisée par la présence d'une partie du délivre dans les organes génitaux, par l'état des parties externes, distendues et dilatées, avec déchirement de la fourchette et quelquefois du périnée ; elles laissent suinter du liquide amniotique ou du sang, soit liquide, soit en caillots ; le col de l'utérus est ouvert, déchiré, sanguinolent ; le corps de l'utérus est volumineux, au niveau de l'ombilic ; les parois abdominales sont flasques avec des vergetures rosées ; la mamelle est engorgée ; il n'y a pas du lait, mais du colostrum ; la femme est affaiblie, pâle et sans fièvre.

La seconde, ou *période fébrile*, du rede trente-six à quarante-huit heures. La peau est chaude, le pouls fréquent ; les mamelles sont développées, turgescentes ; il y a du colostrum ; tous les signes locaux de la première période existent encore, mais moins accusés ; l'écoulement moins abondant reste sanguinolent, les plaies superficielles se cicatrisent, l'utérus est encore au-dessus du pubis, le col se referme.

La troisième, ou *période lochiale*, s'étend jusqu'au dixième ou douzième jour : il y a un écoulement séro-sanguinolent pendant la première moitié de cette période pour devenir lochial, grisâtre ou jaunâtre, d'une odeur spéciale pendant la dernière ; les plaies de la fourchette suppurent ou se cicatrisent, le vagin et le col de l'utérus se resserrent ; la matrice ayant accompli son involution est au niveau du détroit supérieur ; les mamelles sont turgescentes ; le lait est abondant, avec des traces de colostrum,

La quatrième période, ou *période d'allaitement*, commence avec la diminution des lochies et s'étend jusqu'au moment où l'utérus a accompli son involution et repris son volume normal. Elle s'étend jusqu'au troisième mois après l'accouchement et se termine lors de la réapparition des règles chez les femmes qui n'allaitent pas et à la fin de la lactation chez celles qui donnent le sein. On peut tirer d'utiles renseignements de l'état des organes génitaux ou de l'état de la lactation. L'utérus devient de moins en moins volumineux, son col est à demi ouvert ; les lochies, non odorantes, tarissent ; l'abdomen est flasque ; la ligne blanche est encore brune.

Pour la sécrétion laiteuse, voici les conclusions de M. Tourdes : « 1° le lait reste imparfait chez les femmes qui n'allaitent pas ; il continue à être caractérisé par l'inégalité des globules et par la présence des corpuscules de colostrum ; 2° la diminution et la pauvreté croissante de la sécrétion ne fournissent que de simples indices ; la rareté ou l'absence de la poussière globuleuse annoncent un lait plus ancien ; un signe d'âge semble résulter de l'atrophie des corpuscules de colostrum. » Ajoutons qu'il faut noter l'influence de l'état général (pneumonie ou maladie quelconque) et de l'état local (abcès des mamelles).

En résumé, et en tenant compte des données précédentes, on peut donc reconnaître un accouchement récent pendant les quinze premiers jours. Du quinzième au quarantième jour on ne peut plus fixer que par semaines la date approximative de l'accouchement récent.

Dans cette appréciation on tiendra compte des influences morbides qui modifient cette marche, comme la fièvre puerpérale, la métrite, la *phegmatia alba dolens*, etc.

Dans une expertise, on ne négligera pas les *circonstances accessoires* qui peuvent acquérir une grande importance, telles que l'examen des linges, les différentes taches de sang, de lochies, d'épiderme de fœtus, etc., et que nous avons décrites dans un chapitre spécial.

Les signes d'un *accouchement ancien* sont fournis par les traces de déchirure et de dilatation des parties. Les grandes lèvres sont écartées, le vagin est dilaté et moins plissé, le col est déchiré et ouvert, et véritablement partagé en deux lèvres ; l'abdomen, les fesses et la partie supérieure des cuisses présentent des vergetures, il y a pigmentation de l'aréole mammaire, des seins pendants.

D'une manière générale, il est assez difficile parfois de dire à quelle époque l'accouchement a eu lieu. « La date de l'accouchement ancien rentre dans les problèmes que la science ne peut résoudre d'une manière positive. L'effacement graduel des signes, qui par eux-mêmes ont une intensité variable, ne fournit que de faibles indices. » (Tourdes.)

Dans certaines circonstances, on peut avoir à apprécier les traces laissées par certains états pathologiques qui peuvent aussi simuler un accouchement. Ainsi des métrorrhagies, l'ascite qui distend l'abdomen et occasionne des vergetures, la sortie naturelle de môles ou l'extraction des polypes qui occasionnent un traumatisme semblable à celui de l'accouchement.

Quelques mots sur la constatation de l'accouchement *après la mort*. S'il est récent, on reconnaîtra facilement le volume et la vacuité de l'utérus, les signes de distension et de déchirure. Dans les deux premiers mois, les dimensions de la matrice sont supérieures à celles de l'état normal. La muqueuse est rouge, molle et épaisse ; la cavité est remplie de sang et de débris de caduque. A l'endroit où s'insérait le placenta, on trouve des vaisseaux à l'aspect vermiforme, une membrane turgescente et sanglante. La tunique musculeuse est hypertrophiée d'une manière caractéristique dans ses cellules contractiles normales ou nouvelles, qui sont devenues sept à onze fois plus longues et de deux à sept fois plus larges qu'à l'état normal en revêtant un léger aspect strié. Trois semaines après l'accouchement, ces fibres infiltrées de graisse tendent à reprendre leurs dimensions normales ; à quatre-vingts ou quatre-vingt-dix jours la muqueuse est revenue à l'état ordinaire.

L'examen des ovaires pourra fournir des renseignements utiles ; d'une part, l'existence du corps jaune de la grossesse dont le volume est encore égal à celui d'un gros pois, quinze jours ou un mois après l'accouchement, donnera la certitude d'une parturition récente. D'autre part, l'absence de foyers récents hémorrhagiques (corps jaune de la menstruation) donnera une nouvelle preuve de l'arrêt de l'ovulation. Ajoutons que dans les cas de grossesse gemellaire il n'y a pas toujours deux corps jaunes de la grossesse.

Pour le diagnostic de l'accouchement ancien, on trouve des indices, ' mais seulement les indices, dans l'accroissement des dimensions de l'utérus, les changements de sa forme, le rapport entre la longueur du corps et celle du col (chez la fille impubère, le col a deux fois la longueur du corps ; à la puberté les longueurs sont à peu près les mêmes ; après la grossesse le corps est plus grand), et l'état du col qui présente des traces de distension et de déchirure (ouverture du museau de tanche, échancrures surtout à gauche, tubercules des lèvres).

III. Circonstances de l'accouchement.

Les magistrats ont souvent besoin de s'éclairer sur les circonstances qui ont accompagné l'accouchement ou sur les influences que celui-ci peut occasionner. C'est d'ailleurs un moyen de défense adoptée par les femmes accusées d'infanticide. Ces questions sont ordinairement les suivantes :

L'accouchement a-t-il été facile ou difficile? L'expert tient compte des conditions où se trouvait la femme au moment de l'accouchement. Rarement les femmes sont surprises par la sortie du fœtus. Les primipares peuvent méconnaître le début du travail. Quand le col est largement dilaté, l'expulsion du fœtus peut se faire brusquement. Aussi il faut se renseigner sur la conduite de la femme pendant le travail ; celui-ci est d'autant plus difficile à cacher qu'il dure plus longtemps. On examine ensuite successivement la mère et l'enfant. Sur la première on recherche les causes de dystocie (bassin, etc.), les traces laissées ; sur l'enfant, on note ses dimensions, le siége et le développement de la tu-

meur œdémato-sanguine, qui fixe sur la présentation
et la longueur du travail.

*L'accouchement a-t-il été assez rapide pour amener la
chute et la mort du fœtus ?* Cet accident est possible,
mais, d'après tous les accoucheurs, il produit bien
rarement des accidents quand le fœtus glissant sur les
cuisses de la mère, retenu d'ailleurs par le cordon
ombilical ou le placenta, tombe à terre. Mais souvent
les femmes prétendent avoir été prises d'un pressant
besoin d'aller à la garde-robe, et disent que c'est dans
cette situation, alors qu'elles se trouvaient au-dessus
d'une fosse d'aisance ou d'une chaise de nuit, que
l'enfant a été brusquement expulsé. On ne peut nier
la possibilité de pareils accidents, mais pour savoir si
l'allégation est vraie dans le cas spécial, l'expert notera
l'état des localités et procédera à l'examen de la femme
et de l'enfant en spécifiant particulièrement la présentation : ces accidents ne pouvant guère se produire
qu'avec une présentation du sommet. On se rappellera
que c'est dans l'axe des parties génitales que l'expulsion s'opère, et que l'enfant tombe un peu en avant et
non directement en bas.

IV. Influence de l'accouchement.

Une femme peut-elle accoucher sans le savoir ? Nous
venons de voir qu'il peut en être ainsi, dans le paragraphe précédent ; mais ajoutons de suite qu'à moins
d'une syncope brusque la femme a bientôt conscience
qu'elle vient d'accoucher. Mais elle peut complète-
ment l'ignorer quand elle est idiote [1], quand elle est

---

[1] Marcé avait d'ailleurs remarqué que les folles en couche devaient être particulièrement surveillées, l'accouchement se faisant chez elle d'une façon inattendue et sans douleurs.

dans le délire (maladies, intoxications, éclampsie).

Quel est l'état mental de la femme pendant l'accouchement
Très-souvent la femme prétend avoir perdu toute possession d'elle-même et dit avoir tué son enfant dans un
accès passager de délire ou de folie. Rien de plus rare
que ces accès. M. Stoltz n'a pas observé un seul cas de
folie ou de délire, au moment des accouchements. « Le
travail de l'accouchement, dit M. Tardieu, peut bien
troubler les sentiments et les affections de la femme,
mais il ne la place pas pour cela sous le coup d'une
folie impulsive ; soutenir le contraire, ce serait confondre l'excitation nerveuse avec le délire et la folie ; sur
trois cents cas d'infanticide, je n'en n'ai pas vu un
seul où une femme eût été prise d'une fureur homicide et transitoire et eût tué son enfant. »

Quelques mots sur la *survie* de la mère ou de l'enfant.
D'après la loi française, la question de survie ne se
pose que quand l'enfant a vécu et qu'il était viable. Des
recherches nouvelles sur l'asphyxie des femmes grosses par les vapeurs de charbon ont produit des résultats intéressants. En effet, il résulte des travaux de
Pflüger, Zuntz et Andréas Hoygues que si dans certaines maladies le fœtus meurt avant la mère, dans
d'autres au contraire, et en particulier dans l'empoisonnement par l'oxyde de carbone, le fœtus peut continuer à vivre un certain temps dans la cavité utérine
après l'organisme maternel.

Disons en terminant que si l'accouchement prématuré artificiel est aujourd'hui accepté, un médecin
prudent doit toujours sur ce point consulter un de ses
confrères ; que l'opération césarienne ne peut se pratiquer qu'avec l'assentiment formel de la mère et que le
médecin, après avoir prévenu l'officier de l'état civil,

doit pratiquer l'hystérotomie « post mortem » avec les soins et les procédés employés pour une personne vivante. Ces différentes précautions prises, le médecin se met à l'abri des attaques qui nuisent souvent aux intérêts du praticien et compromettent toujours la profession médicale.

IV. DE L'AVORTEMENT.

I. Définition, fréquence.

C'est l'expulsion avant terme du produit de la conception, par suite de manœuvres criminelles. Le crime n'est pas constitué par l'état dans lequel se trouve le produit de la conception, mais par son issue volontairement provoquée avant l'époque naturelle. M. Tardieu le définit : « l'expulsion prématurée, violemment provoquée du produit de la conception, indépendamment de toutes les circonstances d'âge, de viabilité et même de formation régulière. »

Les sociétés primitives se montrent toutes peu soucieuses de la vie humaine. Si les êtres faibles, la femme, l'enfant, sont à peine protégés par les lois, les opinions philosophiques ou scientifiques conduisent à l'indifférence la plus complète pour le produit de la conception. Les individus fétichistes, ne comprenant la vie que dans ses manifestations les plus évidentes et les plus grossières, ne s'imaginaient pas commettre un crime en suspendant le cours de la grossesse. Dans les sociétés grecques et romaines, l'avortement est même proposé comme moyen d'équilibre des populations; partout c'est un procédé adopté pour éviter les douleurs de l'enfantement. Le christianisme, qui s'occupe surtout de l'âme, fut conduit à protéger également

toutes les enveloppes terrestres de celle-ci et Tertul-
lien put juger ainsi l'avortement : « Homicidi festinatio
« est nec refert natam qui eripiat animam aut nascen-
« tem disturbat; homo est qui futurus est. » Les lois ne
tardèrent pas à être changées, et l'avortement fut assi-
milé à l'homicide. Avec le droit canon, les lois françai-
ses, jusqu'à la réforme de nos codes, punirent ce crime
de la peine capitale.

Ce crime est toujours un des plus fréquents, mais
comme il est assez facile de le cacher, à moins qu'il ne
provoque des accidents graves, on s'explique le nombre vraiment insignifiant d'accusations auxquelles
il donne lieu. Beaucoup d'embryons ou de fœtus non à
terme sont trouvés à Paris sur la voie publique, appor-
tés à la Morgue, et on reconnaît qu'ils présentent des
indices d'avortement provoqué. Les auteurs de ces
crimes restent presque toujours inconnus. « Ce crime,
dit M. Tardieu, a dégénéré en véritable industrie; la
rumeur publique désigne les noms des personnes qui
s'y livrent et les maisons où elle s'exerce. Le personnel
médical a fourni malheureusement plus d'un complice
à ces odieuses manœuvres. Le crime d'avortement est
peut-être celui de tous dont le médecin doit avoir le
plus à cœur d'aider la poursuite, parce que c'est celui
de tous qui déshonore et souille le plus souvent la
profession médicale. »

J'ai relevé les accusations d'avortement, dans les
Comptes rendus de la justice criminelle de 1850 à 1876 [1].

_____

[1] La moyenne de 1820 à 1830 a été de 8 accusations et de 12 accusés; de 1831 à 1835, de 8 accusations et de 14 accusés; de 1836
à 1840, de 15 accusations et de 22 accusés; de 1841 à 1845, de
18 accusations et de 40 accusés; de 1846 à 1850, de 28 accusations
et de 42 accusés.

Dans une première période (de 1850 à 1861), j'ai établi le nombre total d'accusations, d'accusés, etc., et donné la moyenne annuelle. Pour la seconde période, les résultats ont été donnés annuellement :

STATISTIQUE DES AVORTEMENTS CRIMINELS, EN FRANCE, DE 1850 A 1876.

| Années. | Accusations. | ACCUSÉS | | | Acquittements. |
		Femmes.	Hommes.	Total.	
de 1850 à 1861	520	988	335	1,325	649
Moyenne annuelle. pendant cette période)	47	90	304	120	59
1861	27	47	17	64	33
1862	25	47	26	73	38
1863	21	46	17	63	52
1864	21	42	16	58	30
1865	24	37	13	50	21
1866	14	19	16	35	21
1867	15	45	10	55	33
1868	24	47	14	61	29
1869	22	39	14	53	33
1870	9	17	4	21	6
1871	9	11	3	14	6
1872	19	43	4	47	18
1873	19	46	7	53	19
1874	28	69	15	84	55
1875	24	57	15	72	19
Moyenne annuelle de 1861 à 1876.	20	41	12	53	25

L'examen de ces différents tableaux statistiques, pendant une période de 25 années, montre que le nombre des accusations va diminuant, il est même réduit de moitié dans les douze dernières années. Ce résultat est à rapprocher de celui que l'on trouve pour les crimes d'infanticide et qui, au contraire, suit une progression croissante. Nous sommes porté à croire qu'on se tromperait étrangement si l'on admettait ces chiffres comme l'expression exacte de la criminalité dans l'un ou l'autre cas. Nous pensons que si une surveillance plus active peut mettre la justice sur les traces d'un crime tel que l'infanticide, la nature même de l'avor-

tement, sa facilité d'exécution, les moyens abortifs de plus
en plus simples et vulgarisés expliquent suffisamment le
petit nombre de crimes poursuivis, mais ne donnent aucune
idée de ceux qui se commettent annuellement en France et
surtout dans les grandes villes.

L'examen du tableau de ces deux périodes nous fait voir
que toujours le chiffre total des accusés dépasse celui des
accusations des deux tiers, ce qui prouve que le crime
d'avortement exige toujours au moins trois complices. Nous
ferons encore remarquer que la proportion des accusées
femmes est au moins triple de celle des hommes.

D'une manière générale, le moment ordinairement
choisi pour l'avortement criminel se fait à une époque
assez avancée de la grossesse qui favorise les recherches médicales. La femme ne se décide que lorsqu'elle
a acquis la certitude de la grossesse et qu'elle ne peut
plus compter sur un retard des règles qu'elle croyait
accidentel. Les mouvements de l'enfant ne lui laissent
pas de doute; mais parfois, et surtout plus tard,
quand ils deviennent plus fréquents, ils la font hésiter
en lui montrant la gravité du crime. Les statistiques
de MM. Briand et Chaudé, Tardieu, Tourdes, ont en effet montré que l'avortement criminel se montre le
plus souvent du troisième au sixième mois. Devant les
tribunaux, les femmes, dans l'espoir de diminuer leur
culpabilité, avouent en général une grossesse moins
avancée. Dans une statistique de Tardieu portant sur
71 cas d'embryons exposés et suspects, 66 n'avaient
pas atteint l'époque de la viabilité.

II. Législation.

C. P. Art. 317. — Quiconque, par aliments, breuvages, médicaments, violences, ou par tout autre moyen, aura procuré l'a-
vortement d'une femme enceinte, soit qu'elle y ait consenti ou
non, sera puni de la réclusion. — La même peine sera prononcée

contre la femme qui se sera procuré l'avortement à elle-même, ou qui aura consenti à faire usage des moyens à elle indiqués ou administrés à cet effet, si l'avortement s'en est suivi. — Les médecins, chirurgiens, autres officiers de santé, ainsi que les pharmaciens qui auront indiqué ou administré ces moyens, seront condamnés à la peine des travaux forcés à temps, dans le cas où l'avortement aurait eu lieu.

· L'article 317 s'occupe de divers éléments du crime : le *fait matériel*, qui caractérise l'avortement ; de l'*intention* de l'auteur de l'acte ; de la *qualité des personnes* spécifiées par le troisième paragraphe. La loi ne s'occupe pas de la *tentative* d'avortement. En cette matière, il y a dérogation à la règle générale, qui punit la tentative d'un crime comme le crime lui-même (art. 2 du Code pénal). La jurisprudence sur ce point est arrivée à ces résultats que MM. Briand et Chaudé qualifient de singuliers : 1° que la femme n'est punie que si l'avortement a eu lieu, et non s'il n'a été que tenté ; 2° que tout individu autre que la femme et les gens de l'art est puni d'une peine égale à celle de la reclusion, qu'il y ait eu avortement ou seulement tentative ; 3° que les gens de l'art sont punis des travaux forcés s'il y a eu avortement, de la reclusion seulement s'il y a eu tentative ; 4° que le complice d'une tentative d'avortement n'est pas puni si c'est la femme elle-même qui a tenté de se faire avorter, mais qu'il est puni si l'auteur de la tentative est toute autre personne ; 5° et enfin que le complice est puni des travaux forcés si, n'étant pas médecin lui-même, il a été complice d'un homme de l'art ou d'une sage-femme qui a procuré l'avortement.

Celui qui, par excès, imprudence, maladresse, etc., cause à une femme des blessures qui amènent l'avortement, ne peut être atteint évidemment par l'article 317, mais il tombe sous l'application de l'article 320 du Code pénal (voy. p. 54) qui punit les blessures par imprudence, ou des articles 309, 311 (voy. p. 221), suivant que la femme qui a avorté a éprouvé une incapacité de travail de plus ou moins de vingt jours.

Un arrêt de la Cour de cassation du 3 septembre 1840 a décidé que si les manœuvres abortives occasionnent la mort, le coupable n'a pas à répondre seulement du crime d'avortement, mais qu'il est encore atteint par l'article 309, § 4, qui punit des travaux forcés à temps celui qui, volontairement, a porté des coups ou fait des blessures sans intention de donner la mort.

L'avortement médical ne peut tomber sous le coup de la loi lorsqu'il se fait au grand jour, après une consultation [1], et qu'il

_____

[1] Le médecin peut procurer l'accouchement prématuré artificiel dans les cas suivants : 1° Rétrécissement des diamètres du bassin

est accompagné d'une déclaration à l'état civil. M. P. Dubois a victorieusement répondu à ceux qui prétendent que l'avortement était criminel : « L'avortement prévu et puni par le Code, l'avortement criminel, est un acte secret, coupable dans la pensée de celui qui l'exécute comme dans celle de la femme qui le sollicite ou le souffre; l'avortement provoqué par l'art, au contraire, est une opération accomplie au grand jour, une opération qui ne peut blesser ni la conscience de celui qui l'exécute, ni celle de la femme qui s'y soumet ;. une opération, enfin, qui a pour but d'éviter un mal plus grand, de conserver l'une des existences compromises, celle assurément qui est la plus précieuse. Il est évident que l'article 317 ne saurait s'appliquer à l'avortement provoqué dans l'exercice régulier de l'art des accouchements ; de même que l'article 316, qui inflige la peine des travaux forcés à toute personne coupable de castration, n'a jamais été appliqué au chirurgien qu'un cas pathologique oblige à retrancher un testicule. »

Les sages-femmes figurent en grand nombre parmi les accusés d'avortement; et cependant leur nom n'est pas mentionné dans l'article 317. Des arrêts de la Cour de cassation des 26 janvier 1839, 24 juillet 1840, 9 janvier 1847, 16 juin 1853, 13 janvier 1854, établissent que les expressions de la loi, « *et autres officiers de santé* », sont génériques, et s'appliquent à toutes les personnes qui, d'après la loi de ventôse, exercent une des branches de l'art médical. — La qualité de la personne constituant une circonstance aggravante doit faire l'objet d'une question spéciale posée au jury.

Disons, en terminant, avec M. Tardieu : « Il faut se résoudre à considérer presque exclusivement les crimes d'avortement comme l'œuvre des gens de l'art, et à rechercher quelles conséquences doivent résulter de ce fait, au point de vue des constatations médico-légales et de la mission de l'expert, soit pendant le cours de la procédure, soit aux débats. »

(s'il n'a que 6 centimètres 1/2 ou moins, on a recours à l'avortement provoqué, c'est-à-dire que l'accouchement est pratiqué avant le 180ᵐᵉ jour. — S'il a de 7 centimètres 1/2 à 8 1/2 on provoque l'accouchement prématuré ; après 8 1/2 on peut attendre l'accouchement naturel); 2° les tumeurs du bassin exigent souvent l'accouchement prématuré ou même l'avortement. — Aujourd'hui on a recours soit à l'accouchement prématuré, soit même à l'avortement provoqué dans certains cas de grossesse pathologique comme la rétroversion utérine irréductible, les vomissements incoercibles, etc.

III. Signes de l'avortement.

Les signes de l'avortement se tirent de l'examen du produit de la conception ou de la mère.

L'examen d'un embyron ou d'un fœtus peut fournir la preuve de l'avortement. Dans les premiers mois de la grossesse, le produit étant très-petit peut se trouver dans les parties génitales ou dans des caillots sanguins. L'examen fait sous l'eau et à l'aide d'aiguilles fines facilite singulièrement les recherches. On doit surtout s'efforcer de reconnaître si l'œuf est entier ou s'il a été vidé.

L'année dernière, à la Société de Médecine légale, M. le docteur Charpentier a présenté un remarquable rapport sur les signes de l'avortement pendant les premiers mois de la grossesse. D'après M. Gallard, qui avait attiré l'attention de la Société sur ce sujet : tout avortement qui se fait dans les premiers mois doit se faire en bloc, c'est-à-dire que l'œuf doit être expulsé en entier. Lorsque l'œuf présente des déchirures, et à plus forte raison lorsque les membranes sont retournées, on a une preuve que l'avortement a été déterminé par une main criminelle.

M. Charpentier est arrivé aux conclusions suivantes : « 1° L'état actuel de la science ne permettant pas de fixer d'une manière absolue, l'âge exact de la grossesse, et un écart de trois semaines étant toujours possible entre le début vrai et le début supposé de cette grossesse, il est impossible de déterminer exactement l'âge des produits abortifs que l'on aura à examiner. Les chiffres que nous adoptons ne présentent donc rien d'absolu, tout en étant cependant suffisants pour nous permettre d'établir certaines règles ;

2° Dans les six premières semaines, l'avortement se fait

presque toujours en bloc, le volume et la cavité de l'œuf
étant à cette époque extrêmement minimes;

5° De la sixième à la dixième semaine environ, l'avortement peut encore se faire en bloc, mais il se fait au moins
aussi souvent en deux temps; tout dépend de la résistance
de l'œuf, de la force des contractions utérines, de la résistance du col, des adhérences de l'œuf ou de ses altérations;

4° L'absence du fœtus ne prouve pas l'intervention criminelle; car ce fœtus peut avoir subi la dissolution, si l'œuf
mort a séjourné encore longtemps dans la cavité utérine;

5° A partir de trois mois, trois mois et demi, la rupture
est la règle, l'avortement se fait en deux temps. Expulsion
du fœtus, expulsion du placenta, cette dernière partie de
l'avortement pouvant durer plus ou moins longtemps;

6° Jusqu'à quatre mois, le cordon est beaucoup trop faible
pour résister aux tractions qui seraient exercées sur lui
dans le but d'extraire le placenta;

7° La rupture des membranes ne peut donc être considérée à elle seule comme un signe d'avortement provoqué;
on n'est pas autorisé à en faire un signe de certitude d'avortement criminel, même lorsqu'on la constate dans les premiers mois. »

M. Leblond a proposé les conclusions suivantes : « 1° Pendant les six derniers mois de la grossesse, l'avortement,
même lorsqu'il est tout à fait spontané, se fait habituellement en deux temps comme l'accouchement à terme; l'expulsion du produit de la conception est généralement précédée
de la rupture des membranes et suivie, après un certain
temps, de l'expulsion du placenta.

2° Dans les trois premiers mois, les choses se passent
d'une façon toute différente, et il est de règle de voir l'œuf
expulsé en entier, en bloc, sans rupture des membranes.

5° Si donc on trouve pendant les trois premiers mois de
la grossesse un produit d'avortement dont les membranes
ont été rompues et dont l'embryon a été expulsé seul, on
doit rechercher quel est l'état pathologique qui a déterminé
cette infraction à la règle générale et si on ne trouve alors
ni une maladie de l'œuf ni une maladie de la mère, on est

autorisé à attribuer cet avortement à une action traumatique exercée directement sur le produit de la conception. »

En résumé, si l'accord existe pour le spremières semaines,
il y a divergence d'opinions sur la valeur à attribuer à la rupture des membranes. La Société n'a pas cru devoir trancher
la question et elle a ajourné sa décision.

Quant à nous, en raison des observations dues aux hommes les plus justement estimés et considérés, MM. Tarnier,
Charrier, nous pensons que le fait de la rupture des membranes ou de l'expulsion en deux temps n'implique nullement l'idée d'avortement criminel.

L'expert devra donc chercher à determiner l'âge du
produit, les traces de maladies de l'embryon (vices
de conformation) ou de ses annexes (hémorrhagies,
infiltrations fibrineuses ou graisseuses du placenta,
hydatides) qui ont pu être la cause de l'avortement.

L'examen de la mère peut se faire pendant la vie ou
sur le cadavre ; c'est une visite de la femme ou une
autopsie.

Si la mère est vivante, on examine l'état général et
l'état local. Il y a de la faiblesse, de la pâleur; le pouls
est petit; deux ou trois jours après on constate un
peu de fièvre. D'ailleurs le séjour plus ou moins prolongé du placenta ou de ses annexes après l'avortement
est un fait presque constant (surtout du 3e au 6e). Mais
ces signes ne se présentent que dans les quatre à cinq
jours qui suivent l'accident. Comme signes locaux:
une hémorrhagie ou des traces d'écoulement sanguin;
le col est ouvert avec une légère échancrure, en rapport, bien entendu, avec le moment de la grossesse.
D'ailleurs les hémorrhagies utérines, les règles, ouvrent
le col, mais il n'existe pas alors de développement de
l'utérus. Ajoutons que la fourchette peut être déchirée,
le ventre flasque, les mamelles développées avec sécré-

tion laiteuse. Dans certains cas, en pratiquant le toucher vaginal, la femme étant debout et marchant sur place, on pourra sentir, comme d'ailleurs durant la grossesse, le chevauchement de la symphyse.

Notons comme possible la *simulation* de l'avortement : Marc et Tardieu en ont cité des exemples.

Si la femme est morte, ce qui se présente assez souvent, la constatation est plus facile. Les signes se déduisent de la forme, des dimensions, de la texture de l'utérus, de l'état du col, de la dilatation du vagin, de la présence du produit et des traces de son insertion, des maladies ou traumatismes qui ont pu produire l'avortement. Dans la cavité utérine on trouve des caillots de sang et des débris de caduque. Le développement des fibres musculaires et leur examen microscopique est tout à fait caractéristique.

D'après M. Tourdes, les dimensions de l'utérus sont les suivantes :

CHEZ LES FILLES VIERGES.	CHEZ UNE FEMME QUI A ÉTÉ MÈRE.
Longueur de 6 à 7 centimèt. . .	7 à 8 centimèt.
Largeur. . . 4 à 4,5 » . . .	4,5 à 5,5 »
Épaisseur. . 2 à 2,5 » . . .	2,5 à 3 »
Poids. . . . 30 à 45 grammes. . . .	60 à 70 grammes.

Pendant la grossesse les diamètres augmentent : à 3 mois ils sont de 8 centimètres, à 4 mois de 10, à la maturité ils ont 32 centimètres sur 20, et la masse utérine est vingt-quatre fois plus volumineuse qu'à l'état normal.

On examine aussi les ovaires. « L'absence de corps jaunes récents et la présence d'un corps jaune ancien, très-volumineux, ayant une longueur de 16 à 24 millimètres, serviront à caractériser un avortement survenu au milieu de la grossesse, vers le cinquième mois ; à

dater de cette époque, le corps jaune diminue, pour
n'avoir plus que 7 à 8 millimètres après l'accouchement. » (Tourdes).

IV. Des causes de l'avortement.

Il faut savoir si l'avortement est spontané ou provoqué.

L'avortement *spontané* est sous la dépendance d'une
maladie du produit de la conception, de la mère ou
du père :

1° Le produit de la conception détermine l'avortement
dans les conditions suivantes : il y a une *maladie de
l'œuf* (hydropisie de l'amnios, hydrorrhée, môle hyda-
tiforme, apoplexie placentaire, altération fibro-grais-
seuse du placenta); le *fœtus est mort* (ordinairement.
il est alors expulsé ; s'il séjourne plus longtemps, il
prend les caractères de la putréfaction utérine avec
ses différentes formes : macération, momification, dessiccation); le *fœtus est mal conformé* (très-souvent les
avortons sont monstrueux; après des coups ou des violences exercées sur la mère, celle-ci avorte d'un fœtus
monstreux).

2° Du côté de la mère, il faut citer les causes qui
empêchent la nutrition du fœtus, celles qui provoquent
la contractilité utérine ou des hémorrhagies capables
de décoller le placenta. Notons encore certaines causes : l'influence incontestable de *diathèses* (syphilitique, cancéreuse), *dyscrasies* (scorbut), d'*intoxications*
(mercure, plomb, nicotine), de *maladies des organes
génitaux* (vaginite intense, hémorrhagies), de *maladies
aiguës ou chroniques* (phthisie, scrofule, fièvres éruptives, pneumonie, péritonite, affections cardiaques). Il

y a d'ailleurs à distinguer ces maladies d'avortement de
celles qui en sont la conséquence (péritonite, métro-
péritonite). Ajoutons encore les coups portés sur l'abdomen, des chutes, des émotions vives, des secousses
à cheval, ou en voiture, la trépidation du chemin de
fer, la danse, les abus du coït.

3° Du côté du père, on a surtout l'influence de la
syphilis, du saturnisme, de l'alcoolisme.

L'avortement *provoqué* est la conséquence des pratiques abortives employées par la femme. Les nombreux procédés mis en usage sont de trois ordres :
ce sont des moyens préparatoires, des breuvages, des
manœuvres obstétricales.

a. Les *moyens préparatoires* sont incertains, mais
réputés abortifs. Les femmes les emploient souvent avant
de recourir à des procédés plus énergiques. Ce sont des
émissions sanguines, des révulsifs, des bains, des fatigues excessives, des violences extérieures. La femme
se fait saigner au pied ou au bras, applique des sangsues
à l'anus ou aux cuisses, prend des pédiluves ou des
bains chauds.

b. Les *breuvages*. Ce sont des purgatifs drastiques,
(aloès, coloquinte), des substances toxiques (acide arsénieux, cantharides), médicamenteuses (iodure de potassium); des boissons excitantes aromatiques (tilleul,
thé, café, armoise, absinthe), des substances réputées
abortives, telles que la sabine, la rue, le seigle ergoté.
Ces différentes substances sont des excitants circulatoires et agissant surtout au moment des règles. D'a-
près Danyau, l'ergot de seigle excite les contractions
utérines, quand celles-ci sont commencées. Interrogé
sur les propriétés abortives de ces substances, l'expert
doit répondre qu'elles ont, en effet, la réputation de

produire l'avortement, mais qu'il est impossible d'affirmer que ce soit certain.

c. *Les manœuvres obstétricales* sont les moyens directs et certains auxquels souvent les femmes ne recourent qu'en dernier lieu. Ces manœuvres se pratiquent ordinairement entre le troisième et le sixième mois. Ce sont des *cautérisations* du col utérin, le *tamponnement du vagin*, la *dilatation du col* par l'éponge préparée, les *douches d'eau tiède* sur le col utérin pour le ramollir, ou dans la cavité utérine pour provoquer des contractions (souvent employées, les femmes avortent en quelques heures), le *décollement* du placenta avec une sonde métallique d'homme (mais dans les tentatives d'introduction ou de manœuvre, l'instrument produit des contusions ou des déchirures du col utérin, et même des blessures du fœtus), la *ponction de la poche amniotique* (trocart, sonde à dard, aiguille à tricoter, tringle de rideau, baleine, etc.). Ce dernier procédé est certain, mais il laisse souvent des traces : des hémorrhagies, une péritonite, une piqûre de la lèvre postérieure du col ou du cul-de-sac rectovésical, des perforations de l'utérus. Les ruptures produites par le travail ou des maladies sont assez rares. Celles qui surviennent pendant le travail ne se montrent en général que vers la fin de la grossesse et coïncident avec une étroitesse du bassin et un gros produit. Les perforations abortives sont étroites, les bords sont nets et non amincis, le col est dilaté, la grossesse est peu avancée.

Nous en avons dit assez pour expliquer le grand nombre d'accidents qui surviennent après les avortements provoqués.

V. Conséquences médico-judiciaires et règles de l'expertise.

L'étude que nous venons de faire permettra de répondre aux questions posées à l'expert et qui se rapportent en général au fait, à la date, aux causes, etc., de l'avortement.

L'expert n'oubliera pas de visiter les localités, il examinera les objets, substances médicinales et instruments qui auront été trouvés au domicile des prévenus.

V. DU PRODUIT DE LA CONCEPTION.

Trois points spéciaux doivent être élucidés dans la plupart des expertises médico-judiciaires. Il faut déterminer l'âge du produit de la conception, rechercher les conditions de viabilité, indiquer les attentats dont il a été victime. Ce sont là autant de chapitres distincts et qui nous permettront de présenter avec méthode les nombreux matériaux publiés sur ce sujet.

I. DE L'AGE.

Nous avons à étudier les caractères de la vie intra-utérine et ceux qui sont spéciaux aux débuts de la vie extra-utérine.

Dans la vie intra-utérine du produit de la conception, on peut distinguer plusieurs périodes : embryonnaire, fœtale, de viabilité, de maturité. Nous ne pouvons consacrer les mêmes développements à l'embryon, au fœtus et au fœtus à terme. Il ne peut entrer dans le plan de ce livre de faire ici l'histoire complète de l'embryologie. Aussi, pour rester sur le terrain exclusivement pratique, nous étudierons spécialement le fœtus depuis l'âge de trois mois jusqu'au terme de la gestation. C'est à cette époque, vers le 90e jour, que le placenta est distinct, la forme humaine acquise, les organes principaux accusés. Dès lors le produit de la conception aura une existence amniotique et les modifications extérieures porteront sur le volume.

Nous emprunterons la plupart des renseignements spéciaux qui vont suivre au remarquable article Fœtus que notre excellent ami Pinard vient d'écrire dans le *Dictionnaire encyclopédique.*

La vie embryonnaire s'étend du moment de la conception à la fin du troisième mois. Pendant toute cette période, il est peu commode de fixer l'âge du produit. L'œuf lui-même est parfois difficile à trouver au milieu des caillots sanguins qui accompagnent un avortement. Nous avons dit dans le chapitre précédent comment il fallait procéder pour le rechercher.

Pendant le premier mois, l'œuf a un aspect caractéristique. C'est une masse hérissée de villosités ou d'appendices, au centre de laquelle est une partie lisse : l'amnios accolé à l'embryon. Vers la 5e semaine, l'œuf a plusieurs enveloppes distinctes : la plus interne est l'amnios qui s'éloigne de plus en plus de l'embryon en laissant une cavité dans laquelle s'épanche le liquide amniotique, puis vient l'allantoïde, à l'état de vésicule jusqu'à la 6e semaine ; cette allantoïde, d'abord vésiculaire, ne tarde pas à envelopper l'œuf entièrement et à doubler le chorion, constitué alors par la membrane vitelline et la membrane blastodermique en envoyant à chaque digitation une anse vasculaire : ces digitations forment les villosités hérissées qui entourent l'œuf et s'enchevêtrent dans la muqueuse utérine, mais avec tendance à s'accumuler en un point. De cette époque à la fin du second mois, l'œuf humain a le volume d'un œuf de pigeon à celui d'un œuf de poule.

Vers deux mois, dans l'œuf qui a grossi, la cavité amniotique occupe une plus grande place. La surface externe se modifie. Quelques-unes des villosités, celles qui tiennent à la caduque réfléchie, se flétrissent et s'atrophient; tandis que celles qui unissent l'œuf à la paroi utérine s'accroissent en volume. C'est le commencement du placenta.

Vers trois mois, l'œuf est fixé à l'utérus par le placenta. Il y a, comme membranes très-minces, le chorion et l'amnios. Dans le liquide amniotique se trouve l'embryon attaché par son cordon. Les signes qui permettent de caractériser l'embryon sont les suivants : au 12ᵉ jour il a une longueur de 0,004 à 0,005; le 1ᵉʳ mois il est long de $0^m,02$ et pèse 2 à 3 gr.; le 2ᵉ mois de $0^m,04$ et de 20 grammes; le 3ᵉ mois de $0^m,08$ et de 50 grammes.

Pendant le premier mois, la tête forme la moitié du corps, on y distingue la bouche, le nez et les oreilles ; le thorax et l'abdomen sont réunis et renferment le foie dont le poids égale le reste du corps. Il y a des points osseux dans la clavicule et le maxillaire inférieur.

Vers le deuxième mois, la tête forme le tiers du cou, la membrane pupillaire existe, les membres thoraciques se remarquent, il y a des points osseux successivement dans les premières vertèbres cervicales, dans le frontal, les côtes.

Vers le troisième mois, il y a des rudiments du nez et des oreilles, le cou n'est qu'un sillon, la peau un enduit rougeâtre et visqueux.

Dans toute cette période, le point d'insertion du cordon ombilical, d'abord à l'extrémité coccygienne, s'y rapproche de plus en plus du pubis.

Du 90e au 120e jour. Toutes les parties du fœtus sont distinctes. La tête est encore volumineuse; la peau devient transparente, elle est rosée à la face, aux mains, aux pieds; la face tend à s'allonger; les ouvertures naturelles sont fermées; le sexe peut être reconnu; l'anus est ouvert; le cordon ombilical s'insère un peu au-dessus du pubis et se contourne en spirales; les membres supérieurs sont plus longs que les inférieurs; les ongles sont formés par de petites plaques minces et membraneuses; les muscles peuvent exécuter quelques mouvements; le thymus est visible; le duodénum renferme du méconium de couleur blanc-grisâtre; le foie est volumineux avec une vésicule biliaire filiforme; la protubérance annulaire se distingue; la moelle n'occupe plus tout le canal rachidien; il y a des points osseux dans le corps des métatarsiens des premières phalanges des orteils et de l'ischion; il y a soudure des deux points osseux du corps du sphénoïde.

Du 120e au 150e jour. Les parties se perfectionnent et s'arrondissent. La tête a le quart de la longueur du corps, la face a le même aspect qu'à terme, sur la peau un duvet soyeux (lanugo) et quelques cheveux argentins; les membres inférieurs deviennent plus longs; les ongles prennent une consistance cornée; le cordon ombilical s'éloigne du pubis; le méconium, jaune-verdâtre, est au commencement de l'intestin grêle; il y a des points d'ossification dans l'astragale, les trois pièces supérieures du sternum et l'ethmoïde.

Du 150e au 180e jour. Le tissu adipeux devient plus abondant, les cheveux sont en plus grand nombre et plus longs, près des bords des paupières se montrent

des cils; les fontanelles sont moins vastes; la peau
se recouvre de vernis caséeux ; la moitié du corps correspond à l'appendice sternal; le méconium est dans
l'intestin grêle; dans la vésicule biliaire un liquide
jaunâtre; les testicules et les ovaires sont au-dessous
des reins; il y a des points d'ossification dans la quatrième pièce du sternum et dans le calcanéum.

Du 180ᵉ au 210ᵉ jour. La peau est moins colorée, elle
est uniformément recouverte de duvet et d'enduit sébacé ; les cheveux sont moins blancs; les ongles plus
longs; le cœcum est près de la fosse iliaque droite;
le méconium est dans le gros intestin ; les testicules
se rapprochent de l'anneau inguinal.

Du 210ᵉ au 240ᵉ jour. Les parties prennent de la
consistance, les formes s'accusent nettement. La peau
est moins lisse; les os du crâne sont isolément plus
bombés à leur face externe; la membrane pupillaire
a disparu ; les paupières s'entr'ouvrent, les ongles re
couvrent la dernière phalange; le cordon s'insère à
2 ou 3 centimètres au-dessous du point situé à la moitié
de la longueur du corps; les testicules, surtout le gauche, sont descendus dans le scrotum ; le méconium
est dans le gros intestin ; il y a un point d'ossification
au niveau de la dernière vertèbre du sacrum.

Du 240ᵉ jour au terme de la grossesse. Les caractères
de la maturité s'accusent de plus en plus. Il se développe un point d'ossification entre les deux condyles
du fémur.

Rappelons que nous avons donné (p. 76 et 77), d'a-
près le docteur Magitot, un tableau de l'évolution du
système dentaire.

L'*accroissement du fœtus* en longueur et en poids suit
une marche progressive. Les auteurs ont donné des

résultats différents. D'après Pinard, le tableau de
Hecker est le plus exact ; nous y ajoutons les moyennes
de Briand et Chaudé, en faisant toutefois remarquer
que l'auteur allemand évalue la grossesse à 280 jours,
divisés en 10 périodes ou mois de 28 jours.

MOIS.	LONGUEUR EN CENTIMÈTRES.	POIDS EN GRAMMES.
Briand et Chaudé.		
3°.	10	60 à 90
4°.	8 à 15	125 à 180
5°.	20 à 25	250
6°.	25 à 30	400
7°.	32 à 33	1500 à 2000
8°.	40 à 42	2000 à 2500
9°.	45 à 55	3000 à 3500
Hecker.		
mois de 28 j.		
3°.	7 à 9	5 à 20
4°.	10 à 17	120
5°.	18 à 27	284
6°.	28 à 34	634
7°.	35 à 38	1218
8°.	39 à 41	1569
9°.	42 à 34	1971
10°.	46	2528

Il résulte de ces différents tableaux, dit Pinard :
1° que les variations individuelles touchant les dimensions et le poids sont extrêment nombreuses ; 2° que
la progression en longueur est surtout accentuée pendant les 6 premiers mois, et se ralentit dans les 5 der-

niers; 3° que le poids, qui quadruple du 3° au 4° mois, triple du 4° au 5°, double du 5° au 6° et du 6° au 7°, pour augmenter dans les derniers mois de quantités égales à 600 grammes environ.

Nous croyons utile de donner aussi, d'après Hecker, l'accroissement du fœtus et de ses annexes.

TABLEAU DE L'ACCROISSEMENT DU FŒTUS ET DE SES ANNEXES
(Hecker).

MOIS.	MOYENNE DU FŒTUS EN GRAMMES.	MOYENNE DU PLACENTA EN GRAMMES.	MOYENNE DE LA LONGUEUR DU CORDON.
3°	11	36	2
4°	57	80	19
5°	284	178	31
6°	654	273	37
7°	1218	374	42
8°	1569	451	46
9°	1971	461	47
10°	2334	481	51

Fehling, qui a très-bien étudié les échanges organiques placentaires, a donné une analyse quantitative des parties constituantes du fœtus aux différents mois de la grossesse. On en trouvera un résumé dans l'article de Pinard. Disons seulement que le corps du fœtus est très-riche en eau; que c'est vers le 4° mois qu'il a un accroissement maximum en substances albuminoïdes, tandis que les matières grasses augmentent d'une manière rapide et constante à partir du cinquième mois.

Quelques auteurs modernes, tels que Hecker, Matthews, Duncan, Wernich, ont étudié les conditions particulières qui favorisent ou entravent l'accroissement du poids et de la longueur du fœtus. Voici les principales conclusions que Pinard a empruntées à ces auteurs et qui nous semblent devoir être consignées ici :

1° Le poids des enfants nouveau-nés augmente avec l'âge de la mère jusqu'à vingt-neuf ans, et leur longueur jusqu'à quarante-quatre (Duncan).

2° Tout produit d'une grossesse répétée dépasse en poids et en longueur les précédents (Hecker).

3° L'âge aussi bien que le nombre des accouchements détermine l'accroissement de poids et de longueur, et chaque facteur suivant une progression (Wernich).

4° De très-longs intervalles entre les grossesses successives troublent la progression des poids, moins que des intervalles très-courts (Wernich).

5° La variation des sexes trouble l'accroissement du poids des enfants, au détriment bien prononcé des filles venues plus tard (Wernich).

6° Les premiers-nés, dont les mères ont été menstruées très-tard, sont moins volumineux que les enfants d'autres mères, et principalement de celles qui ont été menstruées de très-bonne heure.

La statistique faite par M. Tarnier à la Maternité et qui comprend, pendant une période de seize ans, plus de 15 000 accouchements à terme, montre très-bien que la multiparité favorise le développement du fœtus et de ses annexes, quel que soit le sexe :

	PRIMIPARES A BASSIN NORMAL	MULTIPARES A BASSIN NORMAL
Poids du placenta. . .	527 g. à 529 g.	518 g. à 540 g.
Longueur du cordon . .	0,54 c. à 0,53 c.	0,55 c à 0,55 c.
Poids	3164 g. à 3101 g.	3372 g. à 3120 g.

Il nous reste maintenant à apprécier les caractères distinctifs du *fœtus à terme* : la plupart de ces caractères appartiennent par conséquent à l'enfant nouveau-né.

Le poids peut varier entre 2000 et 5000 grammes, mais rarement ces limites sont dépassées. Le poids moyen est de 3000 à 3500 grammes. Le poids des filles est toujours inférieur à celui des garçons.

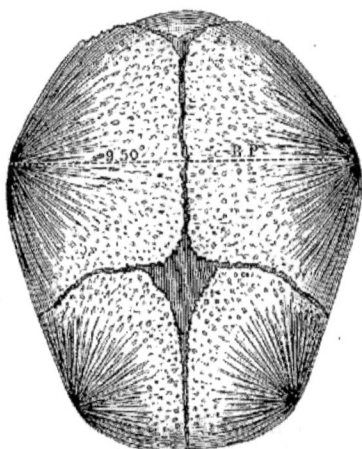

Fig. 46.

La *longueur* moyenne varie de 48 à 51 centimètres.

La *tête* du fœtus n'a pas la forme de celle de l'enfant nouveau-né ; celle-ci est déformée par le travail (Budin). Au moment de la naissance, la tête a la forme d'un ovoïde dont la grosse extrémité est en arrière, la petite en avant. Les os de la base du crâne sont

solides et unis entre eux, tandis que ceux qui constituent la voûte sont minces et flexibles ; ces derniers
sont unis entre eux par des bandes fibreuses nommées
sutures et circonscrivent des espaces que l'on appelle
les fontanelles. La figure 46 montre la grande et la
petite fontanelle.

Les *diamètres de la tête* du fœtus à terme doivent
être connus. Voici, les points de repère indiqués par

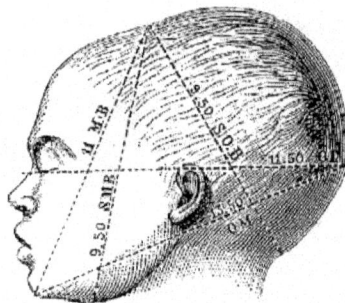

Fig. 47.

M. Budin et dont il a montré toute l'importance. Les
diamètres sont indiqués dans la figure 47, avec leurs
dimensions.

L'embonpoint est assez prononcé. La *peau*, d'un
blanc-rose, est recouverte de duvet et d'une couche
d'enduit sébacé, *vernix caseosa*, qui n'est autre chose
que de la graisse pure.

Les *cheveux* sont colorés et longs de 1 à 3 centimètres.

Les *mamelles* contiennent souvent chez les deux

sexes un liquide lactescent [1]. L'abdomen est gros, l'insertion du cordon se fait au-dessous du point qui correspond au milieu de la longueur du corps, mais un peu plus près de ce point chez les filles que chez les garçons.

Le *scrotum*, à la peau ridée et rouge, renferme les testicules.

Les *ongles* dépassent l'extrémité des doigts, mais non pas celle des orteils.

Les organes internes présentent aussi certaines particularités importantes.

Le *foie* est très-volumineux et remplit presque l'abdomen. Il n'y a rien dans l'*estomac*. Les *poumons*, appliqués contre la colonne vertébrale, sont rouges, et l'air ne les ayant pas encore pénétrés, quand on les place dans un vase rempli d'eau, ils gagnent rapidement le fond.

L'*intestin grêle* a douze fois la longueur de la bouche à l'anus. Le gros intestin est, vers sa terminaison, rempli de méconium.

Voici, d'après M. Letourneau, Hecker et Buhl, le poids des principaux viscères chez le nouveau-né à terme.

POIDS MOYEN DES PRINCIPAUX VISCÈRES CHEZ LES NOUVEAU-NÉS A TERME.

	Letourneau.	Hecker et Buhl.
Poumon droit.	53 grammes.	26 grammes.
— gauche. . . .	28,5 —	21 —
Cœur.	15 —	20,2 —
Thymus	8,5 —	8,42 —
Corps thyroïde	3 —	7,78 —
Foie	91,5 —	123,5 —
Masse encéphalique . .	358,5 —	352 —
Rate	8,5 —	8,5 —
Rein	11 —	11,45 —

[1] Mémoire sur la sécrétion et la composition du lait chez les enfants nouveau-nés des deux sexes, par Gubler, in *Mémoires* de la Société de biologie, 1856, p. 283. Consulter aussi les travaux de M. de Sinety.

Tous les traités de médecine légale insistent beaucoup, depuis Béclard, qui avait signalé le fait, sur l'apparition et le volume du point d'ossification de l'épiphyse inférieure des fémurs au moment de la naissance. Ce signe n'a de la valeur que lorsqu'il vient s'ajouter à tous ceux dont nous venons de parler. En effet, les recherches de Hecker ont montré que ce point d'ossification pouvait se rencontrer chez des fœtus non à terme et manquer chez des enfants nés à terme. Hartmann a fait des observations semblables ; il l'a trouvé deux fois sur 40 fœtus de 8 mois (de 28 jours), seize fois sur 62 fœtus de 9 mois, et vingt-sept fois sur 46 fœtus de 10 mois. Il ne l'a pas constaté douze fois sur 102 enfants nés à terme.

Pour trouver ce point d'ossification, on incise verticalement la peau du genou et on pénètre dans l'article en fléchissant la jambe sous la cuisse pour faire saillir les deux condyles du fémur. Ces deux condyles encore cartilagineux sont coupés verticalement en lames minces.

On rencontre alors le point osseux, dont il est facile de trouver le plus grand diamètre, et qui a l'aspect d'une tache à peu près circulaire couleur de sang ainsi qu'on le voit indiqué dans une de nos planches.

Des travaux récents ont éclairci certains actes physiologiques de la vie fœtale que nous croyons utile de faire connaître parce qu'on peut en tirer quelques conséquences en médecine judiciaire.

C'est par le placenta que le fœtus se nourrit aux dépens de l'organisme maternel. Cl. Bernard a démontré la fonction glycogénique des annexes du fœtus et du fœtus lui-même pendant qu'il évolue.

Les éléments figurés ne pourraient traverser la mem-

brane placentaire qui retiendrait aussi les poisons
solides ou figurés. Il est donc assez difficile d'expliquer (si l'agent virulent de la variole est une granu-
lation) comment des fœtus ont cette maladie dans le
sein maternel.

Aussi les expérimentateurs ont-ils cherché le passage des substances solubles dans les liquides de l'organe. Benicke, Gusserow, Max Runge, ont donné des
médicaments à des femmes grosses ou sur le point
d'accoucher afin de pouvoir rechercher les traces de
ce médicament dans les urines de l'enfant nouveau-né.
Benicke, qui donnait à la mère du salicylate de soude
un quart d'heure avant l'accouchement, l'a retrouvé
dans l'urine de l'enfant deux heures après. D'après
Gusserow, il faudrait administrer l'iodure de potassium au moins pendant quatorze jours pour le retrouver dans l'urine de l'enfant.

En résumé, nous pouvons tirer de ces faits cette
conclusion pratique : des médicaments ou des substances dissoutes peuvent passer du sang de la mère
dans celui du fœtus.

Les poisons minéraux absorbés par la mère pas-
seraient de même dans l'organisme fœtal. C'est ainsi
qu'on a retrouvé de l'arsenic et du plomb dans le fœtus. Des gaz, comme le chloroforme, l'acide carbonique, absorbés par la mère se rencontrent dans le
corps du fœtus.

Les analyses chimiques et spectroscopiques faites par
Zweifel démontrent d'une façon incontestable qu'une
véritable respiration existe au niveau des villosités placentaires. Le fœtus absorbe de l'oxygène et se débarrasse de son acide carbonique. Cet échange se fait de
globule à globule, mais d'une manière lente et insen-

sible; aussi le sang du fœtus est-il pauvre en hémo-globine.

Mais il n'y a pas communication directe entre le sang maternel et le sang fœtal. La circulation du fœtus se caractérise par l'absence de la petite circulation, la communication entre les oreillettes et le mélange du sang artériel et du sang veineux. Tous les organes ne reçoivent pas du sang de même qualité. Le foie est spécialement favorisé, puis viennent le cœur, la partie supérieure du corps, le tronc, les membres inférieurs. Ce sont ces derniers qui sont le moins bien partagés, et c'est à cause de cela, a-t-on dit, que la partie inférieure du corps est bien moins développée que la partie supérieure. Ajoutons que les parois des ventricules ont même épaisseur et que l'inégalité ne se montre qu'après la naissance et comme une conséquence du travail fonctionnel plus actif du ventricule gauche.

De l'enfant nouveau-né. — Il est naturel de placer dans ce paragraphe, après les caractères de la maturité du fœtus, les signes qui appartiennent aux premiers moments de la vie extra-utérine.

La naissance est une surprise pour le fœtus qui vient au monde; ses organes sont tout à coup obligés de fonctionner d'une nouvelle manière et il leur faut un certain temps pour s'acclimater à cette vie extra-utérine.

Les médecins légistes ne sont pas d'accord sur la définition et la longueur qu'il convient de donner à cette période de la vie, signalée mais non déterminée par le Code.

Aux premiers temps de Rome, l'enfant après sa naissance était présenté au père de famille; celui-ci

soulevait en l'air (*tollere*), ou le laissait couché; dans
ce dernier cas, l'enfant était tué ou exposé. S'il n'avait
reçu aucun soin de propreté, il était appelé *sanguinolentus*. L'ancien droit romain avait consacré la même
expression et la signification du *recens natus* la plus
usuelle était celle de *sanguinolentus*. Robert Froriep
de Berlin, et d'autres médecins allemands, ont voulu
réhabiliter cette définition du nouveau-né. C'est, il
nous semble, restreindre exclusivement la qualité de
l'enfant nouveau-né à celle de l'enfant naissant.

Olivier (d'Angers) et Billard, désireux de trouver un
caractère anatomique extérieur à l'enfant nouveau-né,
ont proposé de limiter cette période de l'enfance soit
à la chute du cordon, soit à la formation de la cicatrice ombilicale.

M. Tardieu adopte la définition donnée par un arrêt
de la cour de cassation de 1835 : « Le nouveau-né est
l'enfant au moment où il vient de naître ou dans un
temps très-rapproché de celui de la naissance. » Se
plaçant sur le terrain clinique, M. Parrot vient d'en
donner la définition suivante[1] : « L'enfant nouveau-né
est celui qui, à terme ou non, viable ou non viable,
n'a pas dépassé le deuxième mois de la vie extra-utérine. »

D'après nous, si l'on veut tenir compte du terme
nouveau-né, qui se trouve énoncé dans la loi, et de
notions scientifiques certaines, on doit dire que l'enfant est nouveau-né pendant le temps assez rapproché
de la naissance qui permet de constater que cet enfant
perd ses caractères fœtaux et s'acclimate à la vie
extra-utérine.

[1] Clinique des nouveau-nés; *l'Athrepsie*, par Parrot. Masson, 1877.

D'après M. Tardieu les caractères de l'enfant né à
terme sont de trois ordres et se déduisent : 1° du développement général du corps de l'enfant ; 2° de l'état
du tégument externe ; 3° du degré de l'ossification.

Nous rappellerons les chiffres donnés précédemment
pour le fœtus et nous dirons que le *poids* du nouveau-
né est de 3 kilogrammes à 3^{kil} 500 (les garçons pèsent
généralement plus que les filles) ; « si un nouveau-né
de 1^{kil} 200 à 1^{kil} 500 peut quelquefois être à terme,
il ne peut pas ne pas y être s'il pèse 3 kilogrammes »
(Tardieu).

Dans les deux ou trois premiers jours après la naissance, l'enfant perd de son poids (de 0 à 200 grammes), s'il évacue des urines et du méconium, puis dès
le troisième ou quatrième jour l'augmentation de poids
recommence.

La *taille* est en moyenne de 50 centimètres.

Nous avons décrit l'état caractéristique du *tégument
externe* (peau, poils, ongles); c'est un signe précieux de
l'identité du fœtus né à terme.

Pendant une et quelquefois même deux semaines, on
constate la teinte rouge-cerise de la peau; cette coloration est d'ailleurs plus manifeste et plus persistante
chez les enfants faibles et délicats. D'abord généralisée
sur toute la surface du corps, elle s'éteint peu à peu
pour disparaître en dernier lieu aux extrémités.

L'exfoliation de l'épiderme qui se produit sous l'influence de ses nouvelles fonctions est un indice de la
vie, mais ne peut permettre de fixer l'âge de l'enfant.
La peau forme des plis, se fendille et il se détache des
pellicules plus ou moins larges comme dans la desqua-
mation furfuracée de la rougeole. Ces changements
peuvent commencer, chez les enfants nés à terme, dès

A

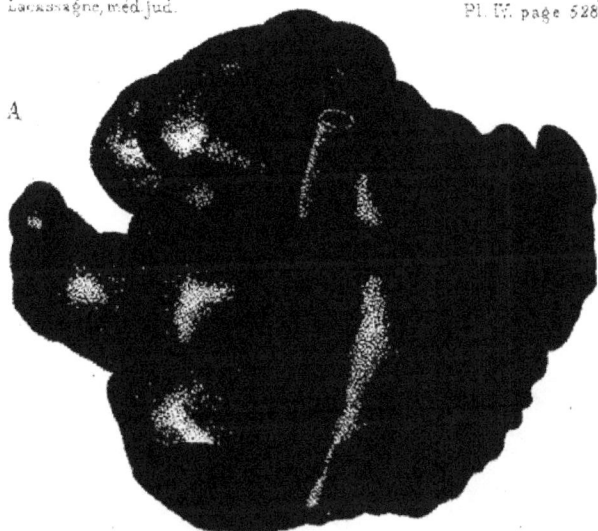

B

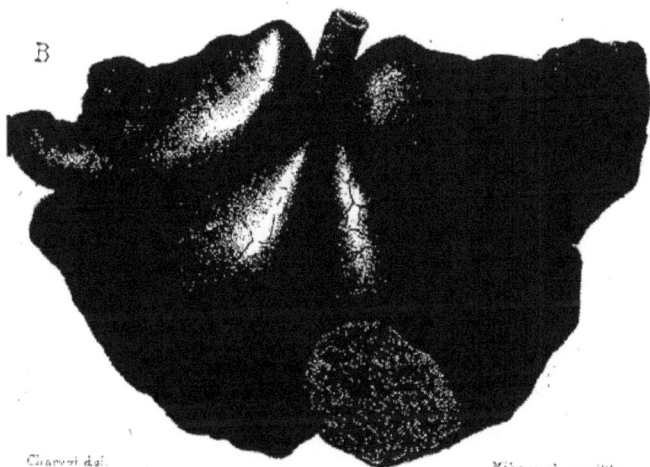

Charvet del.   Méhaux chromolith.

A. Poumons d'enfant n'ayant pas respiré.
B. Poumons d'enfant ayant respiré.

G. Masson, éditeur.   Imp. Lemercier & Cie, Paris.

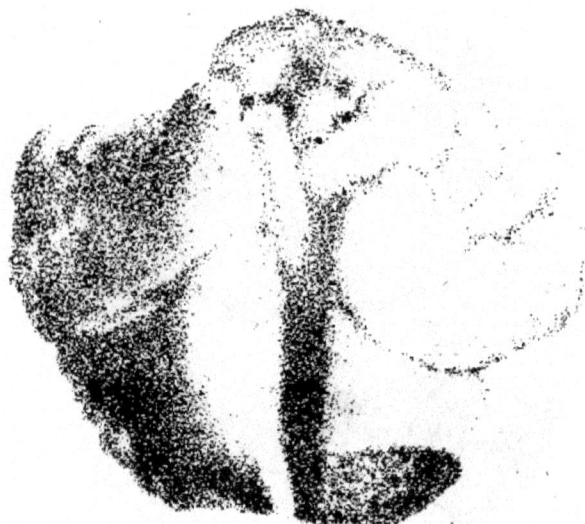

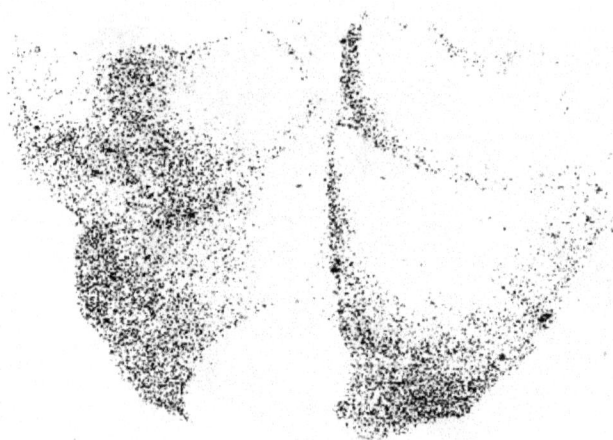

le premier ou second jour, pour se terminer pendant
le second mois. Les enfants malades et affaiblis éprouvent ces modifications de l'épiderme plus tard et ils les
présentent pendant plus de temps.

Pour ce qui est du *cordon ombilical*, disons qu'après
sa ligature et sa section la partie qui tient au corps de
l'enfant devient molle, bleuâtre, puis noircit, se contourne en vrille, se ratatine et se dessèche. Elle forme
alors un corps étranger qui irrite la peau, et la chute
de cette partie du cordon se produit après une légère
inflammation. Cette chute se produit à une époque
d'autant plus rapprochée de la naissance que l'enfant
est plus robuste; ordinairement elle a lieu du quatrième au cinquième jour, parfois le troisième ou le sixième, rarement le second. Chez les enfants nés avant
terme, chétifs, atteints de faiblesse congénitale, cette
chute peut ne se produire que vers le dixième jour.
Après cette élimination, il reste une petite plaie qui
met une semaine à se cicatriser.

Pour les *caractères tirés du degré de l'ossification*, il
faut tenir compte du point osseux épiphysaire des fémurs, qui au moment de la naissance forme un petit
noyau du volume d'un pois, large de 2 à 5 millimètres.
Un second signe est fourni par l'existence dans le
maxillaire inférieur de quatre alvéoles nettement cir-
conscrites par un cloisonnement complet, et qui, selon
les indications de Tardieu, se montrent dès que l'on a
enlevé d'un coup de ciseaux la portion cartilagineuse
qui forme le bord gingival de l'os maxillaire.

A ces caractères de premier ordre nous croyons utile
d'ajouter les signes suivants qui, réunis en faisceau, prennent aussi une certaine importance : l'organisme de l'enfant,
dès sa naissance et pendant les quelques jours suivants,

éprouve des modifications anatomiques. Le début du fonctionnement pulmonaire s'annonce par un *cri* : il y a une première
inspiration comme il y a un dernier soupir. Les premiers
mouvements respiratoires de l'enfant sont irréguliers et
saccadés jusqu'à ce qu'il ait pris l'habitude de respirer.
Aussi la *fréquence de la respiration* est plus grande qu'aux
autres âges. D'après Parrot, le nombre des mouvements
respiratoires est pendant le sommeil de 51,54, et à l'état
de veille de 51,16 : il respire donc un peu plus rapidement
lorsqu'il dort que lorsqu'il est éveillé.

Sous l'influence de l'activité fonctionnelle des poumons,
l'artère pulmonaire apporte une grande quantité de sang.
Le *canal artériel*[1] ne recevant plus de liquide, sa lumière
s'efface vite; après 48 heures, il reçoit à peine un stylet de
trousse et le vingtième jour son oblitération est complète.
En même temps, le *trou de Botal* qui faisait communiquer
les deux oreillettes, chez le fœtus, se ferme par l'accroissement rapide d'une valvule; dans l'oreillette droite se montre une dépression, la fosse ovale.

Le *pouls,* d'après Trousseau et Parrot, serait à peu près
deux fois plus fréquent que chez l'adulte; les battements
cardiaques diminueraient de nombre pendant le sommeil.
D'après Andral, l'enfant qui vient de naître a une *température* plus élevée que celle de l'adulte; cette chaleur lui est communiquée par l'utérus. La température baisse, en général,
pendant la première demi-heure jusqu'à 33° chez les enfants
débiles et jusqu'à 36° pour les enfants robustes (Lépine).
Elle remonte ensuite à son chiffre normal qui est, d'après
Wunderlich, de 37°5 à 37°6. Ajoutons enfin la sortie du *méconium* et de l'*urine*[2]. Rappelons que nous avons donné plus
haut le poids du placenta et la longueur du cordon aux dit-

---

[1] A la naissance, le canal est long de 12 à 13 millimètres, sa
lumière est de 5 à 6 millimètres de diamètre. Sa tunique moyenne
diffère par sa constitution de celle de l'aorte et de l'artère pulmonaire.

[2] D'après Parrot, un nouveau-né bien portant, du 6ᵉ au 30ᵉ jour,
émet en 24 heures de 205 à 300 centimètres cubes d'urine. Celle-
ci est, au début, aussi colorée que l'urine de l'adulte, mais bientôt
elle devient incolore, inodore, limpide et fluide. La densité de la

férentes périodes de la vie fœtale. D'une manière générale, à la naissance, les dimensions du placenta sont en rapport avec la vigueur du fœtus. Le placenta présente alors un diamètre de 20 à 25 centimètres, et il pèse de 500 à 600 grammes. Le cordon a à peu près la longueur du corps de l'enfant.

II. DE LA VIABILITÉ.

La viabilité est l'aptitude à la vie extra-utérine. « Être viable, dit M. Tardieu, c'est être né vivant, avoir vécu d'une vie autre que la vie fœtale et présenter un développement et une conformation non absolument incompatibles avec la continuation de la vie. »

Cette question a en médecine légale une grande importance, puisque, d'après nos lois, l'enfant viable est en possession de la totalité des droits civils. Si l'enfant conçu peut recevoir par testament ou recueillir une succession, il ne pourra exercer ses droits que s'il sort vivant du sein de sa mère et s'il possède l'aptitude à continuer de vivre. La question de viabilité de l'enfant peut ainsi se présenter dans le désaveu de paternité et parfois à propos de l'infanticide, comme nous le verrons plus loin.

Les caractères de la viabilité peuvent être ramenés aux trois conditions suivantes : il faut qu'il y ait une maturité suffisante, un état de santé qui permet l'exercice régulier des fonctions, qu'il n'existe pas de vices de conformation incompatibles avec la vie.

premère urine est 1005 à 1006, celle de l'urine des enfants de cinq à trente jours varie de 1005 à 1004. L'urine saine est toujours neutre. Plus un nouveau-né se refroidit facilement, moins son urine renferme d'urée.

Législation.

ART. 314 — L'enfant né avant le cent quatre-vingtième jour du mariage ne pourra être désavoué par le mari dans les cas suivants... 3° si l'enfant n'est pas déclaré viable.

ART. 725. — Pour succéder, il faut nécessairement exister à l'instant de l'ouverture de la succession. Ainsi, sont incapables de succéder : 1° celui qui n'est pas encore conçu ; 2° l'enfant qui n'est pas né viable ; 3° celui qui est mort civilement.

ART. 906. — Pour être capable de recevoir entre-vifs, il suffit d'être conçu au moment de la donation. Pour être capable de recevoir par testament, il suffit d'être conçu à l'époque du décès du testateur. Néanmoins la donation ou le testament n'auront leur effet qu'autant que l'enfant sera né viable.

D'après MM. Briand et Chaudé, il est généralement reconnu qu'au moins en matière civile (successions, donations) c'est la respiration qui caractérise la vie chez un nouveau-né. D'après l'article 314, le père peut désavouer l'enfant né moins de 180 jours après le mariage s'il est déclaré viable : « La loi, dit M. Vazeille (*Traité des successions*), n'a pas réputé non viable, comme le pensait Toullier, l'enfant né avant le 180° jour du mariage : elle a supposé que la conception était antérieure au mariage. Par les articles 313, 314, 317, le mari est autorisé à désavouer l'enfant né avant le 180° jour ; mais le désaveu est rejeté si l'enfant n'est pas déclaré viable ; la loi ne le répute donc pas non viable ; il peut donc être viable légalement aussi bien que naturellement, malgré l'anticipation, et il faut qu'il le soit dans le fait, pour qu'il y ait désaveu. »

1° DU DEGRÉ DE MATURITÉ SUFFISANTE.

Nous venons de voir que dans les cas de désaveu de paternité l'âge de la viabilité est fixé par la loi ; il est de 6 mois (180 jours). C'est la viabilité légale. Dans les autres questions, la loi n'a pas fixé de règles. Il est difficile de préciser l'époque à laquelle un fœtus né avant terme peut vivre. Cependant, d'après Pinard, à partir du 210° jour le fœtus a assez de chance de vie pour qu'on ait pu donner à l'expulsion le nom d'accouchement et non celui d'avortement. Il ne faut pas

faire descendre la viabilité vraie au-dessous du 7°
mois.

2° DES MALADIES ANTÉRIEURES A LA NAISSANCE ET EMPÊCHANT LA VIABILITÉ.

Les états pathologiques qui compromettent la vie de
l'enfant nouveau-né doivent avoir débuté pendant la
vie intra-utérine ou lors de l'accouchement. Les maladies excluent aussi la viabilité si elles sont incurables.
Il en est donc ainsi dans tous les cas de maladies in-
nées ou mortelles. Il en est ainsi dans les cas de
splénisation des poumons, leur tuberculisation, d'œ-
dème pulmonaire ou d'endurcissement lardaciforme
(Devergie), de ramollissement de la substance du cerveau et de la moelle, d'apoplexies méningées, d'hydro-
céphalie ou d'hydrorachis, de sclérème.

« Nous croyons devoir établir comme règle générale, disent Briand et Chaudé, que lorsque le développement de l'organisation est assez avancé pour que les
fonctions s'exécutent *régulièrement* au moment de la
naissance, lorsqu'il n'existe pas de vice de conformation incompatible avec la continuation de la vie, que
l'enfant a poussé des cris pleins et sonores, qu'il a
fait des mouvements répétés, il doit être dès lors réputé *civilement* viable, quand bien même sa complexion
et son état apparent de santé laisseraient quelques
inquiétudes sur la durée de son existence, parce qu'on
ne peut jamais avoir la certitude que la maladie dont
on le présume atteint soit essentiellement incompatible avec la prolongation de sa vie, au moins pendant
un certain temps. Il doit encore être réputé viable,
ors même qu'il vient à succomber au bout de quelques

30.

jours, ou seulement au bout de quelques heures, parce
qu'il n'est jamais certain que la terminaison funeste
de la maladie n'ait pas été hâtée ou déterminée par
quelque cause inappréciée ou inaperçue. »

Les déviations organiques ont reçu différents noms
d'après leur importance ou leur influence sur le fonctionnement physiologique des parties. C'est ainsi qu'on
a distingué : 1° des *variétés anatomiques*, qui n'altèrent
pas la forme extérieure du corps et ne troublent pas
l'exercice régulier des fonctions : un muscle surnuméraire, par exemple; 2° des *vices de conformation* qui
altèrent les formes et gènent l'exercice des fonctions,
tels sont les pieds bots, l'hypospadias, le bec-de-lièvre,
etc.; 3° les *monstruosités* qui altèrent en même temps
la forme, la structure, les connexions des parties
externes et internes, intéressent un ou plusieurs appareils organiques et troublent la santé ou comprome-
tent la vie.

Ces déviations organiques sont fréquentes chez les
animaux (surtout chez le porc, le chat) et chez l'homme.
D'après Isidore Geoffroy Saint-Hilaire, il y aurait à Paris
une naissance monstrueuse sur 3000 naissances ; d'a-
près Riecke, la proportion serait de 1 sur 4618 dans le
Wurtemberg, et pour Forster cette proportion serait
de 1 sur 159. Il est probable que ces divergences tiennent à ce que ces auteurs n'ont pas adopté une même
définition des monstruosités.

Les anciens les avaient expliquées par des théories en
rapport avec les idées philosophiques du moment. Ils
les attribuaient à la cohabitation de l'homme avec des
démons, au coït de l'homme avec des animaux, à certaines émotions, à des maladies, aux affections de
l'œuf. C'étaient des jeux de la nature ou des châtiments

de la divinité. Le mot lui-même, d'après Littré, dérive du latin *monstrum* qui vient directement de *monere*, avertir : *quod monent*, dit Festus, *voluntatem deorum.*

Les questions médico-légales se ressentaient de ces théories, et les médecins furent consultés par les magistrats sur les résultats possibles des rapports de l'homme avec le diable ou les animaux. D'après Riolan, qui discute la question, ces monstres ne doivent pas être mis à mort. De nouvelles difficultés survenaient, si un monstre continuait à vivre : on discutait leur responsabilité dans le cas de meurtre. Quant aux hermaphrodites, ils étaient privés de leurs droits civils.

Aujourd'hui, les questions soulevées dans les cas de monstruosités peuvent porter sur la constatation du sexe ou de la puissance génitale, sur la viabilité, sur la responsabilité (responsabilité double pour les monstres doubles).

Les causes premières de ces déviations organiques seraient : un état spécial du sperme chez l'homme ou du germe chez la femme, une maladie de l'ovule pendant la grossesse, la fusion de deux produits.

Les anomalies résultent : 1° d'un arrêt de développement, un organe n'apparaît pas ; 2° d'un excès de développement, un organe, sans modifier sa forme, se développe au delà des limites ordinaires ; 3° un organe persiste alors qu'il ne devrait être que transitoire ; 4° il y a union des parties similaires chez les monstres composés.

Des classifications des monstres. Toutes se basent sur un fait essentiel. Buffon avait admis des monstres par arrêt, par excès, par changement de disposition. Breschet divisait les cacogénèses d'après leurs causes, en déviations par défaut (*agénèses*), par excès (*hypergénèses*), en monstruosités doubles (*diplogénèses*) et en déplacements ou erreurs de lieu (*hétérogénèses*).

Isidore Geoffroy Saint-Hilaire a donné une classification que nous adopterons. Elle est 'basée sur l'ensemble de tous les signes.

Il divise d'abord les anomalies en quatre embranchements :

$$
\text{Anomalies}
\begin{cases}
\text{Simples...} & \text{Hémitéries.} \\
\text{Complexes} & \begin{cases} \text{Hétérotaxies.} \\ \text{Hermaphrodismes.} \\ \text{Monstruosités.} \end{cases}
\end{cases}
$$

I° Les Hémitéries sont des anomalies simples comprenant : 1° les *variétés anatomiques* ; 2° les *vices de conformation*. On en reconnaît cinq classes d'après le volume, la forme, la structure, la disposition, le nombre ou l'existence.

II° Les Hétérotaxies sont des inversions organiques ne comprenant qu'une classe divisée en deux ordres : 1° inversion générale ; 2° inversion splanchnique.

III° Les Hermaphrodismes, divisés en deux classes : 1° sans excès dans le nombre des parties ; 2° avec excès dans le nombre des parties.

IV° Les Monstruosités comprenant deux classes : *simples* et *composées*. (Chaque classe est subdivisée en ordres, tribus, familles et genres.)

$$
\text{Monstres simples ou unitaires}
\begin{cases}
\text{Autosites (vivant par eux-mêmes).} \\
\text{Omphalosites (ne vivant que dans la mère).} \\
\text{Parasites (vie végétative et parasitaire).}
\end{cases}
$$

$$
\text{Monstres composés}
\begin{cases}
\text{Monstres doubles} \begin{cases} \text{Autositaires (union de} \\ \text{deux individus sensi-} \\ \text{blement égaux et vivant} \\ \text{par ses propres organes).} \end{cases} \\
\text{Monstres triples} \begin{cases} \text{Parasitaires (union d'un} \\ \text{individu normal et} \\ \text{complet avec un indi-} \\ \text{vidu rudimentaire).} \end{cases}
\end{cases}
$$

I° *Des hémitéries.*

La plupart de ces anomalies sont compatibles avec

la vie. Nous allons signaler les plus importantes du côté des différents appareils ou organes.

Le système nerveux est sujet à quelques anomalies, mais à cause de sa grande susceptibilité, ces anomalies deviennent souvent des monstruosités[1].

A la tête, c'est l'hydrocéphale chronique, avec arrêt de développement des circonvolutions. Cet état n'exclut pas toujours la viabilité.

A la moelle, c'est le spina-bifida. Quand celui-ci est situé au dos et à la région lombaire, l'enfant est viable. Il y a non-viabilité, si le spina-bifida occupe la région cervicale.

Aux poumons, les vices de conformation sont rares et souvent compatibles avec la vie.

Au cœur, ces anomalies sont fréquentes et ordinairement compatibles avec la vie. Ce sont :

1° Des *ectopies*. L'ectopie peut être *cervicale, abdominale, simple*. Avec les deux premières il n'y a pas viabilité. Cependant, comme ectopie ventrale, il faut citer le cas publié par Deschamps d'un ancien militaire, marié et père de trois enfants, à l'autopsie duquel on trouva le cœur occupant la place du rein droit. Dans l'ectopie simple, il n'y aura pas viabilité, si le cœur n'est recouvert que par la peau; alors il bat à nu. Cependant Ramirez (de Mexico) a publié un cas de ce genre chez un vieillard de 75 ans. Quant à la transposition

---

[1] Comme nous le disions dans notre article *Consanguinité* : c'est le système nerveux qui est réellement *l'être du dedans*, le seul modifiable et perfectible, c'est sur lui seul que portent les transmissions héréditaires. Situé sur la ligne médiane, régulièrement symétrique, il doit présider au développement et à la nutrition des parties. Toutes ces anomalies seraient pour nous des lésions ou désordres trophiques consécutifs à un état anormal des centres.

du cœur à droite, elle ne présente aucun inconvénient.

2° Il y a *absence de cloison entre les cavités*. C'est le cœur des poissons. On a cité quelques exemples d'enfants ayant ainsi vécu jusqu'à l'âge de sept ans. Il peut y avoir une perforation portant sur les deux cloisons, celle des ventricules et celle des oreillettes. Deguise a noté cette coïncidence 17 fois sur 69 observations de communications des cavités droites et gauches.

3° Il y a *absence de paroi entre les ventricules :* la viabilité serait possible. C'est un cœur à trois cavités, comme celui des reptiles. Malgré cette absence de cloison, Zehetmayer a montré que parfois on ne constatait ni cyanose ni aucun symptôme si les vaisseaux de la base du cœur étaient bien conformés. Ordinairement, la cloison interventriculaire est incomplète.

4° La *persistance du trou de Botal* est compatible avec la vie.

5° Il y a *embouchure anormale des vaisseaux avec les cavités*. La veine cave, par exemple, se rend dans l'oreillette gauche. Il y a non-viabilité.

6° Il y a absence du cœur, *acardie,* mais toujours cette anomalie accompagne d'autres monstruosités.

Du côté de l'*appareil digestif*, on constate des imperforations de l'œsophage (l'enfant meurt par inanition), une absence du rectum ou une imperforation de l'anus. La viabilité dans ces derniers cas n'est possible que grâce à des procédés chirurgicaux.

II° *Des hétérotaxies.*

Nous avons dit que les inversions étaient générales ou splanchniques. Elles n'excluent pas la viabilité. On peut avoir à s'en occuper au point de vue des conséquences des coups et blessures.

III° *Des hermaphrodismes.*

Tous sont viables. — Voir le chapitre consacré à ce sujet, à propos du sexe (p. 83 et suivantes).

IV° *Des monstruosités.*

PREMIÈRE CLASSE. — Ce sont les *monstres simples ou unitaires.*

A (Ordre I). — Les *autosites* sont ceux qui sont capables de vivre et de se nourrir (au moins à l'état fœtal) par le fonctionnement de leurs propres organes [1].

Ils se divisent en tribus, d'après le siége du vice de conformation.

1° *Lésions des membres.* Ordinairement la viabilité est possible. Il y a deux familles : *a* les *ectroméliens* (absence de membres). Il y a absence du bras et de l'avant-bras ou de la main, absence de la cuisse et de la jambe ou du pied. Les membres qui manquent le plus souvent sont ceux du thorax. D'autres fois les membres sont remplacés par des moignons (*hémimélie, phécomélie*). La vie est possible dans cet état, et personne n'ignore qu'un peintre de talent peignait avec le pied. *b* Les *syméliens* ou sirènes (fusion des membres). C'est une monstruosité assez fréquente. Il y a plusieurs variétés. Les deux membres, incomplets, sont terminés en moignon ou en pointe sans pied distinct (sirénomélie) ; les deux membres sont soudés et se terminent par un pied (uromélie) ; les deux membres sont plus complets, accolés, il y a deux pieds (symélie). Ils ne sont pas viables et souvent les anomalies portent en même temps sur les organes de l'abdomen

2° *Lésions du tronc.* Ce sont les *célosomiens.* Les ano-

[1] Cette expression, comme le fait remarquer M. Dareste, est inexacte pour les mammifères, mais s'applique au contraire très-bien aux oiseaux.

malies consistent en une fente médiane plus ou moins
étendue qui porte sur la paroi antérieure du tronc et
se limite à la cavité thoracique ou abdominale (éven-
tration, exomphale). Ces monstres sont nombreux. Ils
ne sont pas viables. Mais si la division est limitée à la
région hypogastrique, accompagnée de fissure de la
vessie, c'est alors l'extroversion ou l'exstrophie de la
vessie. Cette anomalie plus fréquente chez l'homme
que chez la femme, non observée chez les animaux,
si elle ne s'accompagne d'autres imperfections est compatible avec la vie. Souvent on constate une déformation
des organes génitaux, et il y a toujours incontinence
d'urine.

3° *Lésion de la tête*. La lésion porte sur la face
ou sur le crâne.

Dans la *cyclocéphalie*, il y a fusion médiane ou rapprochement des deux yeux avec atrophie du nez. D'autres fois, le nez forme une trompe (*rhinocéphale*). A
côté, se placent les *otocéphaliens*, à un seul œil médian et avec deux oreilles rapprochées ou réunies. Ils
ne sont pas viables.

La face peut être intacte et le crâne lésé. Les *anen-
céphales* n'ont trace de cerveau ni de moelle épinière ;
les *dérencéphales* n'ont pas de cerveau et la moelle ne
manque que dans la région cervicale ; les *pseudencé-
phales* ont, au lieu de cerveau, une masse molle et
vasculaire ; les *exencéphales* sont atteints de hernie
du cerveau ou de ses enveloppes. Chez la plupart de
ces monstres, il y a en même temps spina-bifida (hydro-
myélie): tous succombent.

B (Ordre II). — Les *omphalosites* ont un corps très-
anormal, irrégulier, mais cependant avec une certaine
tendance à la symétrie ; dans l'intérieur de cette masse

organisée se trouvent des viscères (souvent une partie
du gros intestin). Tels sont les *acéphaliens* et les *para-
céphaliens*.

Les *anidiens* sont des êtres dont le corps est réduit
à une bourse cutanée sans viscères ni canal intestinal.
On ne peut les reconnaître qu'à leurs troncs vasculaires et au cordon ombilical.

C (Ordre III). Les *parasites* sont plus imparfaits que
les anidiens.

On y range les *zoomyliens* qui ne présentent aucune
trace de cordon ombilical. Ce sont les produits de conception restés imparfaits et sans formes que l'on rencontre dans l'utérus et dans les ovaires.

Deuxième classe. — Les *monstres composés* sont formés par la réunion de deux ou plusieurs germes. Nous
avons déjà donné une statistique de la fréquence du
part multiple dans l'espèce humaine (voy. p. 479).

Nous rappelons le danger de mort des naissances
multiples. Dans les accouchements doubles, il y a
de trois à quatre fois plus de mort-nés que dans
les accouchements simples. Dans les accouchements
triples, cette proportion est six à huit fois plus considérable. Sur huit accouchements quadruples, nous
trouvons douze garçons (six vivants, six mort-nés)
et vingt filles (onze vivantes et neuf mort-nées). Dans
un seul cas d'accouchement quadruple (un garçon
et trois filles) les enfants sont nés vivants. Dans le
cas unique d'accouchement quintuple, selon la règle
déjà observée, tous les enfants étaient mort-nés. Nous
ne connaissons pas d'observation de six ou sept jumeaux.

En résumé, et d'après ce que nous venons de dire,
les monstres multiples doivent être rares. Chez l'homme

on a signalé quatre cas de monstres triples : trois sont des exemples de monstruosité parasitaire.

D'une manière générale, les relevés que nous avons faits nous ont montré que ce sont les accouchements multiples qui produisent le plus de filles. D'ailleurs, sur un total de deux cent quatre-vingt-quinze cas de monstres doubles réunis par A. Puech, il y a deux cent trois sujets féminins pour quatre-vingt-douze sujets masculins. Les deux sujets ont toujours le même sexe.

Ces monstres n'ont jamais qu'un chorion, un amnios, un placenta, un ou deux cordons ombilicaux. Ils naissent ordinairement vers le huitième mois de la grossesse, et parfois l'accouchement se fait bien.

Beaucoup ne sont pas viables, parce qu'ils n'ont pas deux vies indépendantes. La viabilité dépend surtout du fonctionnement et de l'état du cœur, de l'organe de l'hématose et du cerveau; à cause du mélange des deux sangs, la mort de l'un s'accompagne de la mort de l'autre. Ceux de ces monstres dont les organes génitaux sont complets sont aptes à la reproduction; mais, même chez les animaux, on constate qu'il n'y a pas transmission de la monstruosité. Les frères Siamois se sont mariés, et ont eu des enfants bien conformés.

Pour certains de ces monstres, on peut constater une existence cérébrale double ; chaque composant a sa sensibilité, ses désirs, sa volonté. Mais il n'en est pas toujours ainsi, la sensibilité peut être commune, et on comprend combien il serait embarrassant de savoir s'ils ont alors une responsabilité double. « Christine et Millie, a dit très-justement M. Paul Bert, toutes pygopages qu'elles sont, ne sont point identiques à Hélène

et Judith, tant s'en faut ; celles-ci n'avaient point la
sensibilité commune. En fait de monstres, il n'y a
point de genres, ni d'espèces : il n'y a que des individus. »

Les savants ne se sont pas encore mis d'accord sur
la genèse des monstres composés. Les uns admettent
que ces monstres doubles proviennent de la fusion de
deux embryons primitivement distincts suivant la loi
des parties similaires ; d'autres (Lereboullet, Broca)
prétendent qu'un ovule unique dans le principe peut,
à un moment de son évolution, se dédoubler et produire un monstre composé. Il y aura dans ces explications à tenir compte des recherches de Balbiani sur
la vésicule embryogène. D'après lui, cette vésicule
donne à l'œuf sa partie plastique et peut déterminer
la formation de l'embryon ; si, dans un ovule, plusieurs vésicules sont réunies pour produire plusieurs
embryons, leur fusion déterminerait un monstre composé.

Les monstres doubles sont divisés en deux ordres :
les *autositaires* et les *parasitaires*. Dans les autositaires, nous distinguerons les *eusomphaliens*, les *monomphaliens*, les *sycéphaliens*, les *sysomiens*.

1° Les eusomphaliens sont des monstres dont les
deux corps, ayant chacun un ombilic distinct, sont
soudés par une surface plus ou moins grande des régions lombaire ou sacrée. Ce sont les types les plus
fréquents des monstres doubles. Ils sont ordinairement viables.

Buffon a décrit l'exemple d'Hélène et Judith, monstre né
en Hongrie en 1701. Ces deux sœurs, unies par le sacrum,
avaient un anus commun ; au-dessus du rectum les intestins étaient divisés ; les parties génitales étaient composées

d'une vulve, de deux vagins, de deux utérus; leurs facultés
intellectuelles étaient assez développées ; elles moururent à
l'âge de 22 ans.

En 1874, on a pu voir à Paris un cas semblable, celui de
Millie et Christine. Elles sont âgées de 22 ans et sont nées
dans la Caroline du Sud, d'un nègre et d'une mulâtresse.
L'accouchement a été rapide et facile. M. Lancereaux en
donne la description suivante : « Millie et Christine se
trouvent réunies suivant un angle de 90 degrés environ,
au niveau des deux dernières vertèbres lombaires, du
sacrum et du coccyx, très-vraisemblablement par les lames
vertébrales. Elles ont deux bassins distincts munis chacun
de deux tuberosités ischiatiques; mais elles ne possèdent
qu'une seule ouverture anale, une seule vulve avec deux
hymens et deux clitoris et très-probablement deux vagins et
deux utérus. Il existe deux méats et deux vessies, la miction
a lieu en commun, mais cette fonction pourrait être satisfaite
séparément par chacune d'elles; les règles viennent régulièrement tous les mois. Il y a deux intelligences qui sont
complétement distinctes : seulement les deux caractères sont
très-semblables et les deux sœurs vivent dans la meilleure
entente, ce qui n'existait pas chez Hélène et Judith. Il est
curieux de noter qu'elles ont parfois le même rêve, mais
presque toujours il s'agit d'un cauchemar qui pourrait avoir
son point de départ dans le sang ou dans une excitation des
nerfs sensibles de la partie inférieure du tronc Il existe, en
effet, une communauté de la sensibilité aux membres inférieurs; mais la perception de la sensation n'est pas la même
chez chacune d'elles : normale chez l'une, elle est confuse et
légère chez l'autre. Ailleurs la sensibilité est distincte. »

Les monomphaliens sont unis par la partie antérieure du corps. On a distingué les *sternopages* (M. Lancereaux en a figuré et décrit un cas dans son anatomie pathologique), les *xiphopages*, réunis au niveau
de l'épigastre. Quelques-uns de ces monstres sont viables. Ils ne le sont que lorsqu'il y a deux cœurs séparés.

Dans cette catégorie, il faut ranger les frères Siamois nés en 1811 et morts en 1874, à l'âge de soixante-trois ans. Ils étaient réunis par une bande de 8 pouces de circonférence et d'une largeur de 4 pouces, et composée de peau, de tissu conjonctif, de cartilages fournis par les appendices xiphoïdes formant une sorte de pseudarthrose et de trois prolongements du péritoine ; les deux foies communiquaient par un vaisseau. Placés d'abord face à face, ils étaient arrivés, peu à peu, à se présenter obliquement. Les sensations, le sommeil étaient séparés, mais ils avaient fini par prendre des habitudes communes. Le pouls était ordinairement sochrone, mais non constamment. En 1845, ils se sont mariés aux États-Unis et ont eu des enfants bien conformés.

Les *sycéphaliens* sont caractérisés par la fusion des deux têtes. Cette difformité est plus commune chez les animaux que chez l'homme. Ils ne sont pas viables.

Les *sysomiens* sont des monstres doubles à un seul corps ; moins nombreux que les eusomphaliens et les monophaliens, ils sont plus rarement viables.

On en cite plusieurs exemples. En Écosse, à la cour de Jacques VI, il en existait un qui vécut vingt-huit ans. Tel était aussi le cas de Rita et Christine, monstre né le 12 mars 1829 à Sassari en Sardaigne. Il existait deux corps indépendants depuis la base du thorax, un seul bassin, deux membres pelviens normaux. Au mois de novembre de la même année, Rita et Christine moururent près de Paris : la dernière succomba une heure et quart après sa sœur. On trouva à l'autopsie une indépendance du cœur, des poumons, de l'estomac, un seul intestin, un seul utérus. Rita avait conservé le trou de Botal ; il y avait deux veines caves supérieures.

Les *monstres doubles parasitaires* sont caractérisés par l'existence sur un individu bien constitué et vivant par lui-même d'un autre individu moins bien constitué, moins robuste et vivant aux dépens du frère sur lequel il est greffé.

Ils naissent ordinairement à terme, l'accouchement se fait assez bien : ils sont bi-mâles ou bi-femelles, très-souvent bi-mâles. Quelques-uns sont viables. On a distingué 1° des parasites extérieurs ou *hétérotypiens* divisés d'après le siége de l'implantation en parasites crâniens maxillaires et ombilicaux, 2° des parasites inclus ou *endocymiens*.

Dans les parasites crâniens, on constate une tête surnuméraire portée sur le sommet de la tête principale. C'est l'*épicome* d'Is. Geoffroy Saint-Ililaire. Lanceraux en cite deux exemples, un d'après Vottem, de Liége, l'autre d'après Liverard Home. Ce dernier naquit en 1783, au Bengale, et mourut à l'âge de cinq ans des suites d'une morsure de vipère.

Les parasites maxillaires, *polygnathiens*, sont caractérisés par l'adhérence d'un être rudimentaire ou même des maxilliaires rudimentaires aux mâchoires d'un fœtus bien conformé d'ailleurs. — Ils ne sont pas viables.

Les parasites ombilicaux présentent dans la région ombilicale un fœtus accessoire complet ou incomplet. On a distingué 1° des *hétéropages*, l'être surnuméraire est presque complet : Bauthalin en a observé un cas; ce monstre était bien portant et âgé de vingt-deux ans.

2° Des *hétéradelphes* formés par l'union d'un acéphale avec un fœtus bien conformé. Ils sont assez fréquents et viables. Forster en a réuni 35 cas : 23 fois l'individu autosite était du sexe masculin.

3° des *hétérodymes* qui présentent des caractères inverses des précédents. C'est la moitié inférieure du corps qui manque chez les hétérodymes, et alors la tête et le tronc parasites semblent s'implanter sur la région épigastrique de l'autosite. A côte de ces types, Geoffroy Saint-Hilaire a décrit les *monstres polyméliens* caractérisés par l'existence sur un sujet bien conformé d'un ou plusieurs membres accessoires, et quelquefois par la présence des rudiments d'autres parties, surtout d'un second anus. D'après le lieu d'insertion du parasite on a distingué des pygomèles, des gastromèles, etc. Lancereaux donne l'observation et les dessins de deux monstres pygomèles ; l'un est un jeune adulte qui se faisait voir à Paris dans ces dernières années ; l'autre est une enfant robuste âgée de cinq ans.

Les parasites inclus ou *endocymiens* sont formés par l'inclusion complète du parasite dans l'autosite. On a distingué des parasites inclus sous-cutanés et des parasites viscéraux (cavité abdominale, mésocolon transverse ou sac péritonéal, ovaires, testicules). La plupart de ces parasites n'empêchent pas la viabilité.

III. DES ATTENTATS CONTRE LE PRODUIT DE LA CONCEPTION.

Le code pénal a fait une distinction que nous maintiendrons dans ce chapitre entre les crimes et délits tendant à empêcher ou à détruire la preuve de l'état civil d'un enfant ou à compromettre son existence, et l'infanticide rangé parmi les crimes capitaux.

I. De l'exposition, de la supposition, de la suppression et de la substitution d'enfant.

Les articles du code pénal que nous allons citer indiquent bien la nature du crime ou délit,

C. P. Art. 345. — Les coupables d'enlèvement, de recel ou de suppression d'un enfant, de substitution d'un enfant à un autre, ou de supposition d'un enfant à une femme qui ne sera pas accouchée, seront punis de la reclusion. — S'il n'est pas établi que l'enfant ait vécu, la peine sera d'un mois à cinq ans d'emprisonnement. S'il est établi que l'enfant n'a pas vécu, la peine sera de six jours à deux mois d'emprisonnement. Seront punis de la reclusion ceux qui, étant chargés d'un enfant, ne le représenteront point aux personnes qui ont le droit de le réclamer.

Art. 346. — (Voyez p. 94.)

Art. 347. — Toute personne qui, ayant trouvé un enfant nouveau-né, ne l'aura pas remis à l'officier de l'état civil, ainsi qu'il est prescrit par l'article 58 du code civil, sera puni des peines portées au précédent article. La présente disposition n'est point applicable à celui qui aurait consenti à se charger de l'enfant, et qui aurait fait sa déclaration à cet égard devant la municipalité du lieu où l'enfant a été trouvé.

Art. 348. — Ceux qui auront porté à un hospice un enfant au-dessous de l'âge de sept ans accomplis, qui leur aura été confié afin qu'ils en prissent soin ou pour toute autre cause, seront punis d'un emprisonnement de six semaines à six mois et d'une amende de seize francs à cinquante francs.

Art. 349. — Ceux qui auront exposé ou délaissé en un lieu solitaire un enfant au-dessous de l'âge de sept ans accomplis, ceux qui auront donné l'ordre de l'exposer ainsi, si cet ordre a été exécuté, seront, pour ce seul fait, condamnés à un emprisonnement de six mois à deux ans et à une amende de seize francs à deux cents francs.

Art. 350. — La peine portée au précédent article sera de deux ans à cinq ans, et l'amende de cinquante francs à quatre cents francs, contre les tuteurs ou tutrices, instituteurs ou institutrices de l'enfant exposé et délaissé par eux ou par leur ordre.

Art. 351. — Si par suite de l'exposition et du délaissement prévus par les articles 349 et 350, l'enfant est demeuré mutilé ou estropié, l'action sera considérée comme blessures volontaires à lui faites par la personne qui l'a exposé et délaissé ; et si la mort s'en est suivie, l'action sera considérée comme meurtre : au premier cas, les coupables subiront la peine applicable aux blessures volontaires ; et, au second cas, celle du meurtre.

Art. 352. — Ceux qui auront exposé et délaissé en un lieu non solitaire un enfant au-dessous de l'âge de sept ans accomplis seront punis d'un emprisonnement de trois mois à un an et d'une amende de seize francs à cent francs.

Art. 353. — Le délit prévu par le précédent article sera puni d'un emprisonnement de six mois à deux ans et d'une amende de vingt-cinq francs à deux cents francs, s'il a été commis par les tuteurs ou tutrices, instituteurs ou institutrices de l'enfant.

C. C. ART. 327. — L'action criminelle contre un délit de suppression d'état ne pourra commencer qu'après le jugement définitif sur la question d'état.

Les recherches à faire dans les cas dont nous venons de parler sont les suivantes : s'il y a eu exposition et suppression d'enfant, les médecins peuvent avoir à constater :

1° Si l'inculpée a accouché et depuis quand.

2° L'identité de l'enfant et si son âge coïncide avec la date de l'accouchement.

3° Si les conditions dans lesquelles l'enfant a été placé (défaut de soins, d'aliments, de vêtements, etc.) ont pu lui procurer des maladies, des infirmités, etc.

4° Et quand il a succombé, s'il était né vivant et viable, et si la mort est la conséquence du délaissement.

D'après deux arrêts de la cour de cassation (1 août 1836 et 4 juillet 1840) il n'y a pas suppression lorsqu'il s'agit d'un enfant mort-né.

De pareilles questions et des examens semblables peuvent être faits à propos de la supposition et de la substitution. On trouvera la réponse à ces questions dans les paragraphes spéciaux consacrés à l'accouchement, au nouveau-né, à l'infanticide.

II. De l'infanticide.

L'article 300 du code pénal est ainsi conçu : *Est qualifié infanticide le meurtre d'un enfant nouveau-né.* L'article 302 indique le châtiment de ce crime : *tout coupable d'assassinat, de parricide, d'infanticide et d'empoisonnement sera puni de mort.*

La loi a donc différencié l'infanticide de l'homicide

et elle a voulu protéger l'enfant qui vient au monde et qu'un crime peut faire si facilement disparaître avant que son existence ait été régulièrement constatée. M. Tardieu, qui a consacré tout un livre à ce sujet, a très-nettement posé la question de l'infanticide en la débarrassant des questions accessoires qu'on y a trop facilement introduites.

C'est ainsi qu'il écarte l'avortement et la viabilité qui ne doivent pas être confondus ou mélangés avec l'infanticide. Il y a avortement, alors même que l'on n'a pas le corps du délit, que le fœtus ait été vivant ou non vivant. « Rien de pareil pour l'infanticide. Il s'agit de constater le meurtre d'un enfant nouveau-né : comment le pourrait-on si l'on n'avait sous les yeux le cadavre de cet enfant et si l'on n'établissait par l'examen direct qu'il est né vivant et qu'il est mort de mort violente ? »

Il en est de même pour la viabilité. Sans doute, la question est souvent posée à l'expert, mais c'est pour connaître la force du nouveau-né et son degré de résistance. La non-viabilité peut amener le bénéfice des circonstances atténuantes, mais ce n'est là qu'une condition secondaire du crime : celui-ci existe, dès que l'enfant nouveau-né est vivant.

La statistique de l'infanticide est intéressante à plusieurs points de vue. Elle nous montre la fréquence de ce crime, son accroissement, le nombre des accusés, les acquittements, etc. Les comptes généraux annuels de l'administration de la justice criminelle en France permettent de répondre à la plupart de ces questions.

Le tableau suivant indique, depuis 1826 jusqu'à 1875 inclus, le nombre moyen annuel des accusations et des accusés d'infanticide en France :

1826 à 1830.	. . . . .	102 accusations,	103	accusés.
1831 à 1835.	. . . . .	94	—	103	—
1836 à 1840.	. . . . .	135	—	157	—
1841 à 1845.	. . . . .	143	—	167	—
1846 à 1850.	. . . . .	152	—	172	—
1851 à 1855.	. . . . .	183	—	212	—
1856 à 1860.	. . . . .	214	—	252	—
1861 à 1865.	. . . . .	206	—	231	—
1866 à 1875.	. . . . .	196	—	246	—

Nos relevés montrent, d'une manière fort nette, que les accusations d'infanticide qui ont suivi un mouvement ascensionel très-sensible de 1826 à 1860 sont en décroissance depuis cette époque. Il est probable que l'accroissement constaté ne tenait pas à une une criminalité plus grande, mais bien à l'activité et à l'efficacité des poursuites. Nous pensons, au contraire, que le nombre d'infanticides commis va réellement en diminuant et la qualité même des accusés dont nous parlerons plus loin en est une preuve. Les progrès de la civilisation, la diffusion de l'instruction, doivent nécessairement faire disparaitre le plus brutal ou le plu bestial de tous les crimes.

Dans un second tableau nous avons relevé l'état des accusations et des accusés d'infanticide de 1851 à 1875. M. Tardieu avait fait une statistique semblable de 1851 à 1865; il nous a semblé utile de la continuer jusqu'au dernier compte rendu publié par le ministère de la justice.

Ces statistiques montrent que, dans les crimes d'infanticide, il y a rarement des complices; le nombre des accusés dépasse à peine d'un septième celui des accusations. Les accusées femmes sont en général seize fois plus nombreuses que les hommes. Elles sont le plus souvent âgées de plus de 21 ans et de moins de 40 ans. La participation des hommes au crime d'infanticide est de plus en plus restreinte: elle était annuellement de 16 hommes de 1851 à 1865, elle n'est plus que de 10 hommes de 1865 à 1875.

Il est très-rare de relever des cas d'infanticide commis de complicité par un homme et une femme légitimement unis. En général, plus des trois quarts des accusés sont célibataires.

INFANTICIDES EN FRANCE DE 1851 A 1876.

Années.	Accusations.	Femmes.	Hommes.	Total.	Acquittements.
		ACCUSÉS			
1851	164	172	10	182	62
1852	184	195	14	209	74
1853	196	208	17	225	59
1854	198	223	20	243	84
1855	173	188	12	200	61
1856	190	211	17	228	84
1857	208	222	24	246	74
1858	224	242	10	252	63
1859	226	249	19	268	92
1860	221	242	23	265	78
1861	209	218	19	237	71
1862	188	203	17	220	73
1863	211	222	10	232	87
1864	224	240	11	251	68
1865	196	200	17	217	69
1866	201	219	8	227	75
1867	199	207	15	322	66
1868	217	227	9	236	86
1869	176	189	11	200	66
1870	139	138	12	160	51
1871	189	197	9	206	79
1872	219	232	11	243	78
1873	222	225	8	233	55
1874	198	207	11	218	45
1875	203	213	9	242	51
	4976	5299	343	5642	1731
Moyenne annuelle.	199	212	13	225	69

Le crime a le plus souvent lieu dans les populations rurales et à toutes les époques de l'année. Ainsi que le dit M. Tardieu, ce sont des servantes ou des domestiques dans les villes qui se rencontrent en plus grand nombre parmi les accusés. C'est parmi les accusés d'infanticide que l'on trouve le plus d'individus à peu près complétement illettrés. On en compte 83 sur 100 de 1826 à 1850 et 79 pour 100 dans les quinze dernières années.

Au point de vue de la répression, nous remarquons que ce crime offre une très-forte proportion d'acquittements. Les dernières statistiques sembleraient montrer que de 1865 à 1875 les acquittements ont été plus rares que de 1851 à 1865 : dans la première période (1851 à 1861) il y avait à peu près 574 acquittements sur 1000; dans la seconde nous n'en constatons que 551.

Ajoutons enfin d'après les statistiques de Taylor en Angleterre, de Casper à Berlin et de Tardieu à Paris, que dans les capitales, et peut-être dans toutes les grandes villes, les autopsies des nouveau-nés forment à elles seules le quart de toutes les autopsies légales.

Comme nous l'avons déjà dit, l'infanticide étant le meurtre c'est-à-dire l'homicide volontaire d'un enfant nouveau-né, l'expert aura donc à rechercher des preuves de la vie de l'enfant au moment où il a été homicidé et les blessures ou moyens employés pour donner la mort.

D'après M. Tardieu, on peut diviser en six groupes les points principaux à éclaircir. Il faut : 1° établir l'identité de l'enfant nouveau-né; 2° montrer qu'il a vécu; 3° établir les causes de la mort; 4° l'époque de la mort ; 5° les conditions physiques et morales dans lesquelles se trouve la femme accusée d'infanticide; 6° établir les circonstances du fait.

Nous ne pouvons adopter une pareille division, ayant déjà, dans de précédents chapitres, répondu à quelques-unes de ces questions. Dans les expertises, nous distinguerons : 1° les *questions relatives à la mère;* nous les avons vues précédemment à propos de la grossesse et de l'accouchement ; 2° les *questions relatives à l'enfant;* celles-ci peuvent être réduites à trois :

L'enfant est-il nouveau-né ?

A-t-il vécu ?

Quelles sont les causes de la mort?

Nous avons déjà étudié les caractères qui permettent d'affirmer qu'un enfant est nouveau-né; il ne nous reste plus qu'à donner les preuves de la vie de l'enfant et les causes de sa mort.

PREUVES DE LA VIE DE L'ENFANT.

Il n'est pas nécessaire, pour établir l'infanticide, de savoir *combien de temps un enfant a vécu*, mais seulement *s'il était vivant* au moment où le crime a été commis.

Les preuves de la vie du nouveau-né sont données par deux sortes de signes : les uns montrent que l'enfant a respiré, les autres qu'il y a eu circulation du sang et, dans les cas de blessure, coagulation du sang extravasé. Chez des nouveau-nés faibles, la respiration s'établit difficilement et il est alors nécessaire d'étudier la circulation sanguine. La preuve la plus importante est fournie par l'examen de l'appareil respiratoire. Il y a deux sortes de recherches : l'*examen physique des poumons*, la *docimasie hydrostatique*.

Tardieu a montré qu'il n'y avait pas de signes précis à tirer du volume du thorax. En général, si l'enfant a respiré, il est bombé, sonore, le ventre et l'ombilic sont saillants. On procédera à l'examen des poumons, en ouvrant seulement la cavité thoracique et en mettant à nu le cœur, les poumons, les gros vaisseaux de la base du cœur, le thymus, une partie de la trachée artère et le larynx. L'examen général des parties peut donner certaines présomptions.

Chez les mort-nés, les poumons sont petits et rapprochés des gouttières vertébrales. Chez ceux qui ont respiré, ils sont volumineux et recouvrent le cœur, et dans les cas d'asphyxie on constate que le cœur droit est gorgé de sang, les vaisseaux remplis. Si la putréfaction a commencé, on remarque des bulles de gaz dans les vaisseaux et le thymus.

Pour l'examen des poumons eux-mêmes, après avoir noté leur situation, il faut signaler leur apparence extérieure, leur structure, leur poids, leur volume.

La couleur, ainsi que le montre notre planche, est uniformément d'un brun foncé, ou rouge lie de vin chez le mort-né. Elle est d'un rose vif, parfois rouge, d'une teinte nuancée et comme marbrée chez l'enfant qui a vécu. Le poumon à l'état fœtal a une surface lisse, sans lobules distincts ; le poumon qui a respiré présente une surface lobulée et partagée en cellules polygonales distendues par l'air. Dans le premier cas, le poumon est spongieux et compacte, dans le second, il est vésiculeux et nacré ; à la coupe, le poumon qui a respiré laisse écouler de l'écume et l'on sent comme une sorte de froissement.

Après la respiration, le poids des poumons augmente. D'après Ploucquet, tous les auteurs ont répété que le rapport du poids du poumon avec celui du corps était de 1 à 70 pour le poumon n'ayant pas respiré et double pour le poumon ayant respiré [1]. Casper a montré que les différences sont bien plus faibles et qu'il n'y avait pas lieu de tenir compte de ce signe.

L'épreuve réellement décisive et importante pour savoir si l'enfant a respiré est l'expérience appelée *docimasie pulmonaire* ou *hydrostatique*. Voici comment

[1] Cornil pense que vers le sixième mois l'air ne peut pénétrer que dans les bronches, sans pouvoir, à cause de leur structure anatomique, distendre les vésicules.

on la pratique : après avoir incisé la trachée-artère
pour voir si elle contient du sang, de l'eau ou de l'é-
cume, on saisit avec les pinces l'extrémité supérieure
du larynx, puis on sépare la trachée de la colonne vertébrale et on la détache de haut en bas avec toute la
masse des organes contenus dans le thorax. On les
porte aussitôt dans un vase plein d'eau à la température ordinaire, dans un seau ordinaire, par exemple.

On constate alors que la masse va au fond de l'eau
ou qu'elle surnage. Selon le cas, on a déjà des présomptions.

La *surnatation* peut être très-nette, ou bien l'ensemble
des organes reste entre deux eaux. La surnatation,
c'est-à-dire la diminution de densité, peut tenir à la
respiration naturelle, à un commencement de décomposition qui a produit des gaz putrides, à une insufflation pratiquée chez un enfant en état de mort apparente.

S'il y a eu respiration normale, les poumons ont les
caractères déjà signalés ; en outre, des fragments de
poumons, pressés sous l'eau, remontent à la surface,
car il n'est pas possible d'exprimer complétement tout
l'air que la respiration y a introduit.

Dans les cas d'emphysème putride, qui d'ailleurs
se produit assez tardivement, à moins que le corps
n'ait séjourné dans l'eau, quand on presse sous l'eau
des fragments de poumon, on exprime à peu près tous
les gaz, et les morceaux de poumon tombent au fond
du vase. Au microscope, on pourrait constater que les
gaz se trouvent en dehors des vésicules.

Quant à l'insufflation naturelle, nous n'en parlons
que pour mémoire ; il est bien évident que cette opération suppose l'assistance et les soins empressés qu'on
ne trouve pas dans les circonstances ordinaires de

l'infanticide. Les poumons insufflés ressemblent parfois aux poumons qui ont respiré. Mais on constate à la coupe et à la pression sous l'eau que le sang n'y est pas parvenu. Rarement l'insufflation est complète, elle ne s'est faite que par îlots pulmonaires et il y a des déchirures de vésicule. Ajoutons, pour éviter toute confusion, que l'état de congélation des poumons ou leur macération dans l'alcool favorisent la surnatation.

Si les *poumons ne surnagent pas*, cette augmentation de densité peut tenir à trois causes : 1° à la non-respiration ; 2° au ramollissement putride des poumons réduits alors à une pulpe putride ; 3° à certaines maladies pulmonaires telles que l'hépatisation ou l'atelectasie. Cette hépatisation porte plus particulièrement sur certains lobes, et cette différence de densité permet de trouver la véritable cause.

Mais la non-surnatation des poumons ne permet pas à elle seule d'affirmer que ces poumons n'ont pas appartenu à des enfants nés vivants ou ayant faiblement respiré. Tous les auteurs ont en effet prouvé l'existence de la vie sans la respiration chez des avortons ou des nouveau-nés faibles et débiles, qui restent quelque temps en état de mort apparente. Il faut alors, dans ces conditions, rechercher des signes de la vie dans d'autres fonctions que la respiration.

On peut tirer des *signes de vie de la persistance de la circulation et de l'état du sang*. Ollivier (d'Angers) a montré que l'absence complète de la respiration sur un enfant nouveau-né n'exclut pas la possibilité de l'infanticide ; ce crime se démontre par la coagulation du sang, phénomène qui ne peut se passer que pendant la vie. Donc, si dans les conditions dont nous venons de parler on constate des traumatismes avec sang coagulé, on pourra affirmer que l'enfant a vécu hors du sein de sa mère.

Notre ami le docteur Gellé a donné un signe nouveau tiré de l'inspection de l'oreille et qui indique la respiration du nouveau-né. Dans l'oreille moyenne du fœtus il n'y a pas d'air, mais un magma gélatiniforme. Quand l'enfant se met à respirer, l'air entre dans la cavité tympanique et alors le magma disparaît. Les cris et les efforts de succion de l'enfant favorisent cette entrée de l'air dans les caisses. Il faut pour cela trois heures. Si la respiration s'est mal établie, l'aération des caisses est incomplète et le contenu intra-tympanique montre encore l'état fœtal. Quand l'expert trouve l'oreille moyenne privée d'air et remplie de ce magma gélatiniforme, il peut conclure que l'enfant n'a pas respiré. Si le magma a disparu et que l'air pénètre dans la cavité, c'est une nouvelle preuve que l'enfant a vécu de la vie extra-utérine.

Il est utile de rappeler que MM. Parrot et Budin ont montré que l'existence d'infarctus uratiques ne pouvaient permettre d'affirmer, comme le croyait Virchow, que l'enfant avait respiré et vécu.

L'expert est souvent obligé de répondre aux questions suivantes : combien de temps l'enfant a-t-il vécu ? l'enfant a-t-il crié ?

L'on trouvera la réponse à la première question dans l'étude que nous avons faite du nouveau-né et des modifications présentées par son tégument externe, le cordon ombilical, les oblitérations vasculaires, les progrès de l'ossification. M. Tardieu résume d'ailleurs cet ensemble de signes dans le tableau suivant :

De quelques minutes à :

Quelques heures. . . .	Réplétion de l'estomac par un liquide spumeux et formation d'un caillot de sang dans les vaisseaux du cordon.
Après six heures. . . .	Oblitérations des artères ombilicales.
Après le 1er jour. . . .	Commencement du travail d'élimination du cordon.
Après le 2e jour	Commencement de l'exfoliation de l'épiderme.
Après le 4e jour	Chute du cordon.
Du 6e au 7e jour	Oblitération des ouvertures fœtales.
Après le 10e jour. . . .	Accroissement des dimensions du point osseux épiphysaire des fémurs au delà de 5 à 6 millimètres de diamètre.

Quant à la deuxième question, on répondra que l'enfant a crié s'il est prouvé qu'il a respiré. Le cri n'est alors qu'une respiration convulsive.

DES CAUSES DE LA MORT.

Il faut établir que l'enfant n'est pas mort-né et prouver qu'il n'a pas succombé à une mort accidentelle, mais bien à un infanticide.

L'enfant peut-il succomber à une mort naturelle avant, pendant ou après l'accouchement? On en a des preuves fournies soit par l'examen de la mère, soit par l'examen de l'enfant. Nous nous en sommes déjà occupé précédemment. Il nous faut voir les différents genres de mort dans l'infanticide. D'après M. Tardieu, qui a eu à examiner, par mission de justice, 555 cas d'infanticide, les genres de mort dans l'infanticide sont par or-

dre de fréquence : la mort par suffocation (281 cas), par
immersion dans les fosses d'aisances (72), les fractures
du crâne (70), la strangulation (60), la submersion (31),
le défaut de soins (14), par blessures (8), par combustion (8), par hémorrhagie ombilicale (6), par exposition au froid (3), par empoisonnement (2). Il nous
semble que cette statistique de M. Tardieu donne bien
l'idée des procédés d'infanticide dans une grande ville,
mais il ne saurait convenir aux mêmes crimes commis
à la campagne.

1° *De l'infanticide par suffocation.*

Nous avons déjà décrit (p. 253 et suivantes) les caractères et les modes de suffocation. Il suffira d'ajouter
quelques-unes des questions posées à ce sujet par le
magistrat. Dans le cas d'enfouissement, on demande,
par exemple, s'il a eu lieu pendant la vie ou après la
mort. Quand l'enfouissement a eu lieu pendant la vie,
on rencontre des substances étrangères (cendres, son,
farine) dans la trachée, l'œsophage et même l'estomac.
La suffocation ne saurait provenir du resserrement
des cuisses pendant l'accouchement : la femme, comme
le fait remarquer Tardieu, a alors une tendance à di-
later ses parties génitales et, d'ailleurs, si l'enfant
pouvait être ainsi suffoqué, il n'aurait pas respiré.

2° *De l'infanticide par fracture du crâne.*

La fracture se montre avec broiement ou attrition
des os, et c'est alors une preuve d'une grande violence.
On constate un épanchement de sang coagulé dans le
foyer de la fracture, et dans le voisinage des os fractu-
rés de petits caillots sanguins.

Voici quelques questions : la fracture a-t-elle eu lieu
pendant la vie ou après la mort ? L'existence des caillots démontre qu'elle a été faite sur un sujet vivant.

La fracture a-t-elle pu être produite par un accouchement difficile? Dans certains cas de dystocie, alors qu'il y a rétrécissement du bassin, il peut se produire une fracture étoilée du pariétal avec rupture de l'artère méningée moyenne et mort. Mais on a alors des preuves que l'enfant n'a pas respiré.

Nous avons vu (p. 496) si l'accouchement pouvait être assez rapide pour amener la chute et la mort du fœtus. Ajoutons que, dans ce cas, on constaterait facilement que l'enfant n'a pas respiré.

3° *De l'infanticide par strangulation.*

Si l'enfant a respiré et a été étranglé, on trouvera les signes que nous avons indiqués page 257.

Mais il est utile de connaître les moyens ordinaires de défense adoptée par les accusées. La mère prétend que l'enfant a été étranglé par le cordon. Celui-ci peut en effet laisser sur le cou, la poitrine, le ventre une empreinte ressemblant à un sillon. Mais dans ce cas, la face est pâle, les organes sont anémiés, il a succombé à l'arrêt de la circulation et par conséquent les signes cadavériques sont inverses de ceux de la strangulation.

La femme prétend aussi qu'elle l'a étranglé en cherchant à se délivrer ; mais on sait que quand la tête a franchi la vulve, le reste du corps ne tarde pas à suivre. D'ailleurs, les traces semi-lunaires laissées par les ongles d'une main criminelle auraient leur convexité tournée vers les pieds ; ce serait l'inverse dans le cas où la femme aurait cherché à se délivrer.

4° *De l'infanticide par immersion dans les fosses d'aisances.*

C'est un procédé assez usité dans les villes. Il faut établir si l'enfant y a été jeté vivant ou mort, et comment il a succombé.

Le cadavre exhale une odeur particulière; dans les premiers jours il est d'un blanc verdâtre, plus tard il devient brunâtre. Il présente souvent des excoriations et des écorchures de la face, des fractures du crâne qui sont le résultat de son passage à travers le détroit de la cuvette ou du tuyau de descente. La tête est en général introduite la première. La putréfaction est très-lente (voy. page 180).

Si l'enfant a été précipité vivant, on constate des matières dans l'estomac. Mais la femme prétend qu'elle a été à la garde-robe, qu'elle a fait des efforts et qu'alors l'enfant est tombé. S'il en était ainsi, le placenta se serait détaché et aurait été entraîné avec l'enfant, ou bien le cordon se rompt à une de ses extrémités ce qu'il est facile de constater. Dans tous les cas, on mesure l'orifice de la cuvette et on voit s'il a pu laisser passer la tête de l'enfant sans produire d'excoriations. En outre on recherche si l'axe vulvo-vaginal coïncide avec l'axe de la cuvette, et si la femme était assise ou montée sur le siége.

5° *De l'infanticide par submersion.*

Nous avons donné les caractères de la mort par submersion (page 271). Tardieu résume ainsi les objections que peut faire l'expert aux assertions d'une femme qui prétendrait avoir accouché dans un bain : « La femme n'est pas accouchée dans un bain ainsi qu'elle le prétend si le corps de l'enfant n'a pas été lavé par l'eau et si les poumons ont manifestement respiré. Enfin, en admettant que la femme fût réellement accouchée dans le bain, ce ne serait pas une raison pour que l'enfant fût mort noyé. L'état du cordon ombilical, les traces d'un autre genre de mort violente achèveront d'éclairer la question. »

6° *De l'infanticide par plaies, mutilations, blessures diverses.*

Le plus souvent le cadavre est coupé en morceaux pour en faciliter la dispersion. Les morceaux sont jetés dans une rivière, une fosse d'aisances, ils sont enterrés ou livrés à la coction.

D'autres fois ce sont des blessures faites par des instruments vulnérants tels que des aiguilles, des ciseaux, des poinçons. Des piqûres se rencontrent à la tête, au niveau des fontanelles, à la partie supérieure de la moelle épinière, dans l'oreille, aux organes génitaux, à l'anus. Nous avons déjà dit l'importance des coagulations qui viennent démontrer que la blessure a été faite pendant la vie.

Disons enfin que si certaines blessures peuvent être le fait d'opérations obstétricales, on a alors le témoignage de l'homme de l'art. On n'oubliera pas cependant que des fractures peuvent se rencontrer chez des enfants syphilitiques alors même que l'accouchement a été normal. M. Polaillon vient d'en montrer un exemple intéressant à la Société de médecine légale.

7° *De l'infanticide par combustion.*

La combustion peut être complète ou incomplète. On peut donc trouver sur le cadavre tous les degrés des brûlures. Si on le suppose réduit en cendres, on tamise très-soigneusement les cendres du foyer pour y rechercher des débris d'os qui ont souvent échappé à la calcination. Orfila avait cherché par l'analyse chimique à différencier les cendres végétales des cendres animales. Tardieu et Roussin ont montré qu'il fallait surtout se préoccuper de la proportion de fer retirée des cendres : les cendres végétales et minérales n'en renferment que des traces.

8° De l'infanticide par hémorrhagie ombilicale.

M. Budin a indiqué à quel moment on doit opérer la ligature du cordon et prouvé que pratiquer la ligature et la section du cordon ombilical de suite après la naissance c'est empêcher l'enfant de puiser dans le placenta environ 92 grammes de sang et par conséquent le priver d'une quantité de sang qui équivaudrait chez l'adulte à une saignée de plus de 1700 grammes. La mort par hémorrhagie du cordon est rare, mais cependant elle est admise par tous les accoucheurs. Il y a alors décoloration des tissus, les vaisseaux sont vides, le cadavre exsangue, les lèvres pâles. Tardieu insiste sur la décoloration et l'absence du sang dans le foie.

9° De l'infanticide par défaut de soins, exposition au froid, inanition.

L'omission de soins qu'il faut donner à l'enfant qui vient de naître peut entraîner la mort. L'enfant est abandonné volontairement, et alors il succombe au froid ou à la faim. Dans le premier cas, on constate les lésions signalées par Laborde [1] et qu'il est possible de rapprocher de celles que nous avons déjà données : « Le cadavre de l'enfant est en général d'un blanc mat ; au toucher il présente dans les régions atteintes par la maladie une induration qui permet à peine de pincer le derme. Une coupe pratiquée sur les parties malades laisse écouler une assez grande quantité de sérosité infiltrée dans les mailles du tissu cellulaire. Ce dernier paraît hypertrophié et composé de couches superposées et divisées transversalement. Le derme n'est pas épaissi ; en le coupant avec le scalpel, il présente une

[1] Action du froid sur les nouveau-nés et les enfants à la mamelle. Thèse de Paris, 1866, n° 20.

dureté assez considérable, on éprouve la même sensation qu'en coupant un tissu fibreux dense. Les capillaires cutanés paraissent complétement exsangues. Les
poumons sont presque toujours engoués, quelquefois
hépatisés. Ils sont gorgés d'un sang noir et fluide. Le
cœur droit renferme de gros caillots. Les grosses veines
sont remplies de sang noir, surtout les tissus du crâne.
Le cerveau offre un piqueté très-abondant, le péritoine
est injecté; le foie n'est pas augmenté de volume,
mais il est rouge, hyperémié ainsi que la rate : ils
laissent échapper beaucoup de sang lorsqu'on les incise. Les reins sont rouges; la vessie quelquefois
pleine m'a permis de recueillir l'urine, et je n'ai constaté dans aucun cas la présence d'albumine. »

Le nouveau-né peut supporter pendant plusieurs
jours la privation d'aliment. Bouchaud, qui a consacré
à ce sujet une excellente thèse[1], constate qu'un enfant de 3 kilogrammes perdant en moyenne 100 grammes par jour cesse de vivre lorsqu'il ne pèse plus que
$2^k,200$, c'est-à-dire vers le huitième ou neuvième jour.
Alors l'émaciation est extrême et le cadavre présente
les lésions que nous avons décrites chez les inanitiés.
Dans ces cas, la justice apprécie si l'enfant doit être
encore considéré comme nouveau-né.

10° *De l'infanticide par empoisonnement.*

Il est très-rare. Tardieu n'en cite que deux cas, et il
insiste à ce propos sur ce point de thérapeutique que
les médecins doivent toujours avoir présent à l'esprit :
c'est que le nouveau-né ne peut supporter l'opium à
quelque dose que ce soit.

Telles sont les causes de la mort et les preuves de la

[1] Thèse de Paris, 1864, n° 14.

vie de l'enfant nouveau-né, les deux points essentiels, les seuls que l'expert doit s'attacher à mettre en lumière. Que le médecin n'oublie jamais les sages conseils du docteur Guy (cité par M. Penard). « La mission de l'expert est tout autre que celle de l'avocat, du juge et du juré : l'avocat a un client, le médecin légiste n'en a pas ; le juge est l'interprète et le ministre de la loi, le médecin légiste n'a rien à faire avec la loi ; le juré a mandat de décider de la culpabilité ou de l'innocence, le médecin légiste n'a à produire ni innocent ni coupable. La justice peut puiser dans la cause des motifs de sympathie ou de compassion. C'est un droit qui ne saurait appartenir au médecin légiste. Si les lois existantes sont sévères mal à propos, c'est sur la législation que l'odieux repose et c'est à elle qu'incombe le devoir de les modifier ; mais en aucune circonstance le médecin légiste ne peut et ne doit se laisser aller à un mouvement de passion quelconque sans offenser le droit et le juste. »

TABLE DES MATIÈRES

Typographie Lahure, rue de Fleurus, 9 à Paris. [18423]

www.ingramcontent.com/pod-product-compliance
Lightning Source LLC
Chambersburg PA
CBHW031724210326
41599CB00018B/2503